"101 计划"核心教材

中药学领域

# 中药分析学

主　审　陈士林　果德安　李　萍

主　编　刘丽芳　吴志生

副主编　李绍平　沈　岚　张　丽　熊　亮　李遇伯

编　者（按姓氏汉语拼音排序）

| | |
|---|---|
| 陈　君（中国药科大学） | 葛广波（上海中医药大学） |
| 李绍平（澳门大学） | 李遇伯（天津中医药大学） |
| 刘丽芳（中国药科大学） | 戚　进（中国药科大学） |
| 戚武振（北京中医药大学） | 沈　岚（上海中医药大学） |
| 宋青青（北京中医药大学） | 苏海国（成都中医药大学） |
| 王玉明（天津中医药大学） | 王　志（上海中医药大学） |
| 吴志生（北京中医药大学） | 辛贵忠（中国药科大学） |
| 熊　亮（成都中医药大学） | 杨　杰（中国药科大学） |
| 詹雪艳（北京中医药大学） | 张　丽（南京中医药大学） |
| 张　毅（南京中医药大学） | 赵　静（澳门大学） |

中国教育出版传媒集团

高等教育出版社·北京

内容简介

　　本教材编写以建立符合中医药特点的质量控制体系为主线，以现行中药质量监管法规和标准为依据，紧贴基础知识、学科前沿和生产实际，全面介绍了中药质量研究的基本理论与方法，以及主要研究内容和最新进展等，构建了系统完整的中药分析学知识体系，旨在培养具备追求精确和卓越的科学精神，能传承精华、守正创新、面向世界、面向未来的中药质量分析与管理拔尖创新人才。

　　本教材共 7 章，分别为绪论、中药质量分析方法、中药成分分析、中药制剂分析、中药生产过程分析、中药体内分析和中药质量标准制定。

　　教材图文并茂、内容精炼，以融合创新的思路，将信息技术与教材建设、课程建设相融合。以数字链接的形式，展现"学习目标""知识链接""自测题""推荐阅读""微课"等内容资源，以期展现"新形态"的特色，以助于中药学拔尖创新人才的培养。

　　本教材主要供中药学基础学科拔尖学生培养基地班、创新实验班及其他中药学相关专业学生使用。

**图书在版编目（CIP）数据**

　　中药分析学 / 刘丽芳，吴志生主编 . -- 北京：高等教育出版社，2025.8. -- ISBN 978-7-04-064490-6

　　I . R284.1

　　中国国家版本馆 CIP 数据核字第 2025WV4526 号

Zhongyao Fenxixue

| 策划编辑　张映桥 | 责任编辑　张映桥 | 封面设计　李小璐 | 责任印制　耿　轩 |

| | |
|---|---|
| 出版发行　高等教育出版社 | 网　　址　http://www.hep.edu.cn |
| 社　　址　北京市西城区德外大街4号 | 　　　　　http://www.hep.com.cn |
| 邮政编码　100120 | 网上订购　http://www.hepmall.com.cn |
| 印　　刷　鸿博昊天科技有限公司 | 　　　　　http://www.hepmall.com |
| 开　　本　850mm×1168mm　1/16 | 　　　　　http://www.hepmall.cn |
| 印　　张　22.25 | |
| 字　　数　583 千字 | 版　　次　2025 年 8 月第 1 版 |
| 购书热线　010-58581118 | 印　　次　2025 年 8 月第 1 次印刷 |
| 咨询电话　400-810-0598 | 定　　价　69.80元 |

物　料　号　64490-00

# 中药学"101计划"主审专家委员会

（按姓氏汉语拼音排序）

蔡宝昌（南京中医药大学）

陈红专（上海中医药大学）

陈士林（成都中医药大学）

程翼宇（浙江大学）

段金廒（南京中医药大学）

谷晓红（北京中医药大学）

果德安（中国科学院上海药物研究所）

匡海学（黑龙江中医药大学）

李　萍（中国药科大学）

李永吉（黑龙江中医药大学）

刘红宁（江西中医药大学）

彭　成（成都中医药大学）

屠鹏飞（北京大学）

万德光（成都中医药大学）

王广基（中国药科大学）

王继峰（北京中医药大学）

肖　伟（南京中医药大学）

徐宏喜（上海中医药大学）

颜正华（北京中医药大学）

张伯礼（天津中医药大学）

新形态教材网

Abooks

数字课程（基础版）

# 中药分析学

主编　刘丽芳　吴志生

**abooks.hep.com.cn/64490**

**使用方法：**

1. 电脑或移动设备访问课程网站。

2. 注册并登录后，进入"个人中心"。

3. 刮开图书封底防伪码涂层，通过扫描二维码或

手动输入 20 位密码，完成防伪码绑定。

4. 绑定成功后，即可开始本数字课程的学习。

如有使用问题，请点击页面下方的"疑问"按钮。

# "中药分析学"数字课程编委会

主　审：陈士林　果德安　李　萍
主　编：刘丽芳　吴志生
副主编：李绍平　沈　岚　张　丽　熊　亮　李遇伯
编　者：（按姓氏汉语拼音排序）

陈　君　中国药科大学
葛广波　上海中医药大学
李绍平　澳门大学
李遇伯　天津中医药大学
刘丽芳　中国药科大学
戚　进　中国药科大学
戚武振　北京中医药大学
沈　岚　上海中医药大学
宋青青　北京中医药大学
苏海国　成都中医药大学
王玉明　天津中医药大学
王　志　上海中医药大学
吴志生　北京中医药大学
辛贵忠　中国药科大学
熊　亮　成都中医药大学
杨　杰　中国药科大学
詹雪艳　北京中医药大学
张　丽　南京中医药大学
张　毅　南京中医药大学
赵　静　澳门大学

# 总　序

党的二十大报告指出，"全面提高人才自主培养质量，着力造就拔尖创新人才，聚天下英才而用之"。党的二十届三中全会强调，"加强基础学科、新兴学科、交叉学科建设和拔尖人才培养""分类推进高校改革，建立科技发展、国家战略需求牵引的学科调整机制和人才培养模式"。教育部为落实党中央指示，开拓了培养能够引领重大原始创新、突破关键核心技术的拔尖人才有益探索，启动了"四个一流"建设的"101计划"。以小切口解决大问题，在深处（课程）、实处（教材）、难处（实践）、痛处（教师）下功夫，为培养拔尖人才创造了一种新的教育范式。

习近平总书记多次对中医药工作做出重要指示，要"充分发挥中医药的独特优势，推进中医药现代化""加快推进中医药现代化、产业化""积极推进中医药科研和创新，注重用现代科学解读中医药学原理"，对中医药现代化与拔尖创新人才培养提出了具体要求。

中药学"101计划"作为教育部基础学科教育教学改革研究项目之一，对中药学拔尖人才的培养目标、培养模式、课程体系、实践项目、教材建设、师资队伍建设进行了前瞻性、设计性改革。

本套中药学"101计划"核心教材共13本。其中既有对中药学传统专业课程进行前沿性、研究性深化与延伸的教材，也有将生命与基础医学相关课程整合形成的教材（如《生命科学基础》），还有为了满足对人工智能、大数据与智能制造等新技术发展的需求，前瞻性编写的教材（如《中药工程学》《中药信息学》）。该系列教材建设强调教材质量，建立了主编、主审双负责制，强化顶层设计，建立学科督导组，动态跟踪评估教学效果和课堂授课质量，建立了多元评价体系。

这13门核心课程的建设及其相应教材的编写，进一步固化了中药学"101计划"改革成果，加强了课程建设与科学进步、产业革新的紧密结合，推动了知识图谱与能力图谱建设，促进了院校间高水平教师的教研活动与交流，更是为开设中药学专业的院校开展拔尖人才培养改革提供了借鉴与参考。

本套中药学"101计划"核心教材由天津中医药大学、北京中医药大学、上海中医药大学、南京中医药大学、成都中医药大学、黑龙江中医药大学、中国药科大学牵头，相关院校的专家参与编写。教材编写等的组织工作中，一直得到了教育部等单位有关领导的指导和支持。在此一并致谢！

张伯礼

2024年8月

振兴中医药事业的伟大战略正在逐步实施，中医药迎来了前所未有的快速发展时期。中药质量控制一直都是中药现代化、国际化的关键问题，《"十四五"中医药发展规划》中明确指出提升中药质量控制水平是中药研究的重要任务。中医药高质量发展的关键是建立科学合理的中药质量评价体系和标准。

教育部基础学科中药学"101计划"是中药拔尖创新人才培养的一项筑基性工程，是中医药产业链高质量发展的重要基石。根据教育部提出要深刻把握教育强国建设的新部署以及人工智能等技术发展带来的新机遇和挑战，为全面提升人才培养质量夯实根基的新要求，助力"传承精华，守正创新"的中药学拔尖创新人才的培养，由天津中医药大学名誉校长、中国工程院院士张伯礼教授牵头，组织天津中医药大学、北京中医药大学、上海中医药大学、南京中医药大学、成都中医药大学、黑龙江中医药大学、中国药科大学等院校的专家学者参与，联合高等教育出版社，启动了中药学"101计划"项目，推动核心课程、核心教材、核心师资、核心实践项目建设，以课改"小切口"解决人才培养"大问题"。

中药分析学是以中医药理论为指导，综合运用化学、物理学、生物学、信息学及其他相关学科技术，研究中药质量形成规律及中药质量评价与控制方法的学科，其具有"科学性""整体性"和"进展性"三个基本特点，是中药学类专业的一门核心专业课程。

受中药学"101计划"项目专家委员会委托，我们联合中国药科大学、北京中医药大学、澳门大学、上海中医药大学、南京中医药大学、成都中医药大学、天津中医药大学7所高等院校中长期从事中药分析学教学及科研工作的专家、学者，编写了这本《中药分析学》新形态教材。

本教材共7章，分别为绪论、中药质量分析方法、中药成分分析、中药制剂分析、中药生产过程分析、中药体内分析和中药质量标准制定。全书以构建符合中医药特点的质量控制体系为主线，紧密结合中药质量监管法规的新要求以及中药分析学科发展前沿，注重理论联系实际，加强学生中医药思维、科学思维、批判性思维，以及创新能力和发现问题、解决问题能力的培养，充分体现教材内容的高阶性、创新性和挑战度；同时，根据学科特点，加强了与国内外药典、质量管理法规及指导原则和要求的融合；介绍了我国科学家在中药质量控制研究领域的卓越贡献，旨在将专业知识与价值引领有机结合，提高学生的文化自信和学习使命感，充分贯彻落实立德树人根本任务。

本教材图文并茂、内容精炼，大部分实例来源于编者的最新科研成果和典型中药新药质量研究的代表性案例；教材以融合创新的思路，将信息技术与教材建设、课程建设相融合，兼顾基础与前沿，广度与深度。以数字链接的形式，展现"学习目标""知识链接""测试与思考题""推荐阅读""微课"等内容资源，以期展现"新形态"的特色并注重教学的实用性。本教材主要供中药学基础学科拔尖学生培养基地班、创新实验班及其他中药学相关专业学生使用。

教材的编写得到了各参编单位、高等教育出版社、中国医学科学院药物研究所、江苏康缘药业股份有限公司、多靶标天然药物全国重点实验室，以及浙江省食品药品检验研究院等单位的大力支持，在此表示衷心的感谢！由于编者水平有限，教材中难免存在诸多不足，衷心希望广大读者批评指正。

刘丽芳　吴志生

2024 年 12 月

# 目 录

V

# 绪 论

学习目标

思维导图

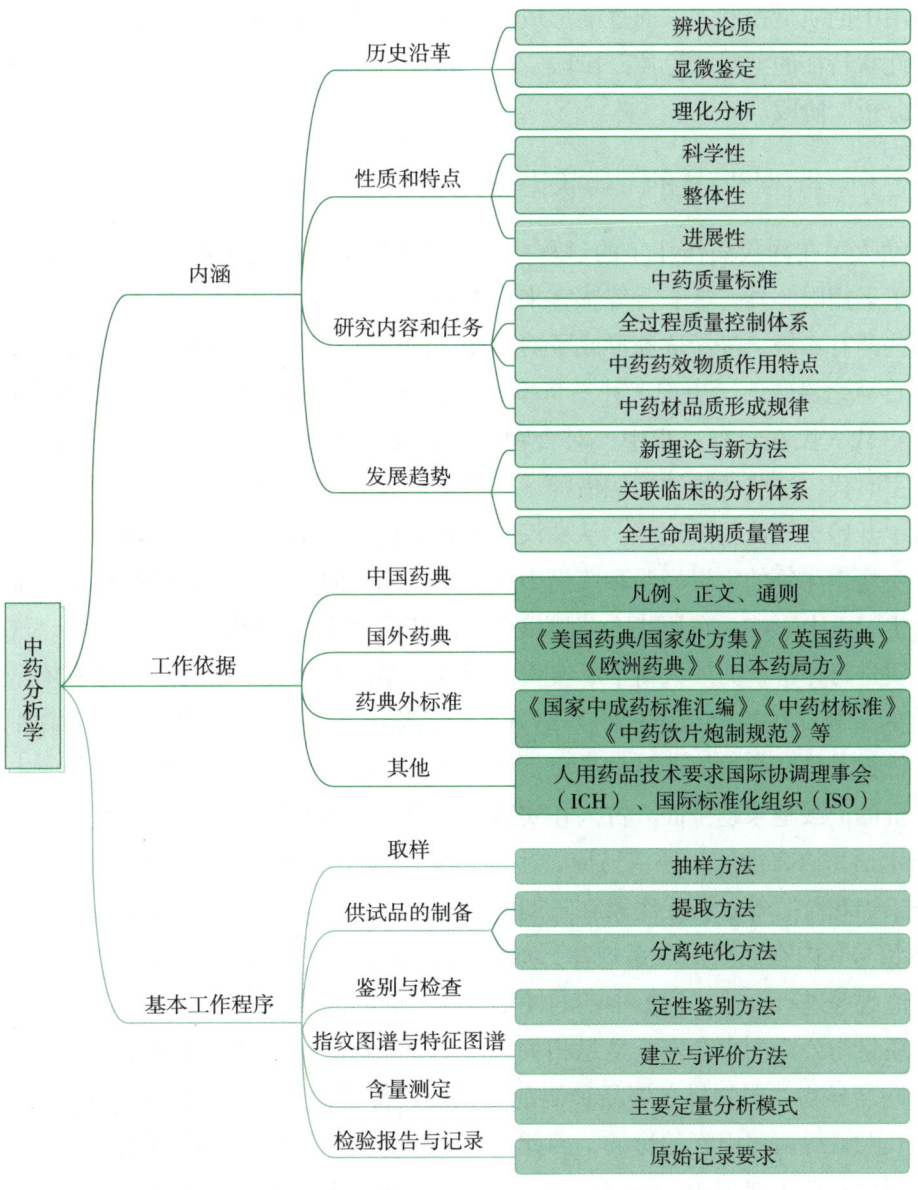

中药分析学

- 内涵
  - 历史沿革
    - 辨状论质
    - 显微鉴定
    - 理化分析
  - 性质和特点
    - 科学性
    - 整体性
    - 进展性
  - 研究内容和任务
    - 中药质量标准
    - 全过程质量控制体系
    - 中药药效物质作用特点
    - 中药材品质形成规律
  - 发展趋势
    - 新理论与新方法
    - 关联临床的分析体系
    - 全生命周期质量管理
- 工作依据
  - 中国药典
    - 凡例、正文、通则
  - 国外药典
    - 《美国药典/国家处方集》《英国药典》《欧洲药典》《日本药局方》
  - 药典外标准
    - 《国家中成药标准汇编》《中药材标准》《中药饮片炮制规范》等
  - 其他
    - 人用药品技术要求国际协调理事会（ICH）、国际标准化组织（ISO）
- 基本工作程序
  - 取样
    - 抽样方法
  - 供试品的制备
    - 提取方法
    - 分离纯化方法
  - 鉴别与检查
    - 定性鉴别方法
  - 指纹图谱与特征图谱
    - 建立与评价方法
  - 含量测定
    - 主要定量分析模式
  - 检验报告与记录
    - 原始记录要求

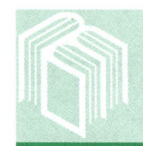

# 第一节　中药分析学的内涵

## 一、中药分析学的历史沿革

中医药是包括汉族和少数民族医药在内的我国各民族医药的统称，是反映中华民族对生命、健康和疾病的认识，具有悠久历史传统和独特理论及技术方法的医药学体系，凝聚着中华民族的集体智慧，是中华优秀传统文化的瑰宝，是我国独特的卫生资源，潜力巨大的经济资源，具有原创优势的科技资源，优秀的文化资源和重要的生态资源，在经济社会发展全局中意义重大。

中药（Chinese materia medica）是中国传统药物的总称，指依据中医学理论和临床经验应用于医疗或保健的药物，是中国医药学发展的物质基础。中药分析学是随着人们对中药在生产、流通、临床应用中的质量控制需求而逐渐形成的，并随着相关科学技术的发展而不断发展。本学科经历了基于性状特征的"辨状论质"阶段、基于内部组织构造的"显微鉴定"阶段和基于化学成分的"理化分析"阶段。

### （一）基于中药性状特征的"辨状论质"阶段

我国劳动人民在同疾病作斗争的过程中，通过不断尝试，逐渐积累和丰富了医药知识和经验，并学会了运用眼、耳、鼻、舌等感官来识别自然界的植物、动物和矿物，从而识别出哪些可供药用、哪些药有毒等，进而逐渐形成了对"药"的感性认识。相传在公元前有神农氏"教民播种五谷，尝百草之滋味"，《史记·补三皇本纪》也有"神农……始尝百草，始有医药"的记载，反映了我国古代人民在寻食过程中，对食物、毒物与药物尝试鉴别、发现药物、积累经验的过程。在无文字时代，这些药物知识凭借师承口传丰富和流传下来，是本草学的萌芽。在文字产生以后，典籍中开始出现药物的记载。从秦汉时期到清代，本草著作约有 400 种。这些著作是我国人民长期与疾病作斗争的宝贵经验和鉴别中药的丰富知识的总结，是祖国医药学的宝贵财富，并在国际上产生了重大影响。在历代本草典籍中，医药学家常以中药的形、色、质、气、味等性状特征对其品质进行评价，为后人留下了宝贵的经验。秦汉时期的本草著作中便有依据中药的颜色评价其品质的记载；在魏晋至宋代的本草著作中，除了从颜色进行判断外，还增加了产地、形状、大小等依据，且开始根据药材的品质优劣判断其道地产区；在明清时期涌现的本草著作，对药材品质评价的记载越来越全面。古人在实践中积累了丰富的经验并不断归纳总结，形成了丰富的经验鉴别术语，语言简练，通俗易懂，生动形象地描述药材的性状，如天麻有"肚脐眼"，何首乌具有"云锦花纹"等。历代医家在长期的用药实践中，以药材的外观性状为基础，探索出药材的外观性状与其内在品质的联系规律，如常用"药材以……为佳"，颜色为鲜红色或黄绿色，味微苦，气清香等进行表述，依据中药的性状特征判断其品质。

中药的质量与公众的生命安全息息相关，由于中药材品种繁多、来源复杂，各地用药习惯不尽相同，故同名异物、同物异名等品种混乱现象极其普遍，另外，中药的质量还受产地、采收、加工、炮制及贮藏等诸多因素的影响，因此，对于中药质量的监督管理历来占据了重要和特殊的位置。早在西周时期（前 1046 年—前 771 年），古人就认识到药物的特殊性，建立了相应的医药管理制度。秦朝时（前 221 年—前 207 年）已设太医令臣，掌管医药政令。南北朝时（420 年—589 年）医药管理已有明确分工。659 年，世界上首部官修本草——唐《新修本草》颁布并开创了图文鉴定的方法。1151 年，宋朝颁布世界第一部官方的成药标准《太平惠民和剂局方》，记载了上百种中医药方剂，详细阐明各方剂的主治、配伍及具体制备工艺，许多方剂至今仍广泛用于临床。明代官修本草《本草品汇精要》中，在各药中均记有质（质地和形态）、色（色泽）、味（气味）、代（代用品种）、赝（伪品和鉴别方法）等项目。上述历代政府组织编修和颁布的本草、药局方，在一定程度上起到了统一标准、规范加工的作用。可见，随着中药的产生和发展，中药鉴别、品质评价等系统知识相伴而生，在长期的中药应用实践中不断传承发扬。早期主要依据形状、大小、颜色、表面特征、质地、断面、气味等性状特征，还会辅以水试法与火试法，对中药"辨状论质"。

**知识链接 1-1：** 历代重要本草著作

### （二）基于中药内部组织构造的"显微鉴定"阶段

从 1840 年至 1949 年，西方医药、科技及医药管理制度进入中国，对我国的药品质量监管产生了显著影响。中药的鉴别局限于落后的科学技术水平，中药的鉴别主要以外观性状的经验鉴别为主，具有一定的主观性和模糊性，缺乏科学的检测分析方法来客观评价中药及其制剂的质量。古人所依据的性状特征与中药品质是否具有内在关系，还缺乏科学实验的数据支撑。而中药外观性状不仅是药材的外形特点，也是药材内部组织结构的外在表现。基于这样的相关性，伴随近代显微鉴定技术和植物组织形态学的发展，很多学者开展了中药显微鉴别分析的大量研究。新中国成立后，国内科学家开始尝试采用植物学研究中的显微鉴别法用于中药材及中药粉末制成的中成药的鉴别并取得突破。自《中华人民共和国药典》（以下简称《中国药典》）1977 年版起，中药显微鉴别方法作为法定分析方法，用于中药材及中药饮片原粉制成的中成药的鉴别。此后历版《中国药典》收载显微鉴别的品种持续增加，至 2025 年版几乎所有的药材、饮片及含饮片原粉制成的中成药都收载有专属性强的组织或粉末显微鉴别。

### （三）基于中药化学成分的"理化分析"阶段

自 20 世纪 70 年代起，在继承传统性状经验鉴别的基础上，化学分析、光谱、色谱等分析技术逐步应用于中药质量研究中。如《中国药典》自 1977 年版引入薄层色谱法作为鉴别和检查的方法，1985 版引入薄层扫描法作为中药含量测定法。随着仪器制造技术的革新、各类检测仪器的发展、分析理论的日趋完善，高效液相色谱、质谱等技术迅猛发展。《中国药典》1990 年版开始将高效液相色谱法（HPLC）用于中药的含量测定；2005 年版将质谱法（MS）纳入通用分析方法，并自 2010 年版起，采用液相色谱－质谱法（LC-MS）对千里光药材中毒性成分阿多尼弗林碱进行检测。同时，随着现代化学及药理学的发展，中药从单一成分的检测逐步发展到多成分的整体评价。薄层色谱所用的对照物质开始为单一的化学对照品，至 1990 版开始增加"对照药材"，其后又增加了"对照提取物"，既解决了没有化学对照品无法进行鉴别的问题，又体现了中药整体的鉴别特征。随后，引入中药指纹图谱，应用于中药注射剂的质量控制。我国学者提出了中药多成分质量控制的一测多评模式（quantitative analysis of multicomponents by single-marker，QAMS），并收载于 2010 年版《中国药典》后的各版药典中，这些整体性质量控制模式的应用使中药的质量控制水平有了大幅度提升。同时，针对中药的 DNA 分子鉴定、生物活性和效价分析、生物效应谱分析等生物学评价方法也先后被引入中药质量评价中,弥补了仅以化学指标控制中药质量的不足,使中药质量控制体系日趋完善。

党的十八大以来,在中共中央、国务院先后颁布的《中医药发展战略规划纲要(2016—2030年)》和《"健康中国 2030"规划纲要》中,把中医药发展上升为国家战略,还对今后健康中国的建设提出了一系列行动纲领和举措。2017 年 7 月 1 日起正式实施的《中华人民共和国中医药法》(以下简称《中医药法》)对于继承和弘扬中医药,促进中医药事业健康、稳定和持续发展具有重要的历史意义。2019 年 12 月 1 日,新修订的《中华人民共和国药品管理法》(以下简称《药品管理法》)正式施行,体现了最严谨的标准、最严格的监管、最严厉的处罚、最严肃的问责"四个最严"精神,进一步健全了覆盖药品研制、生产、经营、使用全过程的法律制度。2019 年和 2021 年中共中央分别印发了《中共中央、国务院关于促进中医药传承创新发展的意见》和《关于加快中医药特色发展的若干政策措施》;2022 年,《"十四五"中医药发展规划》颁布,其中明确指出了提升中药质量控制水平是中药研究的主要任务之一。党的二十大报告中再一次提到了"促进中医药传承创新发展"。由此可见,振兴中医药事业的伟大战略正在逐步实施,中药的质量控制也将进入新的跨越式发展时期。

## 二、中药分析学的性质和特点

中药具体的物质表现形式主要有:①中药材(crude drugs),指取自天然(生物类和矿物类)、未经加工或只经净选、干燥等简单产地加工的药用物质;②饮片(prepared slices of traditional Chinese medicines),指药材经过炮制(净制、切制、炮炙等)后直接应用于中医临床或制剂生产使用的药品;③中药提取物(extractives of traditional Chinese medicines),指净药材或炮制品经适宜的方法提取、纯化制成的供中成药生产的原料,如挥发油、油脂、有效部位或有效成分等;④中药配方颗粒(Chinese medicinal formula granules),是由单味中药饮片经水提、分离、浓缩、干燥、制粒而成的颗粒,在中医药理论的指导下,按照中医临床处方调配后,供患者冲服使用;⑤中药制剂(preparations of traditional Chinese medicines),是指在中医药理论的指导下,以中药饮片或中药材提取物等为原料,按规定的处方、工艺成批生产的具有确切的疗效和可控的质量标准,经由国家药品监督管理部门批准,可以直接用于防病治病的药品。中药制剂包括中药复方制剂、协定处方制剂及单味药制剂等,其中,协定处方制剂是指医疗机构根据本单位临床需要经批准而配制、自用的固定处方中药制剂。

作为有别于化学药、生物药的一种特殊药品形式,中药的主要特点包括:①具有长期的人用历史,积累了较为丰富的有效性和安全性数据或证据;②主要来源于天然产物且所含成分复杂;③具有多成分、多环节、多靶点的作用特点和复杂的作用机制;④多以复方配伍使用,从特定的道地药材、饮片炮制到中药复方制剂,可通过炮制、配伍等方式增效减毒,体现了中药特有的量质传递规律。中药的质量是指中药所固有的一组用以达到中药临床用药需求的整体特征或特性,包括真实性、有效性、安全性、整体性和均一性。早期的中药质量监管主要是基于外形、气味等外观指标的感官性状鉴别模式。1953 年,随着我国首部《中国药典》的发布,配套建设检验、检测机构,正式开始了中国药品监管的现代历史进程。随着光谱、色谱技术的不断普及,中药监管和质量控制逐步借鉴以化学评价为主的化学药和天然药物的质控方法应用于中药真伪鉴定和品质评价,继而将化学计量学理论和计算机技术应用于分析数据的处理与结果的评价,显著减少了人为的主观误差,大大提高了工作效率及分析结果的准确性,为中药分析学这门学科的产生和发展提供了坚实的基础和条件。

中药分析学（analytical science of Chinese materia medica）是以中医药理论为指导，综合运用化学、物理学、生物学、信息学及其他相关学科的技术，研究中药质量形成规律及评价与控制方法的学科。中药分析学的研究对象为中药的质量，具有"科学性""整体性"和"进展性"三个基本特点，其"科学性"指的是以中医临床疗效为导向，以中药科学研究为基础进行与中药质量相关的研究；"整体性"是指以中医药整体观基本理论为指导，综合运用传统中药品质鉴定方法和现代分析技术，既强调整体的质量控制（包括源头、生产、质量、稳定性等全过程控制），又突出对重点环节的控制，制定符合中医药特点的中药质量控制和评价体系；"进展性"指的是中药分析学是一门综合应用性学科，将随着各相关学科的进步和完善而不断发展。目前，中药分析学已成为中药学类专业的一门主要专业课程，是中药学一级学科的重要组成部分。它除了研究中药的质量，为制订科学、有效的中药质量控制和评价体系提供技术和方法支撑，保障临床用药的安全和有效外，还为相关学科的研究提供必要的基础理论和技术手段，共同为中药学的发展和提高作出贡献。

### 三、中药分析学的研究内容和任务

中药作为中医药传承创新发展的物质基础和中医疗效发挥的重要保障，是具有中国特色的特殊药品和特殊商品，兼具中医属性和药品属性，其特殊性不仅体现在中医药理论的特殊性，也体现在中药产品加工、生产及类型的多样性，以及有效性、安全性及质量控制的复杂性，故中药产品及其监管同样有其特殊性。我国现代意义上的中药监管始于1953年我国首部《中国药典》的颁布实施，在先后经历了现代中药质量监管（理化性质分析）、中药注册标准建立（有效性、安全性与质量可控性），以及中药监管科学行动及科学监管（新工具、新标准、新方法）等制度的演进和科学化进程后，逐渐产生了中药监管科学（TCM regulatory science）。作为新近发展起来的、具有中西医融合科学特征的新兴学科，一方面是国际药品监管科学（regulatory science）在中药监管领域新的应用场景，另一方面更是一种根植于传统中医药学土壤的中西医融合研究新模式和原创性科学思维方式。随着中药监管科学化进程的迅速发展，目前我国已建立了以《药品管理法》《中医药法》等为主体的中药监管法律法规体系，按照法律效力等级依次包括法律、行政法规、部门规章、规范性文件、技术指导原则等（图1-1）。构建了从中药注册审评审批、核查检查、抽样检验、生产流通到不良反应监测、中药品种保护的全链条科学监管技术体系，基本涵盖了中药全生命周期质量监管要求。

中医药特殊的有效性、安全性、质量可控性以及临床价值评价方法和标准的科学内涵已成为广受重视的研究重点，特别是中药质量控制一直都是中药现代化、国际化的关键问题。中药的生产过程和品质传递环节多，中药质量控制体系包括源头控制、过程控制、终点控制全链条监管，贯穿于药品研发、注册上市、上市后变更和产品退市全生命周期，这就决定了中药质量的评价模式应区别于化学药物。中药分析学作为研究中药质量规律和研究方法的一门学科，其研究内容和任务主要有以下几个方面。

#### （一）构建符合中医药特点的质量与安全评价体系，建立高质量的中药评价标准

随着振兴中医药事业战略的逐步实施，构建科学、合理的中药质量与安全评价体系，建立高质量的评价标准是促进中医药高质量发展的关键核心。现有的中药质量控制模式主要采用了传统

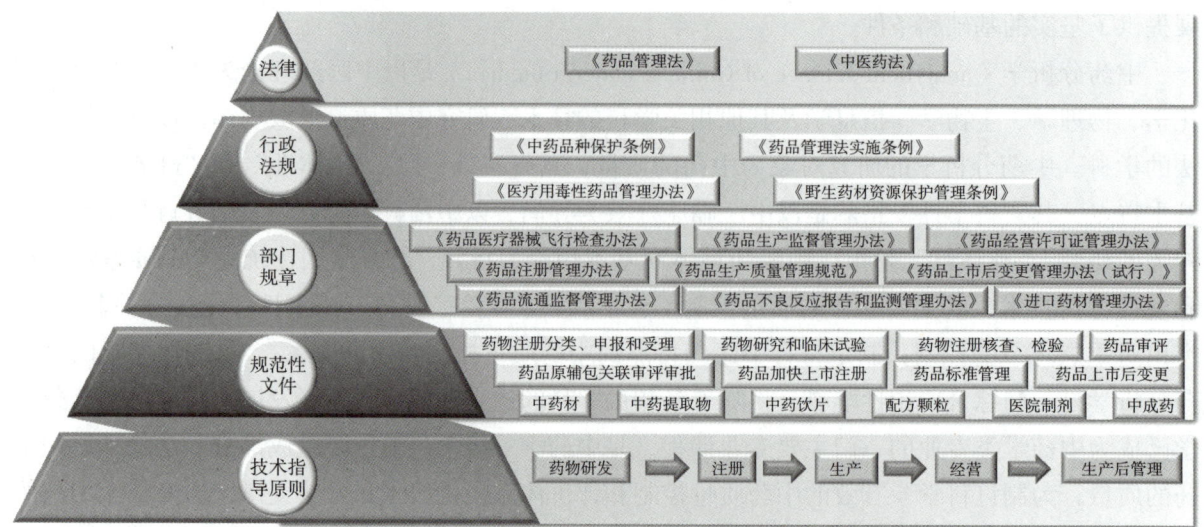

图 1-1 中药监管的法律法规与技术体系

经验鉴别与化学成分分析相结合的方式。近年来随着分析技术和仪器检测水平的不断提高，中药质量控制体系虽然得到了充分的发展，但依然存在以下问题：一是部分标准中设定的指标成分的选择原则不清晰，与中药质量、疗效相关性不明确，仅以一个或几个指标成分代表中药质量控制模式合理性欠佳，难以全面、有效反映中药质量；二是难以对中药产品的优劣进行评价，标准更多是从真伪方面对产品进行判断，设定的标准限度为低限水平等。如何采用现代技术有效、合理地去体现中药整体的、辩证的、特异性的理念，同时又兼备药品质控技术应具备的可操作、稳定、准确的特征，一直是制约中药质控体系发展的瓶颈。因此，不断创新和完善中药质量评价模式，构建彰显中药临床价值，能够从整体上有效反映其安全性、有效性，质量均一、稳定等特征的中药质量标准和评价体系是中药分析学的主要任务。

### （二）研究中药生产过程中的量质传递规律，建立全过程质量控制体系

药品质量是保障药品安全有效、稳定可控的基础。我国中药工业正在进行从质量源于检验向质量源于设计理念的转变，《"十四五"中医药发展规划》中明确指出要"提升中药产业发展水平，加快中药制造业数字化、网络化、智能化建设，加强技术集成和工艺创新，提升中药装备制造水平，加速中药生产工艺、流程的标准化和现代化"，中药制药工业在迎来重大发展机遇的同时也面临着药品质量以及制药技术升级要求的提高。因此，基于中药生物属性、配伍理论和制造过程等多学科知识，加快运用自动化、信息化、过程分析技术（process analytical technology，PAT）、数据融合技术（data fusion technology）等，广泛获取和挖掘生产过程的数据和信息，揭示从药材到产品的关键工艺参数、关键质量属性及其量质传递规律，建立全过程的质量控制体系和标准，用于指导生产并持续提升中药产品的内在质量，已成为中药分析学的新兴研究领域。

### （三）研究中药药效物质与机体的相互作用关系，探讨中药作用的科学内涵

中药药效物质是指中药及其复方中能够表征临床疗效的化学成分或成分群，包括中药原有的成分及其进入体内新生成的代谢产物。因此，中药的药效物质不仅取决于其化学成分及代谢产物

的药理活性，还与它们在体内吸收（absorption）、分布（distribution）、代谢（metabolism）和排泄（excretion）的性质密切相关。由于中药具有多成分、多靶点的特性，涉及的活性成分多，成分与药效之间构成了复杂的网络关系，且中药成分之间还可能存在相互作用。因此，为了深入阐明中药的药效物质及其作用特点，近年来我国学者通过引入最新的仪器分析技术、细胞与分子生物学技术、组学与生物信息学、计算机技术等，积极探索应用于中药多组分的独特技术方法并创新性地提出了一系列富有中药特色的研究思路和方法，进一步拓展了中药分析学新的研究内容和方向，为深入阐明中药作用的科学内涵奠定了基础。

### （四）研究药材品质形成规律，推进中药品质的提升和可持续利用

中药资源是指在一定地区或范围内分布的按照中医理论用于预防、治疗疾病或具有保健作用的各种植物、动物和矿物及其蕴含量的总和，是整个中医药产业链可持续发展的基础和保障。我国是世界"生物多样性大国"，在第四次全国中药资源普查中，已发现可药用资源 1.8 万余种、新物种 196 种。但是大宗药材品质退化、珍稀濒危资源匮乏，优质中药资源需求和供给矛盾日益突出，已成为中医药高质量发展的主要瓶颈。近年来，国家中药材标准化与质量评估创新联盟提出并推广了"三无一全"（无硫加工、无黄曲霉毒素污染、无公害及全过程可追溯）的优质药材标准；2023 年，国务院办公厅印发的《中医药振兴发展重大工程实施方案》把"从源头保障中药材质量"作为重要建设任务，把"中药品质调控"作为关键词列入 2023 国家重点研发计划重点专项。因此，实现中药资源的可持续开发利用已刻不容缓，中药分析工作者必须进一步增强责任感和使命感，围绕中药资源的科学利用，深入开展优质药材在植（动）物生长过程中的动态变化和品质形成规律研究，为中药材的生产、合理采收及充分利用提供重要参考。同时，配合中药资源深度开发和中药活性成分的生物合成研究，推进中药品质的提升和资源的可持续利用。

## 四、中药分析学的发展趋势

随着近现代分析技术的引入和中药事业的不断发展，人们对中药质量评价的要求不断提高，评价方法从以"辨状论质"的主观经验为主阶段，历经"显微鉴定""理化分析"等基于中药微观和化学特征的客观质量评价阶段后，正在进入以中医临床疗效为导向、能体现中医药传统特色和现代科学成果的中药综合质量评价阶段，中药分析学也呈现出如下发展趋势。

### （一）发展中药分析学新理论与新方法，解析中药复杂体系作用模式

中医药理论与方法是在长期临床实践与研究的基础上形成的，是我国具有原创优势的珍贵医药资源，且与化学药和生物药不同，中药是复杂体系药物。因此，发展与之匹配的中药分析学理论与方法学体系是必然趋势。中国科学技术协会发布的"重大科学问题和工程技术难题"中，涉及中医药研究的重大科学问题关注的仍然是中药干预复杂疾病的物质基础与作用机制。而且，明确了缺乏解析中药与机体两个复杂体系的互相作用规律的方法体系是限制该科学问题阐明的核心问题。因此，发展中药分析学新理论与新方法、解析中药复杂体系作用模式，是现代中药质量研究中亟待突破的关键科学问题。随着各类仪器分析技术及平台的发展，为中药复杂体系的化学成分高效解析和体内代谢规律研究提供了有力的工具。而系统生物学的发展，用多元数据组进行生物体整体功能状态描述已经成为共识，这与中药的"多组分、多靶点、整体调节"的作用特点相吻合。在结合现代分析技术与系统生物学方法的基础上，我国学者提出了"中药等效成

分群""方证代谢组学""整合药理学"等新的理论与方法。因此，中药分析学的发展方向应立足于中医药"整体调节，以平为期"的多途径作用特点，开发符合中医药作用特点的中药复杂体系作用模式研究平台，充分整合系统生物学、化学生物学的思路，以及多学科的现代技术手段，开发中药分析学新理论和新方法，从系统调控、作用靶点等角度解析中药复杂体系作用模式。

### （二）基于临床价值导向的中药质量评价要求，开发关联临床疗效和安全的中药分析学方法与技术体系

中医药学是基于人用经验的医学模式。在病人身上发现问题，提出问题，解决问题；通过四诊、辨证论治、遣方用药、理法方药有机统一。因此，对中药质量评价方法的核心要求是保证中药及复方制剂的临床有效性和安全性。现有中药质量控制方法与临床的关联性存在局限，基于"源于临床—归于临床"的研究理念，开发关联临床疗效和安全的中药质量评价方法与技术体系是中药分析学的发展趋势：①充分发挥中医学几千年来所积累的临床优势，构建并完善中医药数据库资源，推进基于临床真实世界证据的中药质量标志物的发现与确认方法学体系；②基于中医临床适应证与疗效的实际数据，开发桥接临床功效与活性评价的生物学模型，发展融合临床功效与适应证的中药质量评价方法学研究；③完善临床中由中药致毒的数据收集与因果分析，深入解析中药致毒成分与机制，整合证据链（integrated evidence chain），构建符合中医临床用药特点的中药安全性预警、防控及评价方法。最终，建立并完善基于临床病证的中药"效—毒"整合评价模式，开发关联临床疗效和安全的中药质量评价方法与技术体系，为科学辨识中药质量和指导临床安全、有效用药提供研究理论及方法。

### （三）"深入研究，浅出标准"，构建满足中药全生命周期质量管理的方法学体系

质量标准具有规范、引导和监管行业发展的作用，是从业者参考的依据，具有权威性、科学性和进展性。中药质量标准的制订需在考虑临床用药特点的前提下，开展深入的基础研究，并结合中药资源状况、生产过程及临床应用等实际情况，推出切实可行的质量标准。随着多学科技术的发展和现代分析仪器的普及推广，以及在中药质量研究领域的应用，中药质量标准和中药质量控制水平也已大幅度提高。然而，由于中药的复杂性特点，建立符合中药自身特点的全生命周期质量管理的方法学体系仍然是中药质量研究领域的关键科学问题：①亟须开展多基原中药材的化学、药效与亲缘关系比较研究，发展适合质量标准应用的多基原中药材鉴定方法与技术；②亟须开发贵重药材的伪品和混伪品辨识方法，针对不同贵重药材常见伪品建立标准样品信息库，开发适合质量标准应用的、专属性强的鉴定方法与技术；③亟须研发涉及中药种植、采收、加工与流通等环节的快速检验技术，建立专属性强、高效、便捷、低成本的质量评价方法，特别是适用于现场检测的技术方法，并制定相关检验标准；④针对当前的质量控制与质量标准仍无法满足现代中药制药产业高速发展的需求，亟须开展中药标准提升的系统性研究，立足于中药产业的现代化与国际化，主导制定与国际接轨的质量标准，作为中药国际化的"通行证"，并为复杂药物的质量标准研究提供中国方案。

知识链接1-2：近年来入选中医药十大学术进展的中药分析学相关技术

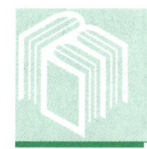

# 第二节　中药分析的依据

药品标准是指国家对药品的质量规格及检验方法所作的技术规定，是药品的生产、流通、使用以及检验、监督管理部门共同遵循的法定依据。随着我国医药科技水平的高速发展，国家药品标准体系建设取得了长足的进步，逐渐形成了以《中国药典》和局颁药品标准等为核心的国家药品标准体系。

## 一、国内外药典简介

药典（pharmacopoeia）是最重要的药品标准，最早是从本草学、药物学以及处方集的编著演化而来，是记载药品（包括原料药和制剂）质量标准的法典。药典标准作为国家统一通用标准，是一个国家医药产业发展和产品质量水平、检测技术水平、监督管理水平的综合体现，是最基本的法定要求。国家药典必须根据本国医药卫生事业的现状和发展，认真遴选和收载防病治病必需的疗效确切的品种，并规定它的质量要求和准确、灵敏、科学的检验方法，以保证用药的安全有效。由于药典收载品种的审定和质量控制直接关系到国民的健康，故世界各国对药典的编纂都非常重视。至今为止，有 40 多个国家发布有与天然药物相关的国家药典或国家草药典标准。其中代表性较强、国际影响力较大的有《中国药典》《美国药典 / 国家处方集》《欧洲药典》和《日本药局方》等，这些药典对于保障各国或区域人民用药的有效性和安全性、促进世界医药科技交流和国际医药贸易等方面都发挥了重要的作用。

### （一）《中国药典》

我国是最早重视药物质量评价和应用的国家，历代政府均重视和支持编修本草著作，以推进本草文献药物规范化发展。唐显庆四年（659 年）颁布，由李绩、苏敬等编纂的《新修本草》（又称《唐本草》）是唐代的官修本草。全书内容丰富，图文并茂，系统地总结了唐代以前的本草学成就。《新修本草》不仅是我国最早的药典，也是世界上第一部法定药典，它比欧洲 1498 年出版的《佛罗伦萨处方集》早 800 多年，比欧洲第一部全国性药典《丹麦药典》早 1 100 多年。宋代《太平惠民和剂局方》是太平惠民和剂局的药方，由陈师文等编纂校正，于绍兴二十一年（1151 年）成书，以后又经增添。此书有处方 788 种，依主治病证分作 10 类，每类作 1 卷，共10 卷；另有局方总论 3 卷，叙述药物的性味、修治、禁忌等，是我国第一部官方颁布的成方规范，对保证中药材品质、规范正确的应用范围，以及临床中医师的随证选方和药剂人员调制方剂都有极大的参考价值。

国家药典委员会成立于 1950 年，是负责组织制定和修订国家药品标准的技术委员会，是法定的国家药品标准化机构。1953 年出版了第一部《中国药典》。根据当时规定，《中国药典》每5 ~ 10 年审议改版一次，并根据需要出增补本。至今，共出版了 12 版药典，分别为：1953 年版、1963 年版、1977 年版、1985 年版、1990 年版、1995 年版、2000 年版、2005 年版、2010 年版、2015 年版、2020 年版和 2025 年版。为增进国际药品标准的合作与交流，1988 年 10 月，第一部英文版《中国药典》（1985 年版）正式出版，此后，我国新版药典的中、英文版都会同步发行，有效提升了其国际影响力。自 2023 年 11 月起，国家药典委员会上线了《中国药典》（2020 年版）电子版，便于公众查阅和使用。我国药典收载药品的种类与外国药典有所不同，中药材和成方制剂（中成药）是其重要的组成部分，为突出中药的重要地位，自 1963 年版开始，将中药材和中药成方制剂收载于一部，成为中国药典的一大特色。

知识链接1-3:《中国药典》（2025 年版）一部的编制大纲任务和要点

《中国药典》（2025 年版）由一部、二部、三部、四部组成。一部收载中药，二部收载化学药品，三部收载生物制品，四部收载通则和药用辅料。遴选品种基本覆盖了我国临床常用必备药品，全面覆盖国家基本药物目录和国家医保目录。内容分别包括凡例、正文和通则。药典收载的凡例、通则对药典以外的其他中药国家标准具有同等效力。一部中药分为上、下两卷，上卷收载中药材、中药饮片、植物油脂和提取物；下卷收载中药成方制剂和单味制剂，对收载的主要内容说明如下。

（1）凡例：是解释和使用《中国药典》进行药品质量检定的基本原则，是对《中国药典》正文、通则及与质量检定有关的共性问题的统一规定，以帮助理解和掌握药典正文。凡例中的有关规定具有法定的约束力。

（2）正文部分：品种项下收载的内容称为正文，正文系根据药品自身的理化与生物学特性，按照批准的处方来源、生产工艺、贮藏运输条件等所制定的，用以检测药品质量是否达到用药要求并衡量其质量是否稳定、均一的技术规定。

1）正文内容根据品种和剂型的不同，按顺序可分别列有：品名、来源、处方、制法、性状、鉴别、检查、浸出物、指纹图谱或特征图谱、含量测定、炮制、性味与归经、功能与主治、用法与用量、注意、规格、贮藏、制剂等内容。

2）药材和饮片名称包括中文名、汉语拼音及拉丁名，其中药材和饮片拉丁名排序为属名或属名＋种加词在先，药用部位在后；药材原植物的科名、拉丁学名的主要参照依据为《Flora of China》和《中国高等植物》等。植物油脂和提取物、成方制剂和单味制剂名称不设拉丁名。

3）正文中未列饮片和炮制项的，其名称与药材名相同，该正文同为药材和饮片标准；正文中饮片炮制项为净制、切制的，其饮片名称或相关项目亦与药材相同。

## （二）《美国药典》及《美国国家处方集》

《美国药典》（United States Pharmacopoeia，USP）是目前世界上唯一一部由非政府机构（美国药典委员会）出版的法定药品汇编。首版于 1820 年出版，其后每十年左右修订一次，自 1940 年改为每五年修订一次，从 2002 年开始每年出一次修订版。《美国国家处方集》（National Formulary，NF）为 USP 补充资料，可视为美国的副药典。1888 年美国药学会编制出版第一部《国家处方集》，1975 年以后由美国药典委员会负责修订出版。1980 年起，美国药典委员会将 USP（20）与 NF（15）制成合订单行本出版，前面部分为 USP，后面部分为 NF，因此出版物的完整名称为《美国药典/国家处方集》（United States Pharmacopoeia/National Formulary，USP/NF），USP/NF 每年出版一次。在每年的 11 月 1 日公布下一个修订版，第二年的 5 月 1 日生效，每年有 2 次的增补版本，分别在 2 月 1 日和 6 月 1 日发布，在每年 8 月 1 日和 12 月 1 日生效。如 USP/NF 2024 于 2023 年 11 月份出版，2024 年 5 月 1 日生效，包括了药物、剂型、原料药、辅料、医疗器械和膳食补充剂的标准。

USP 自第一版起，即收载有数量不等的传统植物药（在 USP 中称为膳食补充剂，即 dietary supplements）。USP 收载的植物药质量标准较为详尽，首先规定其来源（拉丁学名、药用部位及科名）及质量要求（主要成分的含量限度），有的品种还指明产地与采收时间；收载的项目一般包括：包装与贮藏、标签（必须标明法定名称、拉丁学名及药用部位）、USP 参比标准品、植物特性（性状与组织显微特征）、鉴别（以薄层色谱鉴别为主）、外来有机物、农药残留量、干燥失重、总灰分、酸不溶性灰分、醇溶性或水溶性浸出物含量、微生物、重金属、含量测定等。目前，美国药典有英文和西班牙文版，并提供 USB 版和在线版，便于使用者携带和查阅。由于美国药典在 140 个国家和地区被遵循与使用，故该药典具有一定的国际性。

### （三）《欧洲药典》

《欧洲药典》（European Pharmacopoeia，EP 或 Ph. Eur.）由欧洲药典委员会编辑出版，有英文和法文两种法定文本。EP 第一版第一卷于 1969 年出版发行，从 2002 年第 4 版开始，EP 的出版周期被固定，每三年修订一次，每一版发行八部增补本。EP 最新版是第 11 版，即 11.0 版，于 2022 年 6 月出版发行，2023 年 1 月生效，包括两个基本卷，之后在每次欧洲药典委员会全会做出决定后，通过非累积增补本更新，每年出 3 个增补本，第 11 版累计共有 5 个非累积增补本（11.1 ~ 11.5）。欧洲药典分印刷版、USB 版和在线版。目前采用 EP 的国家除欧盟成员国外，还有土耳其等，故欧洲药典已成为最具影响力的药典之一。

EP 的基本组成有凡例、通用分析方法（包括一般鉴别实验，一般检查方法，常用物理、化学测定法，常用含量测定法，生物检查和生物分析，生药学方法），容器和材料、试剂、正文和索引等。正文品种的内容包括：品名、分子结构式、CA 登录号、化学名称及含量限度、性状、鉴别、检查、含量测定、贮藏、可能的杂质结构等。EP 不仅收载的植物药品种数量较多，而且标准的质量和水平也比较高，许多品种的质量标准中绘制了粉末显微图、气相或液相色谱图等。

另外，EP 的附录，不仅包括各论中通用的检测方法，而且凡是与药品质量密切相关的项目在附录中均有规定。在附录中，除了采用通用的检测方法外，收载的先进技术也比较多，如原子吸收光谱、原子发射光谱、质谱、核磁共振谱和拉曼光谱测定法等，对色谱法还专门设立了一项色谱分离技术附录。

### （四）《英国药典》

《英国药典》（British Pharmacopoeia，BP）由英国药典委员会编辑出版。自 1816 年开始编辑《伦敦药典》，后出版有《爱丁堡药典》和《爱尔兰药典》，1864 年合并为《英国药典》。《英国药典》每年更新一次，每年 8 月出版新版本，并在次年 1 月 1 日起产生法律效力。BP2024 版，共 6 卷，涵盖《欧洲药典》内含所有标准，并在网上一年三次更新，囊括了欧洲药典增补本所有内容。BP 第 6 卷收载的主要内容为草药、草药制剂和草药产品，在顺势疗法制剂生产中所使用的物质，血液制品、免疫制品、放射药制剂和外科材料等。

BP 目前收载的草药有 400 余种，首先规定其来源（种名、药用部位及科名）及质量要求（主要成分的含量限度），有的品种还指明产地与采收；其质量控制项目还包括以下各项：定义（包括来源与有效成分含量）、特性（包括气味及鉴别项下的性状与显微特征）、鉴别（包括性状、粉末显微特征、化学反应与检查项下的薄层色谱）、检查（包括薄层色谱、外来物、干燥失重、总灰分与酸不溶性灰分）、含量测定、贮藏、作用与用途、制剂等。BP 和 EP 收载品种相同者，药品标准内容完全一致，BP 在品种名称下标明其在 EP 中的收载位置。BP 不仅在英国使用，加拿大、澳大利亚、新西兰、斯里兰卡及印度等 100 多个国家都有采用。

### （五）《日本药局方》

日本制定生药的药典标准较早，在明治时期公布的初版药典（1886）中就对生药药材设定了行政性的规格，介绍了药材标准的普遍性。在以后的各版修订中都增加收载新的生药，并根据技术的进步和实际的需要修改已收载品种的记载内容。《日本药局方》（Japanese pharmacopoeia，JP）由日本药局方编辑委员会编纂，由厚生省颁布执行，有日文和英文两种文本。日本药典品种收载的原则主要是：①常用或广泛使用的品种；②虽不常用，但医疗必须的特殊品种；③经过较长时间考验的新药；④医药必需的卫生材料、制剂辅料等。汉方的收载品种，由厚生省根据药典调查会的生药专门委员会的意见决定。主要分两部出版，第一部收载化学原料药及其制剂；第二部主要收载生药（crude drugs），包括药材、粉末生药、复方散剂、提取物、酊剂、糖浆、精油、油脂等，家庭药制剂和制剂原料。1886年6月颁布第1版，至第9版颁布之前，每10年修订一次，从第9版开始，每5年进行一次大修订；从第12版开始，每5年进行两次增补，至2024年已颁布第18版（2021年6月7日生效），称《第十八改正日本药局方》（简称"JP18"），主要内容包括：通知、目录、前言、凡例、原料药通则、制剂通则、测试流程和设备通则、专论、红外参考光谱、紫外参考光谱、总信息、附录和索引等。

JP18目前收载生药259种，其质量标准一般包括：品名（日文名、英文名和拉丁名）、来源及成分含量限度、性状、鉴别、纯度（外来有机物、重金属及有害元素、农药残留等）、干燥失重、灰分（总灰分、酸不溶性灰分）、浸出物、含量测定等。

表1-1总结了药典中主要检测项目的中英文名称。

表1-1　药典中主要检测项目的中英文名称

| 中文项目名 | 英文项目名 | 中文项目名 | 英文项目名 |
|---|---|---|---|
| 来源 | definition | 二氧化硫残留 | sulfur dioxide residue |
| 处方 | prescription; ingredients | 农药残留 | pesticide residue |
| 制法 | method of preparation; procedure | 重金属及有害元素 | elemental impurities; heavy metals and harmful elements |
| 性状 | description; characters; botanical characteristics | 浸出物 | extracts; extract content |
| 鉴别 | identification | 水溶性浸出物 | water-soluble extractives |
| 性状鉴别 | macroscopic examination | 醇溶性浸出物 | alcohol-soluble extractives |
| 显微鉴别 | microscopic examination | 含量测定 | assay; determination of content |
| 杂质 | foreign matter | 规格 | strength |
| 检查 | tests | 性味与归经 | property and flavour meridian tropism |
| 干燥失重 | loss on drying | 功能与主治 | action indications |
| 总灰分 | total ash | 用法与用量 | administration and dosage |
| 酸不溶性灰分 | ash insoluble in hydrochloric acid; ash insoluble in sulfuric acid | 贮藏 | storage |

上述各国药典均提供了与天然药物及其制剂质量控制有关的专论和标准，其中包含了来源、性状、鉴别、测试、化验和贮藏等信息，但具体所采用的技术手段、控制指标、检测限度与要求等方面存在一定程度的差异。《中国药典》收载的中药品种数量在全球处于领先地位，2025 年版收载品种数为 3 069 种。欧洲是世界最大的天然药物市场之一，其收载的植物药标准在国际上具有极高的权威性。现行版 EP 收载草药、草药产品和草药制剂共计 351 种，多是可用作药品使用的。美国现行药典中记载的基本属于膳食补充剂领域，共收载膳食补充剂近 600 种，其中收载植物来源的共计 299 种 96 个类别，其中仅有极个别可作为药品，如用于治疗尖锐湿疣的绿茶提取物－茶多酚软膏（Veregen）和用于治疗艾滋病腹泻的南美巴豆龙血树的树脂花青素－止痢胶囊（Fulyzaq）。各国药典对于绝大多数天然药物、提取物或其制剂等都建立了相应的安全性控制标准，尤其是在重金属和有害元素、农药残留限量以及微生物限量 3 个检查项目上，EP 和 USP/NF 控制较为全面，但检测成本较高。《中国药典》自 2020 年版起，在安全性方面，针对性加强了对药材饮片的重金属及有害元素、禁用农药残留、真菌毒素以及内源性有毒成分的控制，提高了风险控制水平。另外，在薄层鉴别与含量测定中 USP/NF 将更多能够代表该植物的指标性成分或有效成分用来鉴别药材真伪和评价质量优劣，如采用对照提取物作为对照物质，进行薄层色谱各条带检识和特征图谱各色谱峰的指认来确定待测成分。在含量测定中，目前大多数现行的天然药物质量评价方法仍以化学评价为主。含量测定技术应用最多的是 HPLC 法，最主要的差别在于指标的选择和限量要求上，EP 和 USP/NF 非常重视对照提取物的应用且常采用多指标测定并规定含量上下限，我国药典主要是规定下限。另外，在含量测定的检测方法方面，EP 和 USP/NF 对色谱柱的规格，包括色谱峰识别在内的系统适用性作了详细规定，这对其标准方法的重现性和适用性具有重要的指导意义，我国药典对此方面的规定尚待完善。

## 二、药典外药品标准

我国的药品标准除《中国药典》外，2001 年以前，尚有《卫生部药品标准》（中药材）、《中成药部颁标准》（170 种）、《中药成方制剂》（1～20 册）、《进口药材标准》（31 种）等。2002 年以后，中成药及中药制剂标准均收载于国家药品监督管理局《国家中成药标准汇编》中，该汇编共 13 册，按中医临床分类，有 1 518 个品种，均为地方标准上升为国家标准的品种。局（部）颁标准均不列凡例和通则，有关规定按《中国药典》要求进行。新的《药品管理法实施条例》首次提出，对有掺杂、掺假嫌疑的药品，在国家药品标准规定的检验方法和检验项目不能检验时，药品检验机构可以补充检验方法和检验项目进行检验，经国务院药品监督管理部门批准后，使用补充检验方法和检验项目所得出的检验结果，可以作为药监部门认定药品质量的依据。补充检验方法也属于国家药品标准的一部分，在药品上市后监管方面起到重要的技术支撑作用。另外，还有部分省（自治区、直辖市）食品药品监督管理部门制定的《中药材标准》《中药饮片炮制规范》以及批准给特定医院的院内制剂标准等，这些标准也是国家药品标准体系的重要补充。

美国处方集由美国药学会编订，于 1888 年创办，自 1980 年第 15 版起与美国药典合并出版。英国的药典外标准除《英国处方集》（British National Fomulary）外，尚有由英国药学会主编的英国准药典（British Pharmaceutical Codex，BPC）和由英国草医协会科学委员会编订的《英国草药典》（British Herbal Pharmacopoeia）。《英国草药典》第一部（1976）收载草药 129 种，多是英国药典以外的生药。

在日本，除了日本药典以外，还有其他药品标准，这些标准主要由国立卫生实验所、国立预防卫生研究所或药厂提出初稿，经药典调查会有关专业委员会审定，如收载厚生省批准的汉方制剂规格标准的《日本药典外生药规格集》等。

### 三、国际人用药品注册技术协调理事会法规

由欧盟、美国和日本三方的药品注册管理当局和制药企业协会于1990年发起了"国际人用药品注册技术协调理事会"（The International Council for Harmonisation of Technical Requirements for Pharmaceuticals for Human Use，ICH）。ICH是一个将监管当局和制药行业的人员召集在一起讨论药品科学和技术问题并制定指导原则的国际非营利组织，通过对相关技术要求进行国际协调，以经济、有效的方式保证研发、注册、生产的药物安全和有效。ICH经过30多年的协调统一，已经在药品注册技术要求的许多方面达成了共识，并制定了有关药品的质量、安全性、有效性和多学科的四类指导原则，共60余种，并在三方的药品注册审评中得到实施，WHO建议各国在药品注册中采用ICH的指导原则。我国于2017年6月2日正式成为ICH成员国，2018年6月8日，国家药品监督管理局（NMPA）当选为ICH管理委员会成员。

ICH有关药品质量的技术要求（quality，以代码Q标识）现有14个指导原则、48份文件，涉及药品的研究、生产等全生命周期的质量管理，具体包括稳定性指导原则（Q1）、分析方法验证指导原则（Q2）、杂质指导原则（Q3）、药典方法（Q4）、生物技术产品质量指导原则（Q5）、规格指导原则（Q6）、GMP指导原则（Q7）、药物研发指导原则（Q8）、质量风险管理指导原则（Q9）、药物质量体系指导原则（Q10）、化学药品的与生产指导原则（Q11）、药品生命周期管理的技术和监管指导原则（Q12）、原料药和制剂的连续制造指导原则（Q13）以及分析方法开发指导原则（Q14）。

各国药品标准的协调和趋同是消除贸易技术壁垒和障碍，促进药品进出口的有力手段，也是未来药品标准发展的趋势。如中国国家药典委员会与世界卫生组织，以及欧盟、美国、英国、日本等十几个国家和地区的药品标准机构建立了密切合作关系，注重国际成熟技术标准的借鉴和转化，不断推进与各国药典标准的协调，如参考ICH相关指导原则，新增遗传毒性杂质控制指导原则，修订原料药物与制剂稳定性试验、分析方法验证、药品杂质分析等指导原则，新增溶出度测定流池法，修订残留溶剂测定法等，逐步推进ICH相关指导原则在《中国药典》中转化实施。

同时，我国还是国际标准化组织（International Organization for Standardization，ISO）的常任理事国，代表中国参加ISO的是国家标准化管理委员会。ISO质量体系标准包括ISO9000、ISO9001、ISO9004，不仅明确了质量管理和质量保证体系，也为从事和审核质量管理和质量保证体系提供了指南。负责为中医药制定国际标准的是编号为249的委员会（ISO/TC249），负责所有起源于古代中医并能共享同一套标准的传统医学体系标准化领域的工作，截至2023年6月，ISO/TC249已正式发布95项中医药国际标准，正在制定国际标准31项，实现了ISO领域中医药国际标准的重大突破。此外，《美国药典》中已采用15种以上中草药质量标准，《欧洲药典》则收录了75种中药质量专论，这对于提升全球中药产品的质量与安全，促进中医药国际贸易和国际化具有极其重要的意义。

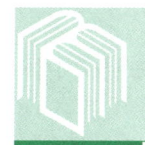

# 第三节　中药分析工作的基本程序

中药分析工作包括药品检验和分析研究等，药品检验的实施程序一般可分为取样、样品的处理、供试品的制备、鉴别与检查、浸出物、指纹图谱/特征图谱、含量测定及检验记录和报告等。中药分析研究包括质量标准制定、中药药效物质与机体相互作用关系分析、中药生产过程分析以及中药质量整体评价模式研究等内容，研究程序包括研究方案设计、样品采集、科学实验、数据处理、结果分析和讨论等，由于相关内容在后续各章中会详细介绍，故本节主要介绍与中药检验相关的一般程序。

## 一、取样

取样是指从整批成品中按取样规则取出一部分代表性的供试样品的过程。分析任何药品都有取样问题，取样虽很简单但很重要。为了确保分析数据和结果的准确性和可追溯性，药品质量分析与监管明确要求取样必须具有科学性、真实性和代表性，保证均匀、合理的基本原则。取样方式和取样量根据分析目的和方法的不同而定，可采取抽样检验和对整批样品逐个分析的全数检验。中药质量分析与监管中抽样检验法较为常用，全数检验常用于贵细中药材检验。

### （一）抽样方法

抽样是指从待检整体中抽取一部分样品单位的过程，其目的是根据被抽取样品单位的分析研究结果，估计和推断全部样品的特性，是科学实验、质量检验、社会调查普遍采用的一种经济有效的方法，其主要包括以下几种。

**1. 随机抽样**　按照随机的原则，即保证总体中每个样品单位都有同等机会被抽中的原则抽取样本的方法。强调抽样的代表性和覆盖面，适用于评价性抽验。随机抽样分为简单随机抽样、分层比例随机、系统随机和分段随机抽样等方法，其中较常用的是简单随机抽样法。

简单随机抽样法即清点药品包装件数，并给各包装件编号，然后采用抽签法抽取 $n$ 个包装件作为抽样单元。

**2. 偶遇性抽样**　偶遇性抽样系指研究者根据实际情况，为方便开展工作，选择偶然遇到的样品作为调查对象，或者仅仅选择那些离得最近的、最容易找到的样品作为调查对象。要求抽样人员在不受被抽样单位意愿影响的情况下，从抽样批的不同部位确定所遇见的包装件作为抽样单元。必要时可采取隐秘购买的方式获取样品，适用于外观检查不能判别药品质量而又难以实施随机抽样的情况。

**3. 针对性抽样**　当发现某一批或者若干批药品质量可疑或者有其他违法情形时，应当从随机抽样的总体中划出，列为针对性抽样批次。适用于对质量可疑或有其他违法情形的药品进行抽样。目的是尽可能从被抽样品中找到不合格药品或发现是否有其他违法行为的样品。常在监督检查时采用，其目的性较强。

抽取样品的量按药品标准检验、补充检验方法或分析研究目的的不同而定。

### （二）常用取样方法

**1. 药材和饮片** 由于药材和饮片的特殊性，为保证取样的代表性，取样应严格按照《中国药典》四部通则 0211（药材和饮片取样法）开展，对取样的各个环节予以充分重视。

（1）外包装检查：抽取样品前，应核对品名、产地、规格等级及包件式样，检查包装的完整性、清洁程度以及有无水迹、霉变或其他物质污染等情况，详细记录。凡有异常情况的包件，应单独检验并拍照。

（2）药材和饮片外观检查：按取样单元数，打开一定数量的包件，比较包件间内容物外观的一致性。内容物不一致的包件或发现有腐败、霉变、严重虫蛀或色、嗅、味有显著异常的药材或饮片应单独取样检验。同一品种不同部位混杂不均匀的应注意均匀取样。

（3）取样原则：首先清点总包件数，确定取样单元数。从同批药材和饮片包件中抽取供检验用样品的原则：总包件数不足 5 件的，逐件取样；5～99 件，随机抽 5 件取样；100～1 000 件，按 5% 比例取样；超过 1 000 件的，超过部分按 1% 比例取样；贵重药材和饮片，不论包件多少均逐件取样。

（4）取样量：每一包件至少在 2～3 个不同部位各取样品 1 份；包件大的应从 10 cm 以下的深处在不同部位分别抽取；对破碎的、粉末状的或大小在 1 cm 以下的药材和饮片，可用采样器（探子）抽取样品；对包件较大或个体较大的药材，可根据实际情况抽取有代表性的样品。每一包件的取样量：一般药材和饮片抽取 100～500 g；粉末状药材和饮片抽取 25～50 g；贵重药材和饮片抽取 5～10 g。

（5）"四分法"取样：将抽取的样品混匀，即为抽取样品总量。若抽取样品总量超过检验用量数倍时，可按"四分法"再取样，即将所有样品摊成正方形，依对角线划"×"，使分为四等份，取用对角两份；再如上操作，反复数次，直至最后剩余量满足检验用量。

最终抽取的供检验用样品量，一般不得少于检验所需用量的 3 倍，即 1/3 供实验室分析用，另 1/3 供复核用，其余 1/3 留样保存。

**2. 中药制剂** 根据国家药监局 2020 年实施的《药品抽样原则及程序》要求，各类中药制剂取样量至少应满足 2 倍检测的用量，按 1∶0.5∶0.5 分成 3 份，贵重药可酌情取样。

（1）固体中药制剂（片剂、丸剂）：片剂取 200 片，未成片前已制成颗粒可取 100 g。丸剂一般取 10 丸。胶囊剂按药典规定取样不得少于 20 粒，倾出其中药物并仔细将附着在胶囊上的药物刮下，合并，混匀，称定空胶囊的重量，由原来的总重量减去，即为胶囊内药物的重量，一般取样量 100 g。

（2）固体粉末状中药制剂（散剂或颗粒剂）：取样不得少于 10 袋，取样量约 100 g，可在包装的上、中、下 3 层或间隔相等部位取样若干。将取出的供试样品混匀，然后按"四分法"从中取出所需样品量。

（3）液体中药制剂（口服液、酊剂、酒剂、糖浆）：一般取样数量 200 mL，取样前应彻底摇匀。

（4）注射液取样要经过 2 次，配制后在灌注、熔封、灭菌前进行一次取样，经灭菌后的注射液须按原方法进行，分析检验合格后方可供药用。已封好的安瓿取样量一般为 200 支。

（5）其他剂型的中药制剂，可根据具体情况随机抽取一定数量的样品。同一品种存在不同制剂规格和包装规格时，应当以不同规格计算制剂单位，然后分别折算所抽取样品的最小包装数量

（如注射用无菌粉末以克为单位计算后再折算为瓶、液体制剂以毫升为单位计算后再折算为支或瓶等），同时应满足特殊检验项目（如微生物限度等）对最小独立包装数量的要求。

应当根据合理套用的原则确定抽样量，不应按单个检验项目简单累加（如注射液在进行可见异物检查后再进行其他项目的检验）。

3. **原料药**　应在符合要求的洁净取样室取样，固体、半固体原料药采用干燥洁净的抽样棒等适宜工具；液体原料药应充分混匀，有结晶析出的液体，应在不影响药品质量的前提下，将结晶溶解并混匀后取样。应从不同抽样单元的上、中、下、前、后、左、右等不同部位取样，保证样品的均衡性，取得的样品分别标识后进行汇集、混匀，按 1∶0.5∶0.5 分为 3 份，情况异常时，可加大取样量。必须强调的是，原料药取样应当迅速完成，样品和可被拆包的抽样单元应当尽快密封，防止吸潮、风化、氧化和污染。

### （三）留样

除剧毒药品、放射性样品、菌毒种、细胞等特殊样品或易腐败霉变、挥发等开封后无法长期保存的样品在检验卡中注明后可不留样外，一般其他抽检的检验样品均应留样。留样样品应使用无色或白色透明材料袋封样，且正立码放，四面包装皆可辨认样品标签。留样周期方面，对于检验不合格产品保存至有效期；对于合格产品，院内制剂保存 3 个月，药材和包材保存 6 个月，其他样品保存 12 个月。

生产单位的原辅料留样包装形式按相关规定执行，一般保存到最后一批使用成品有效期后一年。成品的留样必须使用其商业包装。依据产品注册批准的贮藏条件储存在相应的区域，一般留样数量为 3 倍全检量，保存期为有效期后 1 年。印字包材和直接接触药品的初级包材附在相应实验记录后并与实验记录一起保存，保存时间与实验记录一致。

另外，对于一些特定样品的留样需按照相关规定执行，如对于生物等效性试验和临床试验用药品的留样需按照 2020 年 7 月 1 日施行的《药物临床试验质量管理规范》第二十一条和《药品生产质量管理规范（2010 年修订）》中的《临床试验用药品（试行）》附录（2022 年 7 月 1 日起施行）第三十六条的规定执行。

## 二、供试品的制备

由于中药及中药制剂的复杂性及杂质成分、辅料等的干扰，在定性和定量分析前必须尽可能地排除非检测成分的干扰，以提高分析的准确度和灵敏度。选用适当的方法和试剂进行分析样品的提取、分离、富集，制备成可进行有效分析的供试品，是中药分析区别于化学药物分析的关键步骤之一。

### （一）样品的粉碎

中药材，饮片及丸剂、片剂等形式的样品均需要经过粉碎后才可取样检验。粉碎的目的是：①保证所取样品均匀而有代表性；②使样品中的待测组分能更快、更充分地被提取出来。但是在实际工作中须注意的是，样品粉碎过细则有可能造成后续过滤步骤的困难，因此应根据具体情况进行粉碎过筛。在粉碎样品时还要尽量避免由于设备磨损或其他原因造成的污染，并防止粉尘飞散或挥发性成分的损失。过筛时，不能通过筛孔的颗粒部分不能丢弃，须反复粉碎或碾磨，让其全部通过筛孔，以保证测定结果的准确性和重复性。

目前，常用的粉碎设备有粉碎机、铜冲、研钵、匀浆机等，其中植物类药材一般用粉碎机粉碎，片剂和丸剂等制剂可用研钵研碎，动物组织需用匀浆机搅碎。

### （二）提取

选用适合的溶剂将中药材和中成药中的待测成分溶出的方法称溶剂提取法。所谓适合的溶剂就是对待测成分溶解度大，对不需要的成分溶解度小或不溶的溶剂。

中药中的化学成分在溶剂中的溶解度与溶剂性质有关，一般遵循"相似相溶"的原则。通过对待测主成分的结构分析来选用合适的溶剂。一般选择溶剂时，要求溶剂对待测成分溶解度大，而杂质溶解度小；所选择溶剂不能与中药中待测成分起化学反应；溶剂要求易得，使用安全。

**1. 常用提取溶剂** 常用的提取溶剂按极性大小可分为3类：极性溶剂、非极性溶剂和中等极性溶剂。

（1）极性溶剂：水是典型的极性溶剂，它能溶解离子型成分，如生物碱盐、有机酸盐及糖、糖苷、淀粉、蛋白质、氨基酸、鞣质和无机盐等。为了增加某些成分的溶解度，还可以采用酸水或碱水作为提取溶剂。水虽然价廉、安全，但水提取液中杂质较多，给进一步分离带来许多麻烦，往往因泡沫或黏液很多，浓缩也很困难。此外，还容易酶解苷类和发霉、发酵等。

（2）非极性（或弱极性）溶剂：石油醚、乙醚、二氯甲烷、乙酸乙酯等是常用的非极性（或弱极性）溶剂，用以提取低极性成分，例如挥发油、树脂、甾醇、内酯等。

（3）中等极性溶剂：乙醇、甲醇、丙酮等是常用的中等极性溶剂，它们对中药各类成分具有较广泛的溶解性能，特别是乙醇，亲水性成分大多能在乙醇中溶解。难溶于水的亲脂性成分，在乙醇中的溶解度也较大。还可以根据被提取成分的性质，采用不同浓度的乙醇进行提取。乙醇虽易燃，但毒性小、价廉，提取液不易发霉变质，又可回收使用，所以乙醇是最常用的提取溶剂。甲醇的性质与乙醇相似，因有毒，使用时应谨慎。

**2. 常用提取方法** 目前中药分析工作中常用的提取方法主要有以下几种。

（1）浸渍法（maceration）：含冷浸法和温浸法，冷浸法是将样品置具塞容器内，精密加入一定量适宜溶剂，摇匀后室温下（15～25℃）静置一段时间提取。溶剂用量为样品重量的6～10（～20）倍，并称重。浸渍时间12～24 h（～48 h），在浸渍期间应注意经常振摇，浸渍后再称重。

温浸法与冷浸法基本相同，一般在40～60℃溶媒中浸渍，浸渍时间较短，效率更高，但冷却后常有沉淀析出，需经过滤处理后再浓缩。

浸渍法的优点是适宜遇热不稳定的有效成分，简单易行，但缺点是费时且提取效率不高，用水做溶剂时，水提液易发霉变质。

（2）回流提取法（reflux extraction）：回流提取法是将样品粉末置烧瓶中，加入一定量的有机溶剂，水浴上加热进行回流提取；连续回流提取法（continuous reflux extraction）是将样品粉末置索氏提取器中，利用遇热可以挥发的溶剂进行反复回流提取。回流法提取效率高，所需溶剂少，但对于遇热易被破坏的成分不宜用此法。

（3）超声辅助提取法（ultrasonic-assisted extraction）：样品置适宜容器内，加入提取溶剂后，置超声波振荡器中进行提取。本法提取效率高，经实验证明一般样品30 min内即可完成提取。但需注意的是，超声波会使大分子化合物发生降解和解聚作用或形成更复杂的化合物，故使用该法时应对提取条件进行全面考察，以提高提取效率。

（4）蒸馏法（steam distillation）：中药中挥发油或某些挥发性成分（如丹皮酚等），可用水蒸气蒸馏法提取，蒸馏液或蒸馏液盐析后，用乙醚抽提，抽提液回收乙醚后，即得挥发油或某些挥发性成分。

（5）消化法（digestion method）：进行样品中重金属检查时，因其限量很低（如汞含量≤0.2 mg/kg），其中的有机成分常会严重干扰测定，加上这些金属常以共价键的有机状态存在，故需进行有机破坏转为可测的无机金属离子状态。常用的破坏方法有湿法消化和干法消化及微波消解法。

湿法消化是在适量的样品中，加入氧化性强酸，加热破坏有机物，使待测的无机成分释放出来，形成不挥发的无机化合物，以便进行分析测定。常用的强酸试剂有：硫酸–高氯酸，硝酸–硫酸，硫酸–硫酸盐等；湿法消化是目前应用比较广泛的一种样品前处理方法，该方法实用性强、适用面广，缺点是费时。由于所用的强酸多具有腐蚀性，因此，在实际工作中需注意安全。

干法消化法是将有机物灼烧灰化以达到分解的目的。将适量样品置于瓷坩埚、镍坩埚或铂坩埚中，常加少量无水碳酸钠或轻质氧化镁等助灰化剂，混匀后加热，使样品完全灰化，或放入高温炉中灼烧，使其完全灰化即可。该法具有操作简单，一次可以处理多个样品等优点，缺点是不适用于含挥发性金属（如汞、砷等）有机样品的破坏，操作时间长等。

微波辅助消解是指利用微波的穿透性和激活反应能力，使样品温度升高，同时采用密封装置，再加入一定量的酸溶液，从而达到使样品中有机物分解的目的。其优点是消化时间短（只需数十分钟），反应速率高；可控性好，制样精度高；对实验室和环境的污染小。缺点是处理成本更高，实验中还要注意防止微波泄露等。

（6）超临界流体萃取法（supercritical fluid extraction，SFE）：SFE是近年来发展起来的萃取分离中药有效成分的新技术。目前最常用的是利用超临界 $CO_2$ 流体在高于临界温度和临界压力的条件下的特殊溶解性能，从目标物中萃取有效成分，当恢复到常压和常温时，溶解在 $CO_2$ 流体中的成分立即以溶于吸收液的液体状态与气态 $CO_2$ 分开，从而达到萃取目的。由于超临界 $CO_2$ 具有较好的溶剂特性，与传统的水蒸气蒸馏法相比，SFE使用的有机溶剂少、残留少、萃取效率高、萃取温度低，可大量保存对热不稳定及易氧化的挥发性成分。中药和天然药物中成分复杂，成分间极性差异较大，而混合改性剂的开发使SFE不仅可以提取脂溶性的挥发性成分，还可用于提取极性较强的成分。添加助溶剂和改性剂能够改善极性分子的溶解性，增大了超临界流体对萃取物的萃取能力。常见助溶剂和改性剂主要包括正己烷、庚烷、戊烷、甲苯、异丙醇、乙醇、甲醇、丙酮、甲酸等。SFE具有保持有效成分的活性和无残留溶剂，产品质量高等优点，可克服传统提取方法的诸多缺点，目前已成功地用于挥发油、内酯类、萜类等中草药有效成分的萃取分离。

（7）加速溶剂萃取法（accelerated solvent extraction，ASE）：ASE也称加压液体萃取法（pressurized liquid extraction，PLE），是在温度为50～200℃和压力为10.3～20.6 MPa下用有机溶剂萃取固体或半固体的提取方法。ASE是将样品置于密封溶剂中，通过升高压力来提高溶剂的沸点，使正常萃取程序能够在高于溶剂沸点的温度，而溶剂保持液体状态下进行。在植物活性成分的提取方面，加压溶剂萃取法较溶剂萃取法和超声辅助提取法更为简单，且具有自动化程度高、萃取溶剂用量少（1 g样品仅需1.5 mL溶剂）、萃取时间短（一般为15 min）、萃取过程密闭、对人体危害小、环境污染少等优点，但由于所需设备价格昂贵，使其应用也受到了一定的限制。

（8）微波辅助萃取法（microwave-assisted extraction，MAE）：MAE是将样品置于不吸收微波的

容器中，通过微波加热进行萃取。微波是指波长在 1 mm ~ 1 m（频率为 300 MHz ~ 300 GHz）的电磁波，微波传播过程中遇到物体会发生反射、透射和吸收现象。微波萃取技术是利用微波能来提高萃取效率的一种新技术，其萃取原理是微波具有穿透性，能够透过基质，被辐射物质的极性分子在微波电磁场中快速转向及定向排列，产生撕裂及相互摩擦，从而引起发热，使细胞内温度迅速升高，连续高温使其内部压力超过细胞壁的膨胀能力，导致细胞壁破裂，细胞内有效成分扩散到萃取剂中并溶解而被提取出来。MAE 适用于热稳定物质的提取，具有高效、快速、节能、污染小等特性，已广泛应用在黄酮类、多糖类、苷类、挥发油等中药成分的提取分离中。

此外，还有加压液体萃取法（pressurized liquid extraction，PLE）、亚临界水萃取（subcritical water extraction，SWE）、半仿生提取（semi-bionic extraction，SBE）、酶法提取（enzymic extraction）和高速逆流提取（high speed countercurrent extraction，HSCCE）等方法也有应用。

### （三）净化与富集

中药材粉末或中药制剂经提取后，得到的常是含有较多杂质和色素的混合物，需要经过净化分离后才能分析测定。净化方法要能除去对测定有干扰的杂质，而又不损失待测的成分。

净化分离方法设计主要依据待测成分和杂质在理化性质上的差异，同时结合所要采用的测定方法需求进行选择。常用的净化分离方法有以下几种。

**1. 溶剂分离法**  总提取物往往是稠膏状，可拌入适量惰性填充剂，如硅藻土、硅胶或纤维素粉等，经低温干燥和粉碎后，再选用几种极性不同的溶剂，由低极性到高极性进行分步提取分离。这种分离方法即为溶剂分离法（solvent separation method）。

另外，在中药提取溶液中加入另一溶剂，析出其中的主成分或析出杂质的方法，也可达到分离和净化的目的，例如中药水提取液中的树胶、黏液质、蛋白质、糊化淀粉等，可以加入一定量乙醇，使这些不溶于乙醇的成分自溶液中沉淀析出。如新鲜栝楼汁中可滴入丙酮使天花粉素分次沉淀析出。多糖及多肽类化合物可采用水溶解，浓缩后，加乙醇或丙酮而析出。

中药内某些成分能在酸或碱中溶解，则可通过加酸或加碱变更溶液的 pH 后，使不溶物析出的办法。如内酯类化合物不溶于水，但遇碱开环生成盐而溶解，过滤后，再加酸酸化，又重新形成内酯环而从溶液中析出，从而与杂质分离；生物碱类一般不溶于水，但与酸结合成盐后可溶于水，滤去不溶物，再加碱碱化，重新成为游离生物碱，可用与水不相混溶的有机溶剂通过萃取而分离出来。

**2. 液-液萃取法**  液-液萃取法（liquid-liquid extraction，LLE）是利用混合物中各成分在两种互不相溶的溶剂中分配系数的不同而达到分离的方法。可采用适宜的溶剂直接提取杂质，使之与欲测定成分分开，如用石油醚除去脂肪油和亲脂性色素，还可利用待测成分溶解度的性质，经反复处理，使其转溶于亲脂性溶剂或亲水性溶剂之间，以除去水溶性杂质或脂溶性杂质。也可利用欲测定成分的化学特性，如能与酸性染料或大分子酸形成离子对，能溶于有机溶剂的性质，利用离子对萃取与杂质分开。

萃取操作中要注意避免猛烈振摇以防发生乳化。溶剂与水溶液应保持一定量的比例，一般第一次溶剂用量约为水溶液的 1/3，以后的用量可少一些，萃取次数应经实验确定。

**3. 沉淀法**  沉淀法（precipitation method）可分为铅盐沉淀法和试剂沉淀法。

（1）铅盐沉淀法：常用乙酸铅或碱式乙酸铅与待测成分或杂质反应生成不溶于水或稀乙醇的铅盐沉淀来进行净化分离。乙酸铅可使具有羧基或邻二酚羟基的成分形成沉淀，因此常用来沉淀有机酸、氨基酸、蛋白质、黏液质、果胶、鞣质、酸性树脂、酸性皂苷和部分黄酮等。碱式乙酸铅除能沉淀上述成分外，还能沉淀出具酚羟基成分及一些生物碱等碱性物质。脱铅的方法有：①通硫化氢气体脱铅；②加硫酸钠饱和水溶液脱铅；③加稀硫酸至 pH = 3 脱铅；④加氢型阳离子交换树脂（如 732 树脂）在烧杯中搅拌脱铅。

（2）试剂沉淀法：在生物碱盐的水溶液中，加入某些生物碱沉淀试剂，即生成不溶性的复盐，可沉淀析出。如甜菜碱加雷氏铵盐；橙皮苷、芦丁、黄芩苷等黄酮类化合物，以及甘草皂苷均易溶于碱性溶液，加酸后又可使之沉淀析出；鞣质类成分遇明胶、蛋白溶液亦可沉淀析出。利用这类成分的特殊沉淀反应性质，可与杂质分离。

**4. 盐析法**　盐析法（salting out method）是在中药的水提取液中加入无机盐至一定浓度或达到饱和状态，使某些成分在水中的溶解度降低而有利于分离。例如挥发性成分用水蒸气蒸馏法提取，蒸馏液经盐析后用乙醚萃取出挥发性成分。常用作盐析的无机盐有 NaCl、$Na_2SO_4$、$MgSO_4$、$(NH_4)_2SO_4$ 等。

例如，用水蒸气蒸馏法测定丹皮或含丹皮中成药中丹皮酚含量时，其处理方法为：在样品浸泡的水中加入一定量 NaCl，使提取出的丹皮酚较完全地被蒸馏出来，不致再溶于水中，蒸馏液中也可加入一定量 NaCl，再用乙醚将丹皮酚萃取出来。

**5. 色谱法**　色谱法（chromatography）是中药分析工作中常用的样品净化方法，主要是根据待分离物质的吸附性差异及在固定相与流动相分配比例不同进行分离。包括柱色谱法和平板色谱法，其中以柱色谱法较为常用。柱色谱法中常用的分离材料（填料）可分为亲脂型、亲水型和离子交换型，常用的有硅胶、氧化铝、大孔吸附树脂、键合相硅胶（C18、C8 等）、聚酰胺、硅藻土及离子交换树脂等。柱色谱法分离纯化样品时可以将粗提液上样于预先处理好的色谱柱上后，先用适当溶剂将杂质洗脱而使待测成分保留，再选择合适溶剂将待测成分洗脱下来；也可采用合适溶剂先将待测成分洗脱下来而将杂质保留于色谱柱上。

固相萃取（solid phase extraction，SPE）以选择性吸附与选择性洗脱的液相色谱分离原理对样品进行分离和纯化，常用填料有十八烷基键合相硅胶及烷基、苯基、氰基键合相硅胶等。另外，由于近年来吸附剂和操作模式的不断更新发展，在 SPE 基础上涌现出多种新型技术，如分子印迹固相萃取、磁性固相萃取、基质固相分散萃取、免疫亲和固相萃取等，每种萃取技术各有自己的特点和适用性，也进一步拓展了 SPE 技术的应用范围。SPE 凭借溶剂用量少、操作简单、选择性高、重现性好、自动化程度高等突出优势，已发展成为分离和浓缩各种样品中痕量分析物质的强有力工具，广泛应用于中药体内分析和质量研究中。

**微课 1-1：** 固相萃取技术及操作流程简介

**6. 微萃取技术**　传统的样品前处理技术，液 – 液萃取、沉淀和过滤等，需要的样品量大，并且存在操作繁琐、耗时、有机溶剂用量大、难以实现自动化等缺点。微萃取技术（microextraction）的出现，极大地减少了有机溶剂的使用，而且实现了样品前处理的自动化和在线化。微萃取技术包括固相微萃取（solid phase microextraction，SPME）和液相微萃取技术（liquid phase microextraction，LPME）两种。

SPME 是在 SPE 技术基础上发展起来的一种集萃取、富集、进样功能于一体的新型样品前处理方法。其原理是待测成分在萃取涂层（萃取头）与样品之间的吸附或溶解 – 解吸附平衡时，待测成分在固定相上有较高的分配系数，从而可以将其定量萃取出来。SPME 已实现了与气相和液相色谱的联用，具有样品用量小、选择性好、重现性好、灵敏度高、对环境污染小等优点，不足之处是萃取头使用寿命短，成本较高。

LPME 是根据液 – 液萃取（LLE）的原理，用微量（几微升或十几微升）的有机溶剂实现对目标化合物富集、纯化的目的，它降低了 LLE 过程中大量有机溶剂的使用；同时，由于 LPME 所用材料易得，无需反复使用，与 SPME 比较，不仅降低了成本，还能很好地避免因不同萃取过程产生的残留物的相互干扰。目前，多种 LPME 萃取模式都在中药分析中得到了尝试，如中药中挥发油的分析和农药残留的检测。

## 三、样品的分析

### （一）鉴别

鉴别是指鉴别中药真伪的方法，药品的真实性是保证药品安全、有效的前提，中药定性鉴别方法常有以下几种方法。

1. **性状鉴别**　性状是指中药的外观、质地、断面等。外观性状是药品质量的外在表现，不仅具有鉴别的意义，而且在一定程度上也反映了药品的内在质量。

2. **显微鉴别**　显微鉴别是指用显微镜对中药的切片、粉末、解离组织、表面制片或中成药的组织、细胞、内含物等特征进行定性鉴别的一种方法，包括显微组织鉴定和显微粉末鉴定。鉴别时要选择有代表性的样品，根据各药材鉴别要求分别制片，而中成药则应根据不同剂型适当处理后制片，然后进行显微观察。显微粉末鉴定不仅在单味药材的鉴别时应用较多，在中成药中的应用更具有其特色，我国药典中有不少中成药的鉴别都是采用粉末鉴定的方法。还可以利用某些中药中的组分在化学反应后的显微特征来进行定性鉴别。

3. **理化鉴别**　理化鉴别是利用中药中所含有物质的理化性质进行定性鉴别。可测定其理化常数和观察理化性质，也可选择适当的化学反应来检验。如中药中有皂苷类成分，既可用皂苷的显色反应，亦可用泡沫试验或溶血试验来鉴定；如含有香豆素类成分，可用颜色反应或荧光反应进行定性分析。

4. **色谱鉴别**　色谱鉴别方法中应用最多的是薄层色谱（thin-layer chromatography，TLC）定性。由于薄层色谱具有分离和鉴定的双重功能，只要一些特征斑点（甚至是未知成分）具有重现性和专属性，就可作为确认依据。对照品可选择化学标准品、有效部位、标准提取物或对照药材，并可用薄层标准图谱定性。薄层色谱法可鉴别真伪，区别多来源或类同品种、控制成分或有毒成分的限度。另外，气相色谱、高效液相色谱在鉴别中药真伪中亦有不少应用。

5. **分子生物学鉴别**　分子生物学鉴别（molecular biological identification）是利用分子生物学的技术来鉴定中药品质的方法，具有专属性强、准确性高的特点，为中药质量控制手段现代化和质量标准规范化提供了新思路。

DNA 分子作为遗传信息的载体，在同一物种内具有高度的遗传稳定性，且不受外界环境因素和生物发育阶段及器官组织差异的影响，因此可以应用 DNA 分子特征作为遗传标记鉴别中药材。目前在中药鉴别中应用最多的是 DNA 分子标记技术和 DNA 条形码技术。

### （二）检查

主要是用来控制中药材及制剂在生长和采收、加工与炮制、提取与分离、制剂等过程中可能引入的杂质或与制剂质量有关项目。包括安全性、有效性、均一性和纯度四个方面。如药材中重金属及有害元素检查、农药残留量检查、黄曲霉毒素检查、二氧化硫残留量检查，内源性有害物质，如含附子、川乌成分的制剂中酯型生物碱检查等与安全性相关的项目；浸出物与总固体量测定等与有效性相关的项目；杂质限量检查、水分、灰分测定、氯化物检查、特殊杂质与掺伪物检查等与纯度相关的项目；另外，不同剂型有不同的基本质量要求，《中国药典》四部通则中对不同剂型均规定了相关的检查项目。

上述检查项目在第二章和第四章中将详细介绍，这里仅介绍浸出物测定法。浸出物测定系指用水、乙醇或其他适宜溶剂，有针对性地对药材及制剂中可溶性物质进行测定的方法。测定时多采用重量法，适用于有效成分尚不清楚（或确实无法建立含量测定）和虽建立含量测定但所测含量甚微的药材及制剂。浸出物测定应选择对有效成分溶解度大，非有效成分或杂质溶解度小的溶剂。该法根据采用溶剂不同可分为：水溶性浸出物、醇溶性浸出物及挥发性醚浸出物等三种测定法。浸出物测定法的不足之处是无法明确考察实际含有的有效物质，必须与定性分析方法相配合，否则无法说明所检测的物质是否为欲控制的物质。《中国药典》一部中大部分药材均已采用浸出物与含量测定同时控制其质量。

### （三）指纹图谱与特征图谱

中药指纹图谱是可反映中药整体质量情况的技术，能综合表达中药中所含化学物质的整体特性。同一品种应有相同的或相似的指纹图谱，而不同种间又存在着差异性，通过对中药或中药制剂指纹图谱相似程度的比较，可实现判断真伪、评价优劣、考察制剂的稳定性和一致性。中药特征图谱是突出反映中药不同组分群体特征的共有峰图谱，通过规定特征峰的数目和保留时间对中药品种进行鉴别，其特征性的图谱能充分反映出该中药的鉴别特征。中药指纹图谱和中药特征图谱均以表征中药内在质量的整体变化为评价目的，二者互为补充，在中药质量控制方面具有十分重要的作用。

### （四）含量测定

含量测定是指用物理、化学或生物学的方法，对中药所含有的有效成分、指标成分或类别成分的含量进行测定的质量控制过程。在中药性状合格、鉴别无误、检查符合要求的基础上，定量测定某些化学成分以确定药物是否符合质量标准的规定，是保证中药质量的最重要手段之一。含量测定常用的方法可分为光谱分析法、色谱分析法和生物学方法等。在选择含量测定分析方法的过程中，应根据检验目的、待测样品与分析方法的特点和实验室的条件，建立适当的方法进行。在按相关要求通过分析方法学考察和验证后才能对样品进行测定。目前应用的主要定量分析模式有：①测定主要活性成分、毒性成分或指标成分；②类别成分总量测定；③多成分测定等。

## 四、检验记录和报告

### （一）检验记录

药品研究的实验记录是指在药品研究过程中，应用实验、观察、调查或资料分析等方法，根据实际情况直接记录或统计形成的各种数据、文字、图表、声像等原始资料。真实、规范、完整的实验记录是保证药品研究结果真实、可靠的基础。检验记录是检验过程的原始记录，是出具检验报告的依据，同时也是研究改进检验方法、总结检验技术经验的参考资料。无论是中药质量分析研究还是检验都必须有完整的原始记录，它是对分析检测工作各个环节的真实记录，是检测过程的再现。因此，对原始记录进行规范化管理能为实现检测的客观公正、信息充分、记录完整、可复现性和溯源性提供有力的保障。

原始记录的基本要求是真实、及时、准确、完整。要防止漏记和随意涂改，严禁伪造、编造数据。记录内容一般包括检品名称与规格、批号与数量、来源、（送检）日期、取样方法、外观性状、包装情况、检验目的、检验项目、方法与依据、现象、数据、检测方法、计算结果、结论、实验者、审核者等。

检验记录必须使用本研究机构统一专用的带有页码编号的实验记录本或科技档案专用纸。检验记录书写的具体规定有：①需用钢笔、中性笔等书写，不能用圆珠笔、铅笔等易褪色的笔书写，用字规范，字迹工整；②应使用规范的专业术语，计量单位应采用国际标准计量单位，有效数字的取舍应符合实验要求；③不得随意删除、修改或增减数据，如必须修改，采用杠改，不可完全涂黑，保证修改前的记录能够辨认，并应由修改人签字，注明修改时间及原因；④失败的试验也应详细记录，同时分析失败原因，并记录在案；⑤原始记录、原始图谱、照片均要妥善保存，以便备查；⑥如果是热敏纸打印出的原始数据，需要对此部分实验图谱和数据进行复印，并黏附于相应原始图谱旁，以便在报告保存期限内有需要时进行核对。

实验记录本或记录纸应保持完整，不得缺页或挖补；如有缺、漏页，应详细说明原因。计算机、自动记录仪器打印的图表和数据资料等应按顺序粘贴在记录本或记录纸的相应位置上，并在相应处注明实验日期和时间；不宜粘贴的，可另行整理装订成册并加以编号，同时在记录本相应处注明，以便查对。

在整个检验工作完成之后，应将检验记录逐页顺序编号。检验人签名后，由主管药师及以上或室负责人指定的复核人对原始记录中数据正确性、文字的科学性和完整性、记录格式合理性、相关标准物质和仪器检定有效性严格核查。对复核中发现的任何疑点和问题，都需写明原因并退回，将问题在检测报告出具前予以解决，并对改进后内容进行验证，确保检测结果准确无误。复核后的记录，属于内容和计算错误的，由复核人负责；属检验操作错误的，由检验人负责。

### （二）书写检验报告

检验报告是药品质量的检验结果证明书，要求内容完整、文字简洁、字迹清晰、结论明确。

检验报告的主要内容一般包括：检品名称、批号、规格、数量、来源、包装情况、检验目标、检验项目（定性鉴别、检查、含量测定等）、标准依据、取样日期、报告日期、检验结果（应列出具体数据或检测结果）、检验结论等内容。最后必须有检验人、复核人及检验单位相关负责人的签名和检验单位盖章。

必须强调的是，在中华人民共和国境内从事药品研制、生产、经营、使用活动中产生的，应当向药品监督管理部门提供的记录与数据必须符合国家药品监督管理局 2020 年颁布的《药品记录与数据管理要求（试行）》的相关规定。

### 🔍 思考题

1. 如何科学理性地认识中药质量的总体形势和存在的主要问题？

2. 中药的真伪优劣是对中药品种和质量的评价，请结合贵重药材掺假和以次充好的现象提出中药真伪优劣鉴定的研究思路。

3. 如何理解中药分析学的"科学性""整体性"和"进展性"？

4. 中药分析学的主要研究内容和任务是什么？

5. 与现代中药分析方法相比，传统的中药品质鉴定及评价方法的特点和意义是什么？

6. 《中国药典》（2025 年版）一部编制工作的主要任务和目标是什么？

7. 请对比分析国际上主要药典关于植物药标准的异同点？

8. ICH 发布的药品质量相关技术要求指南有哪些？

9. 中药分析工作中，对于取样的要求和常用的取样方法有哪些？

10. 对中药质量分析工作的原始记录和报告有哪些规范性要求？

（刘丽芳，陈君，辛贵忠）

---

🌐 **数字资源详见　新形态教材网**

📍 学习目标　🗂 思政案例　🎧 微课　🎬 动画　🔗 知识链接

📖 推荐阅读　✂ 自测题　🌐 参考文献　🖥 教学课件

# 中药质量分析方法

🏝 学习目标

📊 思维导图

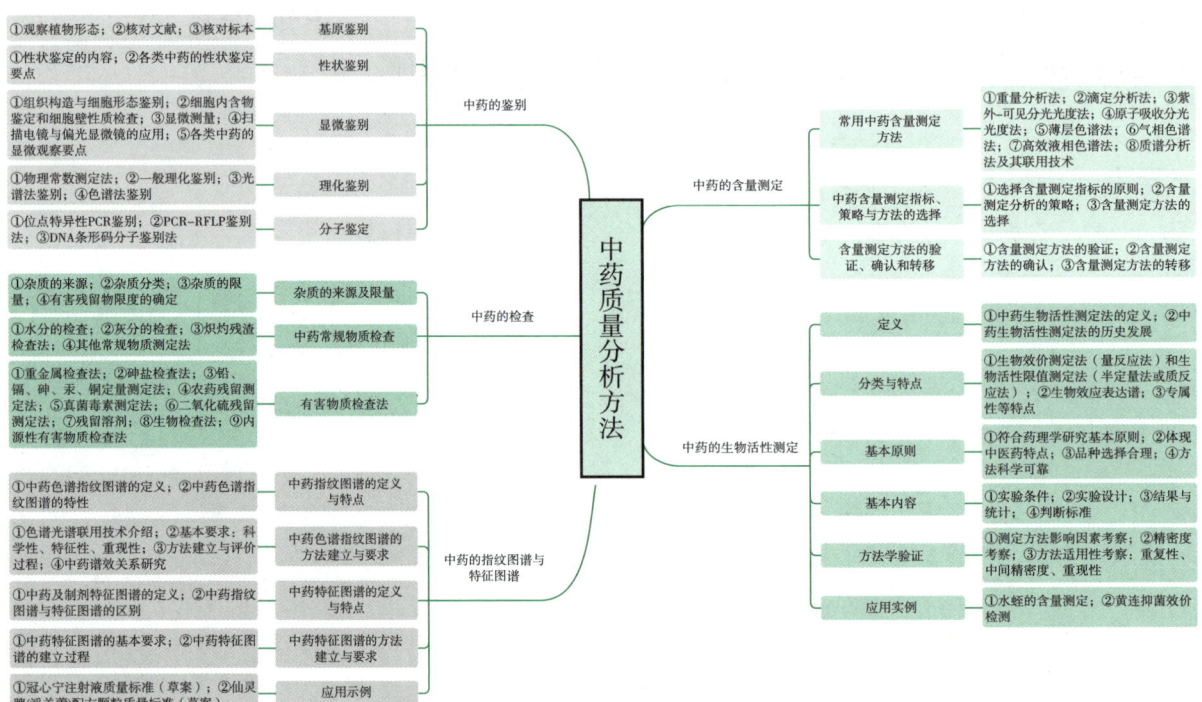

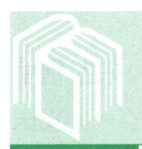

# 第一节　中药的鉴别

中药的鉴别是指运用特定的分析方法和技术，对中药的品种和质量进行判定。中药鉴别主要包括基原鉴别、性状鉴别、显微鉴别、理化鉴别和分子鉴定等方法，各种方法各有其特点和适用对象。由于中药样品非常复杂，常需要多个鉴别方法配合使用，并对各鉴别项之间进行互相补充与佐证。

## 一、基原鉴别

基原鉴别又称来源鉴定，是应用植（动、矿）物的分类学知识，对中药的来源进行鉴定研究，确定其正确的学名，以保证应用品种准确无误。这是中药鉴定的根本，也是中药生产、资源开发及新药研究工作的基础。基原鉴别的内容包括：原植（动）物的科名，植（动）物名，拉丁学名，药用部位；矿物药的类、族、矿物名或岩石名。以原植物鉴定为例，其步骤如下。

**1. 观察植物形态**　对具有较完整植物体的中药检品，应注意其根、茎、叶、花、果实等器官的观察，对花、果实、孢子囊、子实体等繁殖器官的观察应特别仔细，可以借助放大镜或解剖镜观察微小的特征，如毛茸、腺点等的形态构造。在实际工作中经常遇到的检品是不完整的，常是植物体的一段或一块器官，除对少数特征十分突出的品种可以鉴定外，一般都要追究其原植物，包括深入到产地调查，采集实物，进行对照鉴定。

**2. 核对文献**　根据已观察到的形态特征和检品的产地、别名、效用等线索，查阅《中国药典》和全国性或地方性的中草药书籍和图鉴，加以分析对照。在核对文献时，应先查考植物分类方面的著作，如《中国植物志》《中国高等植物图鉴》《新华本草纲要》《中国中药资源丛书》及有关的地区性植物志等；再查阅有关论述中药品种方面的著作，如《新编中药志》《中药材品种论述》《中药品种新理论的研究》《常用中药材品种整理和质量研究》《全国中草药汇编》《中药大辞典》等。由于各书记载植物形态的详略不同，对同一种植物的记述有时也会不一致，必要时还须进一步查对原始文献，以便正确鉴定。原始文献即第一次发现该种（新种）植物的工作者描述其特征，予以初次定名的文献。

**3. 核对标本**　当初步鉴定出检品可能是什么科属时，可以到植物标本馆与已准确鉴定学名的该科属标本进行比对。在核对标本时，要注意同种植物在不同生长期的形态差异，尽可能参考更多的标本和文献资料，使鉴定的学名准确。如有条件，可与模式标本（发表新种时被描述的植物标本）进行核对，或请有关专家、植物分类研究单位协助鉴定，使鉴定结果更为准确。

除经典植物分类方法外，其他一些分类手段也用到药用植物分类鉴定中，如用体细胞染色体的核型分析（车前、石竹）、细胞分类中同工酶鉴别法解决同属植物中种间鉴别问题（绞股蓝、香茅属植物）；数量分类研究，在收集、整理和分析大量形态数据的基础上，综合植物化学、细胞学和地理学知识进行定量分析，如对人参属各种性状变化规律的研究，揭示形态结构与化学成分之间的联系，为人参属药用植物的分类提供依据。

## 二、性状鉴别

性状鉴定是指通过眼观、手摸、鼻闻、口尝、水试、火试等十分简便的鉴定方法，来鉴别中药的真假与品质。该方法具有简单、易行、迅速的特点，是中药工作者必备的基本功之一。我国传统医药学在数千年的实践中，积累了丰富的性状鉴别经验，总结了很多形象生动的传统鉴别术语和简单有效的经验鉴别方法。药材或饮片的性状鉴定和来源鉴定一样，除仔细观察样品外，有时亦需核对标本和文献。必要时可到产地调查，采集实物标本，了解生产、加工、销售和使用等情况。但应该指出的是，有些药材的野生品和栽培品有较大差异，新鲜药材与干燥药材也有区别。

### （一）性状鉴定的内容

1. **形状**　每种药材的形状一般比较固定，与其药用部位有关。如根类药材有圆柱形、圆锥形、纺锤形等；皮类药材有卷筒状、板片状等；种子类药材有圆球形、扁圆形等。传统经验鉴别将防风根头部的横环纹称为"蚯蚓头"；山参的主要特征被形象地描述为"芦长碗密枣核艼，紧皮细纹珍珠须"；将海马的外形称为"马头蛇尾瓦楞身"等。叶和花类商品药材多皱缩，鉴定时可先用水浸泡，再展平观察。饮片的规格有片、段、块、丝等。

2. **大小**　指药材或饮片的长短、粗细和厚薄等。药材的大小，一般有一定的幅度。要确定合适的大小范围，应测量较多的样品。对细小的种子类药材，如葶苈子、芥子、车前子、菟丝子等，可将每10粒种子紧密排成一行，测量后求其平均值。检测样品时，可允许有少量样品稍高于或低于规定的数值。

3. **色泽**　指在日光下观察的药材表面和断面的颜色及光泽度。药材的色泽与其成分有关，通常能够反映药材的质量。如丹参色红，紫草色紫，乌梅色黑，黄连以断面红黄色者为佳。又如黄芩主要含黄芩苷、汉黄芩苷等，如保管或加工不当，黄芩苷在酶作用下水解产生黄芩素，黄芩素具3个邻位酚羟基，易氧化成醌类而显绿色，因此黄芩由黄变绿后质量下降。通常大部分药材的颜色不是单一的而是复合的，用两种色调复合描述色泽时，以后一种色调为主色，如黄棕色，即以棕色为主色。

4. **表面特征**　指药材表面是光滑还是粗糙，有无皱纹、皮孔、毛茸或其他附属物等特征。根类药材顶部有的带有根茎，单子叶植物根茎有的具膜质鳞叶，蕨类植物的根茎常带有叶柄残基和鳞片。皮类药材的表面特征包括外表面和内表面的特征，叶类药材包括上表面和下表面的特征。如白芥子表面光滑，紫苏子表面有网状纹理，海桐皮表面有钉刺，合欢皮表面有椭圆形、棕红色皮孔，辛夷苞片外表面密被有光泽的长绒毛等，均为其重要鉴别特征。

5. **质地**　指折试药材时所感知的特征，一般用轻重、软硬、坚韧、疏松或松泡、致密、黏性、粉性、纤维性、绵性、角质或油润等经验鉴别术语形容。该特征与药材的组织结构、所含成分、炮制加工方法等有一定关系。以薄壁组织为主，结构较疏松的药材一般质轻而松泡，如南沙参；药材富含淀粉的显粉性，如山药；药材含糖、黏液多的一般黏性大，如黄精；药材含纤维多的则纤维性强，如桑白皮；药材含油而质地油润，如当归；富含淀粉、多糖的药材，经蒸煮加工干燥后质地坚硬，断面呈半透明状或有光泽的角质状，如红参、天麻等。

6. **断面**　指药材折断时的现象及其饮片横切面的特征，包括自然折断面和用刀横切的平面。一般药材折断时注意观察其是否易折断，有无粉尘散落、响声等；自然折断的断面应注意是否平坦，或显纤维性、颗粒性或裂片状，是否分层，有无胶丝等。如茅苍术易折断，断面放置能"起霜"（析出白毛状结晶），白术不易折断，断面放置不"起霜"；山药折断时有粉尘散落（淀粉）；杜仲折断时有胶丝相连；黄柏折断面显纤维性；苦楝皮的折断面呈裂片状分层；厚朴折断面可见亮星。药材折断面特征与其组织结构、细胞后含物等关系密切，因此对于根及根茎、茎和皮类药材的鉴别非常重要，可通过观察皮部与木部的比例、维管束的排列方式、射线的分布、油点的多少等特征区别易混药材。对于横切面特征的描述，也有很多经验鉴别术语，如"菊花心"是指药材断面维管束与较窄的射线相间排列成细密的放射状纹理，黄芪、甘草、白芍等常具有该特征。"车轮纹"是指药材断面维管束与较宽的射线相间排列成稀疏整齐的放射状纹理，形如古代的木质车轮，如防己、青风藤等。"朱砂点"是指药材断面散在的红棕色油点，如苍术。有的药材断面还反映出异常构造特征，如大黄的"星点"，何首乌的"云锦纹"，商陆的"罗盘纹"，牛膝与川牛膝的"筋脉点"等。

**7. 气** 有些药材有特殊的香气或臭气，是由药材中含有挥发性成分的性质所决定，为鉴别该药材的重要特征。如檀香、麝香具特异芳香气，阿魏具强烈的蒜样臭气，白鲜皮有羊膻气等。鉴定时一般直接鼻嗅，也可在折断、破碎、揉搓或用热水湿润后检查。

**8. 味** 指口尝中药的味觉，有酸、甜、苦、辣、咸、涩、淡等。药材的味感与其含有的化学成分有关，每种药材的味感是比较固定的，对于鉴别药材具有重要意义，是衡量药材品质的标准之一。如乌梅、木瓜、山楂含有机酸，以味酸为好；黄连、黄柏含小檗碱，以味苦为好；甘草含甘草酸，党参含糖，以味甜为好等。若药材的味感改变，就要考虑其品种和质量是否有变化。尝药时要注意取样的代表性，因为药材的各部分味感可能不同，如果实的果皮与种子，树皮的外侧和内侧，根的皮部和木部等。尝味时应注意，由于舌尖部对甜味敏感，近舌根部对苦味敏感，所以口尝时要取少量在口里咀嚼约 1 min，使舌的各部位都接触到药液。有毒药材如需尝味时，应注意防止中毒。

**9. 水试** 是利用某些药材在水中或遇水发生沉浮、溶解、变色、透明度改变及黏性、膨胀性、荧光等特殊现象进行药材鉴别的一种方法。如西红花加水浸泡，水液染成金黄色；秦皮水浸，浸出液在日光下显碧蓝色荧光；苏木投入热水中，水显鲜艳的桃红色；葶苈子、车前子等加水浸泡，种子变黏滑，且体积膨胀；熊胆粉投入清水中，即在水面旋转并呈黄色线状下沉而短时间不扩散。这些现象常与药材中所含有的化学成分或组织构造有关。

**10. 火试** 是利用某些药材火烧能产生特殊的气味、颜色、烟雾、闪光和响声等现象鉴别药材的方法。如降香微有香气，点燃则香气浓烈，有油状物流出，灰烬白色；海金沙火烧有爆鸣声及闪光，可与松花粉及蒲黄区别。

以上所述是药材性状鉴定的基本顺序和内容，在描述中药的性状或制订质量标准时，都要全面而仔细地考虑这些方面，但对不同药材的各项取舍可以不同。

## （二）各类中药的性状鉴定要点

**1. 根类** 根类药材大多取自被子植物的根，包括药用为根或以根为主带有部分根茎的药材。根上通常没有节和节间，一般无芽，少数双子叶植物根有不定芽。要注意辨别其来自双子叶植物还是单子叶植物。双子叶植物根类药材一般呈圆柱形或圆锥形，平直或稍弯曲、扭转，有的分枝，上端常连接短缩的根茎（习称"芦头"）；表面常较粗糙，多数有木栓、皮孔及支根痕；横断面呈放射状结构，形成层环大多明显，中心常无髓，少数药材有异型构造。单子叶植物根类药材多为须根或须根膨大成块状根，块状根的形状比较多样；表面常较光滑，无木栓及皮孔，断面不呈放射状，内皮层环较明显，中心有髓。

**2. 根茎类** 根茎类药材是以植物的地下茎入药，包括根状茎（常称根茎）、块茎、鳞茎或球茎。根茎类药材表面有节和节间，以单子叶植物的根茎尤为明显，节上常见退化的鳞片状叶，有时可见叶痕和芽痕，周围或下侧有不定根或根痕。蕨类植物根茎的表面常有鳞片或鳞毛，有的周围密布整齐的叶柄基。观察根茎类药材的横断面，双子叶植物根茎呈放射状结构，中心有明显的髓；单子叶植物的根茎不呈放射状，内皮层环大多明显，环圈内外均散有维管束小点；蕨类植物根茎有的中心为木部、无髓，有的木部呈完整的环圈、中心有髓，有的为数个分体中柱断续排列成圈状。蕨类植物根茎可将叶柄基横断面分体中柱的数目和排列状况作为鉴别点。

**3. 茎类** 茎类药材是以植物的地上茎或茎的一部分入药，包括木本植物的枝条、木质藤本的茎、草本植物的茎或茎髓等。一般茎类药材呈圆柱形，也有呈方柱形或扁圆柱形，大多有明显的节和节间，有的节部膨大并残存小枝痕、叶痕或芽痕，若叶痕显著可供观察叶序。草质茎干缩后因维管束或机械组织的存在，常形成纵向隆起的棱线及凹沟；木质茎表面较粗糙，木栓层时有纵横裂纹，皮孔易见。双子叶植物茎的横断面呈放射状结构，草质茎木部不发达，髓疏松或成空洞，木质茎木部发达，皮部薄；单子叶植物茎不呈放射状结构，维管束散列，无明显的髓。

**4. 木类** 木类药材是木本植物形成层以内的部分，通常以心材入药。一般将木材锯截成段，或劈成条块或刨成薄片。观察其形状、色泽、表面纹理与斑块、质地、气味，以及横切面、纵切面所呈现的年轮、射线等纹理。

**5. 皮类** 皮类药材是木本植物树干、枝条或根的形成层以外的部分，可分为树皮（干皮）、枝皮及根皮。有的皮类药材已刮去外皮而以"内皮"（主要为韧皮部）入药。皮类药材因所采部位、厚度及加工方法的不同，可呈板片状、卷片状、槽状、筒状或双筒状。由粗大老树上剥的干皮，大多粗大而厚，呈长条状或板片状，近地面处有的呈靴状；枝皮则呈卷筒状；根皮多数呈短片状或短小筒状。皮类药材的外表面较粗糙，有纵横裂纹，并有不同形状、大小的皮孔，有时栓皮呈鳞片状剥落，有的干皮附着灰白色地衣斑块，有的附着钉刺或毛刺，若外皮已刮去则较平滑；内表面一般平滑，颜色较深，常可见纵向细纹理（纤维束）或网状皱纹。皮类药材有的易折断，有的不易折断，这与皮的厚薄及有无纤维层有关。折断面有的平坦或呈颗粒状（示有石细胞群），有的呈纤维状或裂片状，且可层层撕离（示有纤维层），也有折断时有胶质丝状物相连或有粉尘。

**6. 叶类** 叶类药材大多以单叶入药，也有为复叶的小叶或是带叶的枝梢。观察叶类药材时，首先将皱缩的叶片湿润展平，观看叶的组成判断是单叶或是复叶（如夹有梗枝，其叶痕在同一水平面上，叶痕旁无芽痕，则为复叶的小叶轴；若叶痕为互生或对生，则为茎枝）；再观察叶片的形状、大小、色泽、叶端、叶基、叶缘、叶脉、上下表面、质地以及叶柄的有无或长短。叶面的表面特征比较多样，有的具较厚的角质层，光滑无毛；有的一面或两面被毛；有的在放大镜下可见腺鳞；有的叶片对光透视可见透明的腺点（油室）。叶柄的平直或扭曲也有鉴别意义。小叶片的基部常不对称。

**7. 花类** 花类药材包括未开放的花蕾或已开放的花朵，或花的某一部分如花瓣、花冠、柱头、花粉，或完整的花序。花的形状比较特异，大多有鲜明的颜色和香气，故较易鉴别。观察内容包括花的状态、全形、大小、花各部分的形状、色泽、数目、排列、有无毛茸以及气味等，必要时湿润后在解剖镜下观察。若是以花序入药的，注意花序的类型及苞片或总苞的形状。

**8. 果实及种子类** 果实类药材包括完整的果实或果实的一部分（如果皮、果核、果皮维管束，整个果穗以及果柄、宿萼等）。另有商品以果实出售，临用时除去果皮取种子入药的，也归列于果实类。其性状鉴定主要观察果实的类型、形状、大小、颜色、顶部、基部、表面和切断面特征，以及有无残存苞片、花萼、雄蕊、柱基及果柄。果实类药材的表面有的具光泽或被粉霜，有的有隆起的棱线，有的有凹下的油点（油室），有的着生毛茸。对完整的果实，还需关注所含种子的数目、形状、大小、色泽及表面特征。

种子类药材大多用完整的种子，少数用种皮、种仁，或以附属物假种皮入药。种子类药材的性状鉴定主要观察种子的形状、大小、颜色及表面特征，如种脐、种脊、合点、珠孔位置和形状，各种纹理、突起、毛茸、种阜的有无以及纵横剖面等。剥去种皮后，注意有无胚乳。

**9. 全草类** 全草类药材是以草本植物的全株或地上部分入药，少数为灌木的草质茎。全草类药材的叶大多干缩或破碎，可湿润后摊平观察。若花、果实完整，可依植物鉴定的方法进行观察；若残缺，可根据各部分形态，参照前述有关类别进行观察。

**10. 动物类** 动物类药材是以动物的全体、某一部分，动物的生理或病理产物，以及动物体的加工品入药。一般可以通过观察动物药（如肌肉、骨、皮肤、毛、角等部分）的表面、断面、质地等性状特征进行鉴定。

**11. 矿物类** 矿物类药材是可供药用的原矿物、矿物原料的加工品及动物或动物骨骼的化石，主要考察其结晶形状、结晶习性、透明度、颜色、光泽、硬度、脆性、延展性、弹性、磁性、相对密度、解理、断口、气味等，此外需依据理化检验等方法鉴定。

以上所述是针对完整药材的性状鉴定，而在实际工作中经常需要鉴定中药饮片。不同于完整药材的是，饮片的鉴别特征改变了形状、大小、颜色，甚至气味（某些炮制品）。在学习时应结合完整药材的特征，特别是横切面、表面和气味的特征来对比识别。有的饮片特征十分突出，如鸡血藤、狗脊、槟榔、千年健等。

## 三、显微鉴别

显微鉴别是利用显微镜来观察药材的组织构造、细胞形状以及后含物的特征，用以鉴定药材品种和质量的方法。显微鉴别法操作简便、直观、耗费少，作为中药鉴别的主要方法之一，已被世界多个国家药典所收载。《中国药典》自1977年版开始收载显微鉴定项目，此后历版收载该鉴别项的药材比例逐步增加。

显微鉴别主要包括组织鉴别和粉末鉴别两类。组织鉴别是通过观察药材的切片或磨片鉴别其组织构造特征，适合于较完整的药材鉴别。粉末鉴别是通过制备药材的粉末制片，观察样品细胞及后含物的特征，适合于完整药材、破碎或粉末状药材或以药材粉末投料的中成药鉴别。鉴定时，首先要根据观察目的、鉴定对象的情况（完整、破碎、粉末）、药用种类及药用部位，选择显微鉴定方法，制备不同的显微制片，然后依法进行鉴别。

微 课 2-1：中药显微鉴定方法

### （一）组织构造与细胞形态鉴别

进行组织构造与细胞形态鉴别时，鉴定者必须具有植（动）物解剖学的基本知识，掌握制片的基本技术。常用的制片方法如下。

**1. 横切或纵切片** 选取药材适当部位切成 10～20 μm 的薄片，用甘油乙酸试液、水合氯醛试液或其他试液处理后观察。对于根、根茎、茎藤、皮、叶类等，一般制作横切片观察，必要时制备纵切片；果实、种子类须作横切片及纵切片；木类须制作三维切片（横切片、径向纵切片及切向纵切片）。组织切片的方法有徒手切片法、滑走切片法、石蜡切片法、冰冻切片法等。其中以徒手切片法最为简便、快速，较为常用。为了能够清楚地观察手切薄片的组织构造和细胞及其后含物的形状，必要时把切片用适当的溶液进行透化处理和封藏。

**2. 表面制片** 鉴定叶、花、果实、种子、全草等药材，可取叶片、萼片、花冠、果皮、种皮制成表面片，加适宜试液，观察各部位的表皮特征。

**3. 粉末制片** 粉末状药材可选用甘油乙酸试液、水合氯醛试液或其他适当试液处理后观察。为了能观察清楚细胞、组织，须用水合氯醛试液装片透化。透化的目的是溶解淀粉粒、蛋白质、叶绿体、树脂、挥发油等，并使已收缩的细胞膨胀。透化方法为取粉末少许，置载玻片上，滴加水合氯醛试液，在小火焰上微微加热透化，加热时须续加水合氯醛试液至透化清晰为度。为避免放冷后析出水合氯醛结晶，可在透化后滴加稀甘油少许，再加盖玻片。

**4. 解离组织片** 如需观察细胞的完整形态，尤其是纤维、导管、管胞、石细胞等细胞彼此不易分离的组织，需利用化学试剂使组织中各细胞之间的细胞间质溶解，使细胞分离。如样品中薄壁组织占大部分、木化组织少或分散存在的，可用氢氧化钾法；如样品坚硬，木化组织较多或集成群束的，可用硝铬酸法或氯酸钾法。

**5. 花粉粒与孢子制片** 取花粉、花药（或小的花朵）或孢子囊群干燥样品，浸于冰乙酸中软化，用玻璃棒捣碎，离心分离，取沉淀加新鲜配制的乙酸酐与硫酸（9∶1）的混合液 1～3 mL，置水浴上加热 2～3 min，离心分离，取沉淀，用水洗涤 2 次，加 50%甘油与 1%苯酚 3～4 滴，用品红甘油胶封藏观察。也可用水合氯醛试液透化装片观察。

**6. 磨片制片** 坚硬的矿物药、动物药除直接粉碎成细粉观察外，还可进行磨片制片观察。如对透明矿物可磨成薄片，在偏光显微镜下，根据光透射到矿物晶体内部所发生的折射、反射、干涉等现象进行鉴定；对不透明矿物可磨成光片，在矿相显微镜下，根据光在磨光面上反射时所产生的现象，观察测定其反射力、反射色、偏光等进行鉴定。

### （二）细胞后含物鉴定和细胞壁性质检查

**1. 细胞后含物鉴定** 观察中药组织切片或粉末中的后含物时，一般用甘油乙酸试液或蒸馏水装片观察淀粉粒，并利用偏振光显微镜观察未糊化淀粉粒的偏光现象；用甘油装片观察糊粉粒，加碘试液显棕色或黄棕色，加硝酸汞试液显砖红色；观察菊糖，可用水合氯醛试液装片不加热立即观察。草酸钙结晶在装片时加入硫酸溶液逐渐溶解，并析出针状硫酸钙结晶；碳酸钙（钟乳体）加入稀盐酸溶解，同时有气泡产生；硅质加硫酸不溶解。黏液细胞遇钌红试液显红色；脂肪油、挥发油或树脂加苏丹Ⅲ试液分别呈橘红色、红色或紫红色；加乙醇时脂肪油不溶解，挥发油则溶解。

**2. 细胞壁性质检查** 木质化细胞壁加间苯三酚试液 1～2 滴，稍放置，加盐酸 1 滴，因木化程度不同，显红色或紫红色。木栓化或角质化细胞壁遇苏丹Ⅲ试液，稍放置或微热，呈橘红色至红色。纤维素细胞壁遇氯化锌碘试液或先加碘试液再加硫酸溶液显蓝色或紫色。硅质化细胞壁遇硫酸无变化。

### （三）显微测量

观察细胞和后含物时，常需要测量其直径、长短（以微米计算），作为鉴定依据之一。测量可用目镜测微尺进行。先将目镜测微尺用载台测微尺标化，计算出每一小格的微米数，应用时将测得目的物的小格数，乘以每一小格的微米数，即得测定物的大小。测量微细物体时宜在高倍镜下进行，因在高倍镜下目镜测微尺的每一格的微米数较少，测得的结果比较准确，而测量较大物体时可在低倍镜下进行。

### （四）扫描电镜与偏光显微镜的应用

中药显微鉴定的手段和方法发展很快。除常用的普通光学显微镜外，扫描电子显微镜、偏振光显微镜、荧光显微镜、紫外光显微镜、激光扫描共聚焦显微镜等显微技术在中药鉴定方面都有应用。

扫描电子显微镜具有高分辨率、放大倍数范围宽、景深大、图像富有立体感、样品制备简单等特点，已在中药显微鉴定中广泛应用，对药材组织、细胞细微特征的鉴别效果尤为显著，如种皮、果皮、花粉粒的纹饰，茎、叶表皮组织的结构（毛、腺体、分泌物、气孔、角质层、蜡质等），管胞、导管、纤维、石细胞以及后含物等，可为近缘易混品种的鉴定提供证据。有的动物药材的体壁、鳞片及毛发等在光学显微镜下特征相似，但由扫描电镜提供的细微构造可准确地加以区别。

在偏振光显微镜下，药材中含有的组织、细胞及后含物等在色彩上表现出一定的变化，可作为显微鉴定的依据。石细胞常呈亮黄色或亮橙黄色，纤维、导管呈强弱不同的色彩，且细胞壁越厚、木化程度越高，在黑暗背景中亮度越高，如甘草的晶鞘纤维为多彩状，导管为黄绿色；黄芪的纤维为亮橙黄色间多彩状，导管为亮黄色。草酸钙结晶常呈现多彩颜色，如大黄的簇晶为亮黄白色多彩状。不同类型淀粉粒均呈现不同的黑十字现象。动物的毛发、骨骼、横纹肌等呈现出强烈的颜色和条纹。通过普通显微镜和偏振光显微镜的对比观察，可使显微鉴定的准确性大为提高。大多数矿物类药材为结晶矿物，如石膏、石英、云母石、寒水石等，暗视野中均会出现强烈的、多种颜色的干涉色带，非常直观明显。利用带圆盘的载物台，还可观察到多种矿物药的双折射和消光现象，并可准确测出多种矿物药的折射率、解离角以及消光角等矿物药特有的光学性质。

### （五）各类中药的显微观察要点

#### 1. 根类药材

（1）组织构造：大多为被子植物的根，首先根据维管组织特征，区别其为双子叶植物根的初生构造、次生构造或为单子叶植物根。

双子叶植物根类 多数双子叶植物根类药材为次生构造，表层为木栓组织；皮层狭窄；韧皮部较发达或较狭窄；形成层环多明显；木质部由导管、管胞、木纤维、木薄壁细胞及木射线组成；中央大多无髓，少数有明显的髓部。少数双子叶植物根类药材为初生构造（如细辛），皮层宽，中柱小，木质部束及韧皮部束数目少，相间排列，初生木质部呈星芒状，一般无髓。有些双子叶植物根有异常三生构造，例如何首乌根的形成层环外方有数个异常复合维管束。

单子叶植物根类 单子叶植物根类药材一般无木栓组织，其表皮细胞外壁有时增厚，也有表皮发育成数列根被细胞，壁木栓化或木化；皮层宽广，占根的大部分；内皮层凯氏点（带）通常明显；中柱小；木质部束及韧皮部束数目多，相间排列成一圈；中央髓部大多为薄壁细胞或细胞壁木化增厚。

根类药材常有分泌组织，大多分布于韧皮部，包括乳汁管、树脂道、油室或油管、油细胞等。根类药材中常有各种草酸钙结晶，包括簇晶、方晶、砂晶、针晶等。此外，纤维、石细胞及淀粉粒、菊糖的有无及形状也应注意。

（2）粉末特征：除了无叶肉组织外，其他细胞、组织碎片都有可能存在。根的木栓组织多见，应注意木栓细胞表面观的形状、颜色、壁的厚度。导管一般较粗，应注意其类型、直径、导管分子的长度及末端壁的穿孔、纹孔的形状及排列等。石细胞应注意形状、大小、细胞壁增厚形态和程度、纹孔形状及大小、孔沟密度等特征。纤维观察时要注意纤维的形状、长短、粗细、端壁、胞壁增厚的程度及性质、纹孔类型、孔沟形态、排列等特征；同时还要注意纤维束的周围细胞是否含有结晶形成晶鞘纤维。分泌组织观察时应注意分泌细胞、分泌腔（室）、分泌管（道）及乳汁管的类型、形状、分泌物的颜色、周围细胞的排列及形态等特征。结晶大多为草酸钙结晶，有的还有菊糖、硅质晶体等，应注意结晶的类型、大小、排列及含晶细胞的形态等。淀粉粒一般较小，应注意淀粉粒的多少、形状、类型、大小、脐点形状及位置、层纹等特征。根头部如附有叶柄、茎的残基或着生毛茸，在粉末中可见到叶柄的表皮组织、气孔及毛茸。

**2. 根茎类药材**

（1）组织构造：首先根据中柱维管束的类型，区别其为蕨类植物、双子叶植物或单子叶植物的根茎。

蕨类植物根茎的最外层，多为厚壁性的表皮及下皮细胞，基本薄壁组织较发达。中柱的类型，有的是原生中柱，木质部（只有管胞）位于中心，韧皮部位于四周，外有中柱鞘及内皮层；有的为网状中柱，在横切面可见数个分体中柱断续排列成环状，每一分体中柱为一原生中柱状。根茎表面鳞片的形状、边缘特征有一定鉴别意义。

双子叶植物根茎大多有木栓组织；皮层中有时可见根迹维管束；中柱维管束为无限外韧型，环列；中心有髓。少数种类有三生构造。

单子叶植物根茎的最外层多为表皮，皮层中有叶迹维管束，内皮层大多明显，中柱中散有多数有限外韧型维管束或周木型维管束。较粗的根茎、块茎等的内皮层不明显。鳞茎的鳞叶表皮可见气孔。

有的根茎类药材有油室或油细胞；有的含草酸钙针晶束，针晶束大多存在于黏液细胞中。此外，对厚壁组织、导管以及草酸钙结晶的类型等均应注意。

（2）粉末特征：与根类药材相似。注意鳞茎、块茎、球茎常含大量的淀粉粒，其形状、大小、脐点、层纹以及复粒、半复粒、多脐点单粒等特征是鉴别的重要依据。鳞茎的鳞叶表皮常可察见气孔。单子叶植物根茎较易见到环纹导管。蕨类植物根茎只有管胞。

**3. 茎类药材**

（1）组织构造：首先根据维管束的类型及排列，区别其为双子叶植物茎或单子叶植物茎。

双子叶植物草质茎大多有表皮，应注意细胞形状、外壁增厚、气孔及有无毛茸等；皮层为初生皮层，其外侧常分化为厚角组织；中柱鞘常分化为纤维或夹杂有石细胞；束中形成层明显；次生韧皮部大多成束状或板状；髓较大。

木质茎最外为木栓组织；皮层多为次生皮层；中柱鞘厚壁组织多连续成环或断续排列；形成层环明显；次生韧皮部及次生木质部呈筒状结构；射线较窄，细胞壁常木化；髓较小。

木质藤本的木栓层较厚，有的有落皮层；维管组织被射线分隔成明显的放射状纹，导管孔较大，有髓周厚壁细胞等。

此外，双子叶植物茎的观察还应注意有无分泌组织、草酸钙结晶、淀粉粒、树脂及色素物等。

单子叶植物茎最外层为表皮，表皮下如有下皮厚壁细胞常为鉴别特征，其内基本组织中散生多数有限外韧维管束，中央无髓。

裸子植物茎的木质部主为管胞，通常无导管，但麻黄茎的构造与双子叶植物草质茎类同。

（2）粉末特征：除了无叶肉组织外，其他组织一般都可能存在。

**4. 皮类药材**

（1）组织构造：皮类药材是木本植物形成层以外的部分，通常包括木栓组织、皮层及韧皮部。观察木栓组织应注意木栓细胞的层数、颜色、细胞壁的增厚程度等。皮层一般较狭窄，通常是由栓内层形成的次生皮层。韧皮部占皮的绝大部分，应注意韧皮射线的宽度（细胞列数）、射线细胞的形状、壁厚度、纹孔、后含物等。韧皮部及皮层往往有厚壁组织（纤维或石细胞）存在；有的皮类药材的韧皮部中，纤维或石细胞切向集结成若干层带（硬韧部），与筛管群、薄壁组织（软韧部）相间排列。

皮类药材常有树脂道、油细胞、乳汁管等分泌组织以及草酸钙结晶。多数皮类药材含淀粉粒，但较微小。

（2）粉末特征：主要有木栓细胞、纤维、石细胞、分泌组织及草酸钙结晶等。一般不应有木质部的组织，如导管、管胞等。

**5. 木类药材** 木类药材指木本植物树干、根形成层以内的所有组织，即主要为次生木质部木材。药用一般为心材。次生木质部的主要组成有轴向系统的导管、管胞、纤维、木薄壁细胞及径向系统的射线薄壁细胞。

（1）组织构造：木类药材通常从三个切面观察组织构造。横切面主要观察木射线宽度（细胞列数）、密度，导管与木薄壁细胞的比例及分布形式，导管和木纤维的形状、直径等；切向纵切面主要观察木射线的宽度、高度及类型，木射线在切向纵切面呈梭形，其宽度是指最宽处的细胞数，高度是指从上至下的细胞数，同时观察导管、木纤维等；径向纵切面主要观察木射线的高度及细胞类型（同型细胞射线或异型细胞射线），木射线在径向纵切面呈横带状，与轴向的导管、木纤维、木薄壁细胞相垂直，同时观察导管的类型，导管分子的长短、直径及有无侵填体，木纤维的类型及大小、壁厚度、纹孔等。

（2）粉末特征：以导管、木纤维、木薄壁细胞、木射线细胞的形态特征，以及细胞后含物为主要鉴定点。

**6. 叶类药材**

（1）组织构造：通常作横切片观察表皮、叶肉及叶脉的组织构造，注意上、下表皮细胞的形状、大小、外壁、气孔、角质层厚度，以及有无后含物，特别是毛茸的类型及其特征。

（2）表面制片：主要观察表皮细胞、气孔及各种毛茸的全形等。应注意上、下表皮细胞的形状、垂周壁、角质层纹理、气孔的类型。毛茸为叶类药材的重要鉴别特征，应注意观察非腺毛、腺毛的细胞形状、细胞壁的厚度及其表面特征。

另外，观察叶的表面制片，可以测定栅表细胞比、气孔数、气孔指数及脉岛数，对鉴别亲缘相近的同属植物的叶有一定参考意义。

（3）粉末特征：与叶的表面制片基本一致，但毛茸多碎断，粉末中还可见到叶肉组织及晶体。

**7. 花类药材** 根据不同的观察对象，将苞片、花萼、花冠、雄蕊或雌蕊等分别作表面制片，或将完整的花作表面制片观察。苞片、花萼的构造与叶相似。花粉粒为花类药材的重要特征，应注意其形状、大小、萌发孔、外壁雕纹等。

8. **果实及种子类药材**

（1）组织构造：一般观察果皮的组织特征。由子房壁分化和增大形成的真果的果皮，可分为外果皮、中果皮及内果皮，内、外果皮相当于叶的上、下表皮，中果皮相当于叶肉。外果皮为1列表皮细胞，观察注意点同叶。中果皮为多列薄壁细胞，有细小维管束散布；中果皮中常有分泌组织及厚壁组织分布。内果皮的变异较大，有的为1列薄壁细胞，有的有石细胞或结晶细胞层等。

种子着重观察种皮的构造。有的种皮只有1列细胞，较多的种皮由数种不同的细胞组织构成。种子的外胚乳、内胚乳或子叶细胞的形状、细胞壁增厚状况，以及所含脂肪油、糊粉粒或淀粉粒等，也有鉴别意义。

（2）粉末特征：果实应注意外果皮细胞的形状、垂周壁的增厚状况、角质层纹理以及非腺毛、腺毛的有无及其特征；中果皮应注意分泌组织、厚壁组织及结晶的特征；内果皮注意细胞的形态与类型。对含有种子的果实类药材，还应注意种皮、胚乳组织等特征。

种子应注意种皮的表面观及侧面观形态特征，及种皮支持细胞、油细胞、色素细胞的有无和形态；有无毛茸、草酸钙结晶、淀粉粒、分泌组织碎片等。

9. **全草类药材**　大多为草本植物的地上部分，少数为带根的全株。全草类药材包括草本植物的各个部位，其显微鉴定可参照以上各类药材的鉴定特征。

10. **菌类药材**　大多以子实体或菌核的形式入药，无淀粉粒和高等植物的显微特征。观察时应注意菌丝的形状、有无分枝、颜色、大小，团块、孢子的形态，结晶的有无及形态、大小与类型。

11. **动物类药材**　因药用部位不同，有动物体、分泌物、病理产物和角甲类之分。

动物全体应注意皮肤碎片细胞的形状与色素颗粒的颜色，肌纤维的形态，刚毛的形态、大小及颜色，体壁碎片颜色、表面纹理，骨碎片、骨陷窝的形态等。带有鳞片的动物体还应注意鳞片角质增厚特征。

分泌物和病理产物应注意团块的颜色及其包埋物的性质特征，表皮脱落组织、毛茸及其他细胞的形状、大小、颜色等特征。

角甲类药材应注意碎块的形状、颜色，横断面和纵断面的形态特征，以及色素颗粒颜色等。

## 四、理化鉴别

理化鉴别是指利用某些物理的、化学的或仪器分析方法，鉴定中药的真实性、纯度和品质优劣程度的方法。由于中药成分的多样性和复杂性，经典的理化分析和现代分析方法在中药的理化鉴别中均得到应用。由于中药药效物质是基于中药的化学属性，因此理化鉴别已成为中药鉴定、品质评价、质量控制、制订中药和中成药质量标准等不可缺少的重要内容。现将常用的理化鉴定方法介绍如下。

### （一）物理常数测定法

包括相对密度、旋光度、折光率、硬度、黏稠度、沸点、凝固点、熔点等的测定。对挥发油、油脂类、树脂类、液体类药（如蜂蜜等）和加工品类药材（如阿胶等）的真实性和纯度鉴定，具有特别重要的意义。药材中如掺有其他物质时，物理常数就会随之改变，如蜂蜜中掺水就会影响黏稠度，使相对密度降低。经旋光度检查，正品蜂蜜（含蔗糖量约为 5%）为左旋，掺蔗糖的蜂蜜（蔗糖含量超过 20%）变为右旋。所以《中国药典》对有些药材的物理常数作了规定，如蜂蜜的相对密度在 1.349 以上，薄荷素油相对密度为 0.888~0.908；天然冰片（右旋龙脑）的熔点为 204~209℃，比旋度应为 +34°~+38°；肉桂油的折光率为 1.602~1.614 等。

### （二）一般理化鉴别

**1. 呈色反应与沉淀反应** 呈色反应与沉淀反应分别利用药材的某些化学成分能与某些试剂产生特殊的颜色或沉淀反应来进行鉴别。反应多在试管中进行，亦有直接在药材切面或粉末上滴加各种试液进行观察。如含生物碱的药材提取液加入生物碱沉淀试剂可生产橘红色、橙黄色、黄白色沉淀等；含羟基醌类成分的药材提取液遇碱液时溶液多呈橙、红、紫红或蓝色；含黄酮类的药材醇提取液加入镁粉及浓盐酸时溶液变成橙、红色等。西红花置白瓷板上，加硫酸 1 滴，酸液显蓝色经紫色缓缓变为红褐色或棕色，可用来检识西红花中西红花苷和苷元的存在。又如芦荟水提取液，加等量饱和溴水，生成黄色沉淀。

**2. 泡沫反应和溶血反应** 泡沫反应和溶血反应利用皂苷的水溶液振摇后能产生持久性的泡沫和皂苷能溶解红细胞的性质，可测定含皂苷类成分药材的泡沫指数或溶血指数作为鉴别指标。通常如有标准皂苷同时进行比较，则更有意义。如《中国药典》用泡沫反应鉴别猪牙皂、人参总皂苷和人参茎叶总皂苷。

**3. 微量升华** 微量升华是利用中药中所含的某些化学成分，在一定温度下能升华的性质，获得升华物，在显微镜下观察其结晶形状、颜色及化学反应作为鉴别特征。如大黄粉末升华物有黄色针状（低温时）、枝状和羽状（高温时）结晶，在结晶上加碱液呈红色（羟基蒽醌类成分）。薄荷的升华物为无色针簇状结晶（薄荷脑），加浓硫酸 2 滴及香草醛结晶少许，显黄色至橙黄色，再加蒸馏水 1 滴即变紫红色。牡丹皮、徐长卿根的升华物为长柱状或针状、羽状结晶（牡丹酚）。斑蝥的升华物为白色柱状或小片状结晶（斑蝥素），加碱液溶解，再加酸又析出结晶。少数中成药制剂也能使用微量升华法进行鉴别，如大黄流浸膏（1 味药）中鉴别大黄，万应锭（9 味药）中鉴别胡黄连，牛黄解毒片（8 味药）中鉴别冰片等。

**4. 盐类反应** 部分矿物药、动物药和经矿物加工后的中药可产生明显的盐类反应，以此可加以鉴别。如朱砂粉末加盐酸 - 硝酸（3∶1）溶液溶解，蒸干，加水溶解，滤过，滤液显汞盐与硫酸盐的鉴别反应。珍珠母粉末加稀盐酸，产生大量气泡，滤过，滤液显钙盐的鉴别反应。西瓜霜的水溶液显钠盐与硫酸盐的鉴别反应。

**5. 显微化学反应** 显微化学反应是将中药粉末、切片或浸出液置于载玻片上，滴加某些化学试剂使产生沉淀、结晶或特殊颜色，然后在显微镜下进行观察鉴定的一种方法。如黄连粉末滴加盐酸镜检，可见针状结晶析出（示小檗碱）。肉桂粉末加三氯甲烷 2~3 滴，略浸渍，速加 2% 盐酸苯肼 1 滴镜检，可见黄色针状或杆状结晶（示桂皮醛）。槟榔粉末酸性水浸液滴于载玻片上，加碘化铋钾试液，即发生混浊，放置后镜检，可见石榴红色球形或方形结晶（示槟榔碱）。

**6. 其他** 基于部分中药自身化学成分具有独特的物理化学特性，可加以鉴别。如牛黄少量，加清水调和，涂于指甲上，能将指甲染成黄色，习称"挂甲"。

### （三）光谱法鉴别

光谱法是通过测定物质在特定波长处或一定波长范围内对光的吸收度，对该物质进行定性、定量和结构分析的方法。

**1. 红外光谱法与紫外－可见光谱法鉴别**　红外光谱法是以红外区域电磁波连续光谱作为辐射能源照射样品，记录样品吸收曲线的一种光谱分析方法。红外区的波长范围为 0.8～1000 μm，红外光谱特征性很强，具有的"指纹"特性可作为药物鉴别的依据。中药的红外光谱图与纯化合物的光谱不同，是所含各种组分红外光谱的叠加。中药的正品与伪品，不同产地、生境的药材，栽培品与野生品，只要所含的化学成分不同或各成分含量的比例不同，就可导致红外光谱的差异，根据红外光谱的差异特征，如峰数目、峰位置、峰强度、峰形等特征，可以鉴别中药的真伪优劣。由于中药成分的复杂性，不同样品所得红外光谱的差异可能很微弱或者被掩盖，直接观察往往不能客观分辨，需要借助分辨率增强技术（如导数光谱等）或化学计量学方法来进行准确鉴别。如《中国药典》中规定石膏采用溴化钾压片法制备供试品，按照红外光谱法试验，其红外吸收图谱应与二水硫酸钙对照品（$CaSO_4 \cdot 2H_2O$）具有相同的特征吸收峰。

紫外－可见光谱法是利用中药的主要成分或有效成分在紫外－可见光区（200～760 nm）的最大吸收波长来进行中药的定性鉴别。主要是通过比较最大吸收波长、吸光系数、吸收峰数目、吸收峰形状等的差异进行。具体方法有：①比较吸收光谱的一致性，即用适当的溶剂提取测试样品与对照样品后，在一定的波长下进行扫描得到吸收光谱，根据两者的吸收光谱是否一致对测试样品进行鉴别。②比较吸收光谱的特征数据，例如鉴别正品西红花与伪品时，规定西红花药材甲醇提取液在 432 nm 处的吸光度不得低于 0.50，且在最大吸收波长 458 nm 与 432 nm 处的吸光度比值应为 0.85～0.90，伪品西红花则无上述特征吸收。

**2. 产生荧光**　该法是利用中药中某些成分在紫外光或自然光照射下能产生一定颜色荧光的性质进行鉴别。进行荧光分析时，可直接取中药饮片、粉末或浸出物在紫外灯下进行观察。如黄连含小檗碱成分，饮片在紫外灯下显金黄色荧光，木质部尤为显著，说明在木质部小檗碱含量较高。也可将药材的浸出液置白瓷板上或将浸出液滴在滤纸片上，待溶剂挥发后，在紫外灯下观察。如秦皮的水浸液显碧蓝色荧光（自然光下亦明显），香加皮的水或乙醇浸出液显紫色荧光。在鉴别正品大黄与伪品大黄时，伪品含土大黄苷而正品不含，因土大黄苷在紫外灯下能产生亮紫色荧光，《中国药典》规定正品大黄甲醇提取液点于聚酰胺薄膜上展开，紫外灯（365 nm）下检视不得显持久亮蓝色荧光。

### （四）色谱法鉴别

色谱法又称层析法，是利用不同物质在流动相和固定相中溶解性、吸附性等差异，将复杂组分进行分离的物理或物理化学分离分析方法，广泛应用于中药化学成分分离与鉴别领域。根据色谱分离原理，可分为吸附色谱、分配色谱、离子交换色谱、空间排阻色谱、亲和色谱等。根据流动相和固定相的分子聚集状态及操作形式，可分为纸色谱法、薄层色谱法、高效液相色谱法、气相色谱法、毛细管电泳色谱法等。

**1. 薄层色谱法**　薄层色谱法（TLC）系将供试品溶液点于薄层板上，在展开容器内用展开剂展开，使供试品所含成分分离，所得色谱图与适宜的对照物（对照品或对照药材）按同法所得的色谱图对比，亦可用薄层色谱扫描仪进行扫描，用于鉴别、检查或含量测定。该法快速、灵敏，操作简便，设备简单，是目前中药鉴别中使用最多的色谱法。

（1）薄层色谱操作步骤与实验技术

1）薄层板的选择与制备：薄层板为在支持物的一面上铺有一层吸附剂（固定相或涂布有固定液的载体）而形成的层析板。按吸附剂种类可分为硅胶薄层板、氧化铝薄层板和聚酰胺薄层板。其中硅胶略带酸性，适用于酸性和中性物质的分离；而氧化铝略带碱性，适用于碱性和中性物质的分离；在铺制薄层时，如用稀碱液制备硅胶板，用稀酸液制备氧化铝板，可以改变它们的酸碱性。聚酰胺薄层板多用于黄酮等酚类成分的分离。

薄层板有干法和湿法两种制备方法。①干法：用两手握住两端带有套圈的玻棒，把吸附剂均匀铺于玻璃板上，套圈厚度即薄层的厚度，此法铺层简便，但制成的薄层板展开后不能保存，喷显色剂时容易吹散。由于吸附剂颗粒之间较松散，展开速度较快，斑点也易扩散。②湿法：把吸附剂、黏合剂（有时不加）和水或其他溶液先调成糊状再铺层。常用黏合剂有煅石膏、羧甲基纤维素钠（CMC-Na）和淀粉。也可选择在固定相中加入荧光剂。湿法制成的薄层比较牢固，展开后便于保存，且斑点集中，分离效果较好。硅胶薄层板常用的有硅胶 G、硅胶 $GF_{254}$、硅胶 H、硅胶 $HF_{254}$，G、H 表示含或不含石膏黏合剂，$F_{254}$ 表示含在紫外光 254 nm 波长下显绿色背景的荧光剂。按固定相粒径大小分为普通薄层板（10 ~ 40 μm）和高效薄层板（5 ~ 10 μm）。

2）点样：样品应溶于易挥发的有机溶剂中，如甲醇、乙醇、三氯甲烷、丙酮等，尽量不用水，否则会降低吸附剂活性。一般采用微升毛细管、微量注射器或手动、半自动、全自动点样器材等将样品液滴加在薄层板上，注意展开剂不能浸过起始线。一般上样为圆点状或窄细的条带状。接触点样时注意勿损伤薄层表面。

3）展开：将点好供试品的薄层板置于专用的展开容器中，点样一端浸入展开剂中，注意点样的圆点或条带须高于展开剂液面，一般浸入展开剂的深度为距原点 5 mm 为宜，密闭，待溶剂前沿到达规定展距后，取出薄层板，晾干，待检测。

一般上行展开可用适合薄层板大小的专用平底或双槽展开缸，展开时须能密闭。水平展开用专用的水平展开槽。展开剂的选择直接影响薄层色谱的分离效果，实际工作中常用两种或两种以上混合溶剂作展开剂，有利于调配展开剂的极性。理想的展开剂应满足：①使待测组分溶解良好；②使待测组分与杂质分开，而待测各组分之间能达到基线分离；③使展开后的组分斑点或条带集中，不应有拖尾现象；④使待测组分的 $R_f$ 值在 0.2 ~ 0.8；⑤混合溶剂应新鲜配制；⑥不与组分发生反应；⑦具有适中的沸点和小的黏度。

展开方式：①上行展开：使展开剂由下向上爬行展开；②下行展开：使展开剂由上向下流动；③单次展开：展开剂对薄层仅展开一次；④若单次展开效果不好时，可挥干薄层板上的展开剂后，重新放入原展开剂或其他展开剂，进行二次展开甚至多次展开，薄层板放置方式可与此前一致或倾斜 90° 放置。

由于展开剂的蒸气饱和程度直接影响色谱行为，在展开过程中极性较弱和沸点较低的溶剂，在薄层板边缘容易挥发，致使边缘部分的展开剂中极性溶剂的比例增大，使 $R_f$ 值相对变大。同一物质在同一薄层板上出现中间部分的 $R_f$ 值比边缘部分的 $R_f$ 值小，这种现象称为边缘效应。为防止边缘效应，可在展开缸中加入适量的展开剂，将载有供试品的薄层板置于展开缸中，其底端不接触展开剂，密闭，保持 20 ~ 30 min，待展开剂蒸气充分饱和后，将该薄层板底端迅速置于展开剂中，密闭，展开。利用双槽层析缸可便利地进行这一操作。

4）显色：有颜色的物质可在可见光下直接检视，无色物质可用喷雾法或浸渍法以适宜的显色剂显色，或加热显色，在可见光下检视。有荧光的物质或显色后可激发产生荧光的物质可在紫外灯（365 nm 或 254 nm）下观察荧光斑点。对于在紫外光下有吸收的成分，可用带有荧光剂的薄层板（如硅胶 $GF_{254}$ 板），在紫外灯（254 nm）下观察荧光板面上的荧光物质淬灭形成的斑点（表 2-1）。

表 2-1　薄层色谱法的不同显色方法

| 显色方法 | 实验操作 | 实例 |
|---|---|---|
| 日光下检视 | 自身有色的物质，在可见光下可直接检视 | 血竭 TLC，置日光下检视血竭素 |
| 紫外光下检视 | 紫外照射可发射荧光的物质或显色后可激发产生荧光的物质，可在紫外灯（365 nm 或 254 nm）下观察其荧光斑点；对在紫外下有吸收的成分，也可用含荧光剂的薄层板（如硅胶 $GF_{254}$ 板），在紫外灯（254 nm）下观察背景荧光物质淬灭形成的斑点 | 黄连 TLC，置紫外灯 365 nm 下检视生物碱类成分 |
| 喷雾显色法 | 将显色剂溶液以气溶胶形式均匀地喷洒在薄层板上，在日光或紫外灯下观察或加热后观察 | 人参 TLC，喷以 10% 硫酸乙醇溶液，在 105℃加热显色，分别置日光和紫外灯 365 nm 下检视皂苷类成分 |
| 蒸气显色法 | 将固体碘或浓氨试液置于密闭容器内，将挥尽展开剂的薄层板放入显色 | 槟榔 TLC，置碘蒸气中熏至斑点清晰，检视槟榔碱 |
| 生物自显影 | 将薄层板浸以具有生物活性的显色剂或与接种病原微生物（人体或植物致病菌）的培养基相接触，通过显色或微生物培养，鉴别药材中具有活性的化学成分斑点 | 地黄、熟地黄 TLC，用 0.1% 的 2,2- 二苯基 -1- 苦肼基无水乙醇溶液浸板检视抗氧化活性成分 |

5）记录：薄层色谱图像一般可采用摄像设备拍摄，以光学照片或电子图像的形式保存。也可用薄层色谱扫描仪扫描或其他适宜的方式记录相应的色谱图。对所得色谱的识别，主要是观察供试品溶液所显主斑点的颜色（或荧光）和位置是否与对照物（对照品溶液或对照药材溶液）的斑点一致。

薄层色谱扫描仪，又称薄层光密度计，是用一定波长的光束照射薄层板对色谱斑点进行扫描，根据测定的光强度得到图谱及积分值。薄层色谱扫描法主要用于定量分析。

（2）薄层色谱定性分析

1）比移值（retardation factor，$R_f$）：指从基线至展开斑点中心的距离与从基线至展开剂前沿的距离的比值。薄层色谱中各斑点 $R_f$ 值以在 0.2 ~ 0.8 为宜。如以对照药材为对照用以鉴别药材的真伪，其用于评价的各斑点 $R_f$ 值也应在 0.2 ~ 0.8。$R_f$ 值可作为定性鉴别的依据。

2）系统适应性考察：①检出限　系指限量检查或杂质检查时，供试品溶液中被测物质能被检出的最低浓度或量。一般采用已知浓度的供试品溶液或对照标准溶液，与稀释若干倍的自身对照标准溶液在规定的色谱条件下，在同一薄层板上点样、展开、检视，后者显清晰可辨斑点的浓度或量作为检出限。②分离度（或称分离效能）　鉴别时，供试品与对照物色谱中的斑点均应清晰分离。当薄层色谱扫描法用于限量检查和含量测定时，要求定量峰与相邻峰之间有较好的分离度，除另有规定外，分离度应大于1.0。分离度（$R$）的计算公式为：

$$R = 2（d_2 - d_1）/（W_1 + W_2）\tag{式 2-1}$$

式中，$d_2$ 为相邻两峰中后一峰与原点的距离；$d_1$ 为相邻两峰中前一峰与原点的距离；$W_1$ 及

$W_2$ 为相邻两峰各自的峰宽。

3）要求：经方法学考察后，建立薄层色谱定性分析方法。根据方法要求，制备供试品溶液和对照物溶液，在同一薄层板上点样、展开与检视，供试品色谱图中所显斑点的位置和颜色（或荧光）应与对照品色谱图的斑点一致。在中药鉴定中除对照品外，也常用对照药材为对照，用以鉴别药材的真伪，要求与对照药材相比在相同位置出现相同颜色斑点。对照药材的色谱提供了更为丰富的化学信息，有效解决了"单一化学对照品不能反映药材整体特征，一些多种药材共存的化学成分没有专属性"的难题。

### 示例 2-1　薄层色谱鉴别示例

**西洋参的鉴别**　取本品粉末 1 g，加甲醇 25 mL，加热回流 30 min，滤过，滤液蒸干，残渣加水 20 mL 使溶解，加水饱和的正丁醇振摇提取 2 次，每次 25 mL，合并正丁醇提取液，用水洗涤 2 次，每次 10 mL，分取正丁醇液，蒸干，残渣加甲醇 4 mL 使溶解，作为供试品溶液。另取西洋参对照药材 1 g，同法制成对照药材溶液。再取拟人参皂苷 $F_{11}$、人参皂苷 $Rb_1$、人参皂苷 $Rb_2$、人参皂苷 Rc、人参皂苷 Re、人参皂苷 Rd、人参皂苷 $Rg_1$、人参皂苷 Rf 对照品，加甲醇制成每 1 mL 各含 2 mg 的溶液，作为混合对照品溶液。照薄层色谱法试验，吸取上述溶液各 2 μL，分别点于同一硅胶 G 薄层板上，以三氯甲烷 - 乙酸乙酯 - 甲醇 - 水（15∶40∶22∶10）5～10℃放置 12 h 的下层溶液为展开剂，展开，取出，晾干，喷以 10% 硫酸乙醇溶液，在 105℃加热至斑点显色清晰，置紫外灯（365 nm）下检视。供试品色谱中，在与对照药材色谱和对照品色谱相应的位置上，分别显相同颜色的荧光斑点（图 2-1）。

**补骨脂的鉴别**　取本品粉末 1.0 g，加乙酸乙酯 10 mL，超声提取 15 min，离心，取上清液作为供试品溶液。另取补骨脂素、异补骨脂素、补骨脂酚对照品，加乙酸乙酯制成每 1 mL 含补骨脂素 0.4 mg、异补骨脂素 0.4 mg、补骨脂酚 4.0 mg 的混合对照品溶液。照薄层色谱法试验，吸取供试品溶液、对照品溶液各 3 μL，分别点于同一硅胶 $GF_{254}$ 薄层板上，以正己烷 - 乙酸乙酯（7∶3）为展开剂，展开，取出，晾干，置紫外灯（254 nm）下检视。供试品色谱中，在与对照品色谱相应的位置上，显相同颜色的斑点；喷以 10% 氢氧化钾甲醇溶液，晾干，置紫外灯（365 nm）下观察，在与对照品色谱相应的位置上，显相同颜色的荧光斑点（图 2-2）。

**2. 纸色谱法**　纸色谱法系以纸为载体，以纸上所含水或其他物质为固定相，用展开剂进行展开的分配色谱。一般采用在相同实验条件下与标准物质对比以确定其异同。此法由于展开时间长、分离效果差等原因，主要用于氨基酸类和糖类分析，在其他方面应用较少。

**3. 气相色谱法与高效液相色谱法**　气相色谱法（gas chromatography，GC）是采用气体为流动相（载气）流经装有填充剂的色谱柱进行分离测定的色谱方法。物质或其衍生物气化后，被载气带入色谱柱进行分离，各组分先后进入检测器，用记录仪、积分仪或数据处理系统记录色谱信号。气相色谱法适用于含挥发油及其他挥发性

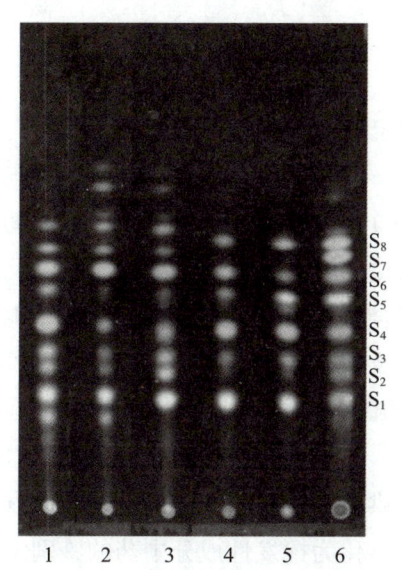

图 2-1　西洋参薄层色谱鉴别

1. 生晒参；2. 红参；3. 朝鲜红参；4. 西洋参（进口）；5. 西洋参（国产）；6. 对照品

$Rb_1$（$S_1$）、$Rb_2$（$S_2$）、Rc（$S_3$）、Re（$S_4$）、Rd（$S_5$）、$Rg_1$（$S_6$）、Rf（$S_7$）、$F_{11}$（$S_8$）

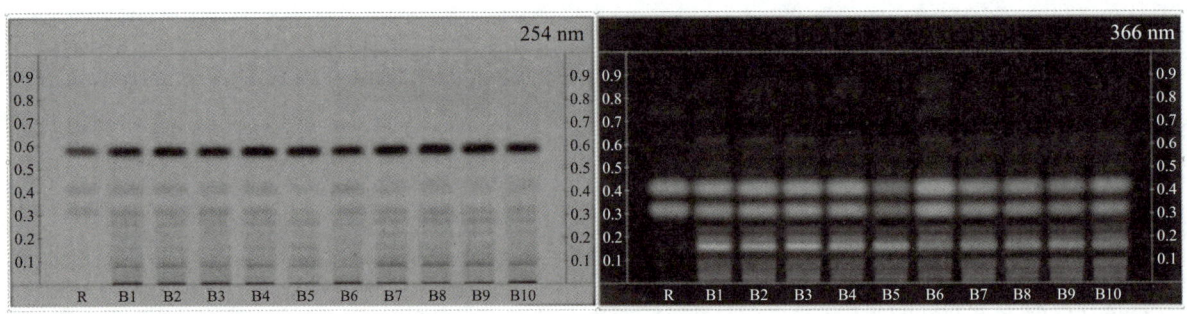

图 2-2 补骨脂薄层色谱鉴别
R. 对照品；B1～B10. 补骨脂样品

成分的药材和中成药的分析，广泛应用于药品的鉴别、杂质检查、水分测定、农药残留量测定和含量测定。如对来自阳春砂、绿壳砂和海南砂三种基原的砂仁挥发油进行 GC 分析，可以看出三种砂仁均含有柠檬烯、芳樟醇、樟脑、龙脑、乙酸龙脑酯等主要成分，但含量不同，其他色谱峰亦有明显区别，可以区分三种砂仁。

高效液相色谱法（high performance liquid chromatography，HPLC）是采用高压输液泵将流动相泵入装有填充剂的色谱柱，对供试品进行分离测定的色谱方法。注入的供试品由流动相带入柱内，各成分在柱内被分离，并依次进入检测器，由记录仪、积分仪或数据处理系统记录色谱信号。HPLC 法具有分离效能高、分析速度快、灵敏度和准确度高、重现性好、专属性强等优点，且该法对低挥发性、热稳定性差、离子型化合物和高分子化合物均可进行分析，非常适用于中药复杂体系的检测，现已成为中药含量测定方法的首选和主流。基于 HPLC 获得化学成分群的特征信息，进而建立指纹图谱或特征图谱，可以鉴别药材的真伪，也可以追踪原料药材与成方制剂之间质量的相关性，还可以监测成品的批间质量稳定性。如《中国药典》应用 HPLC 建立沉香对照药材特征图谱，其呈现 6 个特征峰，将供试品色谱与对照药材特征图谱对比可实现鉴定。

上述两种色谱分析方法在含量测定方面使用较多，具体详细方法介绍见"第四节中药含量的测定"。

**4. 液相色谱 - 质谱联用技术与气相色谱 - 质谱联用技术** 液相色谱 - 质谱联用技术（HPLC-MS）是指高效液相色谱与质谱串联的技术。HPLC-MS 可充分发挥高效液相的高效分离特点与质谱检测的高灵敏度、高选择性以及能够提供相对分子质量与结构信息的优点，可以同时获取复杂混合物中所含化学成分的轮廓，以及混合物中各成分的保留时间、在线紫外光谱、相对分子质量及特征结构碎片等丰富信息，特别适合含有种类众多、结构复杂化学成分的中药分析与鉴别。《中国药典》应用 HPLC-MS 进行阿胶、龟甲胶、鹿角胶的鉴别。

气相色谱 - 质谱联用技术（GC-MS）结合了气相色谱分离效能好和质谱灵敏度高以及能够提供结构信息的特性，其最大优点是样品的分离和定性鉴定一次完成，适合具有挥发性成分或可衍生化为挥发性成分中药的鉴别，利用计算机自动检索谱库核对可获得挥发性混合物中各单一成分的结构信息。GC-MS 技术已广泛用于中药中挥发油、糖类、生物碱、脂肪酸等化合物的分析与鉴定。

微 课 2-2: 中药鉴定技术新发展

### 五、中药分子鉴定

中药分子鉴定是指依据中药携带遗传信息的大分子（核酸和蛋白质）特征进行中药鉴定的方法。一般可分为核酸（DNA）分子鉴定和蛋白质分子鉴定两大类，目前主要集中于 DNA 分子鉴定。DNA 是绝大多数生物的遗传物质，具有遗传稳定性与化学稳定性，与性状鉴别、显微鉴别、理化鉴别方法相比，DNA 分子鉴别方法不受外界环境和药用植物发育阶段以及器官组织差异的影响，因而鉴别结果准确可靠。DNA 分子鉴定技术在易混淆品种的鉴定，动物药、濒危药材、破碎药材、考古出土珍贵中药样品的鉴定，药材掺伪鉴定，以及可以获取 DNA 的中成药鉴定等方面具有十分突出的技术优势。《中国药典》已陆续收载乌梢蛇、蕲蛇、金钱白花蛇的位点特异性 PCR 鉴别方法，川贝母、霍山石斛的 PCR-RFLP 鉴别法，并收载了"中药材 DNA 条形码分子鉴定法指导原则"，标志着中药分子鉴定方法成为继四大经典鉴别方法之后的第五大鉴别方法。以下主要对目前常用的 DNA 分子鉴定方法进行介绍。

**1. 位点特异性 PCR 鉴别法** 聚合酶链式反应（polymerase chain reaction，PCR）是一种模拟自然 DNA 复制过程的体外酶促合成特异性核酸片段的方法。该方法通常需要两条位于待扩增片段两侧的寡聚核苷酸引物，两条引物分别与待扩增片段的正义链和反义链互补，使两引物之间的区域得以通过聚合酶链式反应扩增。扩增过程包括 DNA 变性、退火和延伸，如此重复多轮，使微量的 DNA 片段以指数形式得以扩增。PCR 技术作为一种扩增 DNA 片段的分子生物学技术，具有高特异性、高灵敏度、高效率和高忠实度的特点，目前已广泛用于动物、植物、微生物的分类与鉴别领域。

位点特异性 PCR 鉴别法，是根据正品及其混伪品特定区域的 DNA 序列比对分析，设计有高度特异性的鉴别引物，能够精确地识别和扩增正品或混伪品的特定 DNA 序列。与通用引物不同的是，这对引物在 PCR 扩增时仅能对正品药材或伪品的 DNA 模板中的特定区域进行特异性扩增，而对其他样品的该区域不能进行扩增。鉴定时从待测样品中提取少量 DNA，以此为模板，用高特异性的鉴别引物在适当的条件下进行 PCR 扩增，然后采用电泳检测 PCR 扩增产物，从而实现真伪品的鉴别。高特异性鉴别引物设计所依据的 DNA 序列资料，可以通过对相关物种的 DNA 进行测序研究获得，也可以从 GenBank 或 EMBL 等 DNA 数据库中直接查得。目前，对于一些濒危、市场上混伪品较多且经典技术较难鉴别的中药品种，如金钱白花蛇、金银花、太子参、石斛等，已经进行了位点特异性 PCR 鉴别方法的研究和应用开发，例如《中国药典》将该方法应用于乌梢蛇的鉴别（图 2-3）。

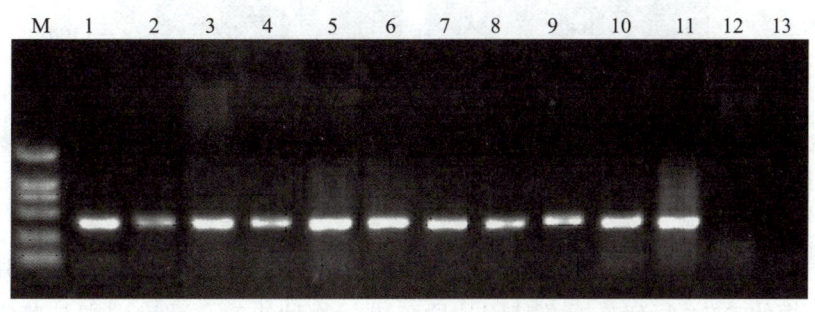

图 2-3A 乌梢蛇（11 批）药材 PCR 电泳图谱

M. DNA Marker；1～11. 乌梢蛇药材；12. 阴性对照；13. 空白

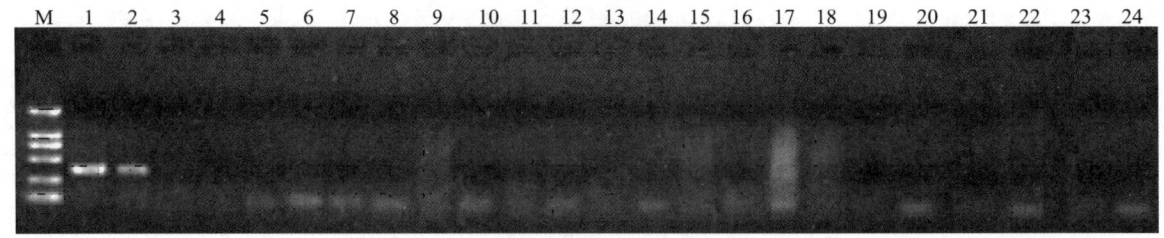

图 2-3B 乌梢蛇及其混淆品 PCR 电泳图谱

M. DNA Marker；1. 乌梢蛇；2. 乌梢蛇；3. 虎斑颈槽蛇；4. 三索锦蛇；5. 双全白花蛇；6. 灰鼠蛇；7. 滑鼠蛇；8. 红点锦蛇；
9. 王锦蛇；10. 赤链华游蛇；11. 中国水蛇；12. 短吻蝮蛇；13. 百花蝮蛇；14. 眼镜蛇；15. 赤链蛇；16. 铅色水蛇；
17. 金环蛇；18. 山烙铁头蛇；19. 黑眉锦蛇；20. 环纹华游蛇；21. 蕲蛇；22. 金钱白花蛇；23. 阴性对照；24. 空白

**2. PCR-RFLP 鉴别法** 聚合酶链式反应 - 限制性片段长度多态性分析（PCR-RFLP）是由
PCR 技术与限制性片段长度多态性分析（restriction fragment length polymorphism，RFLP）技术相
结合而产生的一种分子鉴定技术。

RFLP 利用限制性核酸内切酶识别物种 DNA 序列，并在特定酶切位点切割，产生多个大小不
等的 DNA 片段。如果近似物种间发生基因组的酶切位点突变，或酶切位点之间发生了碱基的插
入、缺失、重排等，会导致酶切片段大小发生变化，这种变化可以通过比较不同物种的 DNA 水
平差异（即多态性）进行鉴定。RFLP 一般适用于 DNA 完整的新鲜药材，否则会影响图谱的准确
性及重复性。但在实际鉴定中，大部分中药样品已经过加工处理，DNA 受到不同程度的破坏或
降解，所以在 RFLP 基础上发展出 PCR-RFLP 鉴别法。该方法是先通过 PCR 扩增某一特定 DNA
片段，PCR 扩增产物经限制性内切酶消化，经电泳可得到有种属特异性的 DNA 酶切图谱，从而
达到品种鉴定的目的。对于混伪品为亲缘关系较近且经典技术较难鉴别的中药材，往往可以应用
该方法来鉴定。例如，《中国药典》将该方法应用于市场上存在较多近缘易混淆品的川贝母药材
的鉴别（图 2-4）。

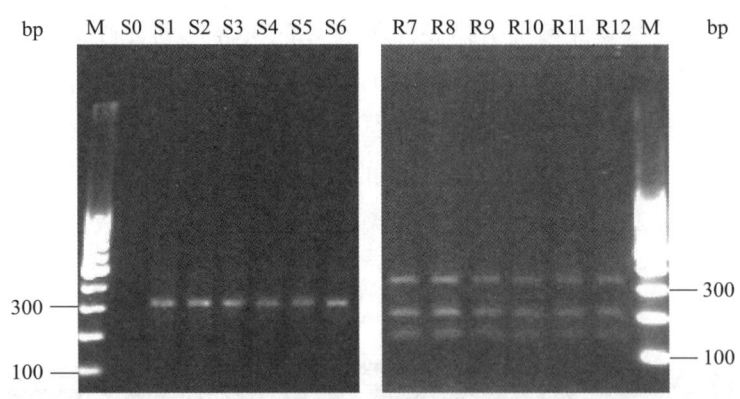

图 2-4 川贝母药材及其混淆品 PCR 电泳图谱

M. DNA Marker；S0. 空白对照；S1. 湖北贝母；S2. 平贝母；S3. 平贝母；S4. 伊贝母；S5. 伊贝母；S6. 浙贝母；R7. 川贝母
（松贝）；R8. 川贝母（青贝）；R9. 川贝母（炉贝）；R10. 川贝母（青贝）；R11. 川贝母（炉贝）；R12. 川贝母（松贝）

**3. DNA 条形码分子鉴定法** DNA 条形码（DNA barcoding）分子鉴定法指利用基因组中一段
公认的、相对较短的 DNA 序列（标准基因片段）进行物种快速、准确识别与鉴定的一种分子生
物学技术。利用 DNA 条形码进行物种鉴定有显著的优势：①不受个体形态特征及发育阶段的影

响，从基因水平上提供可靠的分类依据；②可提供信息明确的数字化数据库，弥补形态描述的不足，提高物种的鉴别速度，同时便于发现新物种；③可以在较短时间建立应用系统，操作流程简单、规范，可减少对经验的过度依赖。DNA 条形码的选择标准：①标准的短片段；②要有足够的变异可将物种区分开；③序列两端相对保守，以方便引物的设计。DNA 条形码技术凭借其客观、准确的鉴定优势，一经问世就引起了中药研究领域的关注，并得到快速发展，目前已经形成完善的中药 DNA 条形码鉴定体系，加快了中药鉴定标准化的进程。中药 DNA 条形码分子鉴定通常是以核糖体 DNA 第二内部转录间隔区（ITS2）为主体条形码序列鉴定中药材的方法体系，其中植物类中药材选用 ITS2/ITS 为主体序列，以叶绿体 *psbA-trn*H 为辅助序列的条形码鉴定体系；动物类中药材采用以细胞色素 C 氧化酶亚基 I（COI）为主体序列，ITS2 为辅助序列的条形码鉴定体系，符合中药材鉴定简单、精确的特点，有明确的判断标准，能够实现对中药材及其基原物种的准确鉴定。我国学者已构建了基于 ITS2 和 *psbA–trn*H 的大型中药 DNA 条形码鉴定数据库，为中药快速、准确的鉴定打下了基础。

与传统的鉴定方法相比较，DNA 条形码技术通过对药用植物的部分叶片、种子或粉末，药用真菌的菌丝、孢子，以及药用动物的毛发、血液或部分组织等，提取较为完整的 DNA，利用通用引物扩增短的 DNA 条形码序列可实现动植物物种的快速准确鉴定。这不仅能弥补经典鉴定方法的不足，而且能推动传统形态分类工作的深入发展，是传统形态鉴定方法的有效补充。"中药材 DNA 条形码分子鉴定法指导原则"已被纳入《中国药典》。随着 DNA 条形码研究的不断深入以及该技术的通用性和可操作性不断提高，DNA 条形码技术在中药基原物种鉴定、道地药材鉴别以及中药溯源系统中的应用等方面显示出广泛的应用前景。

中药 DNA 条形码分子鉴定所用仪器一般有电子天平、离心机、PCR 仪、电泳仪和测序仪。鉴定的主要技术流程：供试品预处理（防止中药材降解或有毒物质产生）→ DNA 提取→ DNA 条形码序列 PCR 扩增→扩增产物的电泳检测和序列分析→中药 DNA 条形码序列获得及与 DNA 条形码标准序列比对→结果判定。方法学验证包括影响因素考察、方法适用性考察和基原物种对比验证。

中药 DNA 条形码分子鉴定实验应注意：①实验场所应具备分子生物学实验室的基本条件；②不适用于混合物与炮制品的鉴定及硫黄熏蒸等方式处理的药材鉴定；③为防止外源微生物污染，实验前须将实验用具进行高压灭菌，并用 75% 乙醇擦拭药材表面。有些药材本身含有内生真菌，如果内生真菌存在于药材的外围组织，则选用内部组织进行实验。如果真菌遍布整个药材，植物类药材需选用 *psbA-trn*H 条形码（真菌内不含有该基因片段），不能选用 ITS2 序列。为进一步确保实验结果不被真菌污染，实验者可在 GenBank 数据库应用 BLAST 方法对所获 ITS2 序列进行检验，以确保序列鉴定准确；④只能用于鉴定药材的基原物种，不能确定药用部位；⑤必要时结合其他鉴别方法综合判断；⑥种内变异阈值的确定。同一物种的不同样品间存在一定的变异范围，即种内变异阈值。不同物种，不同条形码序列均会影响种内变异范围。各基原物种的种内变异范围（种内遗传距离阈值）应在药材品种项下具体明确。

知 识 链 接 2-1：中外科学家通力协作，构建植物生命之树大科学研究进展

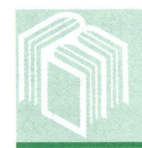

# 第二节 中药的检查

中药的检查是指对药品本身含有或在加工、生产和贮藏过程中可能含有的需要控制的物质或其限度指标进行限量或含量检查，包括安全性、有效性、均一性和纯度等方面。本节重点讲述中药纯度及安全性方面的检查。中药制剂通则检查将在第四章详细讲述。

## 一、中药杂质和有害物质的来源及其限量

### （一）中药杂质及有害物质的来源

1. **杂质**　中药杂质是指中药中存在的无治疗作用或影响药物的稳定性和疗效，甚至对人体健康有害的物质。

（1）按杂质的来源分类：中药中的杂质可由种植、采收、加工、生产和贮藏等途径引入，按来源可分为以下三种。

1）药材和饮片中引入的杂质：药材中混存的杂质一般分为三类，一是来源与规定相同，但其性状或部位与规定不符的物质，如银杏、白扁豆中的果皮和种皮，麻黄中的根，党参、桔梗中的芦头等；二是来源与规定不符的物质，如西洋参中掺有人参、党参中掺有防风、大黄中混有土大黄等；三是无机杂质，如沙石、泥块、尘土等。

2）生产制备过程引入的杂质：药材使用受到污染的水清洗，会受到污染物的影响；药材炮制过程吸收水分、炭化等也属于杂质；在中药制剂的生产制备过程中，常需使用溶剂、试剂等，若不能完全除去，它们的残留物就会引入产品；也可能因中药制剂制备中的组分变化引入新的杂质；由中药分离的单体成分制剂，因其多含有与药物组分化学结构、性质相似的组分，有可能因分离不完全而引入药品中成为杂质。此外，粉碎用的机器磨损、制备用的金属器皿、设备等也可能引入某些金属杂质等。

3）贮运过程引入的杂质：中药因贮藏或运输过程保管不当，可能造成产品包装破损、分解、霉变、腐败甚至鼠咬、虫蛀等问题，导致杂质引入。

（2）按杂质的毒性分类：可分为普通杂质和毒性杂质。普通杂质一般无毒（如氯化物、铁盐等），但其含量的多少可反映出药物的纯度、生产工艺水平及生产过程中的问题。毒性杂质如重金属、砷盐等。

（3）根据杂质的属性分类：又可分为一般杂质和特殊杂质。一般杂质是指在自然界中分布比较广泛，在多种药材的采收、加工及制剂的生产、贮运过程中容易引入的杂质，如水分、泥沙、酸、碱、铁盐、硫酸盐等，这类杂质的检查方法收载在《中国药典》四部通则。特殊杂质是指某中药在采收、加工生产或贮运过程中引入或产生与该药物本身特性有关的特定杂质，如大黄流浸膏中检出的土大黄苷。特殊杂质的检查方法在《中国药典》中列入正文对应药物的检查项下。

（4）按杂质的理化性质分类：可分为无机杂质、有机杂质及残留溶剂。

2. **有害物质**　中药的有害物质包括内源性有害物质和外源性有害物质。

（1）内源性有害物质：中药中主要的内源性有害物质是指中药本身所含的具有毒副作用的化

学成分。这些化学成分大多为生物的次生代谢产物，或为矿物类中药的有毒成分。例如，菊科、豆科和紫草科的某些植物中含有吡咯里西啶类生物碱，如千里光碱、野百合碱，其在体内的代谢产物吡咯具有很强的肝毒性。另外，马兜铃科植物含有的马兜铃酸，具有肾毒性。

（2）外源性有害物质：中药中的外源性有害物质主要包括残留的农药、有机溶剂、大孔树脂、二氧化硫，以及污染的重金属及有害元素、微生物、黄曲霉毒素等。

### （二）中药杂质及有害物质的限量

**1. 中药杂质及有害物质的限量及检查方法**　中药中杂质的含量应越少越好，但很难将其完全除掉，而且会导致生产工艺更加繁复，成本增加。因此，在不影响药物疗效和使用安全的前提下，综合考虑药物生产的可行性与产品的稳定性，通常允许药物中含有一定量的杂质。

中药中所含杂质（包括有害物质）的最大允许量，称为杂质（或有害物质）的限量。

$$杂质（或有害物质）的限量 = \frac{杂质（或有害物质）最大允许量}{供试品量} \times 100\% \qquad （式2\text{-}2）$$

中药中杂质限量的控制方法包括对照法、灵敏度法、比较法及含量测定法，其中，对照法、灵敏度法和比较法通常不要求测定其准确含量，只需检查杂质或有害物质是否超过限量，统称为限量检查法。

杂质的限量检查多采用对照法，即取最大限度量的待检杂质或其他待检物对照品配成对照液，与含一定量供试品的溶液，在相同条件下试验，比较结果，以确定杂质含量是否超过限量。中药中重金属及砷盐的总量、氯化物、硫酸盐、铁盐等检查均采用该法。在此方法中，供试品（$S$）中所含杂质（或有害物质）的最大允许量可以通过杂质对照溶液的浓度（$c$）和体积（$V$）的乘积表示，故杂质（或有害物质）限量（$L$）的计算公式为：

$$杂质（或有害物质）限量（\%） = \frac{对照溶液体积（V）\times 对照溶液浓度（c）}{供试品量（S）} \times 100\% \qquad （式2\text{-}3）$$

$$L（\%） = \frac{V \times c}{S} \times 100\% \qquad （式2\text{-}4）$$

灵敏度法系指在供试品溶液中加入试剂，在一定条件下反应，观察有无阳性结果出现，以判断杂质是否超限。如肉桂油中重金属的检查：取本品10 mL，加水10 mL与盐酸1滴，振摇后，通硫化氢使其饱和，水层与油层均不得变色。

比较法系指取一定量的供试品，依法检查，测定待检品的某些特征参数，与规定的限量比较，以判定其是否超限。如体外培育牛黄中游离胆红素的检查：取本品细粉10 mg，精密称定，置5 mL量瓶中，加三氯甲烷4 mL，微温，放冷，加三氯甲烷至刻度，摇匀，滤过，取续滤液，照紫外－可见分光光度法（通则0401），在453 nm波长处测定吸光度。吸光度不得超过0.70。

含量测定法系指用规定的方法测定杂质的含量，与规定的限量比较，以判断杂质是否超限。如灰分测定法、干燥失重测定法和水分测定法等。

**2. 有害残留物限度的确定**　有害残留物限量的制定是以毒理学数据为基础，结合残留物的暴露情况和人类日常膳食摄入情况等因素，进行综合评估得出结果。一般步骤为：

（1）确定健康指导值：对于一个具体的有害残留物限量的确定，首先要获得有害残留物的动物长期毒性评价信息或人体流行病学信息，从动物长期毒性试验的数据中确立有害残留物的无明显毒性作用剂量，然后，推算每日允许摄入量。若该残留物的每日允许摄入量或急性参考剂量已经被有关国际组织或其他国家公布，则可直接参考其数值。

（2）计算最大限量的理论值：在确定的每日允许摄入量的基础上，通过推荐的有关农药残留或重金属及有害元素最大限量理论值计算公式，计算出其最大限量理论值。不具有急性毒性，或短期仅带来微小的摄入风险时，可通过风险评估，豁免残留限量。针对短期或急症用药，可以使用急性参考剂量值代替每日允许摄入量。

（3）制定最大残留限量：在拟定一个有害残留物的限量标准时，除参考理论值外，还应充分考虑残留物的毒性性质和毒性程度、中药制品的人体用药方式、用药剂量和疗程长短、残留物可能与中药材接触的方式、中药材污染水平、中药材后续加工方式以及当前的检测技术水平等各方面的影响，综合分析并在风险评估的基础上修订理论值。

为满足风险控制的需要，可以将我国食品安全国家标准、国际食品法典或国外药典标准、其他具有权威性的国际标准相关残留限量转化为我国药品标准。其基本程序是将待转化标准按照中药使用特点和我国膳食结构直接进行评估，并根据我国农药登记情况，结合不少于 50 批次的中药品种市场监测数据进行科学性和适用性验证。

## 二、中药常规物质检查

### （一）水分测定法

中药中水分含量过高，易引起结块、霉变或有效成分的分解等，直接影响中药质量和疗效。因此，需要对中药中的水分进行限量控制。现行版《中国药典》收载的测定方法有费休氏法、烘干法、减压干燥法、甲苯法和气相色谱法。其中费休氏法主要用于化学药品，在此不详述。中药水分的检查以烘干法、减压干燥法、甲苯法为主（表 2-2）。除另有规定外，中药饮片水分通常不得超过 13%。

### （二）灰分测定法

中药经粉碎后加热，高温炽灼至灰化所遗留的无机物为总灰分。同一种中药材，在无外来掺杂物（泥土、砂石等杂质）时，一般都有一定的总灰分含量范围。规定中药的总灰分限度对于保证中药的品质和洁净程度有一定的意义。

中药经高温炽灼得到的总灰分加盐酸处理，得到不溶于盐酸的灰分，为酸不溶性灰分。由于在酸中钙盐等无机物可溶而泥土、砂石等（主要含硅酸盐等成分）不溶解，因此，酸不溶性灰分的测定对于那些生理灰分本身差异较大，特别是在组织中含有草酸钙较多的中药，能更准确表明其中泥土砂石等杂质的掺杂含量。如大黄中含有大量草酸钙，在这种情况下，总灰分的测定就不能说明是否有外来无机杂质的存在，而需测定其酸不溶性灰分。

#### 1. 检查方法

（1）总灰分测定法：测定用的供试品须粉碎，使能通过二号筛，混合均匀后，取供试品 2～3 g（如需测定酸不溶性灰分，可取供试品 3～5 g），置炽灼至恒重的坩埚中，称定重量（准确至 0.01 g），缓缓炽热，注意避免燃烧，至完全炭化时，逐渐升高温度至 500～600℃，使完全灰化并至恒重。根据残渣重量，计算供试品中总灰分的含量（%）。

（2）酸不溶性灰分测定法：取总灰分，在坩埚中加入稀盐酸约 10 mL，用表面皿覆盖坩埚，置水浴上加热 10 min，表面皿用热水 5 mL 冲洗，洗液并入坩埚中，用无灰滤纸滤过，坩埚内的

表 2-2　水分检查方法总结

| | 烘干法 | 减压干燥法 | 甲苯法 | 气相色谱法 |
|---|---|---|---|---|
| 原理 | 药品在 100~105℃ 干燥后所减失的重量，即为水分 | 低压下水的沸点降低。将取样后的称量皿置密闭容器中，在低压环境中水分更易挥发出来，被干燥剂吸收 | 利用水与甲苯在 69.3℃ 共沸蒸出，收集馏出液，待分层后由刻度管测定含水量 | 利用水蒸气与乙醇在流动相（载气）和固定相分配系数不同而分离 |
| 仪器装置 | 干燥箱（烘箱）、分析天平 | 减压干燥器、分析天平；通常以五氧化二磷作为干燥剂 | A 为 500 mL 的短颈圆底烧瓶；B 为水分测定管；C 为直形冷凝管 | 气相色谱仪（通常采用多孔高聚物类色谱柱、热导检测器） |
| 测定法 | | | 通则 0832 | |
| 适用性 | 本法适用于不含或少含挥发性成分的中药（如人参、槐花等）的水分测定 | 本法适用于含有挥发性成分的贵重药品。如厚朴花、蜂胶的水分测定 | 本法适用于含挥发性成分且成分复杂的药品，本法不适用于微量水分的测定，如砂仁、九里香、干姜的水分测定采用该法 | 本法适用于微量水分的测定，《中国药典》中辛夷中水分测定即采用此法，规定水分不得超过 18.0% |

残渣用水洗于滤纸上，并洗涤至洗液不显氯化物反应为止。滤渣连同滤纸移至同一坩埚中，干燥，炽灼至恒重，根据残渣重量，计算供试品中酸不溶性灰分的含量（%）。

**2. 注意事项**　①测定前先将供试品称取适量粉碎，使其能通过 2 号筛，将粉末混合均匀后再取样。②如供试品不易灰化，可将坩埚放冷，加热水或 10%硝酸铵溶液 2 mL，使残渣湿润，然后置水浴上蒸干，得到的残渣再按前法炽灼至坩埚中内容物完全灰化。③现行版《中国药典》中药材检查灰分的品种较多，而中成药以合格的药材为原料，原则上可以不再检查灰分，但对于某些以根、茎等原药材粉末为原料的制剂，为控制外来杂质的量，仍需检查。如药典中九味羌活丸（羌活、防风、苍术、细辛、川芎、白芷、黄芩、甘草、地黄）规定其总灰分要求不得超过 7.0%，酸不溶性灰分不得超过 2.0%。

### （三）炽灼残渣检查法

炽灼残渣检查法用于检查供试品经硫酸消解后不易挥发的无机杂质残留量。常用的方法有两种（第一法和第二法）。应根据质量研究数据，结合供试品特性和限度控制要求，选择第一法或第二法，并在品种项下注明。品种项下未注明的，采用第一法。

**1. 第一法**　取供试品 1.0~2.0 g 或各品种项下规定的重量，置已炽灼至恒重的坩埚（如供试品分子结构中含有碱金属或氟元素，则应使用铂坩埚）中，精密称定，缓缓炽灼至完全炭化，放冷；除另有规定外，加硫酸 0.5~1 mL 使湿润，低温加热至硫酸蒸气除尽后，在 700~800℃

炽灼使完全灰化，移置装有硅胶或其他适合干燥剂的干燥器内，放冷，精密称定后，再在700～800℃炽灼至恒重，计算残渣所占百分比，即得。

2. **第二法** 取二氧化硅、铂、石英或陶瓷等适宜材质的坩埚，在600±50℃下炽灼30 min，在装有硅胶或其他合适干燥剂的干燥器中，放冷，精密称定。取供试品1～2 g或各品种项下规定的量，置已炽灼并放冷的坩埚中，精密称定，用少量硫酸（通常1 mL）润湿样品，在尽量低的温度下慢慢加热，直至样品完全炭化，放冷。再用少量硫酸（通常1 mL）润湿，缓慢加热至不再有白烟生成。在600±50℃炽灼，至样品完全灰化。注意在整个过程中确保没有火焰生成。在装有硅胶或其他合适干燥剂的干燥器中，放冷，精密称定，计算残渣所占百分比。如果计算结果超过限度，可重复以上硫酸润湿等步骤，炽灼30 min，直至连续两次炽灼后残渣量的差异小于0.5 mg或者算得的残渣百分比在限度内。

### （四）其他常规物质测定法

除水分、灰分、炽灼残渣检查外，还有杂质检查法、干燥失重测定法、氯化物检查法、铁盐检查法等（表2-3）。

表2-3 部分其他常规物质测定法总结

| | 杂质检查法 | 干燥失重测定法 | 氯化物检查法 | 铁盐检查法 |
|---|---|---|---|---|
| 目的 | 检查来源、性状、部位与规定不同的物质或无机杂质 | 检查药品中的水分及其他挥发性物质 | 检查药品在硝酸溶液中可以溶解的氯化物 | 检查药品中的无机铁盐 |
| 原理 | 通过称量供试品及各类杂质的重量，即可计算杂质含量 | 在常压或减压状态下，经加热或常温干燥一定时间，使样品中的挥发性物质挥发，测量干燥前后供试品的恒定重量，计算出供试品的减失重量百分率 | 氯化物在硝酸溶液中与硝酸银反应，生成氯化银沉淀，导致溶液浑浊。与一定量标准氯化钠溶液在相同条件产生的混浊液比较，判断是否符合限度 | 硫氰酸盐在酸性溶液中与三价铁盐生成红色硫氰酸盐的配位离子，与一定量标准铁溶液用同法处理后所显颜色进行比较 |
| 方法 | 通则2301 | 通则0831 | 通则0801 | 通则0807 |
| 实例 | 蒲黄中杂质不得超过10.0% | 西红花药材干燥失重不得超过12.0% | 芒硝中氯化物的检查，与对照溶液相比不得更浓（0.035%） | 朱砂中铁盐的检查，与对照溶液相比不得更深（0.1%） |

## 三、中药有害物质检查

### （一）重金属检查法

重金属系指在规定实验条件下能与硫代乙酰胺或硫化钠作用显色的金属杂质，如铅（Pb）、镉（Cd）、汞（Hg）、铜（Cu）等。由于在药品生产中，铅是较容易引入的重金属元素，且铅易在人体内蓄积引起中毒，故检查时以铅盐为标准溶液，测定重金属总量。常用的检查方法有硫代乙酰胺法、炽灼后的硫代乙酰胺法和硫化钠法（表2-4）。

表2-4　重金属总量测定法比较

| | 硫代乙酰胺法 | 炽灼后的硫代乙酰胺法 | 硫化钠法 |
|---|---|---|---|
| 标准溶液 | 硝酸铅溶液（每1 mL相当于10 μg的Pb） | | |
| 原理 | $CH_3CSNH_2 + H_2O \xrightarrow{pH=3.5} CH_3CONH_2 + H_2S\uparrow$ <br> 药物：$Pb^{2+} + H_2S \xrightarrow{pH=3.5} PbS\downarrow$（黄色～棕黑色）$+ 2H^+$ | | $Pb^{2+} + S^{2-} \xrightarrow{NaOH} PbS\downarrow$ <br> （黄色～棕黑色） |
| 样品特殊处理 | 无 | 炽灼残渣检查法（通则0841）进行炽灼处理，然后取遗留的残渣 | 无 |
| 适用范围 | 最常用，适用于供试品可不经有机破坏即可溶于水、稀酸和乙醇的药物，如石膏、芒硝、玄明粉等药材中重金属的测定 | 适用于在水、稀酸、乙醇中难溶，或能与重金属离子形成配位化合物的药物，如地龙、鹿角胶等药材中重金属的测定 | 适用于难溶于稀酸但能溶解于碱性水溶液的药物 |

### （二）砷盐检查法

砷盐为剧毒物质。中药材由于受除草剂、杀虫剂和化学肥料及地下水源的影响，容易引入砷元素。砷是原生质毒，能与细胞系统的巯基（–SH）相结合，从而抑制巯基酶的活性，影响细胞的正常代谢，导致细胞死亡，并引起一系列严重的中毒症，如血小板减少，诱发肝肿瘤等。因此，控制砷盐的量是保证中药安全的一个很重要的方面。

常用的砷盐检查法有古蔡氏法、二乙基二硫代氨基甲酸银法（表2-5）以及原子荧光光谱法。

表2-5　古蔡氏法和二乙基二硫代氨基甲酸银法比较

| | | 古蔡氏法 | 二乙基二硫代氨基甲酸银法 |
|---|---|---|---|
| 原理 | 第一步 | 金属锌与酸作用产生新生态的氢，与样品中微量砷盐反应生成具有挥发性的砷化氢 <br> $AsO_3^{3-} + 3Zn + 9H^+ \rightarrow AsH_3\uparrow + 3Zn^{2+} + 3H_2O$ | |
| | 第二步 | 砷化氢遇溴化汞产生黄色至棕色的砷斑 <br> $AsH_3 + 3HgBr_2 \rightarrow 3HBr + As(HgBr)_3$（黄色） <br> $AsH_3 + 2As(HgBr)_3 \rightarrow 3AsH(HgBr)_2$（棕色） <br> $AsH_3 + As(HgBr)_3 \rightarrow 3HBr + As_2Hg_3$（黑色） | 砷化氢遇二乙基二硫代氨基甲酸银，产生红色胶态银 <br> $AsH_3 + 6Ag(DDC) \rightarrow As(DDC)_3 + 6Ag$（红色）$+ 3HDDC\downarrow$ |
| 标准溶液 | | 标准砷溶液，1 μg/mL，用量1～2 mL | |
| 反应试剂 | | 溴化汞试纸 | 二乙基二硫代氨基甲酸银溶液 |
| 结果判断 | | 目视比较色斑 | 目视比较溶液颜色，必要时510 nm测定吸光度 |
| 应用实例 | | 西瓜霜中砷盐的检查，含砷量不得超过10 mg/kg | 石膏中砷盐的检查，含砷量不得超过2 mg/kg |

### （三）铅、镉、砷、汞、铜定量测定法

定量测定中药中铅、镉、砷、汞、铜含量的方法主要为原子吸收分光光度法（AAS）、电感耦合等离子体质谱法（ICP-MS）和原子荧光光谱法。

**1. 原子吸收分光光度法**　可以根据被测元素的不同，选择不同的原子化方法。①石墨炉法：

应用最为广泛，样品用量少，测定灵敏度高，采用适宜的基体改进技术和背景校正技术，可消除大部分杂质的干扰，适用于铅、镉的测定。②火焰原子化法：操作简便，重现性好，但由于其灵敏度和检测限的限制，一般只适用于中药中残留含量相对较高的元素的测定（一般含量应在5 mg/kg以上），多用于铜的测定。③氢化物发生法：将待测元素在酸性介质中还原成沸点低、易受热分解的氢化物，再由载气导入由石英管、加热器等组成的原子吸收池，在吸收池中氢化物被加热分解并形成基态原子，氢化物法具有比石墨炉法更好的检测限并且受干扰的程度比较低，适用于砷的测定。④冷蒸气原子发生法：基于汞的独特性质，专用于汞的测定。

**2. 电感耦合等离子体质谱法**  该方法是以等离子体为离子源的一种质谱型元素分析方法。样品由载气（氩气）引入雾化系统进行雾化后，以气溶胶形式进入等离子体中心区，在高温和惰性气体中被去溶剂化、汽化解离和电离，转化成带正电荷的正离子，经离子采集系统进入质量分析器，质量分析器根据质荷比进行分离，根据元素质谱峰强度测定样品中相应元素的含量。主要用于进行多种元素的同时测定，并可与其他色谱分离技术联用，进行元素形态及其价态分析。

《中国药典》（2025年版）采用原子吸收分光光度法或电感耦合等离子体质谱法或原子荧光光谱法（测定砷和汞）测定药材及饮片重金属及有害元素，规定三七、西洋参、黄芪等52种药材的限量标准：铅不得超过5 mg/kg、镉不得超过1 mg/kg、砷不得超过2 mg/kg、汞不得超过0.2 mg/kg、铜不得超过20 mg/kg。此外，人参、葛根、金银花等药材的重金属及有害元素限量在各品种项下另有规定。

### （四）农药残留测定法

农药残留是指使用农药后残存于生物体、农副产品和环境中的农药原型、有毒代谢物、降解物和杂质的总称。大多数中药材依靠人工栽培。在栽培过程中，为保证药材的质量和产量，常需喷洒农药。因此，农药残留是中药关注的重要安全性问题之一。

农药种类众多，按照其化学结构不同常分为以下几类：①有机氯类农药，主要包括六六六、DDT、五氯硝基苯、艾氏剂等；②有机磷类农药，主要包括磷酸酯类（敌敌畏、敌百虫）、硫代磷酸酯类（对硫磷、马拉硫磷）、磷酰胺及硫代磷酰胺（甲胺磷）等；③氨基甲酸酯类农药，如速灭威等；④拟除虫菊酯类农药，如丙烯菊酯、氯菊酯、氰戊菊酯、氯氰菊酯、氟氯菊酯等。

针对中药材农药残留问题，我国已建立健全的农药监测体系，加强对农药使用的监管，定期对中药材进行农药残留检测，确保用药安全。由于检测中药材中农残为痕量分析，往往受其复杂的基质（如色素、油脂、杂质等）干扰，这就需要建立高效的前处理方法和灵敏的检测方法。

**1. 农药残留样品的前处理方法**  前处理技术是农药残留分析技术的关键，其目的是尽可能提取农药成分，除去干扰成分，并对目标痕量农药进行浓缩，主要包括提取和净化两方面。

残留农药的提取应根据样品类型和农药种类决定所采用的提取方法和溶剂体系。一般根据农药的极性，选择乙腈、丙酮、乙酸乙酯等为提取溶剂，采用超声提取法、回流提取法等。近年来，加速溶剂萃取、超临界流体萃取、微波辅助萃取、基质固相分散等新型技术也逐渐在农药残留分析中得到广泛应用。

现阶段，农药残留样品的净化技术主要包括磺化法、固相萃取法和QuEChERS方法。磺化法是利用浓硫酸与干扰杂质产生化学反应，生成能溶于硫酸相的磺化物，从而使目标物与杂质分离。该方法净化效果好，但操作存在一定的安全风险，且只能用于耐酸的农药品种测定。固相萃取法是利用农药和杂质在吸附剂上吸附和解附能力的差异达到净化目的。常用的吸附剂包括 N- 丙基乙二胺（PSA）、十八烷基硅烷键合硅胶（C₁₈）、石墨化碳黑（GCB）、亲水亲油平衡材料（HLB）等。近年发展起来的固相微萃取法、凝胶渗透色谱法、免疫亲和色谱法、分子印迹法等，极大地丰富了农残前处理方法。QuEChERS 方法由于具有快速、简单、廉价、有效、可靠、安全的特点成为一种备受关注的农残分析样品前处理技术。QuEChERS 取自快速（quick）、简单（easy）、便宜（cheap）、高效（effective）、耐用（rugged）和安全（safe）六个单词的首字母。QuEChERS 原理与固相萃取相似，都是利用吸附剂填料与样品基质中的杂质相互作用，吸附杂质从而达到除杂净化的目的。均质后的样品经乙腈（或酸化乙腈）提取后，进行盐析分层，再根据基质分散萃取机理，采用 PSA 或其他吸附剂与基质中绝大部分干扰物（有机酸、脂肪酸、碳水化合物等）结合，通过离心方式去除，从而达到净化的目的，其流程如图 2-5 所示。与以往费时费力的农残前处理方法相比，QuEChERS 将几步实验步骤合为一步，在大大提高了实验工作效率的同时显著降低了试剂消耗。

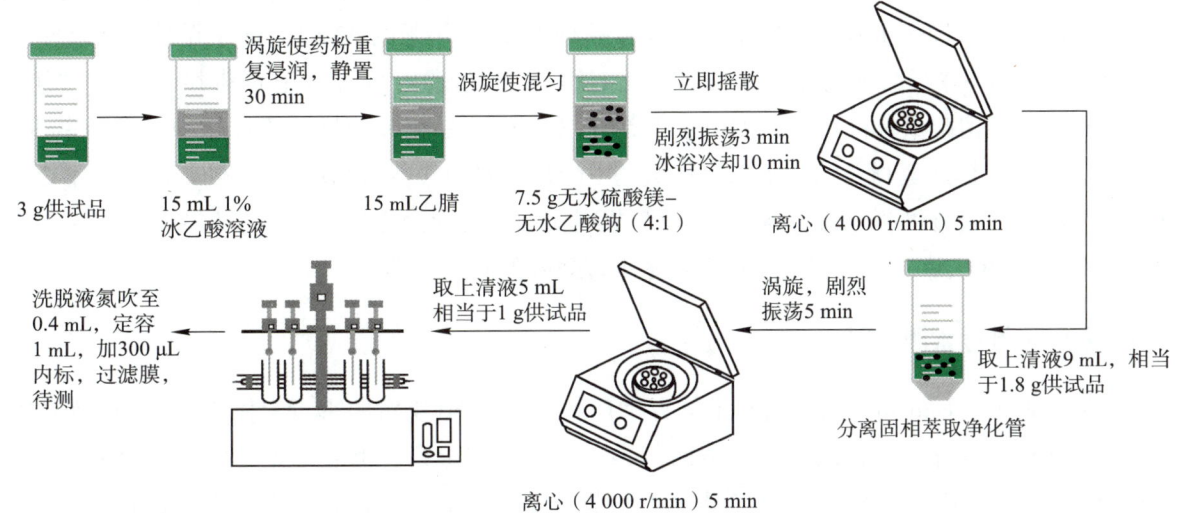

图 2-5　QuEChERS 实验步骤流程简图

**2. 分析方法**　农药残留分析方法可采用气相色谱法和色谱 – 质谱联用法。

（1）气相色谱法：气相色谱法可用于有机氯类、有机磷类及拟除虫菊酯类农药的测定（表 2-6）。

表 2-6　气相色谱法检测有机氯类、有机磷类、拟除虫菊酯类农药残留量对比

| | 有机氯农药 | 有机磷农药 | 拟除虫菊酯类农药 |
|---|---|---|---|
| 前处理方法 | 磺化法、QuEChERS 法 | 固相萃取法 | 固相萃取法 |
| 色谱柱 | SE-54/DB1701/DB17MS 石英毛细管柱 | DB17MS/HP5 石英毛细管柱 | SE-54/DB5 石英毛细管柱 |
| 检测器 | ⁶³Ni-ECD | NPD/FPD | ⁶³Ni-ECD |
| 对照品 | 六六六、DDT、五氯硝基苯等 | 硫磷、甲基对硫磷、乐果、氧化乐果、甲胺磷、久效磷、二嗪磷、乙硫磷、马拉硫磷、杀扑磷、敌敌畏、乙酰甲胺磷 | 氯氰菊酯、氰戊菊酯、溴氰菊酯 |

（2）色谱 – 质谱联用法：该法已成为农药残留分析的主要方法。质谱法能够对化合物的结构及组成进行定性定量分析，它能够与气相色谱或液相色谱联用，使混合物间的干扰大幅降低，提高了残留检测的定性能力及检测灵敏度，扩大了检测的覆盖范围。现行《中国药典》四部提供了农药多残留测定，包括气质、液质色谱方法。对于挥发性和半挥发性的农药，可采用气相色谱 – 质谱法测定；对于低浓度、难挥发、热不稳定和强极性的农药，可采用液相色谱 – 质谱联用法测定。气质联用和液质联用两种方法相互补充与验证。同时，还提供了"药材及饮片（植物类）中禁用农药多残留测定法"，采用气质或液质方法对植物类中药材及饮片中的禁用农药进行测定。

《中国药典》（2020 年版）四部收载的农药多残留测定方法具有高灵敏度、高选择性、净化方法选择多样等特点，已与国际、国内同类标准接轨。同时，作出了药材及饮片（植物类）禁用农药不得检出的统一规定，有效保障了人民用药的安全性，是药品监管"四个最严"在《中国药典》中的具体体现。这一举措引导中药材生产合理使用农药，有效解决了中药材种植大量使用禁用农药和滥用农药等行业共性问题，有助于推进中医药国际化。2025 年版《中国药典》对农药残留量测定法进行进一步修订，禁用农药检测品种由 2020 年版的 33 种（55 个单体）扩展至 47 种（72 个单体），并新增了枸杞子、人参、三七等 14 种药材中 35 种登记农药共计 64 个"使用农药"的最大残留限量标准。在检测方法上，新增"第六法 相关药材及饮片品种中农药多残留测定法"和"第七法 药材及饮片中二硫代氨基甲酸盐类农药残留量测定法"。创新性建立了 2342 植物生长调节剂残留量测定法，覆盖 65 种调节剂检测三套检测方法，填补了相关标准空白，特别在 0212 药材和饮片检定通则项下新增麦冬中多效唑的限量标准。

### （五）真菌毒素测定法

真菌毒素（mycotoxin）是真菌产生的毒性产物。自 1960 年黄曲霉毒素发现后，现已研究发现了约 200 种真菌毒素及代谢物，如黄曲霉毒素、赭曲霉毒素、呕吐毒素（脱氧雪腐镰刀菌烯醇）、玉米赤霉烯酮、伏马毒素、T-2 毒素和展青霉素等。此外，植物对真菌毒素进行糖苷结合等代谢产生隐蔽型真菌毒素。隐蔽型真菌毒素进入人体或动物体内后，经代谢生成原型真菌毒素，可产生同等或更高毒性，如玉米赤霉烯酮 –14– 葡萄糖苷和脱氧雪腐镰刀菌烯醇 –3– 葡萄糖苷。中药在种植、加工、贮存和流通等过程中存在被真菌及其产生的毒素污染的风险，鉴于真菌毒素的严重毒性，真菌毒素检测方法得到迅速发展。《中国药典》（2005 年版）首次收载了液相色谱法测定中药中黄曲霉毒素的方法，后各版药典不断完善。《中国药典》（2020 年版）将《中国药典》（2015 年版）中真菌毒素测定指导原则转化为真菌毒素测定法，并增订了土鳖虫等 5 种中药材中黄曲霉毒素的限度检查及薏苡仁中玉米赤霉烯酮的限度检查。《中国药典》（2025 年版）增订 33 种真菌毒素高通量快速筛查方法和桔青霉素的测定方法，并新增黄芪、槟榔药材中赭曲霉毒素 A 检测，在麸炒薏苡仁饮片项下增加黄曲霉毒素、玉米赤霉烯酮检查项，血脂康制剂的原料红曲项下增加桔青霉素检查项。

**1. 识别中药中真菌毒素污染风险并进行监控**　由于各类真菌毒素产生毒性的机理不同，容易受到真菌毒素污染的对象也不同。种子类、块茎类药材应注意黄曲霉毒素的监控，如柏子仁、莲子、延胡索等；养殖动物类药材应注意黄曲霉毒素、呕吐毒素、伏马毒素的监控，如土鳖虫、九香虫等；根及根茎类、香辛果实种子类药材应注意赭曲霉毒素、伏马毒素及链格孢霉类真菌毒素的监控，如黄芪、甘草、肉豆蔻等；与粮谷类基质相似的药材应注意呕吐毒素、玉米赤霉烯酮类、麦角碱类真菌毒素的监控，如麦芽、淡豆豉、薏苡仁等；酸性果实类药材应注意展青霉素的监控，如枸杞子、乌梅、山楂等。

使用发酵工艺生产加工的药材应注意开展相应真菌毒素的控制，如红曲应注意桔青霉素的监控。由易受真菌毒素污染药材品种加工的中药饮片、中药配方颗粒和提取物亦应注意相关真菌毒素的检测监控。处方中含有易受真菌毒素污染的药材或以生药粉投料的中成药品种应注意相关真菌毒素的监控，并关注贮存期间真菌毒素污染水平的动态变化。

**微 课** 2-3：发酵类中药红曲的安全性质量控制

**2. 样品的前处理方法** 应采用快速、简单、高效的提取方式进行待测真菌毒素的提取。针对简单中药材基质，可采用直接提取法进行提取。常见的提取方式有振摇、超声以及高速匀浆等。同时，应根据真菌毒素的性质选择适合的提取溶剂，并考察 pH 范围、是否需要加入缓冲盐体系等。针对复杂中药材基质，可采用与 QuEChERS 法联用等。

中药中真菌毒素的检测属于痕量分析，且中药材基质成分复杂，真菌毒素的检测灵敏度及回收率等均会受基质干扰。因此，提取液一般需采用多种方法，如液液萃取、固相萃取、免疫亲和层析等进一步净化富集。其中，免疫亲和柱净化是根据抗原与抗体间具有可逆的特异性结合反应，将特异性抗体以共价键形式偶联在小柱上，上样后，柱中的抗体会与抗原（即目标化合物）特异性结合，杂质不会被结合，大部分随样品溶液流出小柱，通过淋洗的方式除去小柱内剩余杂质后，使用纯甲醇或其他洗脱液进行洗脱即可得到洁净的目标化合物溶液，可直接用于后续检测。该方法能专属性吸附待测真菌毒素，净化效果较好，宜作为首选；固相萃取小柱需通过调整洗脱溶剂极性，分段进行待测物的洗脱与收集，可用于多成分的提取净化。其他毒素净化柱可用于吸附样品溶液中的脂类、蛋白类等杂质，操作简便，但净化效果相对较差。除以上方法外，应该针对中药基质干扰特点，引入新的净化填料。同时，可重组分散固相萃取净化体系，优化填料混合配比，实现对多种药材的有效净化。

**3. 分析方法** 目前，真菌毒素的检测方法有薄层色谱法、酶联免疫测定法、胶体金免疫层析法、高效液相色谱法和液相色谱－质谱联用法等。薄层色谱法主要用于单个真菌毒素初筛。液相色谱法准确性高、重现性好、灵敏、专属，可用于单个（类）真菌毒素的定量检测。液相色谱－质谱联用法可实现对多成分同时定性定量检测，用于多个（类）真菌毒素的检测和广谱筛查。常见真菌毒素测定方法见表 2-7。

**知 识 链 接** 2-2：中药中真菌毒素快速检测技术研究进展

（1）高效液相色谱法：高效液相色谱法多应用于单一成分真菌毒素的分析或者同种类真菌毒素的多成分分析。所用固定相和流动相主要根据待测真菌毒素的理化性质进行选择。固定相常用十八烷基硅烷键合硅胶为填充剂，可根据情况选择小粒径或较长的色谱柱以提高分离度。常用的流动相为不同比例的甲醇－水溶液和乙腈－水溶液，多成分测定时可采用流动相梯度洗脱，以达到良好分离效果。检测器主要采用荧光检测器和紫外－可见分光检测器。黄曲霉毒素类化合物本身具有紫外吸收，在紫外光照射下能产生荧光，经柱后衍生化，其荧光增强，提高检测灵敏度。柱后衍生化法主要有电化学衍生化和光化学衍生化法。电化学衍生化法是在液相色谱柱后与荧光检测器间接入衍生系统，目前常用碘衍生或溴衍生。光化学衍生化法则是通过接入光化学反应池进行。

（2）高效液相色谱－质谱联用法：当出现基质干扰或含量较低难以采用高效液相色谱法准确测定时，应采用高效液相色谱－质谱联用法测定。当液相色谱、酶联免疫法等检测结果为阳性或可疑时，也应用高效液相色谱－质谱联用法进行确证。该方法还可用于不同种类的真菌毒素同时测定，实现真菌毒素的高通量快速筛选及含量测定。常采用电喷雾离子源三重四极杆串联质谱仪，以多反应监测模式测定。由于质谱易受到基质干扰，应考察基质效应，一般采用空白基质进行对照品溶液配制。若待测毒素基质效应在 ±20% 以内，可采用适合的溶剂配制对照品溶液。采用液相色谱 – 质谱联用法时，供试品色谱中如检出与对照品保留时间相同的色谱峰，并且与对照品母离子和碎片离子精确质荷比偏差不超过百万分之五（精确质荷比小于 200 的偏差小于 1 mDa），则可判定样品中存在该真菌毒素。

表 2-7　常见真菌毒素测定方法

| | | | 黄曲霉毒素 $B_1$、$B_2$、$G_1$、$G_2$ | 赭曲霉毒素 A | 呕吐毒素 | 玉米赤霉烯酮 | 桔青霉素 | 展青霉素 | 多种真菌毒素 |
|---|---|---|---|---|---|---|---|---|---|
| 提取溶剂 | | | 70% 甲醇 | 80% 甲醇 | 水 | 90% 乙腈 | 70% 甲醇 | 乙腈 | 70% 甲醇 |
| 净化方法 | | | 免疫亲和柱 | 免疫亲和柱 | 免疫亲和柱 | 免疫亲和柱 | 免疫亲和柱 | 展青霉素固相净化柱 | HLB 柱 |
| 高效液相色谱法 | 固定相 | | 以十八烷基硅烷键合硅胶为填充剂 | 以十八烷基硅烷键合硅胶为填充剂 | 以十八烷基硅烷键合硅胶为填充剂 | 以十八烷基硅烷键合硅胶为填充剂 | 以十八烷基硅烷键合硅胶为填充剂 | | |
| | 流动相 | | 甲醇 – 乙腈 – 水（40∶18∶42） | 乙腈 –2% 冰乙酸（49∶51） | 甲醇 – 水（20∶80） | 乙腈 – 水（50∶50） | 乙腈 – 水（35∶65）用磷酸调 pH=2.3 | | |
| | 检测方法 | | 采用碘衍生法或光化学衍生法进行衍生化；荧光检测器，激发波长 $\lambda_{ex}$ = 360 nm（或 365 nm），发射波长 $\lambda_{em}$ = 450 nm | 荧光检测器，激发波长 $\lambda_{ex}$ = 333 nm，发射波长 $\lambda_{em}$ = 477 nm | 紫外检测器，检测波长为 220 nm | 荧光检测器，激发波长 $\lambda_{ex}$ = 232 nm，发射波长 $\lambda_{em}$ = 460 nm | 荧光检测器，激发波长 $\lambda_{ex}$=331 nm，发射波长 $\lambda_{em}$=500 nm | | |
| 高效液相色谱 – 质谱联用法 | 固定相 | | 以十八烷基硅烷键合硅胶为填充剂 | | | | | | |
| | 流动相 | | 10 mmol/L 乙酸铵 – 甲醇梯度洗脱 | 0.1% 甲酸 – 甲醇梯度洗脱 | 水 – 甲醇梯度洗脱 | 水 – 甲醇梯度洗脱 | 0.4% 甲酸 –2 mmol/L 甲酸铵的甲醇梯度洗脱 | 水 – 乙腈梯度洗脱 | 0.01% 甲酸 – 乙腈 – 甲醇梯度洗脱 |
| | 质谱条件 | | 三重四极杆串联质谱仪或高分辨质谱仪检测；电喷雾离子源（ESI） | | | | | | |
| | | | 正离子模式 | 正离子模式 | 负离子模式 | 负离子模式 | 正离子模式 | 负离子模式 | 正负离子模式结合 |

4. **限量制定**　《中国药典》对桃仁、大枣、薏苡仁等药材中的黄曲霉毒素进行限量，规定每 1 000 g 药材中含黄曲霉毒素 $B_1$ 不得超过 5 μg，黄曲霉毒素 $G_1$、黄曲霉毒素 $G_2$、黄曲霉毒素 $B_1$ 和黄曲霉毒素 $B_2$ 的总量不得超过 10 μg。对于其他毒性较强毒素的限量制定，如赭曲霉毒素、呕吐毒素、伏马毒素、桔青霉素，可参照中药有害残留物限量制定指导原则（指导原则 9302）中

相关规定，并参考 GB 2761—2017《食品中真菌毒素限量》及各国药典等国内外相关限量标准，同时结合具体中药品种中真菌毒素检出情况，分别合理制定限量。具有同时污染特性的同类多种毒素，也可制定该类毒素的总和限量标准。

### （六）二氧化硫残留测定法

硫磺熏蒸是一些中药材加工过程中经常使用的方法，目的在于防霉、防虫、干燥和增白等。现代研究表明，采用硫磺熏制不仅会使中药材残留大量的 $SO_2$ 和重金属等有害元素，而且会引起药材中化学成分的改变，如白芍药材经硫磺熏蒸后，其主要成分芍药苷会发生水解，并且其结构上的醇羟基会发生酯化反应，生成亚硫酸酯。因此，有必要通过对药材中二氧化硫残留进行限量控制，对硫磺熏蒸过程进行监控，确保用药安全。《中国药典》自 2005 年增补本开始收载二氧化硫残留量测定法，最早收载的检测方法为蒸馏 – 碘滴定法，并取消了山药、葛根等药材的硫磺熏蒸加工方法。《中国药典》（2010 年版）第二增补本首次对药材及饮片的二氧化硫残留量进行了限度规定。《中国药典》（2015 年版）将蒸馏 – 碘滴定法修订为蒸馏 – 酸碱滴定法，并增加了气相色谱法和离子色谱法。《中国药典》（2020 年版）开始对山药、牛膝、粉葛、天冬、天麻、天花粉、白及、白芍、白术、党参药材及其饮片品种的二氧化硫残留量限度规定为"不得超过 400 mg/kg"；对其他中药材及饮片（矿物类除外）的二氧化硫残留量限量规定为"不得超过 150 mg/kg"。

**1. 酸碱滴定法** 供试品中的亚硫酸盐系列物质在酸性条件下经蒸馏转化为二氧化硫，可随氮气流进入含有过氧化氢的吸收瓶中，过氧化氢将二氧化硫氧化为硫酸根离子，可采用酸碱滴定法测定（以氢氧化钠为滴定液，以甲基红指示剂指示滴定终点），从而计算供试品中的二氧化硫残留量。

**2. 气相色谱法** 通常采用具有顶空进样的气相色谱仪测定。在顶空瓶内，供试品中的亚硫酸盐系列物质在加热时遇酸产生二氧化硫气体。生成的二氧化硫气体经顶空平衡后，由气密针注入气相色谱仪，在色谱柱中分离后被热导检测器检测。以亚硫酸钠为对照品溶液，采用外标法定量。

**3. 离子色谱法** 供试品中的亚硫酸盐系列物质在水蒸气加热的溶液环境下，遇酸会产生二氧化硫气体。生成的二氧化硫在水蒸气的推动下经冷凝管导入吸收瓶，在吸收瓶中，二氧化硫被 3% 过氧化氢溶液氧化成硫酸根。吸收液经离子色谱柱分离，电导检测器检测；采用硫酸根标准溶液作为对照品，外标法定量。

### （七）残留溶剂

中药中的残留溶剂指在中药生产过程中使用或产生的，并在实际工艺过程中不能完全去除的有机挥发性化合物。残留溶剂不仅对药品的稳定性有影响，而且危害使用者的健康。因此，药品中的残留溶剂应开展鉴别、检查与定量，保障用药安全。

**1. 评估与控制** 常见残留溶剂的控制种类和限度，基于风险评估分为三类：第一类溶剂，已知的人体致癌物，强疑似人体致癌物及环境危害物，应该避免使用；第二类溶剂，非遗传毒性动物致癌物质，或可能导致神经毒性或致畸性等不可逆毒性的溶剂，可能有其他严重但可逆的毒性的溶剂，应该限制使用；第三类溶剂，对人体低潜在毒性的溶剂，无须制定基于健康的暴露限度。现行《中国药典》根据 ICH Q3C 残留溶剂的指导原则规定了第一、第二、第三类溶剂的种类，并规定了第一类及第二类溶剂的残留限度。

对于应避免使用的溶剂，原料药、辅料及制剂生产中不应使用。但是，为了生产一种有显著治疗优势的制剂而不得不使用时，除非经过论证，否则应符合《中国药典》所规定的限度；对于应限制使用的溶剂，应限制其在制剂中的使用。《中国药典》（2025 年版）以每日允许暴露量和浓度限度来规定这类溶剂的限度，并给出两种第二类溶剂的限度确定方法。对于低潜在毒性的溶剂，每日 50 mg 或更少量时无须论证即可接受。如符合生产能力和 GMP 的实际情况，也可接受更大的残留量。若生产企业在生产过程中需要用到一些其他没有足够毒理学数据的溶剂，生产企业应论证这些溶剂在制剂中的残留量的合理性。

**2．测定法**　有机溶剂残留量的鉴别、限度检查和定量测定通常采用气相色谱法，包括毛细管柱顶空进样等温法、毛细管柱顶空进样系统程序升温法和溶液直接进样法；或选择与药品生产特定情况相适应的经验证的分析方法。若仅存在第三类溶剂，也可采用非专属性的方法如干燥失重法来检查，验证时要考虑溶剂挥发性对分析方法的影响。

知识链接 2-3：**大孔树脂残留物测定法**

**3．残留溶剂的鉴别、限度检查及定量测定**

（1）残留溶剂的鉴别：对于未知残留溶剂，通常采用保留时间或利用质谱检测器提供的质谱信息进行鉴定。采用保留时间进行鉴别时，在相同的色谱条件下，待测溶剂峰的保留时间与对照品溶剂峰的保留时间一致可初步鉴别待测物中的残留溶剂，应选择两种不同极性的色谱柱（如非极性、中等极性或极性色谱柱）试验。质谱检测器能提供与色谱峰对应的残留溶剂分子质量和结构特征信息，通过将待测物与质谱信息库中的对应谱图相比较，对未知残留溶剂结构进行确认，或为需要结构确认的残留溶剂提供充分的证据。

（2）残留溶剂的限度检查：以内标法测定时，供试品溶液所得被测溶剂峰面积与内标峰面积之比不得大于对照品溶液的相应比值。以外标法测定时，供试品溶液所得被测溶剂峰面积不得大于对照品溶液的相应峰面积。

（3）定量测定：按内标法或外标法计算各残留溶剂的量。

对于第三类溶剂的测定，如果已知供试品中仅存在第三类溶剂，可采用干燥失重测定法（通则 0831）进行测定。但当干燥失重大于 0.5%，或供试品中存在其他溶剂时，应采用上述推荐方法或其他经验证的方法进行鉴定，并根据需要进行限度检查或定量测定。

## （八）生物检查法

生物检查法主要包括无菌检查法、非无菌产品微生物限度检查（微生物计数法）、非无菌产品微生物限度检查（控制菌检查法）、中药饮片微生物限度检查法、抑菌效力检查法、异常毒性检查法、热原检查法、细菌内毒素检查法、升压物质检查法、降压物质检查法、组胺类物质检查法、溶血与凝聚检查法、过敏反应检查法等。下面重点介绍无菌检查法、非无菌产品微生物限度检查微生物计数法和控制菌检查法、中药饮片微生物限度检查法及非无菌产品微生物限度标准。

**1．无菌检查法**　无菌检查法系用于检查药典要求无菌的药品、医疗器具、原料、辅料及其他品种是否无菌的一种方法。药典要求无菌的药品包括各类注射用制剂、眼科用制剂以及用于手术、严重烧伤、严重创伤等的产品。

无菌检查的方法有薄膜过滤法和直接接种法。薄膜过滤法是将规定量的供试品通过薄膜过滤处理，使样品中可能存在的微生物过滤时被截留在微孔滤膜上，然后接种适宜的培养基，使滤膜上阻留的微生物得以生长繁殖到能观察到的状态而被检出，适合于水溶液供试品、醇类和油性供试品，或在水或油性溶剂中溶解的供试品；直接接种法是将规定量的供试品直接接种到适宜的培养基中培养，使供试品中可能存在的微生物生长繁殖到能观察到的状态而被检出，适用于固体供试品等。直接接种法受接种量、接种物体积和培养基容器体积的限制，特别是当供试品中含菌量很少时，能取到污染菌的概率更小而导致检验结果假阴性，因此，薄膜过滤法为首选方法。无菌检查的实验设施、环境要求是保证实验结果可靠性的重要因素。开展无菌检查实验用的洁净区须经过洁净度的确认和进行必要的日常监测。

**2. 非无菌产品微生物限度检查：微生物计数法**　微生物限度检查是对非无菌药物的微生物污染程度进行控制的重要措施。《中国药典》（1990 年版）第二增补本收载了微生物限度检查法，开启了药品微生物限度与标准的"药典时代"。2015 年版《中国药典》开始将微生物标准限度检查进行修订，拆分为三个通则：1105 非无菌产品微生物限度检查：微生物计数法；1106 非无菌产品微生物限度检查：控制菌检查法；1107 非无菌药品的微生物限度标准。

微生物计数法是一种基于"培养 – 观察"手段检测样品中的微生物的方法。根据规定的取样要求制备供试品溶液，使样品中可能存在的微生物分散在液体中，吸取规定量的供试液接种到培养基中，置中等温度（20～40℃）有氧环境下培养，按规定时间培养后观察，记录琼脂上形成的菌落数，再通过稀释倍数，折算得每克或每毫升样品中污染微生物的数量。该法主要用于能在有氧条件下生长的嗜温细菌和真菌的计数，并设置了需氧菌总数、霉菌和酵母菌总数两个检测项目。需氧菌总数是指胰酪大豆胨琼脂培养基上生长的总菌落数（包括真菌菌落数）；霉菌和酵母菌总数是指沙氏葡萄糖琼脂培养基上生长的总菌落数（包括细菌菌落数）。

微生物计数常用平皿法（包括倾注法和涂布法）、薄膜过滤法和最可能数法（MPN 法）。MPN 法是应用概率理论来估算细菌浓度的一种方法，MPN 值不能表示实际菌落数，只表示实际菌落数值在置信区间的范围内。在含菌量较低的需氧菌总数测定时，MPN 法可作为平皿法和薄膜过滤法的补充。

微生物计数试验环境应符合微生物限度检查的要求。检验全过程必须严格遵守无菌操作，防止再污染，防止污染的措施不得影响供试品中微生物的检出。洁净空气区域、工作台面及环境应定期进行监测。如供试品有抗菌活性，应尽可能去除或中和。供试品检查时，若使用了中和剂或灭活剂，应确认其有效性及对微生物无毒性。供试液制备时如果使用了表面活性剂，应确认其对微生物无毒性以及与所使用中和剂或灭活剂的相容性。

**3. 非无菌产品微生物限度检查：控制菌检查法**　控制菌检查法一般用于在规定的试验条件下，检查供试品中是否污染有特定的微生物，包括以耐胆盐革兰阴性菌、大肠埃希菌、沙门菌、铜绿假单胞菌、金黄色葡萄球菌、梭菌、白念珠菌为代表的七个检查项。耐胆盐革兰阴性菌、大肠埃希菌、沙门菌的检查主要针对口服制剂或其相关原辅料。铜绿假单胞菌和金黄色葡萄球菌是外伤感染的重要病原菌，是外用制剂检查的必须项目。

控制菌的检查大致可分为增菌或预处理、选择性培养、分离培养三个步骤（表 2-8）。药品中污染的微生物可能在加工过程中受高温、冷冻、酸碱等多种因素的影响而受到不同程度的损伤，故先使用非选择性培养基进行增菌培养或预培养。梭菌耐高温，因此，检查时可先进行热处理，杀死可能存在的杂菌繁殖体。选择性培养阶段需根据该控制菌的最适生长条件，采用选择性培养基并在适宜的培养条件下对该控制菌进行培养。随后，将培养物划线接种于适宜的培养基平板上，并观察是否有菌落生长、菌落形态特征等；若有疑似菌落生长，应开展进一步适宜的鉴定试验。

表2-8 各控制菌检查培养分离条件总结

| | 增菌或预处理 | 选择性培养 | 分离培养 |
|---|---|---|---|
| 耐胆盐革兰阴性菌 | 胰酪大豆胨液体培养基，20~25℃培养约2h，不高于5h | 肠道菌增菌液体培养基，30~35℃培养24~48h | 紫红胆盐葡萄糖琼脂培养基平板，30~35℃培养18~24h |
| 大肠埃希菌 | 胰酪大豆胨液体培养基，30~35℃培养18~24h | 麦康凯液体培养基，42~44℃培养18~24h | 麦康凯琼脂培养基平板，30~35℃培养18~72h |
| 沙门菌 | | RV沙门菌增菌液体培养基，30~35℃培养18~24h | 木糖赖氨酸脱氧胆酸盐琼脂培养基平板，30~35℃培养18~48h |
| 铜绿假单胞菌 | | 溴化十六烷基三甲铵琼脂培养基平板，30~35℃培养18~72h | |
| 金黄色葡萄球菌 | | 甘露醇氯化钠琼脂培养基平板，30~35℃培养18~72h | |
| 梭菌 | 取两份供试液，一份进行热处理（80℃保温10min后迅速冷却），另一份不处理 | 梭菌增菌培养基，厌氧条件30~35℃培养48h | 哥伦比亚琼脂培养基平板，30~35℃培养48~72h |
| 白念珠菌 | 沙氏葡萄糖液体培养基，30~35℃培养3~5d | 沙氏葡萄糖琼脂培养基平板，30~35℃培养24~48h | |

开展控制菌检查工作之前，需对实验环境、检验用培养基的性能等予以确认。如果供试品有抗菌活性，应尽可能去除或中和。供试品检查时，若使用了中和剂或灭活剂，应确认其有效性及对微生物无毒性。供试液制备时如果使用了表面活性剂，应确认其对微生物无毒性以及与所使用中和剂或灭活剂的相容性。供试品检出控制菌或其他致病菌时，报告结果前应进行充分的调查和评估。

**4. 中药饮片微生物限度检查法** 中药饮片微生物限度检查法用于检查中药材及中药饮片的微生物污染程度。检查项目包括需氧菌总数、霉菌和酵母菌总数、耐热菌总数、耐胆盐革兰阴性菌、大肠埃希菌、沙门菌。耐热菌系指供试液置水浴（98~100℃）30min处理后按需氧菌总数测定方法检出的微生物总称。供试品的需氧菌总数、霉菌和酵母菌总数及耐热菌总数测定一般采用平皿法。用胰酪大豆胨琼脂培养基测定需氧菌总数和耐热菌总数，用沙氏葡萄糖琼脂培养基测定霉菌和酵母菌总数。耐胆盐革兰阴性菌、大肠埃希菌、沙门菌的检查培养条件同控制菌检查法。

中药饮片微生物限度检查的试验环境应符合微生物限度检查的要求。检验全过程必须严格遵守无菌操作，防止再污染，防止污染的措施不得影响供试品中微生物的检出。洁净空气区域、工作台面及环境应定期进行监测。

**5. 非无菌产品微生物限度标准** 中药在生产、加工、贮藏等过程中均可能受到微生物污染。微生物的污染，特别是致病菌对人体健康造成直接危害。同时，被微生物污染的药品其所含化学成分也会改变，影响药物的安全性与有效性。因此，在药品生产、储存和销售过程中，需严格执行现行药品生产质量管理规范，以保证药品的生物负荷处于较低水平。

非无菌产品的微生物限度标准是基于药品的给药途径和对患者健康潜在的危害以及药品的特殊性而制订的。《中国药典》（2025年版）根据药品的给药途径和药品状态进行分类，并分别给出了需氧菌总数、霉菌和酵母菌总数的限度标准及控制菌项目标准。另外，对非无菌不含药材原粉的中药制剂、非无菌含药材原粉的中药制剂、非无菌药用原料及辅料、中药提取物及中药饮片分别给出了限度标准，如规定中药提取物中需氧菌总数限度标准为 $10^3$ cfu/g 或 cfu/mL，霉菌和酵母菌总数限度标准为 $10^2$ cfu/g 或 cfu/mL。直接口服剂泡服饮片中需氧菌总数限度标准为 $10^5$ cfu/g 或 cfu/mL，霉菌和酵母菌总数限度标准为 $10^3$ cfu/g 或 cfu/mL，不得检出大肠埃希菌（1 g 或 1 mL），不得检出沙门菌（10 g 或 10 mL），耐胆盐革兰阴性菌应小于 $10^4$ cfu（1 g 或 1 mL）。

### （九）内源性有害物质检查法

中药中主要的内源性有害物质是指中药本身所含的具有毒副作用的化学成分。对于内服中药，含有剧毒或大毒的药味时，其药材、饮片及制剂均应建立相应毒性成分的限量检查方法；对于既是毒性成分又是有效成分的，一般应控制含量范围。表 2-9 总结了几类中药中常见有害物质及其分析方法。

知识链接 2-4：银杏二萜内酯葡胺注射液原料中微量银杏酸的含量测定

表 2-9 常见内源性有害物质测定方法总结

| 有害物质 | 常见成分 | 检查方法 | 常见中药 |
|---|---|---|---|
| 乌头双酯型生物碱 | 乌头碱、次乌头碱、新乌头碱 | HPLC、TLC、Vis | 乌头类中药 |
| 吡咯里西啶类生物碱 | 阿多尼弗林碱 | HPLC-MS | 千里光、紫草、款冬花、佩兰、野马追 |
| 马钱子碱类 | 士的宁 | HPLC、TLC | 马钱子 |
| 莨菪烷类生物碱 | 阿托品、莨菪碱、东莨菪碱 | HPLC、TLC | 洋金花、天仙子、华山参、颠茄草 |
| 马兜铃酸类 | 马兜铃酸、马兜铃酸 I | HPLC | 天仙藤、马兜铃、细辛、广防己、青木香、关木通 |
| 银杏酸类 | 白果新酸、白果酸、白果二酚 | HPLC、TLC | 银杏叶 |
| 氰苷类 | 苦杏仁苷 | HPLC、GC、GC-MS | 苦杏仁、桃仁、郁李仁 |
| 强心苷 | 洋地黄毒苷、夹竹桃苷、杠柳毒苷、罗布麻苷 | 显色法 | 洋地黄、香加皮、罗布麻、桑寄生 |
| 毒性蛋白类 | 苍耳子毒蛋白、巴豆毒蛋白、蓖麻毒蛋白 | 红血细胞凝集法、紫外吸收法、HPLC | 苍耳子、巴豆、蓖麻油 |
| 无机成分 | 汞盐、砷盐 | 汞盐、砷盐检查法、ICP-MS | 朱砂、雄黄 |

## 第三节 中药的指纹图谱与特征图谱

中药指纹图谱技术在中药质量控制研究中的重要性越来越明显，符合中药及中药制剂"多成分、多靶点协同作用"的特点。中药指纹图谱技术包括 DNA 指纹图谱、化学指纹图谱（色谱和光谱法）、生物指纹图谱等，可用于解决中药材品种鉴定、中药制剂稳定性评价等关键科学问题。目前，应用最广泛的是中药色谱指纹图谱。

## 一、中药指纹图谱的定义与特性

《中国药典》收录的质量控制方法，往往以一个或数个成分为控制指标，很难保证中药的疗效及产品的质量，也不符合中医药的整体观理论。中药及中药制剂"多成分、多靶点协同作用"的特点，决定了其质量控制模式应由"单指标"向"多指标"转变；质量控制的观念应由"分解分析"向"综合分析"的方向发展；质量控制的思维应由"线性思维"向"非线性思维"逐步转变。在现有质量控制方法中，指纹图谱技术在一定程度上能够实现"整体性""多元性"和"非线性"地评价中药及中药制剂的一致性和稳定性。

中药指纹图谱是参照 DNA 指纹图谱发展而来的。根据研究目的不同，生物样品的 DNA 指纹图谱分析既可以强调个体的"唯一性"，也可侧重于整个物种的"唯一性"。在中药材的基原鉴定、亲缘关系以及道地性的研究中，DNA 指纹图谱技术是通过分析比较植（动）物来源的中药材不同种间、不同居群间 DNA 图谱的共性，忽略个体之间的差异而实现的。而利用现代分析技术进行中药指纹图谱分析所表征的是其所含化学成分的特征，亦称为中药化学指纹图谱（chemical fingerprint）。中药化学成分的实质是中药自身的次生代谢产物（如黄酮类、生物碱类成分），是由遗传因素和环境因素共同决定的。同种植物药材所含代谢产物的组成可能因生长年限、生长环境的变化产生个体间较为明显的差异，但是生物的代谢规律既然具有遗传性，个体之间就必然存在群体共有的相似性（similarity）。因此，这种具有物种"唯一性"和个体"相似性"的中药化学指纹图谱具有"指纹"意义。

中药指纹图谱可分为光谱指纹图谱和色谱指纹图谱。光谱指纹图谱，如近红外光谱、高分辨核磁共振谱，在特定的条件下可以发挥其优势。但总体来讲，应用最多的是中药色谱指纹图谱，它是基于中药中次生代谢产物的多样性，应用色谱与光谱联用技术得到一组反映其次生代谢产物的图谱，通过比较不同样品间图谱的共性与差异，用于中药的品种鉴定与品质评价，具有分离、鉴定和可量化三种功能。在无特殊强调的情况下，中药指纹图谱通常是指色谱指纹图谱。目前，将色谱指纹图谱技术作为中药质量控制的标准方法尚存在一些技术难题：①不同实验室的仪器、色谱柱、操作人员等可变因素对于色谱指纹图谱的重现性影响较大，导致在与标准图谱比较时无法准确的对色谱峰进行定位；②由于各成分的响应系数不同，色谱指纹图谱中采用峰面积和相对峰面积作为鉴别参数无法准确地反映出不同成分之间的含量关系。因此，在色谱指纹图谱分析中需要有对照品或对照药材作随行对照，进行色谱峰的准确定位。另外，还需要有一个已知结构和含量的色谱峰作为参比峰，只有在测定各色谱峰（成分）的相对校正因子（响应系数的比值）的基础上，各色谱峰峰面积的比例关系才具有质量控制的意义。所以，色谱指纹图谱技术要与有效成分或主要成分含量测定方法相结合，实现"微观"与"宏观"分析的结合，才能更有效的判断和评价中药的质量。尽管如此，结合多元数理统计模型阐明色谱指纹图谱与药效之间的内在关联（即谱–效关系），是解决指纹图谱能否作为中药质量控制的标准方法的关键。因此，通过谱效关系的研究，构建中药化学成分与药效的内在关联，对真正起效的化学成分进行监控，是指纹图谱成为中药质量控制新模式的关键。

### （一）中药色谱指纹图谱的定义

中药色谱指纹图谱是应用现代色谱技术结合化学计量学的方法对中药化学信息以图形（图

像）的方式进行表征并加以描述的鉴别手段。在此基础上，通过对中药或中药制剂色谱指纹特征相似程度的比较，用以判断真伪、评价优劣、考察稳定性和一致性，是一种符合中药特色的质量控制模式。

"表征"是将中药化学信息通过色谱图（液相色谱图、气相色谱图或薄层色谱图）等方式进行表达；"描述"是对指纹图谱经过计算、分析、比较、评价等过程，以可量化的参数、指纹特征等加以说明。中药色谱指纹图谱分析中涉及的主要概念如下。

1. **共有峰**　不同样品的色谱图中，各自在相同保留时间位置出现峰形相似的色谱峰。这些样品通常是指同一品种的不同个体（或批次）。对于中药材，可以是不同产地，不同采收期，不同加工、炮制方法，不同贮藏时间以及近缘品种的不同样品；对于中药制剂，则是不同批次的成品或中间产品。共有峰最好用适当方法（如多维色谱或液－质联用技术）检查峰的纯度以及组成的成分是否一致。只有两者基本一致时，才可确定为共有峰。

2. **非共有峰**　同一品种的不同个体（或批次）的色谱图中，除共有峰以外的其他色谱峰，称为非共有峰，又可称作逸出峰。

3. **特征峰**　两个不同品种的色谱图中，能用于鉴别各自身份的色谱峰。如人参的人参皂苷 $Rf$ 峰、西洋参的伪人参皂苷 $F_{11}$ 峰以及三七的三七皂苷 $R_1$、三七素等峰。

4. **特征指纹区**　由数个色谱峰组成的、具有指纹鉴别意义的特征区域，称为特征指纹区。特征指纹区内的色谱峰可以是相邻的，也可以是相互间隔的；可以是专属性成分，也可以是指标性成分；还可以是未知成分。一个指纹图谱可以包含一至多个特征指纹区。当从指纹图谱中无法确定特征峰时，特征指纹区对鉴别的意义就尤其重要。例如，淫羊藿的来源包括淫羊藿 *Epimedium brevicornum* Maxim. 等同属五个品种，在淫羊藿 HPLC 指纹图谱中，淫羊藿苷色谱峰前有四个连续的色谱峰，此五个色谱峰组成了一个特征指纹区。根据此"五指峰"的峰形变化可区别不同品种的淫羊藿。

5. **参比峰**　色谱图中，选择保留时间适中、比较稳定、峰面积值适中，用来作为计算相对保留时间、相对峰面积的峰，称为参比峰（参照峰）。参比峰可以是样品中本来含有的已知或未知成分，也可以是加入样品中的内标物，内标物必须是与样品所含成分结构相似的同系物，并对检测器有相似的响应，在色谱图中还应能排除其他成分的干扰。在计算相对保留时间、相对峰面积时，通常将参比峰设定为1。

### （二）中药色谱指纹图谱的特性

中药指纹图谱研究需要经过制备、分析、比较、评价和校验等过程。分析色谱指纹图谱要求的是"准确地辨认"，而不是"精密地测量"；对于比较的结果要求的是"相似"而不是"相同"；评价色谱指纹图谱的相似性是根据其模糊属性，着眼于宏观的特征分析，即着重辨认完整色谱的"图貌"，而不是求索细枝末节。因此，中药色谱指纹图谱的基本特性是"整体性"和"模糊性"。

1. **整体性**　中药色谱指纹图谱的"整体性"表现为其是中药整体化学成分的综合表达，不能孤立地看待其中某一色谱峰或把该色谱峰从图谱中分割出来，图谱中的任何一个色谱峰均不能代表该中药的全部特性。正如小檗碱不能代表黄连或黄柏，人参皂苷 $Rb_1$、$Rg_1$ 不能代表人参、西洋参或三七，银杏黄酮或银杏内酯不能体现银杏叶提取物的临床疗效。

2. **模糊性**　中药色谱指纹图谱的"模糊性"，就如同辨认一个人的面貌不需要准确的测量和详尽的比较，只需根据照片从人群中快速搜寻其面貌特征就可找到其人。这是日常最常见的模糊常识和模糊应用，用准确的测量和详尽的比较反而可能造成混乱和错误。中药色谱指纹图谱也同样具有模糊性，它具有两层含义：其一，色谱中的大多数峰所含有的化学物质的种类、数目和结构都是不清楚的；其二，不需要精确的数学测量亦可以用于中药的品种鉴别与均一性和稳定性评价。通过对样品与对照品的色谱指纹图谱的直观比较，一般就能准确地鉴别待测样品的真实性，比较指纹图谱的整体特征的相似程度可以判断不同批间样品的一致性，这个相似程度是一个模糊范围，具有一个难以精确计算但可以辨认的宽容度。

综上，中药色谱指纹图谱的整体性强调的是完整地表达和比较色谱的特征面貌，而不是将其肢解；模糊性强调的是对照样品与待测样品间指纹图谱的相似性，而不是完全相同。

## 二、中药指纹图谱的方法建立与要求

### （一）中药指纹图谱方法的建立

中药化学指纹图谱是采用光谱、色谱和其他分析方法建立、用以表达中药化学成分特征的指纹图谱。目前最常用的是基于色谱与光谱（波谱）联用的方法表达中药化学成分特征的指纹图谱，也叫中药色谱指纹图谱。基于色谱技术的分离是构建中药成分特征指纹的前提，常用的色谱法包括薄层色谱（TLC）、气相色谱（GC）、高效液相色谱（HPLC）和高效毛细管电泳（HPCE）；而应用光谱（波谱）技术对中药多成分的检测是生成中药成分可视化图谱的关键，常用的光谱（波谱）技术包括紫外光谱（UV）、荧光光谱（F）、近红外光谱（NIRS）、蒸发光散射光谱（ELSD）以及功能强大的质谱（MS）和核磁共振谱（NMR）等。目前，在中药化学指纹图谱构建方法中使用最多的是基于HPLC的联用技术，如HPLC-UV、HPLC-ELSD和HPLC-MS等。中药指纹图谱建立的目的是全面反映中药所含内在化学成分的种类与数量，进而反映中药的质量。因此，中药色谱指纹图谱的建立，应以系统的化学成分研究和药效学研究为依托，同时，应体现科学性、特征性、重现性三个基本原则。

### （二）中药指纹图谱的基本要求

1. **科学性** 科学性是指指纹图谱中所反映的化学成分群体应包括该中药的大部分药效物质，并与临床疗效相关联，能真正起到控制质量的目的。例如，人参的主要有效成分是人参皂苷类，则其指纹图谱应尽可能多地反映其皂苷类成分；银杏叶的有效成分是黄酮类和银杏内酯类，则其指纹图谱可采用两种方法针对这两类成分分别分析，或建立一种方法能实现对这两类成分的同时分析，以体现该指纹图谱的科学性。另外，应认识到认为一张指纹图谱就能反映中药化学物质的整体面貌的想法是不科学的，也是对中药内涵缺乏深刻理解的表现。为了确保中药指纹图谱的科学性，开发系统的指纹图谱分析技术应从以下三方面着手：①提取溶剂和提取方法的开发，确保中药化学物质（或活性物质）的全面溶出；②色谱分离和检测技术的开发，确保不同结构性质的化学物质的分离和检测；③建立系统的"谱–效关系"表征模型，阐明指纹图谱与药效之间的内在关联，确保控制成分群能真实、有效的反映中药的内在质量。

2. **特征性** 特征性是指指纹图谱中所反映的化学成分信息（保留时间或位移值）是具有高度选择性的，这些信息的综合结果将成为中药自身的"化学条码"，可实现特征地辨识中药（中药材或复方制剂）的真伪与优劣。例如，北五味子的HPLC指纹图谱和TLC指纹图谱，不仅包括多种已知的五味子木脂素类成分，而且还有许多未知成分，这些成分之间的出峰顺序、比值在一定范围内是固定的，并且随药材品种的不同而不同。利用这些"化学条码"信息，可以实现准确地区分北五味子与南五味子以及其他来源的五味子药材，并判别药材的真伪与优劣。

中药复方制剂的指纹图谱也应能鉴定处方中各药味的存在及其质量，有的还应能反映工艺过程的某些改变，能鉴别同一品种不同生产厂家的产品。如前所述，只用一张指纹图谱是不足以表现其全部特征的，常要采用几张指纹图谱来表现某种中药的各个不同侧面的特征，从而构成其全貌。但对其中的每一张图谱而言，则均应符合专属性的要求。

**3. 重现性**　指纹图谱主要是用来表现中药化学成分的整体，故要有较好的重现性，即同一样品，在规定的方法与条件下，不同的操作者或不同的实验室应能做出可重现的图谱，各参数误差应在允许的范围内，这样才可以保证指纹图谱的使用具有通用性和实用性。因此，要实现指纹图谱的重现性，除在样品制备、测定方法、数据采集、数据处理和分析等过程中要规范化操作外，还应有专业的第三方评价机构，对指纹图谱进行客观评价，并公布标准指纹图谱。

### （三）中药指纹图谱的建立与评价

为了确保中药指纹图谱的科学性、特征性和重现性，获取过程的每一个步骤都要符合规范。主要包括样品收集、制备、分析方法的建立以及结果的处理等步骤。

**1. 样品的收集**　供试品收集是研究指纹图谱最初的步骤，收集的样品必须具有科学性、代表性与广泛性。所谓科学性是指样品的来源、产地必须正确，采收、加工、炮制方法必须符合科学规范。由于中药材来源复杂，同名异物、同物异名的品种混乱现象极其普遍，中药材所含化学成分的种类及数量还受产地、采收、加工等因素的影响，因此，即使道地产区的中药材，也可能存在质量问题。中药材的质量是中药制剂质量的基本保证。为了确保科学性，在制订中药指纹图谱之前，必须明确中药材品种以及中药制剂处方中实际使用的品种，然后到该品种的道地产地收集符合药用标准的样品作为标准样品。与此同时，还要进行具有广泛性与代表性的相当数量的样品收集，包括不同产地、不同采收期、不同加工方法、不同规格的样品以及不合格样品（包括伪品与不符合药用要求的样品）的收集，只有保证样品的广泛性与代表性，才能保证建立的指纹图谱的科学、客观、实用。

值得注意的是药材成分天然存在的不稳定性及不确定性是多数药材指纹图谱难以有较高的相似度的主要原因。所以，在中药制剂生产的过程中，应在品种鉴定无误的基础上，确保药材有较为固定和稳定的来源，要求药材个体之间的指纹图谱的主要特征尽可能相似，只有这样才能保证生产的中药制剂成品的稳定性。同时，还应关注中药制剂供试品的品名、规格、剂型、批号、批产量、生产企业、生产日期和试验开始时间等信息。

一般要求收集不少于10批数量的样品，而且要有详实记录。供试品的取样应参照现行版《中国药典》中规定的中药材取样方法，以保证供试品的代表性和均一性。在实验过程中，每批供试品的取样量应不少于三次检验量，并留有足够量的留样观察样品。完整详实的原始记录应包括以下信息。

（1）药材名称。

（2）样品来源：真实记录供试样品来自何处，如：①传统产地收集或是资源丰富的产地收集；②GAP基地供应；③产地购买、市场购买或委托购买等。另外，还应包括动、植物药材品种、药用部位、加工和炮制方法，矿物药炮制和加工方法。

（3）收集时间（购买时间）及收集人。

（4）货源情况调查（货源是否充足和稳定）。

（5）基原鉴定及鉴定人信息：产地或 GAP 基地收集的药材结合植物形态鉴定品种。如缺原植物，应由专业人员凭药材性状、显微及化学成分特征进行鉴别。对于近缘品种、多基原品种及易混淆品种的药材应尤其注重植物来源的鉴定，并建立对应的特征信息数据库，方便实际生产过程中药材品种的鉴定。另外，多品种的药材或易混淆的品种，产区的选择应缩小范围，并结合资源选用《中国药典》收载品种中的一种。复方制剂中的君药及处方量大的药材必须重点注意品种的鉴定。

（6）质量评估：为了确保中药指纹图谱分析结果的可靠性，减少试验结果的判断误差，首先药材需符合《中国药典》或部颁标准规定，并详细记录。需要注意的是，某些药材按照《中国药典》规定的指标成分的含量限度来评价，其质量未必合格，但从整体指纹图谱看却可能相似度较高。这取决于药典规定的指标成分在整体的指纹图谱中所占比重的大小，指标成分含量较低的中药或指标成分与药理活性相关性未得到充分证实的中药，往往会出现类似相悖的结论。例如，对于丹参药材，现行版《中国药典》规定了丹参酮ⅡA、隐丹参酮和丹参酮Ⅰ的总含量不得少于0.25%，丹酚酸 B 不得少于 3.0%。但是如果丹参药材用于生产注射剂，则注射剂主要含水溶性强的丹酚酸类成分，而脂溶性的丹参酮类成分基本不存在。因此，质量评估中要求符合《中国药典》或部颁标准规定的含量限度标准是最基本的要求，但同时应考虑中药材的实际应用，针对生产、研究的目的构建更多元的质量评估体系，确保生产出质量均一、稳定、安全、有效的中药制剂。

（7）样品的留样、贮藏和标签：供试样品必须在干燥、低温、避光的条件下贮藏。标签必须有编号，收集样品的编号应与贮藏样品、试验样品的编号一致。留样数量应不少于实验用量的3 倍。

**2. 样品的制备**　制备样品时应尽可能将样品中的化学成分最大限度地提取、富集与纯化，这是保证指纹图谱分析的基础。首先，样品的称取数量一般应至少满足供试品与总样品的比例为 1:10，即称取 1 g 供试品，则应在混合均匀的 10 g 总样品中称取，称取供试品的精度要求取3 位有效数字。供试品溶液的制备需依次进行提取溶剂、提取方法以及提取液的纯化方法考察。中药材指纹图谱的主要作用是：①考察药材本身的质量情况；②以药材的指纹图谱为参照，通过比较提取物或制剂指纹图谱与药材指纹图谱的相似性，考察提取物或制剂与原药材的相关性。因此，在制备药材供试品溶液的时候对于提取溶剂和提取方法的选择，除了考虑提取效率之外，还应考虑与生产工艺的一致性。在此基础上，进行定量操作，尽量使药材中的成分较多地在色谱图中反映出来，并达到良好的分离。对于化学成分不清楚的中药材的提取，可选用水煎煮、再用有机溶剂进行极性分级的方法；或选用适当浓度的乙醇或甲醇提取。提取的原则是尽量将其中的化学物质，特别是水溶性成分提取出来。对于挥发性成分，可采用水蒸气蒸馏法；制剂中所含挥发性成分，则可用己烷或石油醚萃取，或采用专门的气相色谱固相微萃取头（如 100 μm 聚二甲基硅氧烷，PDMS）萃取。对于有效成分或主要成分清楚的中药，则可根据所含化学成分的性质，选用适当的溶剂去提取。最常用的提取方法有超声波提取、加热回流提取和微波提取等。另外，杂质的存在不仅影响分离效果，而且会污染色谱柱及仪器。因此，必须采用适当的方法对提取液进行纯化。纯化除杂的过程亦是对待测物进行富集的过程，常用的方法是固 – 液萃取与液 – 液萃取。

供试品溶液最终应用适宜的溶剂溶于标定容量的容器中，制成标示浓度的供试品溶液（g/mL

或 mg/mL）。一般要求供试品溶液尽量新鲜配制，如连续试验需要，供试品溶液应在避光、低温、密闭容器条件下短期放置，一般不超过两周，溶液不稳定的，一般不超过 48 h。最后，制备好的供试品溶液要注明编号或批号，应与取样的药材编号一致，或有明确的关联，以保证数据的可追溯性。

**3. 参照物质的选择**　制定指纹图谱标准常需使用参照物质（对照品），一般选取容易获取的一个或一个以上的中药或中药制剂中的主要活性成分作为参照物质（对照品）。参照物质的作用主要是用于计算指纹图谱中的相对保留时间和相对峰面积等参数，以便考察其稳定性和重现性。在与临床药效未能取得确切关联的情形下，参照物质（对照品）起着辨认和评价指纹图谱特征的作用，不等同于含量测定的对照品。如果参照物质（对照品）就是该药材或制剂的主要活性成分，则对评价该药材或制剂的质量将起着至关重要的作用。此外，参照物质（对照品）应说明名称、来源和纯度。如没有合适的参照物质（对照品），也可选取指纹图谱中稳定的指纹峰作为参比峰，说明其色谱行为和有关数据，并尽可能阐明其化学结构及化学名称。如情况需要，也可考虑选择适宜的内标物。

对照品溶液的制备需精密称取参照物质（对照品），根据其理化性质和检测的要求，参照供试品溶液制备的方法，采用适宜的方法和溶剂制成标示浓度的溶液。

**4. 分析方法与条件的选择**　中药指纹图谱的建立核心在于分析方法的优化，应根据待测样品中所含化学成分的理化性质，选择适宜的分析方法并进行优化，主要包括测定方法、仪器、试剂、测定条件的选择。测定方法主要包括 TLC、HPLC 和 GC。通常根据研究目的会选择不同的测定方法，对于成分复杂的样品，尤其是中药制剂，有必要考虑采用多种测定方法，建立多个指纹图谱。例如，同时含有挥发性成分的样品，可以考虑建立 GC 指纹图谱与 HPLC 指纹图谱；对同时含有皂苷类与黄酮类成分的中药材或中药制剂，可以考虑建立总皂苷 HPLC 指纹图谱与总黄酮的 HPLC 指纹图谱。制订指纹图谱所采用的固定相（色谱柱或薄层板）、流动相、测定条件（温度、湿度、流速、检测波长）等均需要优化后固定，比如色谱柱的填料类型、内径、长度、粒径等。在优选 HPLC 指纹图谱分析条件时，常采用梯度洗脱方法，以便使复杂的成分得到最好的分离；但组成不宜太复杂，以二元梯度较好；检测器以 DAD 为佳，在方法确定后，可改用紫外检测器进行常规分析。同时，对建立的方法和条件还需经过严格的方法学验证。例如精密度试验、稳定性试验和重现性试验等。

中药色谱指纹图谱分析方法学验证所包括的项目有：专属性、精密度（重复性、中间精密度和重现性）、稳定性、耐用性和范围。方法学验证的具体内容如下。

（1）专属性（specificity）：专属性是指指纹图谱的测定方法对中药样品特征的分析鉴定能力，亦可理解为抗干扰能力。色谱指纹图谱方法的专属性应从中药有效部位所包含的成分群着手，根据相应的理化性质，确定分离和检测方法。在确保各成分在色谱图中达到良好分离的前提下，专属性的考察应首先进行指标峰的确定，并检验峰纯度。其他色谱峰可通过对照品比对、质谱等手段尽可能多地指认。在此基础上，通过与空白样品、干扰基质的比较，验证所检出的色谱峰是否能代表待测样品的特征。如果是复方制剂样品，还应该分别制备不含待测样品的阴性对照，对色谱峰的药味来源进行归属的同时实现专属性的考察。中药复方制剂所含成分种类多样，且理化性质各不相同，如果一种色谱方法不具备足够的鉴定能力，则可采用两种或两种以上的方法进行指纹图谱的研究，以达到鉴定目的。

（2）精密度（precision）：精密度是指规定条件下对均质样品进行多次检测结果之间的接近程

度（或离散程度），用相对标准偏差或变异系数表达。精密度考察应使用均质、可信的样品。对于中药材而言，均质、可信的样品可以是中检所的对照药材或经准确鉴定后的不同产地药材的混合质控样品。对于中间体或者制剂成品，均质、可信的样品可以是对照提取物或参比制剂，在没有的情况下推荐将不同批次待测样品分别取等量进行均匀混合，制备用于方法学考察的质控样品。精密度的评价可以通过高、中、低三个样品浓度（$n = 3 \times 3$）来考察，也可以通过同一样品浓度（$n = 6$）来考察，具体根据实际情况和研究目的进行选择。

分析方法精密度：对均质样品一次称样，提取制备后，在同一日内进行连续测样，分析不同结果之间的接近程度，称为日内精密度；在不同日连续测样（3日内），考察不同日分析结果之间的接近程度，称为日间精密度；日内和日间精密度主要是用于评价分析仪器的精密性。

重复性：对均质样品多次称样，提取制备后在相同的色谱条件下进行测样，分析不同结果之间的接近程度，叫做重复性，也称为间隙精密度，主要是考察整个分析流程的可重复性。

重现性：重现性是指不同实验室之间的精密度，通过不同实验室之间的评价，即在不同实验室采取复核、审核、标化、盲试等不同的方法进行精密度考察，同时需要考察真实值的变异范围，确定方法本身的误差来源。

（3）稳定性（stability）：稳定性主要是用于评价样品在测定条件下，随着时间变化的稳定程度。通常对均质样品一次称样，提取制备后，分别在不同时间点进行检测（如 0 h，2 h，4 h，7 h，11 h，16 h，22 h，29 h，36 h），如果在规定时间内样品分析的结果满足评价的要求，则说明样品在测定时间范围内稳定。否则，则说明样品在规定时间内达不到稳定的要求，需要重新考察其稳定的时间范围，最终的分析都要在规定的时间范围内检测。

（4）耐用性（robustness）：色谱指纹图谱分析方法的耐用性是建立的方法对外界环境变化的耐受程度，通常通过变化温度、分析人员、仪器型号、色谱柱品牌等因素来考察。通过系统的实验，确定色谱指纹图谱分析方法对各因素的耐受范围，并加以规定和说明，以确保方法的有效性。

（5）范围（range）：色谱指纹图谱测定范围是样品中被分析组分的较高浓度（量）和较低浓度（量）的一个区间，并已证实在此区间内，该方法满足精密度等方法学考察的要求。中药指纹图谱的测定范围与一般分析方法不同，需采用整体相似度指标进行判断。通过增加、减少进样量或将样品浓缩、稀释进行测定的方式，将所得指纹图谱与"对照用指纹图谱"进行相似度比较，一般而言相似度值维持在 0.9 以上的浓度范围为指纹图谱测定范围。

需注意的是在进行方法学考察的时候应该着眼于指纹图谱的整体特征的考察，不应将色谱中的各峰拆开而孤立地考察。各指标的评价可以通过指纹图谱计算的不同参数来考察，如相对峰面积、相对保留时间等；也可以通过《中药色谱指纹图谱相似度评价系统》计算相似度来评价。比如有的研究对精密度的规定是"主要色谱峰的峰面积的 RSD% 不得大于 5%，相对峰面积的 RSD% 不得大于 3%"；而有的研究则规定"连续进样 6 次后，考察色谱峰相似度的一致性，用《中药色谱指纹图谱相似度评价系统》计算，结果相似度应大于 0.9"。

**5. 指纹图谱的建立和评价**　按照上述建立的分析方法，选取 10 批品种明确、同一产地的样品（最好是道地药材产地的、不同规格的样品，可能的话，采收期和加工方法也必须一致）进行分析，每个样品进行 2 个重复测样。对得到的 20 个数据进行指纹图谱分析，然后确定共有峰、特征峰、特征峰区、参比峰，计算相对保留时间和相对峰面积。据此，建立该种中药的对照指纹图谱。然后，再将不同产地、不同采收期的其他样品的指纹图谱与对照指纹图谱进行比较分析，看是否存在相同的共有峰、特征峰和特征峰区等，并利用《中药色谱指纹图谱相似度评价系统》计算相似度。一般要求，同一品种的不同样品间，其相似度应大于0.9。

对于中药制剂，应根据20批以上样品的测定结果生成对照指纹图谱，同时制定合理的相似度。除此之外，应比较原药材与提取物及其制剂的指纹图谱之间的相关性。即提取物指纹图谱特征应在药材的指纹图谱中体现。在不影响疗效的前提下，原药材的某些特征在提取物指纹图谱中允许因生产工艺原因而有规律地丢失，但提取物与制剂的指纹图谱则应有高度的相关性。

指纹图谱的评价还应注意指纹特征的整体性。一个品种的指纹图谱是由各个具有指纹意义的峰组成的完整图谱构成。各有指纹意义的峰（或TLC斑点）位置（保留时间或比移值）、大小或高低（积分面积或峰高）、各峰之间相对比例是指纹图谱的评价参数，辨认比较时从整体的角度综合考虑，注意各个有指纹意义峰之间的相互依存关系。有的品种，特别是中药复方制剂，由于组成药物多，成分极其复杂，可能需要两张以上的指纹图谱，才能体现其整体药效物质的全貌。指纹图谱的相似性从两个方面考虑，一是色谱的整体"面貌"，即有指纹意义峰的数目、峰的位置和顺序、各峰之间的大致比例等是否相似，以判断样品的真实性；二是样品图谱与"对照图谱"之间或不同批次样品指纹图谱之间的总积分值作量化比较，应符合有关规定。

**6. 指纹图谱的校验与复核** 对所建立的指纹图谱应按有关规定进行实验条件、方法及结果的校验与复核。

### 三、中药指纹图谱应用示例

指纹图谱技术是国际公认的控制中药或天然药物质量的有效的手段。目前，美国食品药品监督管理局（FDA）、世界卫生组织（WHO）、欧盟、印度和日本等均采用指纹图谱作为植物药的质量控制手段。FDA明确规定草药保健品申报资料可以提供色谱指纹图谱；WHO在1996年草药评价指导原则中也规定，如果草药的成分不明，可以提供色谱指纹图谱以证明产品质量的一致；欧盟也做出相应规定。

目前，在中药质量标准研究中，中药指纹图谱主要应用于纯度较高的植物油脂和提取物，以及中药注射剂的质量控制中。指纹图谱技术的具体应用以冠心宁注射液指纹图谱测定方法研究为例加以说明。

知 识 链 接 2-5：基于免疫指纹图谱法筛查双黄连注射剂的致敏成分

示例2-2 冠心宁注射液指纹图谱测定方法研究

**1. 基本方法的确定** 冠心宁注射液是由丹参、川芎两味药经水提醇沉、酸碱调控等精制工艺处理后制得，主要含水溶性成分，如源于丹参的原儿茶醛、丹参素钠、丹酚酸A等酚酸类化合物，以及源于川芎的阿魏酸、洋川芎内酯I等。通过文献和实验研究，HPLC能够较好地分离冠心宁注射液中各化学组分，能够较全面地反映制剂的整体信息，故选择HPLC作为冠心宁注射液指纹图谱测定方法，以进行该制剂及其中间体和原料的相关性研究。

**2. 色谱条件的选择** 通过检测波长比较，流动相、洗脱方式考察，不同色谱柱、柱温、流速、测定时间、色谱仪的比较，选择测定冠心宁注射液指纹图谱的色谱条件为：以十八烷基硅烷键合硅胶为填充剂；以乙腈为流动相A，以0.05%三氟乙酸水溶液为流动相B，梯度洗脱；流速为0.8 mL/min；柱温为40℃；检测波长为288 nm。

**3. 色谱峰的指认** 采用对照品比对法，通过保留时间、光谱比较以及质谱鉴定手段，确证了冠心宁注射液指纹图谱中15个色谱峰的成分，其归属情况见图2-6。

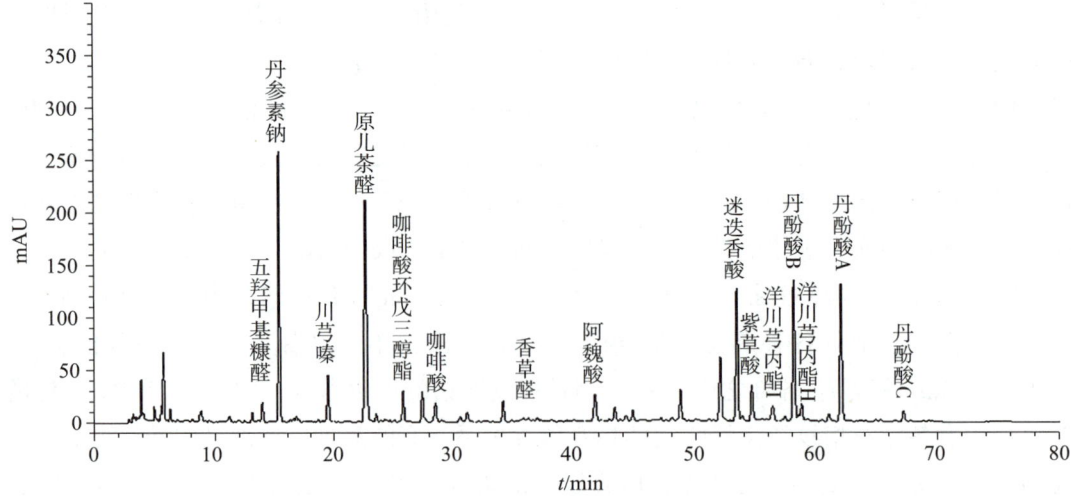

图 2-6 冠心宁注射液相关色谱峰确证图

**4. 供试品溶液的制备** 本品是由丹参、川芎两味药经水提醇沉、酸碱调控等精制工艺处理后制得的液体制剂，主要含水溶性成分，采用合适的溶剂稀释后直接进样测定。通过比较不同溶剂条件下，色谱图中化合物的分离以及峰高、峰面积等情况，最终选择含 0.2% 冰乙酸的 10% 甲醇溶液作为溶剂。

**5. 参照物的选择** 本方由丹参、川芎组成，丹参所含水溶性成分中丹参素钠、原儿茶醛、迷迭香酸和丹酚酸 B 是主要有效成分，规定其含量，可控制本品的质量；川芎中阿魏酸是其重要成分，在同一系统中可同时测定。且冠心宁注射液指纹图谱中这几个化合物的色谱峰较高，或周围无其他色谱峰干扰，并且含量测定项下测定这五种成分，故选择其作为冠心宁注射液指纹图谱的参照物。

**6. 方法学考察** 方法学考察包括专属性试验、精密度试验、重复性试验、稳定性试验和耐用性试验，确保方法可行。

**7. 对照指纹图谱的建立** 收集了来自不同企业共 37 批冠心宁注射液样品，按中药色谱指纹图谱相似度评价系统评价，选择其中 14 批样品建立对照指纹图谱（图 2-7），并对全部样品进行

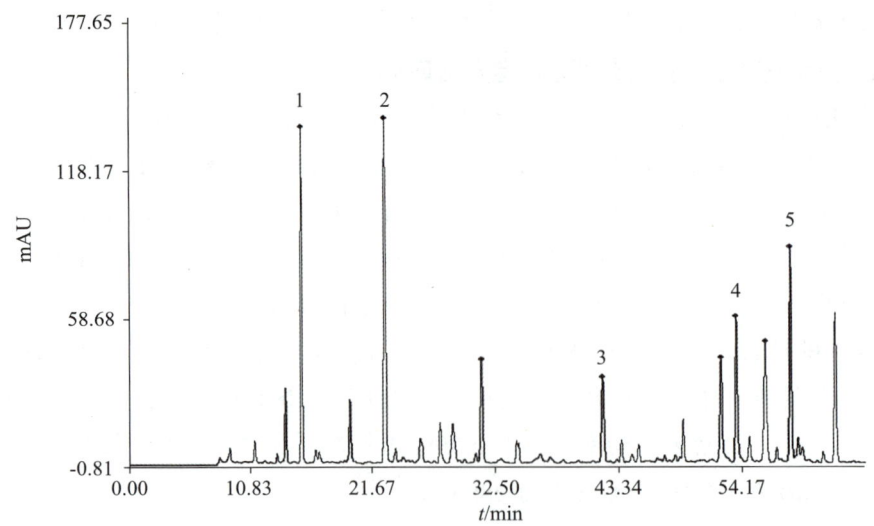

图 2-7 冠心宁注射液对照指纹图谱

1. 丹参素钠；2. 原儿茶醛；3. 阿魏酸；4. 迷迭香酸；5. 丹酚酸 B

测定，结果表明各企业生产的样品相似度较为一致，根据样品的数据及质量情况，暂定样品的相似度不得低于 0.80。

**8. 冠心宁注射液中间体对照指纹图谱的建立**　冠心宁注射液中间体为棕红色至棕褐色的液体。由于注射液中间体的样本数较少，并且从控制本品质量的角度出发，采用冠心宁注射液成品的模板来控制中间体的质量更有意义。因此，建议采用冠心宁注射液成品的对照指纹图谱作为控制中间体的对照指纹图谱。

**9. 冠心宁注射液原料药材川芎与丹参的对照指纹图谱建立**　川芎的水溶性成分有酚酸、苯酞衍生物等成分，而这些成分大部分具有紫外吸收，因此采用 HPLC/UV 法测定本品的指纹图谱，阿魏酸对照品用于制备参照物溶液，最终建立的川芎药材指纹图谱如图 2-8。同样采用 HPLC/UV 法测定丹参药材的指纹图谱，以丹酚酸 B 作为参照物，最终建立的丹参药材对照指纹图谱如图 2-9。

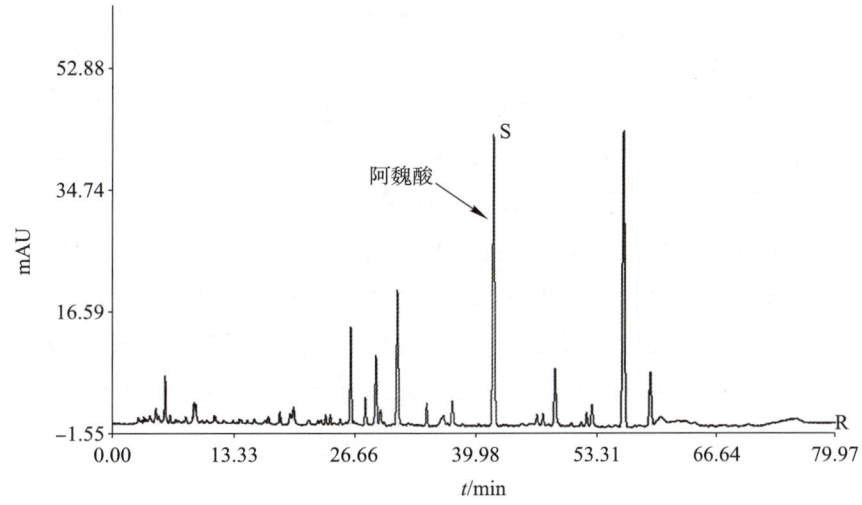

图 2-8　川芎药材对照指纹图谱

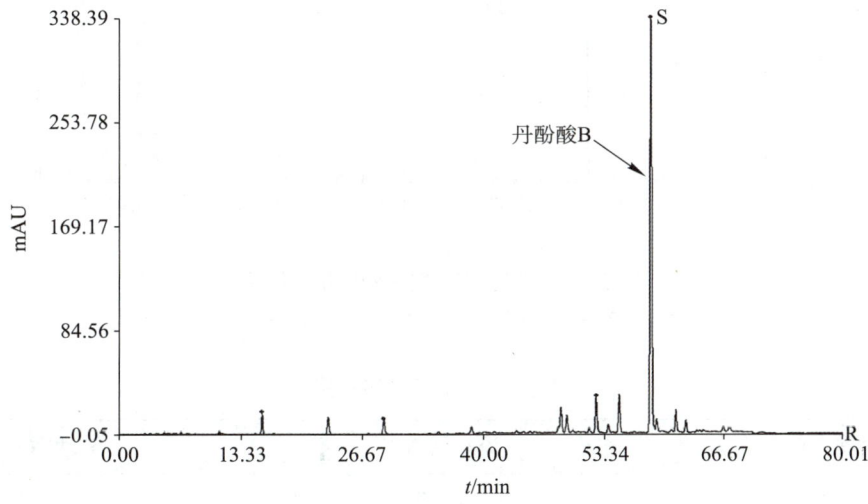

图 2-9　丹参药材对照指纹图谱

71

## 附：冠心宁注射液质量标准（草案）

本品为丹参、川芎两味药，经水提醇沉、酸碱调控等精制工艺处理后制得的中药注射液。

【处方】丹参1 000 g，川芎1 000 g。

【性状】本品为黄棕色至棕红色的澄明液体。

【鉴别】取本品5 mL，用稀盐酸调节pH至2，用乙酸乙酯振摇提取2次，每次10 mL，合并乙酸乙酯液，蒸干，残渣加无水乙醇1 mL使溶解，作为供试品溶液。另取丹参素钠、原儿茶醛和丹酚酸B对照品，加乙醇制成每1 mL含1 mg的混合溶液，作为对照品溶液。照薄层色谱法（通则0502）试验，吸取上述两种溶液各2～5 μL，分别点于同一硅胶G薄层板上，以甲苯－三氯甲烷－乙酸乙酯－甲醇－甲酸（2：3：2：0.5：2）为展开剂，展开，取出，晾干，置碘蒸气中熏至斑点显色清晰。供试品色谱中，在与对照品色谱相应的位置上，显相同颜色的斑点。

取本品10 mL，用乙酸乙酯振摇提取2次，每次10 mL，合并乙酸乙酯提取液，蒸干，残渣加甲醇1 mL使溶解，作为供试品溶液。另取阿魏酸对照品，加甲醇制成每1 mL含1 mg的溶液，作为对照品溶液。照薄层色谱法（通则0502）试验，吸取对照品溶液1 μL，供试品溶液2 μL，分别点于同一硅胶G薄层板上，以甲苯－乙酸乙酯－冰乙酸（18：1：1）为展开剂，展开，取出，晾干，喷以2%三氯化铁的稀乙醇溶液－2%铁氰化钾的稀乙醇溶液（1：1）的混合溶液。供试品色谱中，在与对照品色谱相应的位置上，显相同颜色的斑点。

【指纹图谱】按照高效液相色谱法（通则0512）测定，见图2-10。

【色谱条件与系统适用性试验】以十八烷基硅烷键合硅胶为填充剂；以乙腈为流动相A，以0.05%三氟乙酸水溶液为流动相B，按表2-10中的规定进行梯度洗脱；流速为0.8 mL/min，柱温为40℃；检测波长为288 nm。理论板数按丹酚酸B峰计算应不低于200 000。

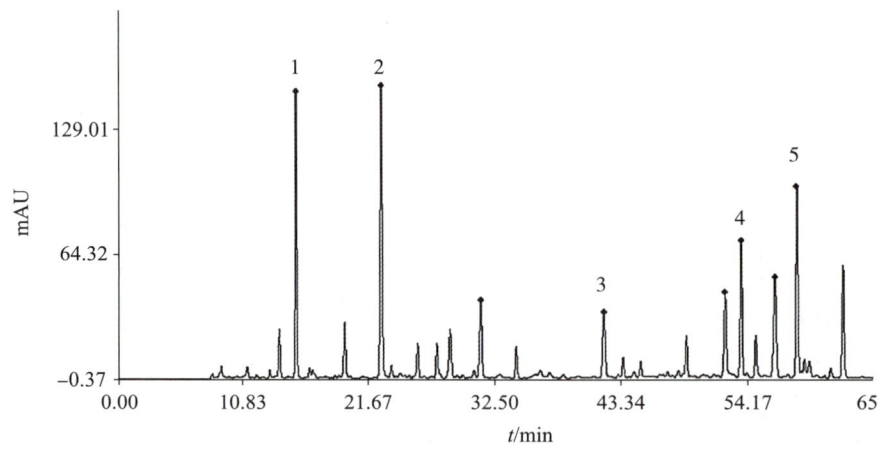

图2-10　冠心宁注射液对照指纹图谱

1. 丹参素钠；2. 原儿茶醛；3. 阿魏酸；4. 迷迭香酸；5. 丹酚酸B

表2-10　梯度洗脱程序

| 时间/min | 流动相A/% | 流动相B/% |
| --- | --- | --- |
| 0～65 | 2→30 | 98→70 |
| 65～66 | 30→2 | 70→98 |
| 66～80 | 2 | 98 |

【参照物溶液的制备】取丹参素钠对照品、原儿茶醛对照品、阿魏酸对照品、迷迭香酸对照品和丹酚酸 B 对照品适量，精密称定，加 0.2% 冰乙酸的 10% 甲醇溶液制成每 1 mL 含丹参素钠 0.45 mg、原儿茶醛 50 μg、阿魏酸 20 μg、迷迭香酸 50 μg 和丹酚酸 B 0.10 mg 的混合溶液，即得。

【供试品溶液的制备】精密量取本品 2 mL，置 10 mL 量瓶中，加 0.2% 冰乙酸的 10% 甲醇溶液稀释至刻度，摇匀，即得。

【测定法】分别精密吸取参照物溶液与供试品溶液各 5 μL，注入液相色谱仪，测定，计算，即得。供试品指纹图谱中应呈现与相应的参照物色谱峰保留时间相同的色谱峰。按中药色谱指纹图谱相似度评价系统计算，供试品指纹图谱与对照指纹图谱的相似度不得低于 0.80。

## 四、中药谱效关系研究

中药指纹图谱具有整体性和模糊性特点，在鉴别中药真伪、评价其质量一致性及稳定性方面，是一种切实可行的质量评价模式。然而，中药指纹图谱表征的是中药中化学成分信息，并不能体现中药制剂的药效信息。因此，需要系统研究中药化学成分指纹图谱与其临床药效的相关性，构建能体现中药化学成分谱与药效相关性的质量控制新模式，即中药谱效关系研究。

### （一）中药谱效关系研究的思路与方法

**1. 中药谱效关系研究的基本思路**　中药谱效关系研究基本思路，是在建立中药指纹图谱的基础上，将中药的化学成分指纹图谱与药效结果相关联，建立化学成分的变化与药效变化的关联性，以"化学成分谱"表征"药效"，为一种基于中药药效物质的质量评价模式。主要体现在三方面：首先基于中药各药味所含化学成分的理化性质，采用多维、多种分析方法构建中药的化学指纹图谱，并对图谱中的化学成分尽可能确认或指认；其次是建立合适的药效学模型，获得药效学数据；最后基于上述两部分研究结果，采用数理统计分析，将指纹图谱数据和药效学数据进行关联，建立两者的谱效关系。基本思路流程见图 2-11。

**2. 中药谱效关系研究的一般方法**

（1）中药指纹图谱的构建：中药指纹图谱是构建谱效关系的基础，目前可用于中药指纹图谱建立的分析方法包括色谱法、光谱法及色谱光谱联用法等。色谱光谱串联法具有集分离和检测为一体的特点，是当前中药指纹图谱建立的主流方法。基于色谱光谱联用法构建的指纹图谱也叫色谱指纹图谱，能较直观地体现中药所含化学成分的种类、数量和含量，并且色谱峰面积可体现成分与药效间的"量效关系"。常用的色谱光谱联用法有 HPLC-DAD、HPLC-ELSD、HPLC-MS 和 GC-MS 等方法。

中药成分复杂，若单张化学指纹图谱难以完整地反映制剂的化学组成特征时，可采用反映不同化学特征的多张指纹图谱，即"多元指纹图谱"；亦可根据化学成分的理化性质，采用不同的分析方法，获取的不同化学指纹图谱，即"多源指纹图谱"。"多元指纹图谱"和"多源指纹图谱"的建立，均为通过多途径分析，以求完整地表征中药复杂体系的整体化学特征。值得一提的是，通过串联使用 DAD 和 ELSD 检测器，可同时分析中药中具有紫外吸收的成分和不具有紫外吸收的化学物质，如基于 HPLC-DAD-ELSD 的牛黄镇惊丸指纹图谱的研究。另外，亦可通过采用 DAD 检测器与定性能力更强的串联质谱联用，更全面地表征中药制剂中多种结构类型化学成分，如基于 UPLC-DAD-QTOF/MS 法表征参芪扶正注射液的化学指纹图谱，可同时测定包括皂苷

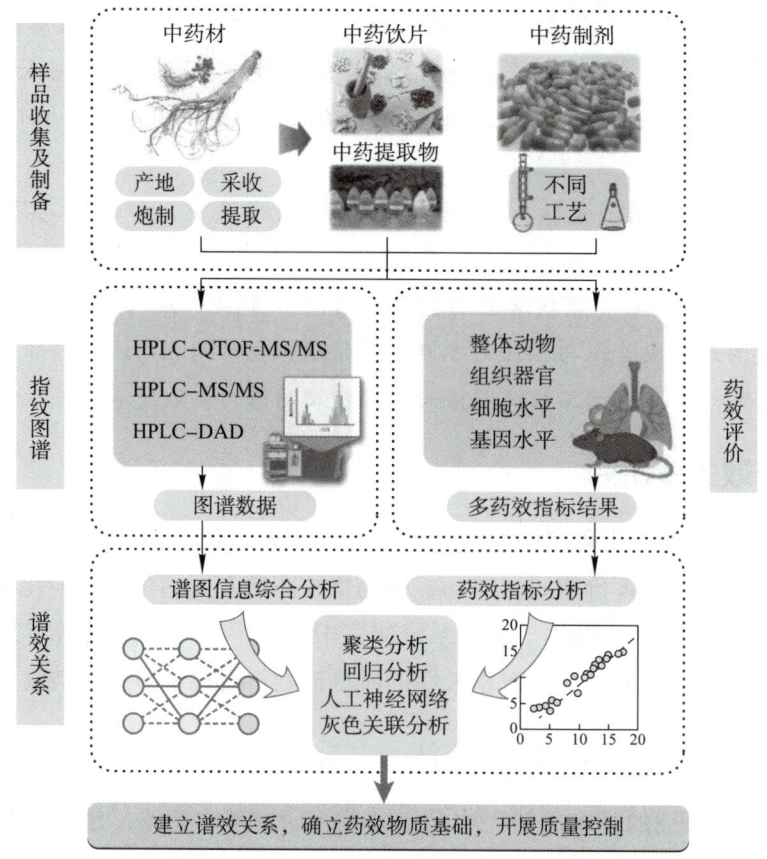

图 2-11　中药谱效关系研究的基本思路

类、黄酮类、生物碱、有机酸类等 93 个化学成分。

（2）药效学研究：中药谱效关系研究的关键在于获得符合中医药理论、可量化表征药效指标的可靠数据集，这也是中药谱效关系研究遇到的瓶颈性问题。中药常具有多种药理效应，选择不同的药效学指标，可能获得不同的结果。因此，在中药谱效关系研究中，要根据制剂的临床适应证和功能主治，选择更有针对性的药效学指标。由于中药的药效作用偏重于整体调节，所以，在谱效关系研究中，要尽可能选用整体动物进行试验，同时选择更为客观的检测指标。药效学研究结果的准确性直接决定谱效关系研究结果的可靠性。因此，药效学研究要尽可能实现标准化和规范化，保证研究结果的准确性，从而建立更为真实、可靠的谱效关系。

（3）构建谱效关系：中药的"多元/多源指纹图谱"的建立，会产生大量化学成分"质与量变化"的数据，这些海量数据与药效之间的关系，需要借助数理统计与信息学方法来分析。常用的数据处理方法，主要有聚类分析、相关分析、回归分析、灰色关联度分析、主成分分析、神经网络法、谱图对比分析等。

1）聚类分析（cluster analysis）：通常针对大批量的数据或样品，根据其本身的特性按"物以类聚"的思想将彼此相似的样本或数据聚集成簇以实现分类。通过将指纹图谱数据聚类分析结果和与之相对应的药效指标进行对比，确定出具有更好药效作用的指纹图谱，进而提取这一类指纹图谱的共有特征，用以挖掘可能的药效活性成分。然而，仅使用聚类分析不能对指纹图谱中各色谱峰与药效指标的关联程度进行评价，一般需与相关分析等数据处理方法联合使用。

2）相关分析（correlation analysis）：针对两个或多个变量之间的相关情况进行分析。谱效关系研究中每个指纹峰和每个药效指标都可以看作是一个变量。相关系数（$r$）的大小和方向表明了色谱峰与药效指标的密切程度和正负相关，因此通过 $r$ 的计算，可判断中药指纹图谱的色谱峰与药效指标的相关性大小、显著程度及变化趋势。然而相关系数是通过图谱中每个色谱峰与药效指标组成的变量对所计算得到的，故无法解释各个色谱峰对药效指标的协同作用，忽略了中药作用的整体性。

3）回归分析（regression analysis）：用于研究自变量和因变量之间是否存在线性或非线性关系。其建立在相关分析基础之上，对指纹图谱色谱峰与药效指标之间的密切相关关系进行测定；回归分析根据回归系数的符号，确定色谱峰与药效指标的相关变化方向，根据回归系数的大小，确定色谱峰对药效指标的重要程度。

普通多元回归分析中常用的是逐步回归分析（stepwise regression），其根据各个自变量对因变量的贡献大小依次引入回归方程，每引入一个变量均进行显著性检验，随时剔除对因变量作用不显著的变量，直至所有对因变量有显著作用的因素均被选择。因此，该方法无法体现未被选择的色谱峰自变量与因变量药效的关系，并且对于样本数少于自变量数或者自变量之间存在多重相关性的谱效关系模型建立，普通多元回归将不再适用。

偏最小二乘回归分析（partial least squares regression analysis）也是一种回归分析方法，与普通多元回归相比，偏最小二乘回归分析允许在样本数少于变量数的条件下进行回归建模，同时也适合于存在多重相关性的谱效关系的数据处理。而且，基于偏最小二乘回归分析建立的最后总模型包括指纹图谱中原有的所有色谱峰，最大限度地利用了数据信息，体现了中药成分对药效指标的综合作用，具有较强的实用性和稳定性。

### （二）中药谱效关系研究的现存问题及发展趋势

中药谱效关系是在中医药理论的指导下，将中药指纹图谱通过化学计量学模型与药效学相互关联的科学研究方法，为建立反映中药内在质量的评价方法和中药药效物质基础的研究提供了一种新的方向和思路。近年来，谱效关系研究被广泛应用于中药质量评价、有效成分筛选、药效物质基础研究、制备工艺优选等诸多方面。然而，其发展仍存在几个关键问题需要突破。

**1. 建立中药指纹图谱**　指纹图谱的建立是中药谱效关系研究的基础，如何最大限度地获取可有效代表中药化学信息的指纹图谱，避免活性成分遗漏是中药谱效关系研究的关键。

（1）构建中药各类成分的完整指纹图谱：首先，中药所含化学成分复杂，各类成分理化性质差异大，一种检测器或一种分析方法建立的单张化学指纹图谱往往难以全面表征中药所含的化学成分。其次，目前的中药谱效学研究多是对单味中药或是复方中的一种或几种有效物质进行质量评价，仅仅确定其中的一种或几种有效成分的含量难以对其进行较好的质量控制和药效评价。最后，通过对照品对照或色谱－光谱联用技术只能实现对部分共有峰成分的鉴定，且化合物对照品数量有限，价格昂贵。

（2）运用现代分析技术构建多维指纹图谱：采用现代分析技术，是实现中药指纹图谱完成化学成分分离、结构鉴定的重要手段。建立中药的指纹图谱的方法有色谱法、光谱法及色谱光谱联用法等，如何合理运用现代分析技术构建中药多维指纹图谱进行更科学的谱效关系研究是当前所面临的主要问题之一。

中药指纹图谱已成为国内外所广泛认可的一种中药质量评价模式，囿于中药及中药制剂的化学成分组成和性质的复杂性，作用靶点和作用途径的差异性，单张化学指纹图谱无法完整地体现中药的化学成分信息。因此，运用不同仪器获得的"多源指纹图谱"与综合多种数据处理技术的"多元指纹图谱"组成的"多维指纹图谱"以整体形式体现中药物质基础复杂体系的化学特征，未来有望可以解决中药物质基础体系复杂组成的质量控制难题。

**2. 中药药效学研究**  中药多成分、多靶点、多途径协同作用的特点决定了中药药效评价方法与传统化学药的不同，如何建立符合和体现中医药理论的药效评价方法是中药谱效关系研究的另一关键。

（1）药理模型的合理选择：目前谱效关系研究中的药效学研究多采用体外模型，但建立在细胞、组织、离体器官水平的现代药理模型基础上获得的中药谱效关系，一方面未将中药对机体整体调节性考虑在内，另一方面缺少中药在体内复杂的吸收、分布、代谢、排泄过程和药物相互作用分析。值得注意的是，若选择整体动物模型进行药效学研究，关键难点则在于造模方法和药效指标是否与临床功效一致。当前大多数药理模型和药效指标多参照化学药的药效评价模式建立，而传统中医理论中的适应证通常很难与现代药理学模型的药效指标对应。因此，中药谱效关系研究所采用的药效模型应综合考虑中医发病学说与现代病理学致病机理的关联性，选择与中医"证"相符合的现代药理学模型。

（2）药效评价指标的合理选择：目前中药谱效关系研究多采用单一指标或多个指标同时评价，多指标评价往往能发挥相互补充、相互佐证的作用。药效评价指标的选择关键在于选择有针对性、与中药功效或疾病进程确切相关的评价指标。因此，明确疾病的发病机制及阐明药物的作用机制和作用靶点有利于选择正确、合适的药效指标。

目前谱效关系研究主要集中在"谱"，对于"效"的研究比较有限。因此，针对中药谱效关系研究中的"效"的部分，仍需更为系统、科学的理论支撑，并进一步规范实验设计与药效评价指标选择的依据。鼓励根据中药的临床适应证，从多层次和多水平开展药理学研究，建立全面的中药体内外多指标药效评价方法。

**3."谱－效"关系数据处理**  在指纹图谱及药效数据获得的基础上，将代表中药化学特征的"谱"和反映中药活性的"效"科学、合理的关联起来是中药谱效关系研究的重点。

（1）数据处理方法的合理选择：在中药谱效关系研究中，选择科学合理的数据处理方法是建立指纹图谱与药效之间科学关联的基础。目前尚无统一的数据分析方法能够将色谱信息与药效数据合理地关联起来。因此，如何科学合理关联复杂色谱峰信息与药效学信息是中药谱效关系研究的重难点。随着数理统计方法和计算机技术的发展，越来越多数据分析技术出现，不同数理统计方法均存在各自的优势与不足以及适用范围，再加上试验过程因外界影响而具有的多变性以及复杂性，若采用单一的数据分析方法进行分析，在一定程度上会导致分析结果的片面性增加。因此，多种数据分析技术联用及交叉验证是十分必要的。

（2）谱效关系的验证：谱效关系研究主要以数理统计学方法作为理论支撑，通过这种方法得到的实验结果仍然可能存在一些局限，因此还需要设计针对性实验进行验证。在进行中药谱效关系研究过程中，需寻找中药化学成分差异与药效差异的对应关系以确定中药药效物质基础。在体内外验证实验设计中，可参考"组分敲入、敲除"的思路构建原料药材配比不同的系列差异样品。其中，"敲除"实验指的是将活性组分去除后，观察中药的药效变化；而"敲入"实验指的是将活性组分加倍或重新加入到中药中，观察中药的剂量－药效关系或者剂量－毒性关系。当某一成分的含量发生显著变化，而对应的生物活性并无显著改变，则表明该成分与药效关联性弱；反之，则表明该成分与药效关联性强。组分敲除研究模式保留了多种化学成分更能体现中药及复方的整体性与协同性，对于进一步阐明中药药效物质基础具有重要意义。

## 五、中药特征图谱的定义与特性

中药特征图谱是指中药经适当处理后，采用一定的分析手段，得到的能够标示其中各种组分群特征的共有峰的图谱。而中药制剂特征图谱系指中药制剂样品经适当处理后，采用适宜的分析方法，研究建立的能够反映多组分信息并体现其质量特征的图谱。中药制剂特征图谱对于识别中药制剂关键质量属性，研究量质传递，评价中药制剂质量的均一性、稳定性，提高中药制剂整体质量控制水平具有重要意义。

中药指纹图谱和中药特征图谱均以表征中药内在质量的整体变化为评价目的。中药特征图谱通过规定特征峰的数目和保留时间对药材品种进行鉴别，其特征性的图谱能充分反映出该中药的鉴别特征。而中药指纹图谱是一种综合的、可量化的鉴别手段，通过对共有峰相似度的评价，可用于鉴别中药材的真伪，评价中药材质量的均一性和稳定性。中药特征图谱以对照图谱的形式列入标准，其特征色谱峰组合反映出品种的重要特征信息，改变了中药鉴别依赖单一成分或主要成分的鉴别模式，更全面的反映出中药的整体鉴别特征，使中药质量的可控性明显增强，丰富和拓展了中药鉴别的内涵。

## 六、中药特征图谱的方法建立与要求

### （一）中药特征图谱的基本要求

中药特征图谱在标准的构建中主要用于定性鉴别，不要求像指纹图谱一样对图谱的相似性进行全面评价，它的主要特点是要突出该品种与其他品种不同的特征性成分，并将这些成分作为特征峰通过与参比峰的相对保留时间和 / 或相对峰面积的计算，进行各色谱峰的定位和评价，这些色谱峰可以是已知的，也可以是未知的，最终特征图谱应能够反映中药的质量特征且测定方法科学可行。

在质量标准里，特征图谱一般要求若干特征峰与参照峰的相对保留时间和 / 或相对峰面积在规定值的 $\pm n\%$ 的偏差以内，具体的限定值根据实验数据进行规定。由于不同实验室所使用的仪器、色谱柱型号等实验条件可能不同，得到的相对保留时间和相对峰面积的偏差范围亦不相同，因此，针对保留时间相近的色谱峰，通过相对保留时间进行峰指认的时候可能会出现偏差。

总结国内外关于特征图谱的研究方法，基本思路都是首先采用对照药材或对照提取物建立对照特征图谱，并对特征成分进行说明，包括应检出的特征峰数、成分确切的色谱峰和成分不明确的色谱峰。为了使评判标准简单明确，有专家提出在进行中药特征图谱分析时，尽可能的使用对照品和对照药材（对照提取物）进行随行对照分析。对于特征峰的指认不再依赖相对保留时间，而是在标准中要求检测出与对照品或对照药材（对照提取物）特征色谱峰保留时间一致，相对峰面积在规定范围内的色谱峰。

知识链接 2-6：中药制剂特征图谱研究技术指导原则（试行）

自《中国药典》（2010 年版）起，在中药质量标准工作中新增加了特征图谱项，如人参总皂苷、山楂叶提取物、连翘提取物、肿节风浸膏、茵陈提取物、满山红油等提取物都有特征图谱。在《美国药典》与《欧洲药典》中，也有类似特征图谱作用的谱图鉴别出现在鉴别项下，主要采用对照提取物为标准溶液，对样品进行鉴别，并配合定量分析方法进行各色谱峰的含量控制。

### （二）中药特征图谱的建立

**1. 供试品制备**  根据样品所含化学成分的理化性质和检测方法的要求，建立适宜的提取、纯化方法，对提取溶剂、方法、次数、温度、纯化方法等主要影响因素进行考察，并提供相应的考察数据。对于成分复杂的样品，可进行预处理，减少不同成分间的干扰。供试品的制备应当尽可能使活性/指标成分在特征图谱中得以体现。

**2. 参照物的选择**  参照物用于特征峰的定位或定量，有助于特征峰的指认、归属和判定，应当根据样品特点选取适宜的对照药材、对照提取物、一个或多个主要活性成分或指标成分等作为参照物。对于中药制剂特征图谱的建立，参照物的选择应当基于药材–饮片–中间体–制剂的关联性，结合药效及制备工艺情况进行研究。

**3. 特征图谱的获取**  应当根据所含化学成分的理化性质等，充分考虑分析方法的可操作性，选择适宜的检测方法，尽可能检出反映中药质量的特征成分。一般多采用色谱方法，如液相色谱法、气相色谱法等。必要时可采用多种检测方法或多种测定条件制定多个特征图谱。鼓励采用成熟适用的新技术新方法，科学、全面、准确地反映特征信息。

**4. 特征图谱的建立**  特征图谱应当具有足够的代表性，应当能反映多组分信息，表征中药的质量特征。一般应当根据 15 批及以上代表性样品的测定结果研究制定。特征峰应当有一定的峰面积（一般应当不小于参照峰的 5%）。优先选择活性成分作为特征峰；活性成分不明确的，可选择图谱中稳定出现的色谱峰作为特征峰，并尽可能对其进行指认。一般情况下，中药复方制剂具有多条工艺路线的，建议针对每条工艺路线选取专属性强的化学成分作为特征峰进行研究。

**5. 特征图谱的认证**  特征图谱的认证指考察所建立的特征图谱是否具有代表性，能否表征待测成分的专属性。选择适宜的分析方法或联用技术对主要特征峰进行推测，或结合对照品对主要特征峰进行确认，根据所确定的主要成分特征峰说明所建立图谱的专属性。对中药复方制剂，应当根据处方各药味所含化学成分、制备工艺等情况，对特征峰进行药味归属。

**6. 方法学验证**  参照现行版《中国药典》《国家药品标准工作手册》等相关要求，开展特征图谱的方法学验证研究。

（1）重复性试验：取同一批号的供试品 6 份，按供试品制备方法及检测方法进行制备与检测，其相似度应≥0.95。

（2）重现性试验：经不同实验室复核，特征图谱与对照特征图谱相比，其相似度应≥0.90。

（3）稳定性试验：取同一供试品，于不同时间点进行检测，计算其相对保留时间、相对峰面积或相似度，其相似度应≥0.95。

**7. 评价方法**  根据 15 批以上样品的测定结果，选择每批样品均具有的主要色谱峰作为特征峰，并对各特征峰的相对保留时间进行标示。待测样品的特征图谱与对照特征图谱相比，应有相对保留时间一致的特征峰，应对主要色谱峰的峰高或峰面积的比例进行考察，必要时做出规定。中药制剂特征图谱采用特征峰保留时间评价的，供试品特征图谱的相关色谱峰应当与相应的参照物色谱峰保留时间相同。采用特征峰相对保留时间/相对峰面积评价的，根据研究结果确定参照峰（S峰）、各特征峰的相对保留时间及其范围、相对峰面积及其范围等。特征峰相对保留时间规定值范围一般应当不超过 ±10%。若超过 ±10%，可考虑增加参照物，即特征图谱测定中采用多个参照物分别对不同特征峰的相对保留时间作出规定。

## 七、中药特征图谱应用示例

**示例 2-3 仙灵脾（淫羊藿）配方颗粒特征图谱**

### 1. 仙灵脾（淫羊藿）配方颗粒质量标准（草案）

【来源】本品为小檗科植物淫羊藿 *Epimedium brevicornu* Maxim. 的干燥根茎经炮制并按标准汤剂的主要质量指标加工制成的配方颗粒。

【制法】取仙灵脾饮片 5 000 g，加水煎煮，滤过，滤液浓缩成清膏（干浸膏出膏率为 10%~17%），加辅料适量，干燥，再加辅料适量，混匀，制粒，制成 1 000 g，即得。

【性状】本品为黄棕色至棕色颗粒；气微，味微苦。

【鉴别】取仙灵脾（淫羊藿）对照药材 0.2 g，加稀乙醇 20 mL，超声处理 10 min，滤过，滤液作为对照药材溶液。照薄层色谱法（通则 0502）试验，吸取【含量测定】项下供试品溶液和对照药材溶液各 2~5 μL，分别点于同一硅胶 G 薄层板上，以乙酸乙酯－丁酮－甲酸－水（10∶6∶3∶1）为展开剂，展开，取出，晾干，喷以三氯化铝试液，在 105℃ 加热数分钟，置紫外灯（365 nm）下检视。供试品色谱中，在与对照药材色谱相应的位置上显相同颜色的斑点。

【含量测定】按照高效液相色谱法（通则 0512）测定。

【色谱条件与系统适用性试验】以十八烷基硅烷键合硅胶为填充剂（柱长为 100 mm，内径为 2.1 mm，粒径为 1.8 μm）；以乙腈为流动相 A，以 0.1% 甲酸溶液为流动相 B，按表 2-11 中的规定进行梯度洗脱；流速为 0.40 mL/min；检测波长为 270 nm。理论板数按双藿苷 A 峰计算应不低于 5 000。

表 2-11 梯度洗脱程序

| 时间 /min | 流动相 A/% | 流动相 B/% |
|---|---|---|
| 0~5 | 10→15 | 90→85 |
| 5~15 | 15→40 | 85→60 |
| 15~20 | 49→95 | 60→5 |

【对照品溶液的制备】取双藿苷 A 对照品适量，精密称定，加甲醇制成每 1 mL 含 0.3 mg 的溶液，即得。

【供试品溶液的制备】取本品适量，研细，取约 0.1 g，精密称定，置 50 mL 量瓶中，加入稀乙醇适量，超声处理（功率 250 W，频率 40 kHz）10 min，取出，放冷，加稀乙醇至刻度，摇匀，滤过，取续滤液，即得。

【测定法】分别精密吸取对照品溶液与供试品溶液各 1 μL，注入液相色谱仪，测定，即得。本品每 1 g 含双藿苷 A（$C_{38}H_{48}O_{20}$）应为 56.0~151.0 mg。

### 2. 仙灵脾（淫羊藿）配方颗粒特征图谱的构建

【特征图谱】按照高效液相色谱法（通则 0512）测定，见图 2-12。

【色谱条件与系统适用性试验】同【含量测定】项。

【参照物溶液的制备】取仙灵脾（淫羊藿）对照药材 1 g，加水 20 mL，浸泡 30 min，煎煮 1 h，滤过，滤液浓缩至约 5 mL，转移至 25 mL 容量瓶中，加稀乙醇稀释至刻度，作为对照药材参照物溶液。另取双藿苷 A、朝藿定 A、朝藿定 C 和宝藿苷 Ⅱ 对照品适量，精密称定，加甲醇制成每 1 mL 含双藿苷 A 0.3 mg、朝藿定 A 50 μg、朝藿定 C 50 μg 和宝藿苷 Ⅱ 50 μg 的混合溶液，作为对照品参照物溶液。

【供试品溶液的制备】同【含量测定】项。

【测定法】分别精密吸取参照物溶液与供试品溶液各 1 μL，注入液相色谱仪，测定，即得。供试品色谱中应呈现 5 个特征峰，并应与对照药材参照物色谱中的 5 个色谱峰保留时间相对应，其中 4 个峰应分别与相应对照品参照物峰的保留时间相对应。以双藿苷 A 参照物峰相应的峰为 S 峰，计算峰 4 的相对保留时间，其相对保留时间应在规定值的 ±10% 范围之内，规定值为：1.41（峰 4）。

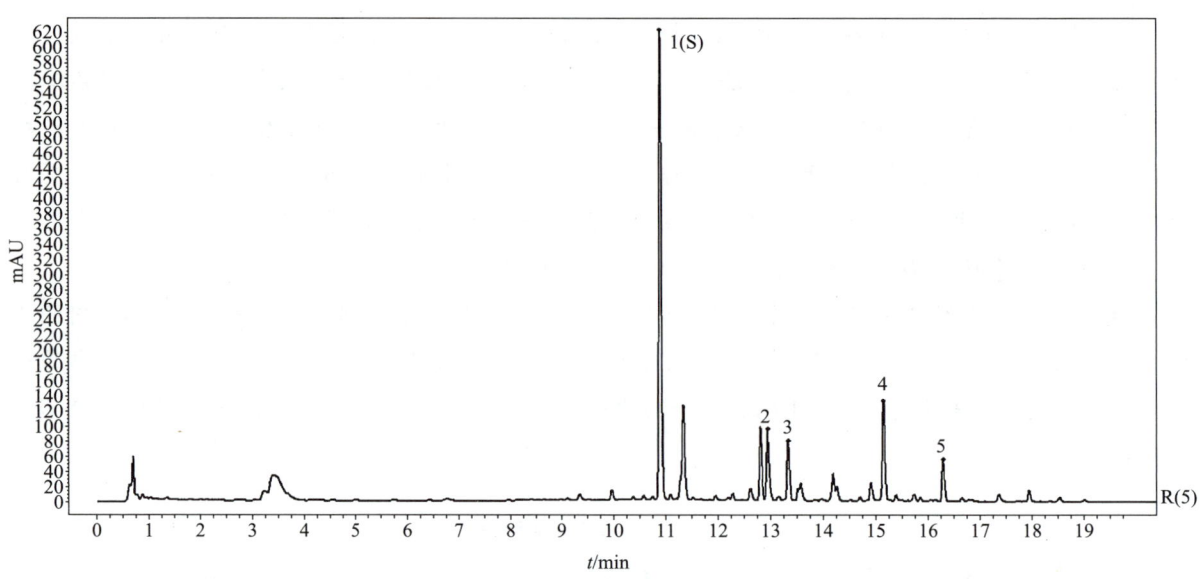

峰1（S）：双藿苷A；峰2：朝藿定A；峰3：朝藿定C；峰5：宝藿苷Ⅱ
参考色谱柱：Eclipse Plus C18RRHD；2.1 mm×100 mm,1.8 μm

图 2-12　仙灵脾（淫羊藿）配方颗粒特征图谱

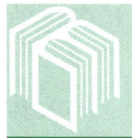

# 第四节　中药的含量测定

中药的含量测定是指通过选择合适的分析技术，并遵循相关原则建立定量方法测定中药中某一种或几种化学成分的含量，从而实现对中药内在质量的评判。中药的含量测定是中药质量控制体系的基本组成部分之一，也是评价中药质量优劣的重要依据。

## 一、常用中药含量的测定方法

### （一）化学分析法

化学分析法又称经典分析法，是基于物质间的化学反应及其计量关系而对物质进行分析的一类分析方法，是分析化学的重要基础。主要包括重量分析法和滴定分析法。

目前化学分析法在中药分析领域得到了广泛应用，该类方法仪器简单，成本低廉，分析结果准确，不受场地限制，便于推广与实行。但其局限性在于该类方法样品用量大，灵敏度低，操作繁琐，耗时长，专属性不强，不适用于微量成分的测定。

化学分析法在现行版《中国药典》中主要用于测定总生物碱、总有机酸、总皂苷等在中药中含量较高的成分类型，及矿物药中的无机成分类型。

1. **重量分析法** 重量分析法（gravimetric analysis）主要包括挥发法、萃取法以及沉淀法。①挥发法：主要用于测定具有挥发性或可转化为挥发性物质的被测组分，通过称定含有被测组分的样品挥发前后的质量，从而计算其含量，常用于水分、灰分的测定。②萃取法：是利用溶质在互不相溶的溶剂中溶解度的不同从而提取溶质的操作方法。如现行版《中国药典》中采用该法测定昆明山海棠片中总生物碱的含量。③沉淀法：是利用沉淀反应将被测组分以沉淀形式从溶液中进行分离的方法。该方法可用于测定西瓜霜润喉片中西瓜霜的含量。

2. **滴定分析法** 滴定分析法（titration analysis）也称为容量分析法，是指将已知准确浓度的标准溶液滴加到待测供试品溶液中，根据标准溶液和待测物完全反应时所消耗的体积，计算待测组分含量的方法。滴定分析法主要包括酸碱滴定法、沉淀滴定法、氧化还原滴定法和配位滴定法。①酸碱滴定法：可用于总生物碱或有机酸的含量测定；②沉淀滴定法：可用于测定生物碱、生物碱氢卤酸盐的含量；③氧化还原滴定法：主要用于具有氧化还原性组分的含量测定；④配位滴定法：是以配位反应为基础的一种滴定分析法，可用于鞣质、生物碱及矿物制剂的含量测定。

### （二）光谱法

光谱法是基于电磁辐射与物质相互作用而使物质内部发生量子化的能级跃迁，通过测量由此产生的吸收、发射或散射等电磁辐射的波长和强度进行分析的方法。主要包括吸收光谱法、发射光谱法和部分散射光谱法等。在中药分析领域常用的光谱法包括紫外－可见吸收光谱法、原子吸收光谱法等。

1. **紫外－可见分光光度法** 紫外－可见分光光度法（ultraviolet and visible spectrophotometry）也称为紫外－可见吸收光谱法，是根据物质分子对紫外－可见光谱区（200～760 nm）光辐射的吸收特征和吸收程度来研究物质组成和结构的定性和定量分析方法。在中药分析领域应用极其广泛，特别适用于中药及中药产品中某一类型化学成分的定量分析。

（1）紫外－可见分光光度法的特点：属于分子吸收光谱法。分子中有三种不同的能级，分别为电子能级、振动能级和转动能级。紫外－可见吸收光谱属于电子光谱，是由于价电子在电子能级间跃迁而产生的。分子价电子吸收在紫外－可见光区范围内电磁辐射的能量，产生能级跃迁。产生跃迁的必要条件是光子所提供的能量正好与跃迁所需能量相当，紫外光和可见光所具有的能量恰好能满足电子在不同电子能级间跃迁的能量需求。

与其他光谱分析方法相比，紫外－可见分光光度法的优点在于灵敏度、精密度和准确性较高，操作简便快速，成本低及仪器普及率高等。其局限性在于该方法的专属性不强，供试品溶液大多需要精制以排除干扰。此外，该方法一般以测定中药中某类成分的总量或有效部位居多。

（2）紫外－可见分光光度法的定量原理：对于分子吸收光谱而言，在入射光被物质分子吸收后，光的强度会减弱，将照射前后的光强度转变为电信号并记录下来，即可得到分子的吸收光谱。吸收光谱的吸收强度可用朗伯－比尔（Lambert-Beer）定律加以描述。

$$A = acl \qquad\qquad （式2-5）$$

上式为该定律的数学表达式，该式的文字描述为：当用一适当波长的单色光照射一溶液时，吸光度正比于溶液浓度（$c$）和液层厚度（$l$）的乘积。其中 $A$ 为吸光度；$a$ 为吸光系数（可分别用百分吸收系数 $E_{1cm}^{1\%}$ 或摩尔吸光系数 $\varepsilon$ 表示），其与溶液性质、温度和入射波长有关，当给定单色光、溶剂和温度等条件下时，吸收系数是物质的特性常数，表明物质对某一特定波长光的吸收能力。

吸光度具有加和性，如果溶液中同时存在两种或两种以上的吸光物质时，则溶液的吸光度为各组分吸光度的总和。

（3）对仪器、溶剂与方法的要求

1）仪器要求：紫外－可见分光光度仪使用前需分别对波长和吸光度进行校正，以及对杂散光进行检查。

2）溶剂要求：含有杂原子的有机溶剂，通常均具有很强的末端吸收。因此，在紫外－可见分光光度法中被当作溶剂使用时，样品中待测组分的使用波长范围不能小于溶剂的截止波长。例如甲醇、乙醇的截止波长为 205 nm，乙腈的截止波长为 190 nm。此外，溶剂纯度不够可能会造成其他干扰吸收，故使用的溶剂须保证一定的纯度，且在测定供试品前，应先检查所用的溶剂在供试品所用的波长附近是否符合要求，即将溶剂置于 1 cm 石英吸收池中，以空气为空白（即空白光路中不置任何物质）测定其吸光度。

3）方法要求：测定时，测定波长一般选取供试品的最大吸收波长，如若样品中存在多个组分，应确保共存组分在测定波长下对待测组分的测定无干扰。测定时，除另有规定外，应以配制供试品溶液的同批溶剂为空白对照。此外，一般供试品溶液的吸光度读数，以在 0.3～0.7 为宜。

（4）含量测定方法：在紫外可见光谱中，如供试品在紫外光区（200～400 nm）有吸收，则采用紫外分光光度法进行测定；如供试品在可见光区（400～760 nm）有吸收，则多采用比色法进行测定。有时供试品本身在紫外－可见光区没有强吸收，或在紫外光区虽有吸收但为了避免干扰或提高灵敏度，可加入适当的显色剂，使反应产物的最大吸收移至可见光区，采用比色法进行测定。比色法通常采用标准曲线法计算其含量。

1）标准曲线法：配制一系列不同浓度的对照品溶液，在仪器推荐的浓度范围内，除另有规定外，制备含不同浓度的对照品溶液至少 5 份，浓度依次递增，依次测定各浓度对照品溶液的吸光度。取吸光度平均值（平行测定 3 次）为纵坐标、相应浓度为横坐标，绘制吸光度－浓度曲线图（图2-13），若吸收符合 Lambert–Beer 定律，即可得到一条通过原点的直线。制备供试品溶液，使待测成分的估计浓度在标准曲线浓度范围内，测定吸光度取平均值（平行测定 3 次），根据标准曲线读取或计算被测成分含量。

基于标准曲线法计算被测组分含量的基本形式：①配制一系列浓度的对照品溶液，绘制标准曲线求出标准曲线方程；②将样品的吸光度（$A_x$）代入方

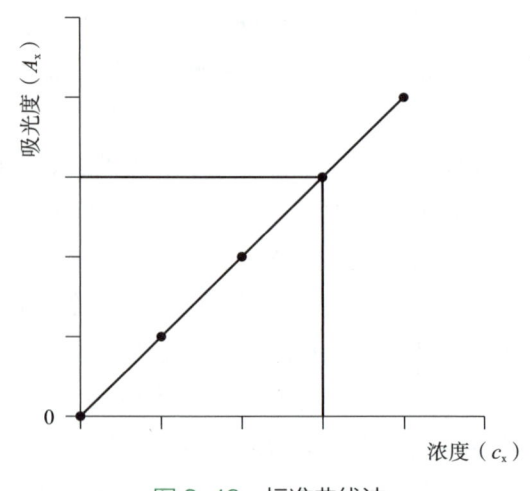

图2-13　标准曲线法

程，计算样品浓度（$c_x$）。

2）对照品比较法：在相同的条件下分别配制供试品溶液和对照品溶液，对照品溶液中所含被测成分的量应为供试品溶液中被测成分规定量的 100% ± 10%，对照品与供试品的浓度应相差不大，所用溶剂也应完全相同，在规定的波长测定供试品溶液和对照品溶液的吸光度后，按下式计算供试品中被测溶液的浓度。

$$c_{供试品} = \left( A_{供试品} / A_{对照品} \right) \times c_{对照品} \qquad （式 2-6）$$

3）吸收系数法：该法是测定供试样品溶液在规定波长处的吸光度，根据被测成分在规定条件下的吸收系数进行含量计算。

$$A = E_{1cm}^{1\%} cl \qquad （式 2-7）$$

$$c = A / \left( E_{1cm}^{1\%} l \right) \qquad （式 2-8）$$

$E_{1cm}^{1\%}$ 可从相关手册或药典中查得。在应用本法时，吸收系数通常应大于 100。该法对仪器要求严格，优点是无需对照品，方法简便。但需要注意仪器波长、空白吸收的校正、吸光度准确度的检定以及杂散光的检查。本方法运用实例参见现行版《中国药典》中紫草项下羟基萘醌总色素的测定。

4）计算分光光度法：该法为用数学方法处理分光光度法测量数据，并完成测定的一种方法。该法一般不宜用作含量测定。

**2. 原子吸收分光光度法**　原子吸收光谱法（atomic absorption spectroscopy，AAS）也称为原子吸收分光光度法，是基于物质所产生的原子蒸气对特征谱线，通常是待测元素的特征谱线的吸收作用来进行元素定量分析的一种方法。相比于紫外可见吸收光谱，原子吸收光谱为窄带光谱，其光源为锐线光源，且需将试样原子化。原子吸收分光光度法所用仪器为原子吸收分光光度计（即原子吸收光谱仪），其可分为单光束型和双光束型两种类型，它们均由光源、原子化系统、分光系统和检测系统四个主要部分构成。最常用的光源为空心阴极灯。原子化系统中，常用的原子化法包括火焰原子化法和石墨炉原子化法。

（1）原子吸收分光光度法的特点：原子吸收分光光度法主要用于元素分析，其测定对象是呈原子状态的金属元素和部分非金属元素。该法广泛应用于中药制剂及中药材中重金属、毒害元素及微量元素的检测，也应用于食品安全检测、环境监测和煤矿环保等行业。原子吸收分光光度法的优点在于测定元素种类多，选择性好，灵敏度高，重现性好，检出限高，操作简便快速等。其局限性在于不能对多元素同时分析，对难溶元素测定灵敏度不高，且对于共振谱线处于真空紫外区的元素，如磷（P），硫（S）等元素无法测定。

（2）含量测定方法：原子吸收分光光度法常用定量方法为标准曲线法、标准加入法和内标法。

1）标准曲线法：方法相关内容详见紫外 – 可见分光光度法。本方法运用实例参见现行版《中国药典》中健脾生血片项下硫酸亚铁的含量测定。

2）标准加入法：基质成分较为复杂的试样，使用标准曲线法可能会有基质干扰从而对测定产生一定影响。采用标准加入法进行含量测定可减少上述干扰。取相同体积的试样溶液数份（通常在 4 份或 4 份以上），其中一份为空白，后面数份分别精密加入不同浓度的待测元素对照品溶液，将所有溶液定容至相同体积，便得到了一组梯度浓度溶液。测定吸光度，将吸光度读数与相应的待测元素加入量作图，各试样的吸光度与浓度呈线性关系，延长此直线至与含量轴的延长线相交，此交点与原点间的截距即相当于供试品溶液中待测元素的含量（图 2-14）。

3）内标法：在一系列标准溶液和试样中分别加入一定量样品中不存在的内标元素。测定待测元素和内标谱线的吸光度比值，并以此对标准溶液中被测元素的含量或浓度绘制工作曲线。根据试样溶液中待测元素与内标元素吸光度比值，由工作曲线求得试样中待测元素的浓度或者含量。运用内标法进行原子吸收光谱的含量测定时具有以下要求：① 仅适用于双通道原子吸收分光光度计；② 内标元素与待测元素的理化性质要接近或相似；③ 该内标元素在样品中不存在。

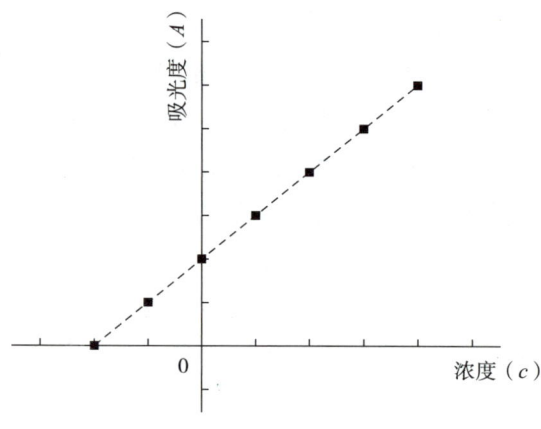

图 2-14　标准加入法的计算形式

### （三）色谱法

#### 1. 薄层扫描法

（1）薄层扫描法的特点：薄层色谱扫描法是用一定波长的光照射薄层板，对薄层色谱中可吸收紫外光或可见光的斑点，或经激发后能发射出荧光的斑点进行扫描，将扫描得到的图谱及积分数据用于定性或含量测定。可根据不同薄层色谱扫描仪的结构特点，按照规定方式扫描测定，一般选择反射方式，采用吸收法或荧光法。

该法具有方便、快速、操作简便、测量灵敏度高等特点。但由于薄层板吸附剂易吸潮等影响因素，该法重现性不够理想且对温度、湿度等环境条件要求较高，目前在中药分析领域使用已较少。采用薄层扫描法进行定量，其吸光度与浓度的线性关系不遵循 Lambert-Beer 定律，而符合 Kubelka-Munk 方程。

（2）薄层扫描法条件的选择

1）光源：薄层扫描法的光源可采用可见光、紫外光和荧光光源。①可见光：薄层展开后的斑点本身就具备颜色，或喷以显色剂使其显色，斑点的吸收曲线在可见光区，可用可见光光源。常用可见光光源为钨灯。②紫外光：薄层斑点对紫外光有吸收，可用紫外光为光源。能避免显色引起的误差，方便，灵敏度高，仅适用于反射法。常用的光源为氘灯。③荧光：利用在紫外光下的物质被激发产生荧光强弱来测定化合物含量。常用高压汞灯和氙灯。

2）扫描方式：扫描方式分为单波长扫描和双波长扫描。其中双波长测定法为利用两束不同波长的单色光交替照射在同一位置上，测定其吸收值的差值来计算样品含量。

3）测量方法：①透射法：薄层扫描仪的单色光透过薄层板上的斑点，此时部分单色光被斑点吸收，透射光减弱，通过直接测量透射光的强度来测定的方法称为透射法。一般薄层用的玻璃板能够吸收 200～300 nm 波长的光，故使用石英板制备薄层。②反射法：使单色光从薄层板上的斑点表面反射出来，此时部分单色光被斑点吸收，使得反射光的强度减弱，通过直接测量反射光的强度来测定的方法则称为反射法。利用反射法进行测量时，薄层厚度对测定结果影响较小，但薄层表面状况对测定结果影响较大。③荧光法：以能激发荧光的物质为对象，基线稳定，峰面积与浓度在比较大的范围内呈线性关系，专一性和灵敏度较高。

（3）含量测定方法：通常采用线性回归二点法进行计算。如线性范围很窄时，可采用多点法校正多项式回归进行计算。

薄层扫描法点样时供试品溶液和对照标准溶液应交叉点于同一薄层板上。供试品点样数目≥

2，标准物质每一浓度点样数目≥2。扫描时，应沿展开方向进行扫描。

（4）实例：本方法应用实例可参见现行版《中国药典》中九分散项下士的宁的含量测定。

**2. 气相色谱法**

（1）气相色谱法的特点：气相色谱法（GC）是采用气体为流动相（载气），携带气化后的样品流经装有填充剂的色谱柱，样品中各组分基于在两相之间的分配不同而实现分离，先后进入检测器，用数据处理系统记录形成色谱图，利用保留时间进行定性分析，峰高或峰面积进行定量分析的方法。

气相色谱法具有高灵敏度、高分离效能、高选择性、分析速度快、应用范围广等特点。在中药分析中，主要用于测定含挥发油及其他挥发性组分的含量，如冰片、樟脑、薄荷脑等；还可用于检查项下含水量、含醇量的测定，残留有机溶剂的测定，农药残留量测定等等。

气相色谱法的局限性主要体现在受样品的蒸气压限制和定性鉴定较为困难，若采用气相色谱进行定性鉴定一般需与质谱、红外等技术联用。

（2）气相色谱法分类

1）按色谱柱类型分类：按色谱柱类型分类，气相色谱可分为填充柱气相色谱和毛细管柱气相色谱。填充柱是指填充了固定相的色谱柱。将色谱分析的固定相（吸附剂、涂渍了固定液的载体、树脂、凝胶颗粒等）作为填料，填充于一定口径、长度和形状的柱管中。毛细管柱色谱是指将固定液涂料涂在或反应在毛细管的内壁上制成的空心色谱柱。由于毛细管柱色谱具有柱效高等优点，目前在中药分析领域得到了较广泛的应用。

2）按分离原理分类：由于气相色谱要求待测样品必须能够气化，因此其分离模式受到一定限制。其分离原理主要包括吸附色谱法、分配色谱和分子排阻色谱法，而不包括离子交换色谱法和亲和色谱法。

3）按固定相类型分类：按照固定相类型分类，气相色谱可分为气－固色谱和气－液色谱。气－固色谱是指采用气体作为流动相和固体作为固定相的分离模式。其中固体固定相为多孔性物质，例如分子筛、硅胶、活性炭、氧化铝以及高分子多孔小球等。气－液色谱是指将固定液涂渍在载体上作为固定相的气相色谱法。

（3）气相色谱条件的选择

1）色谱柱－固定相的选择：与填充柱相比，气相毛细管柱具有柱效高、重现性好、进样量少、柱渗透性好、易于实现气－质联用等优点，已成为当今世界分离分析复杂有机化合物的重要工具。但填充柱在实际分析工作中仍较为普遍。我国许多国家标准、行业标准和分析方法标准中仍使用填充柱。

固定相是影响气相色谱柱性能的重要因素。在中药分析领域，主要以气－液色谱使用为主。填充柱气－液色谱的固定相包括固定液和载体，其中固定液是真正的固定相，一般为高沸点有机物，可依据罗胥奈德提出的"相对极性"原则对不同固定液的分离特性进行表征。选择合适固定液的原则为：首先选择合适使用温度范围的固定液；此外，一般根据"结构相似"和"相似相溶"的原则，即选择固定液要与被分离组分结构相似。分离非极性物质选择非极性固定液，分离极性物质选择极性固定液，分离复杂组分选择混合固定液，实际分析工作中常进行预实验摸索合适的固定液。

由于毛细管色谱柱的高柱效，综合因素成为选择的主要依据。因为非极性毛细管柱具有明显的稳定性、高使用温度、良好的色谱峰型等有利因素，因此易分离物质应首先选用极性小的色谱柱；分析氢键型物质首选聚乙二醇类固定相；轻烃或永久性气体选择用 PLOT 柱；高苯基固定相对芳香族物质保留能力更强。固定液厚度减少可减少传质阻力，增加柱效，但会减少载样量。固定液厚度在 0.1 ~ 0.2 μm 范围内的毛细管柱洗脱组分快，所需柱温度低，且高温下柱流失较小，适用于高沸点的化合物的分析。0.25 ~ 0.5 μm 范围内为常用的固定液厚度；固定液厚度 0.5 μm 以上的毛细管柱对分析低沸点的化合物较为有利。对于相同长度的毛细管，内径越小柱效率越高，柱容量也越小。关于柱长，一般 15 m 的短柱用于快速分离较简单的样品，也适于扫描分析；30 m 是最常用的柱长，大多数分析在此长度的柱子上完成；60 m 或更长的色谱柱主要用于分离比较复杂的混合物。相关内容可见表 2-12。

表 2-12　常见气相色谱柱固定相及部分色谱柱参数

| 填充柱 | | 毛细管柱 | | |
|---|---|---|---|---|
| 固定相 | 载体 | 固定相 | 固定液厚度 | 柱长和内径 |
| 烃类；硅油类；聚乙二醇类；酯类；腈类；特殊固定液 | 硅藻土载体；非硅藻土载体 | 聚硅氧烷类（HP-5 等）；聚乙二醇类（Wax、FFAP 等）；气固固定相（PLOT 柱）；分子筛和氧化铝等 | 0.1 ~ 0.2 μm；0.25 ~ 0.5 μm；≥0.5 μm | 柱长：15 m；30 m；60 m 等内径：0.53 mm；0.32 mm |

2）其他色谱条件

① 柱温：柱温选择的基本原则是在使最难分离的组分有尽可能好的分离度的前提下，采用较低柱温。柱温太高有损于分离，太低则使保留时间过长，通常可使柱温约等于样品组分的平均沸点。色谱柱的温度可采用恒温法或程序升温法进行控制。

② 载气与流量：气相色谱的载气选择主要依据检测器灵敏度的要求，且具有良好的化学惰性，安全易得。常用的有氮气、氦气、氢气和氩气等，一般使用氮气较多，但使用热导检测器时，氮气灵敏度低于氢气或氦气。

载气的最佳流量可通过理论板高与载气线速度关系求出，通过实验方法作图来确定，以理论板高最小为最佳载气流量。流速应同时考虑对柱效和分析时间的影响。

③ 进样量：在气相色谱分析中气化温度、柱容量和仪器的线性响应范围等因素都与进样量有关，进样量应控制在能瞬间气化，达到规定分离要求和线性响应的允许范围之内。一般情况下液体样品进样量范围为 1 ~ 10 μL，气体样品进样量范围为 1 ~ 20 mL，此外在定量分析中应注意进样量读数准确。

3）检测器的选择：检测器是气相色谱的眼睛，将流出色谱柱的载气中各组分浓度或质量的变化转变为可检测的电信号。常用气相色谱检测器包括热导检测器（TCD），氢火焰离子化检测器（FID），电子捕获检测器（ECD），火焰光度检测器（FPD）和氮磷检测器（NPD）等。检测器的选择主要根据组分性质和检测器的特点进行选择，具体见表 2-13。

表 2-13　常见气相色谱检测器

| 检测器 | 应用对象 | 灵敏度范围 | 线性 | 评价 |
|---|---|---|---|---|
| TCD | 通用，对所有物质有响应 | 一般，5 ~ 100 ng | 好 | 对温度和流动相变化敏感；对浓度敏感 |
| FID | 所有有机物，对碳氢化合物响应好 | 非常好，10 ~ 100 pg | 极好，达 $10^6$ | 要求气流稳定，对质量敏感 |

续表

| 检测器 | 应用对象 | 灵敏度范围 | 线性 | 评价 |
|---|---|---|---|---|
| ECD | 对捕获电子有亲和力的物质 | 对含卤素的物质极好，0.05～1 pg | 差 | 对杂质和温度变化敏感；对浓度敏感 |
| FPD | 硫化物（393 nm）磷化物（526 nm） | 非常好；S，10 pg；P，1 pg | 好 | 对质量敏感 |
| NPD | 含氮或含磷的化合物 | 好，50 pg | 好 | 对质量敏感 |

（4）含量测定方法

1）内标法：精密称（量）取对照品和内标物质，分别配成溶液，分别精密量取适量，混合配成校正因子测定用的对照溶液，进样并记录色谱图。测量对照品和内标物质的峰面积或峰高，计算校正因子$f$。

$$f = \frac{A_S/c_S}{A_R/c_R} \qquad （式2-9）$$

上式中，$A_S$为对照品的峰面积或峰高，$c_S$为对照品的浓度；$A_R$为内标物质的峰面积或峰高，$c_R$为内标物质的浓度。

对内标物质选择的要求：内标物质与待测组分的理化性质要接近或相似，其色谱峰位置与被测组分的峰接近；该内标物在样品中不存在，与样品组分完全分离（不重合）；在给定条件下该内标物质具有较好的化学稳定性。

再取加入内标物质的供试品溶液，进样，记录色谱图，测量供试品中待测成分和内标物质的峰面积或峰高，按下式计算含量：

$$c_x = f\frac{A_x}{A'_R/c'_R} \qquad （式2-10）$$

上式中，$A_x$为供试品的峰面积或峰高；$c_x$为供试品的浓度；$A'_R$为内标物质的峰面积或峰高；$c'_R$为内标物质的浓度；$f$为内标法校正因子。

2）外标法：以供试品中待测组分的纯品作为对照品，以对照品和样品中待测组分的峰面积或峰高相比较进行定量的方法称为外标法。精密称（量）取对照品和供试品，配制成溶液，分别精密取一定量，进样，测量对照品溶液和供试品溶液中待测物质的峰面积（或峰高），按下式计算：

$$c_x = c_R\frac{A_x}{A_R} \qquad （式2-11）$$

上式中，$A_x$为供试品的峰面积或峰高；$c_x$为供试品的浓度；$A_R$为对照品的峰面积或峰高；$c_R$为对照品的浓度。

也可采用不同浓度的对照品溶液制作标准曲线，计算样品中待测组分的含量。

3）归一化法：按规定方法配制供试品溶液，进样并记录色谱图。测量各峰的峰面积和色谱图上除溶剂峰以外的总色谱峰峰面积，计算各峰面积占总峰面积的百分率。

$$A\% = A_i / \sum A \times 100\% \qquad （式2-12）$$

上式中，$A_i$为各峰面积；$\sum A$为总峰面积。

此法操作简便，计算简单，但要求样品中所有组分都必须出峰。用于杂质检查时，由于仪器响应的线性限制，峰面积归一化法一般不宜用于微量杂质的检查。

4）标准溶液加入法：标准溶液加入法可看作是内标法与外标法的结合。精密称（量）取待测成分的对照品适量，配制成适当浓度的对照品溶液，取一定量精密加入供试品溶液中，根据外标法或内标法测定该成分含量，再扣除加入的对照品溶液含量，即得供试品溶液中该成分含量。

此法的优点是不需另外的标准物质作内标物，只需待测组分的纯物质，进样量不必十分准确，操作简单。若在样品的前处理之前就加入已知准确量的待测组分，则可以完全补偿待测组分在前处理过程中的损失，是色谱分析中较常用的定量分析方法。

此法的不足在于要求加入待测组分前后两次色谱测定的色谱条件完全相同，以保证两次测定时的校正因子完全相等，否则将引起分析测定的误差。

**3. 高效液相色谱法**  高效液相色谱（HPLC）法起源于经典液相色谱法，它采用高效小粒径的填充剂作为固定相，通过高压泵输送流动相，以及在线检测等技术，构成了现代高效液相色谱法。

气相色谱法要求待测样品必须能够气化，因此在应用方面受到一定限制，而高效液相色谱法则无此限制。HPLC 法具有应用范围极广、速度快、重复性好、色谱柱可反复使用、自动化操作、分析精确度高等优点。由于 HPLC 法优势突出，其在中药分析中广泛应用于中药中单体成分的含量测定。现行版《中国药典》收载的药材和中成药中，绝大多数采用 HPLC 法进行含量测定。HPLC 法也常用于中药的鉴别和检查中，为中药检测中最常用的分析方法之一。

超高效液相色谱（ultra performance liquid chromatography，UPLC）法可视为 HPLC 法的升级版，其分离原理与 HPLC 法相同，但其采用了更为先进的小颗粒填料色谱柱结合超高压输液泵等新兴液相色谱技术。与 HPLC 相比，UPLC 具有超高效、超高分离度、超高灵敏度、分析周期短、进样量少和消耗流动相体积少等优点，但其价格也较昂贵。目前 UPLC 法已在中药分析领域得到较广泛的应用。

（1）色谱分离模式：由于 HPLC 法和 UPLC 法的分离原理基本相同，因此在此基于 HPLC 法对其一并加以介绍。高效液相色谱法按分离原理可分为吸附色谱法、分配色谱法、离子对色谱法、分子排阻色谱法、亲和色谱法等主要类型。相关原理参见《仪器分析》教材高效液相色谱法项下相关内容。

（2）色谱条件的选择：HPLC 仪器由流动相传输系统、进样系统、分离系统（色谱柱及辅助柱温控制）、检测系统和色谱数据系统等部分组成。

1）色谱柱：色谱柱是 HPLC 最重要的部件，起主要分离作用。色谱柱由柱管和固定相构成，其中主要影响分离效能的因素为其固定相（填料）。色谱柱在正相色谱和反相色谱中有不同的填料类型，正相色谱多以硅胶、氨基和氰基键合相为主；反相色谱多以 $C_{18}$、$C_8$、$C_4$、$C_6H_5$ 等非极性键合固定相为主。色谱柱的常见填料粒度规格包括 1.7 μm、2.1 μm、3 μm、5 μm、7 μm、10 μm 等，填料粒度大小会影响色谱柱的柱效和柱压。根据速率方程，填料粒度越小，柱效越好。但粒度减小的同时会增大柱压，因此对填料粒度的选择需要综合考量。填料的孔径直径也对分离效果有所影响，较大孔径能够容许较大溶质分子进出孔隙而较小孔径会限制较大溶质在颗粒内部的有效传质。

2）流动相的选择：流动相的种类、配比、pH 及添加剂等能显著影响分离效果。不同色谱法对于流动相的选择有所不同：① 正相色谱法，多采用弱极性流动相，极性最小的组分最先流出，增加流动相的极性将减少组分的保留；② 反相色谱法，流动相多选择水与乙腈、甲醇等试剂的混合溶液，其中水为弱洗脱溶剂，甲醇、乙腈为强洗脱溶剂；③ 离子对色谱法，在流动相中可以根据待分离样品的性质加入离子对试剂以增加分离效果；④ 离子抑制色谱法，通过调节流动相的 pH，可抑制有机弱酸、弱碱的解离，以增加固定相对其的保留。

3）检测器的选择：由于液相色谱法的流动相与试样的物理性质往往相似，目前尚无理想的通用检测器，只能根据试样性质选择适宜的检测器。目前与 HPLC 常匹配的检测器类型包括紫外 – 可见光检测器、示差折光检测器、荧光检测器、蒸发光散射检测器和质谱检测器等，其特点见表 2–14。

表 2–14　常见高效液相检测器的特点

| 检测器 | UV–VIS | FLD | RID | ELSD | MS |
|---|---|---|---|---|---|
| 化合物特征 | 能吸收紫外 – 可见光的化合物 | 能发射荧光的化合物 | 所有有机化合物 | 所有有机化合物 | 所有有机化合物 |
| 主要应用范围 | 定性定量 | 定量 | 定量 | 定量 | 定性定量 |
| 定量灵敏度 | ~ 100 ppb | ~ 0.1 ppb | ~ 1 000 ppb | ~ 100 ppb | ~ 0.1 ppb |
| 定量分析的选择性 | 中 | 高 | 低 | 低 | 高 |

紫外 – 可见光检测器（UV–VIS）：最常见的 HPLC 检测器之一。分为固定波长型和可调波长型两类。目前市场上主要为可调波长的紫外 – 可见光检测器，其实际是以紫外 – 可见分光光度计作为检测器。目前已有可以快速扫描的紫外检测器，不仅可选择适当的检测波长，还可记录组分的紫外吸收光谱。紫外检测器灵敏度较高，但要求待测样品必须有紫外吸收，而且溶剂必须能透过所选波长的光，选择的波长不能低于溶剂的最低使用波长（截止波长）。

示差折光检测器（RID）：该检测器可利用流动相中出现试样组分时所引起的洗脱溶液折光率变化进行检测，有偏转式和反射式两种类型。偏转式示差折光检测器常用于尺寸排阻色谱法。示差折光检测器是通用型检测器，可对所有溶质都响应，但其不能用于梯度洗脱，且灵敏度较低。由于折光率随温度变化，示差折光检测器必须控制恒温，一般用于分析无紫外吸收的物质。

荧光检测器（FLD）：荧光检测器是利用某些试样在特定波长下会产生荧光的特性进行检测，其常用于酶、甾族化合物、维生素、氨基酸以及某些药物的 HPLC 分析。荧光检测器具有高灵敏度、高选择性、样品用量少的特点。但由于很多物质分子缺乏长共轭体系或平面刚性结构，因而不产生荧光，其应用也受到一定限制。对于不产生荧光的物质也可利用荧光试剂，进行柱前或柱后衍生化，可在一定程度上扩大其应用范围。

蒸发光散射检测器（ELSD）：蒸发光散射检测器是利用在一定条件下，当粒子的数量不变时，光散射强度正比于由溶质浓度决定的粒子的大小进行测量。其运行分为 3 个过程：一是雾化，色谱柱分离出来的组分随流动相进入雾化室以后，被雾化室内的高速气流（通常为高纯度氮气）雾化；二是蒸发，雾化后进入蒸发室，在加热的漂移管中将色谱柱流出物中的流动相挥发，只剩下挥发性较小的被检物质的粒子；最后是检测，测定不挥发性粒子对光的散射，记录其光散射信号。ELSD 是一种通用型质量检测器，可作为高效液相色谱（HPLC）、高速逆流色谱（HSCCC）、超临界流体色谱（SFC）等色谱的检测器。作为通用型检测器，其优点在于可用于梯度洗脱，不足之处在于只能用于挥发性小于流动相的样品，流动相中不能有非挥发性缓冲盐，并且与 UV 检测器相比，ELSD 检测器的灵敏度较低，而且 ELSD 还是一种破坏性检测器，样品无法回收。目前 ELSD 已经被广泛应用于药物、化工、食品分析等领域，在中药分析领域中也应用较多。特别是对于一些不存在紫外吸收或仅在紫外末端有吸收的化学成分的分析具有突出优势，如皂苷类、糖类、萜类成分等以及中药指纹图谱的分析中有较多应用，有些分析方法已被《中国药典》收载，为相关药物提供了科学的质量控制方法。

质谱检测器（MS）的介绍详见下文"质谱分析法及其联用技术"部分。

除上述常用检测器之外，电化学检测器、电导检测器和电雾式检测器等也可作为与 HPLC 匹配的检测器进行使用。电雾式检测器（CAD）是通过创建带电气溶胶粒子并测量样品中的化学物质静电量从而实现检测的一种新型通用型检测器。其工作原理是：首先将来自色谱柱的流动相气动雾化形成气溶胶；进一步气雾调节去除大的液滴；再通过从液滴中蒸发溶剂以形成干燥的颗粒；通过电晕放电形成的离子流给颗粒加上电荷；通过粒子选择 – 离子阱用于去除多余的离子和高迁移率的带电粒子；使用过滤器 / 静电计测量气溶胶颗粒的总电荷。

与 ELSD 类似，CAD 仅可用于挥发性流动相，流动相中不能添加非挥发性缓冲盐。对于要检测的分析物，其挥发性必须小于流动相。但与 ELSD 相比，CAD 的检测灵敏度更高，线性范围更宽，且重复性较好，但其价格较为昂贵。

（3）含量测定方法：HPLC 法的含量测定方法主要包括内标法、外标法、归一化法，加校正因子的主成分自身对照法和不加校正因子的主成分自身对照法。其中前三种方法参见气相色谱法部分。后两种方法主要用于原料药中有关物质的含量测定。

1）加校正因子的主成分自身对照法：该方法主要适用于已知杂质的控制。将供试品溶液稀释成与杂质限度相当的溶液以制备对照溶液，使用前调节检测灵敏度使对照溶液主成分色谱峰的峰高约为满量程的 10% ~ 25%，分析时间为主成分保留时间的 2 倍，将供试品溶液中各杂质的峰面积分别乘以相应的校正因子后，与对照溶液中主成分的峰面积进行比较。

杂质校正因子的计算是为了消除杂质与主成分的响应因子可能不同所引起的测定误差，可用杂质对照品及主成分对照品测定杂质的校正因子 $f$：

$$f = \frac{A_S/c_S}{A_R/c_R} \quad\quad\quad （式 2-13）$$

上式中，$A_S$ 为杂质对照品的峰面积，$c_S$ 为杂质对照品的浓度；$A_R$ 为主成分对照品的峰面积，$c_R$ 为主成分对照品的浓度。

2）不加校正因子的主成分自身对照法：将供试品溶液稀释成与杂质限度相当的溶液制成对照溶液，调节检测灵敏度使对照溶液主成分色谱峰的峰高约为满量程的 25%，分析时间为主成分保留时间的 2 倍，将供试品溶液中各杂质的峰面积与对照溶液主成分的峰面积比较，该方法适用于没有杂质对照品的情况。由于该法不需要杂质对照品，在国内、国际标准的有关物质测定中被广泛使用。

**4. 质谱分析法及其联用技术** 质谱（mass spectrum，MS）即物质的质量谱，可被视为"称量"离子质量的工具。质谱是基于电磁学原理，将样品中的分子或原子离子化后转化为气态离子，并根据不同组分离子的质荷比进行分离与检测，从而实现对其定性和定量的分析方法。质谱仪的基本结构主要由样品导入系统、离子源、质量分析器、检测器以及信息采集记录系统所构成。样品通过导入系统进入质谱仪内部，在真空状态下被离子源离子化，进而经加速后，进入质量分析器被分离，再由检测器检测，数据采集记录系统用于记录、处理并储存数据，见图 2-15。在此过程中，质谱分析的两个关键技术分别是离子化技术和质量分析技术。

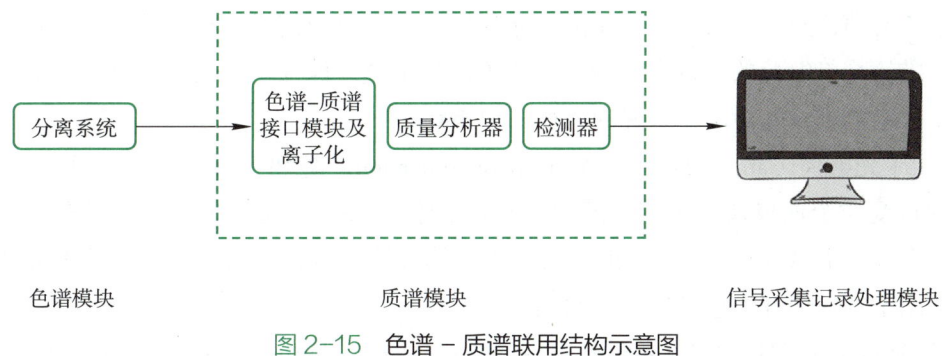

图 2-15　色谱 - 质谱联用结构示意图

（1）质谱分析法 - 离子源（离子化技术）：质谱仪中的离子化过程主要由离子源完成。离子源是将样品中的分子或原子电离成为带电离子的装置，也称为电离源。不同的离子源具有不同的离子化技术，适用于不同待测物质的特性，主要包括电子轰击电离、化学电离、电喷雾电离、大气压化学电离、大气压光电离和基质辅助激光解吸电离等离子化技术。

1）电子轰击电离：电子轰击电离（electron impact ionization，EI）是质谱中应用最早也最广泛的一种电离方式，属于硬电离方法，其他离子化方式与之相比都属于软电离。EI 是真空状态下的离子化，在外电场作用下，通过热电子流轰击样品分子产生各种离子。EI 的优点在于：①其为非选择性电离，应用广泛；②产生的质谱碎片离子多，质谱峰重现性好，有利于构建标准质谱谱库；③操作简便。但是 EI 的局限性在于：①不适合分析难挥发和热敏物质；②测定相对分子质量上限不超过 1 000；③其形成的分子离子峰丰度较低，尤其是样品相对分子质量过大或者稳定性差时，可能得不到分子离子；④电子轰击源的离子化效率不高。在日常应用中，EI 主要用于与气相色谱联用。

2）化学电离（chemical ionization，CI）：是一种软电离方式，其首先电离反应气体使其离子化，反应气体离子与气相样品分子之间发生碰撞，使样品质子化从而被电离。由于 CI 的电离方式较为温和，其分子离子很少进一步裂解，因此其丰度大于 EI，一些在 EI 法中不易产生分子离子的化合物，在 CI 中比较容易形成较高丰度的准分子离子，如 $[M+H]^+$ 或 $[M-H]^-$ 等，但也因此相应地得到碎片离子较少。总体而言，CI 的优点在于：①准分子离子峰强度大，易于推断样品分子的相对分子质量；②适宜做多离子检测。其缺点在于：① CI 图谱与实验条件有关，不适宜做标准图谱；②碎片离子少，结构信息不丰富；③不适用于热不稳定和难挥发的样品。此外 CI 也主要与气相色谱联用。

3）电喷雾电离：大气压离子化（atmospheric pressure ionization，API）是一类将离子化过程设计在常压下而不是经典的真空下进行的技术，属于软电离技术，主要包括电喷雾电离、大气压化学电离及大气压光电离等技术。

电喷雾电离（electrospray ionization，ESI）是一种将液流与质谱联接的接口和离子化装置，它通过对样品液流的雾化，在高压电场的库仑力与干燥气的双重作用下，气化液滴并逐步脱溶剂，完成样品分子的离子化。ESI 的优点在于：①易于得到准分子离子或大分子的多电荷离子，因此 ESI 既可分析小分子也可分析大分子；②分析待测分子的相对分子质量时范围宽；③适用于热不稳定和难挥发的成分。该方法的不足在于：①要求样品有一定的极性，对非极性或小极性化合物离子化困难；② ESI 一般要求联用时液相的流速不宜太高。

4）大气压化学电离（atmospheric pressure chemical ionization，APCI）：是一种在常压下通过

电晕放电电离流动相蒸气，流动相气相离子通过质子交换反应使样品离子化的电离方式。其优点在于：①形成的是单电荷的准分子离子，避免了信号重叠，保证了图谱的清晰；②适用于弱极性的小分子化合物检测；③对液相系统的流速要求不高。

5）大气压光电离（atmospheric pressure photoionization，APPI）：是在光的作用下，待测样品释放电子并接受质子形成离子的电离模式。APPI 的优点在于：①主要适用于具有长共轭双键或者芳香族化合物，而 APCI 更适用于饱和化合物；②离子化过程受磷酸缓冲盐和表面活性剂的干扰较小，可用于特殊情况下色谱质谱的联用。

6）基质辅助激光解析电离（matrix-assisted laser desorption ionization，MALDI）：该方法是一种高灵敏和高选择性的离子化方式，样品掺入对激光波长有强吸收的基质形成基质晶体，其被短周期、强脉冲激光轰击后，通过共振吸收将能量转移至样品使之离子化。该方法主要适合于分析蛋白质和 DNA 等大分子化合物。

其他如快原子轰击电离、场电离等在中药含量测定中应用较少，在此不再赘述。

（2）质谱分析法 - 质量分析器（质量分析技术）：质谱中的质量分析过程是在质量分析器中完成的，其作用是将离子源中产生的各种离子按照质荷比大小进行排列，并允许一定数量的离子通过，形成可被快速检测的离子流。主要包括磁偏转质量分析器、四极杆质量分析器、离子阱质量分析器、飞行时间质量分析器和静电场轨道阱质量分析器等。

1）磁偏转质量分析器：磁偏转质量分析器（magnetic sector mass analyzer）是利用速度为零的离子在磁场中被一定电压加速而进行圆周运动，其运行路径的曲率半径固定，通过磁场扫描或电压扫描的方式并结合能量色散，使离子源产生的各种离子依次通过质量检测器被检测，具有很高的分辨率。

2）四极杆质量分析器：射频质谱是一类利用离子在射频电场中的运动特性进行质量分析的质量分析器，它主要包括四极杆质量分析器和离子阱质量分析器。

四极杆质量分析器（quadrupole mass analyzer，QMA）由平行于离子运动方向的四根棒状电极组成，两组电极上分别加有直流电压和射频电压，形成双曲线形电场。当离子进入场内后，在特定的电压和频率下，只有某一种或某一范围质荷比的离子可到达检测器，而其他离子则被过滤掉。因此改变直流和射频交流电压进行扫描，就可以检测不同质荷比的离子，见图 2-16。

四极杆质量分析器是目前一种广泛使用的质谱仪分析器，其优点在于：①仪器简单且价格低廉；②离子到达检测器效率高；③对真空要求低，离子加速电压低；④扫描速度快，适合与色谱联用。但四极杆质量分析器扫描的质量范围有限，且分辨率不高，限制了它的应用。

3）离子阱质量分析器：离子阱（ion trap，IT）质量分析器是一种能在一定时间内捕获并囚禁离子的装置，其能选择性地储存样品离子并消除干扰，再通过进一步碰撞裂解阱内的离子，形成多级质谱分析。离子阱质量分析器的优点在于：①体积小，结构简单且造价低；②灵敏度高；③定性能力强，可实现多级质谱的功能。其局限性在于阱内

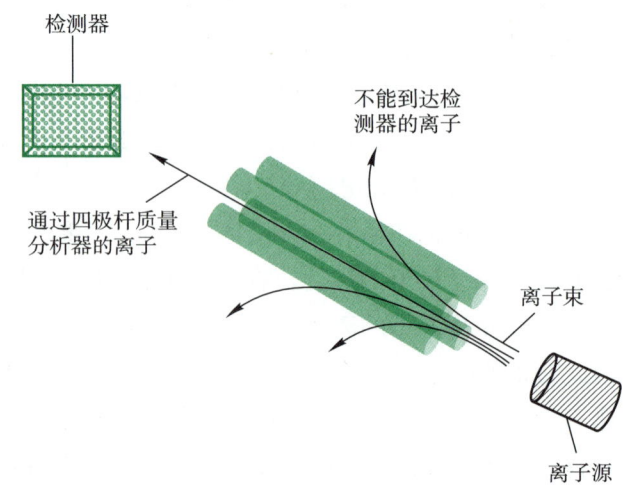

图 2-16  四极杆质量分析器原理示意图

离子过多时会形成相互作用，导致动态范围窄，故其定量分析的准确度较低。离子阱质谱可与 GC 和 HPLC 联用。

4）飞行时间质量分析器（time of flight analyzer，TOF）：是基于不同质荷比的离子在离子漂移管中的运动速度不同，从而到达检测终点的时间不同而测量离子质量的质量分析器，见图 2-17。飞行时间质量分析器的优点在于：①其属于高分辨率质谱，灵敏度高；②设计与结构简单，体积小；③扫描速度快；④所检测离子质量范围宽，几乎没有质量上限。但飞行时间质量分析器易于饱和，造成它的动态范围较小，因此在定量能力上有所限制。飞行时间质量分析器适用于串联质谱。

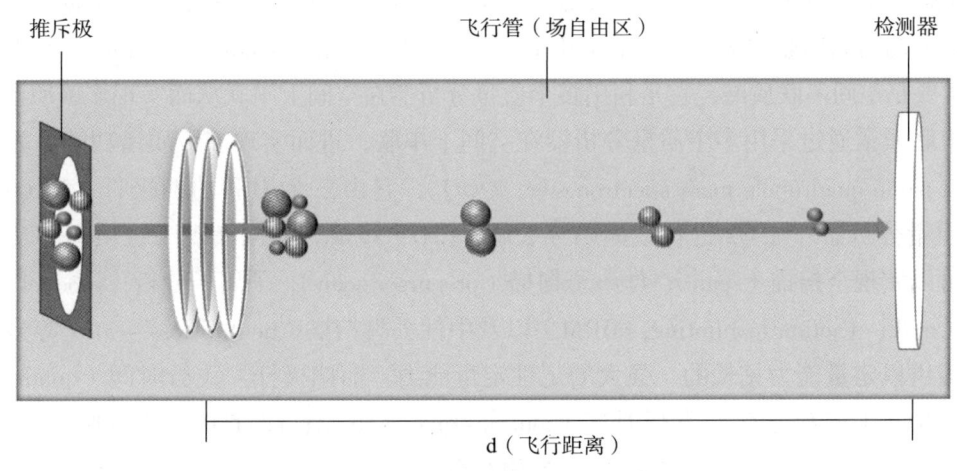

图 2-17　飞行时间质量分析器原理示意图

5）静电场轨道阱质谱：静电场轨道阱是一种通过电场力将离子束聚集并在特定轨道上运动的装置。其主要是利用电场在平面上形成稳定的力场，使质量相同但电荷量不同的离子分离。相较于四极杆质谱仪，静电场轨道阱具有更好的分离能力和分辨率，并且具有更高的灵敏度、更快的速度，属于超高分辨率的范畴，其分辨率比飞行时间质谱约高两个数量级，但价格较昂贵。

（3）质谱之联用技术

1）色谱与质谱联用：质谱方法具备高特异性和高灵敏度的特点，但质谱法提供待测物质的结构与数量信息均依赖于待测组分的纯度，如纯度不够，则会对质谱结果造成干扰。但现实中样品大多数均属于混合型复杂样品，纯度达不到质谱分析的要求。因此，将以分离性能见长的色谱方法与物质定性定量分析见长的质谱方法相结合，实现了色谱和质谱二者优势的互补。样品经由色谱方法完成分离后，各较纯的组分再依次进入质谱仪，解决了质谱技术对样品纯度要求的问题，在生物医药等行业得到广泛的应用。

气相色谱由于其流动相及待分析物挥发性的特性，技术上易于与质谱联用，是最先发展出的色谱 – 质谱联用技术。GC-MS 主要采用 EI、CI 等离子化方式连接质谱仪和气相色谱仪，具有很好的定性定量分析性能。

随着科技的进步，特别是生物医药的发展，人们面对日益增加的大分子物质（特别是蛋白质、多肽等）以及非挥发性成分的分析需求，需要开发液 – 质联用技术。但由于接口问题，直至 20 世纪 90 年代初期大气压离子化技术的开发与逐步成熟，LC–MS 的相关设备才陆续投放到市场，大量样品通过该离子化的接口技术实现了液 – 质联用分析，也进一步推动了 LC–MS 技术在生物医药等多个行业的广泛应用。

色谱质谱联用系统的基本结构由色谱模块、质谱模块与信号采集记录处理模块共同组成。由于色谱与质谱分别是独立的分析工具与方法，因此，从色谱分析角度看，可以将质谱系统视为色谱系统的检测器；而从质谱角度来看，则可以将色谱系统，看作是质谱系统的样品导入系统。

将色谱与质谱两者联接在一起的关键技术为质谱的接口技术。由于气相色谱与液相色谱在原理与使用形式方面大为不同，因此气相色谱与液相色谱的离子化与色谱接口技术上有较大差异。而在质谱的离子化及接口模块之后的质量分析器与检测器部分，它们与色谱系统的关联性不大。具体采用何种质量分析技术，取决于分析应用的目的。

2）串联质谱（tandem mass spectrometry，MS/MS）技术：是通过对一级或上级质谱产生离子的进一步裂解产生次级质谱，并对次级质谱进行质量分析的多级质谱联用技术。根据实现方式，多级质谱主要分为时间串联质谱（tandem in time）和空间串联质谱（tandem in space）。与中药含量测定相关的主要是空间串联质谱，它是利用多个质量分析器在空间上串联从而实现多级质谱的功能。

空间串联质谱通过采用多个质量分析器在空间上串联，进而实现多级质谱功能。如三重四极杆质谱仪（triple quadrupole mass spectrometer，QQQ），它由三个串联的四极杆，即 Q1 和 Q3 两个四极杆质量分析器外加 Q2 进行碰撞诱导裂解（CID）组成，共同实现二级质谱的功能，见图 2-18。其可以实现全扫描（scan）、母离子扫描（precursor scan）、子离子分析（product scan）、多反应监测（multi-reaction monitoring，MRM）以及中性丢失扫描（neutral loss scan）等多种质谱实验技术，提供以定量能力见长的、强大的定性定量能力。而四极杆 – 飞行时间（quadrupole-time of flight，Q-TOF）或离子阱 – 飞行时间（iontrap-time of flight，IT-TOF）技术则是将碎片离子的多级质谱分析与离子的高分辨率质谱分析相结合，更有利于定性。电感耦合等离子体质谱仪 ICP-MS 是以电感耦合等离子体作为离子源，以四极杆质谱仪作为检测器的一种用于元素测定的仪器，广泛用于药品、食品等领域的重金属含量检测。

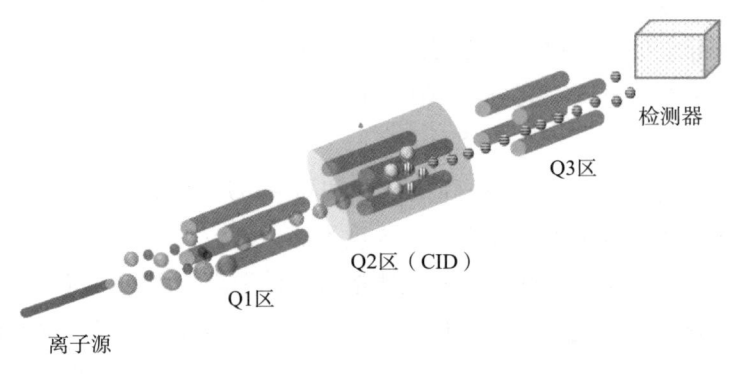

图 2-18　三重四极杆质谱仪构成原理示意图

3）定量分析：色谱质谱联用中的定量分析方法与一般色谱法中的定量分析方法相同，同样可采用色谱分析法中的归一化法、外标法、内标法进行定量，仅将质谱仪作为色谱的检测器。但对于不同类型的质谱，可选择更适宜的实验技术进行数据采集，以提高灵敏度与专属性。例如对于单四极杆质谱，定量分析多选用单离子监测（SIM）来采集数据。在多级质谱中，液相 – 三重四极杆串联质谱是最常用的联用技术之一，提供了比 SIM 更强大的抗干扰采集数据方式，如选择离子记录（SIR）或多反应监测（MRM），可以得到比 SIM 更高质量的定量数据。采用多反应监测（MRM）模式时，三重四极杆质谱同时对待测物的母离子和子离子进行选择，以准确捕获目标离子的质谱信号，实现对痕量成分的定量分析，见图 2-19。该模式的优点在于：选择性高，信噪比高，灵敏度高；定量精度高；可同时进行多指标检测，实现自动化操作。

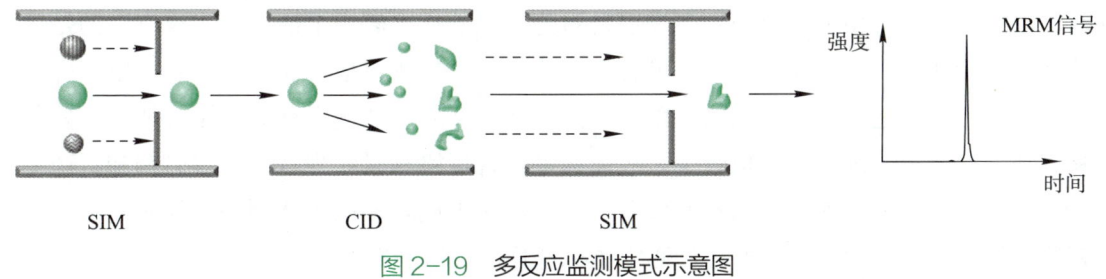

图 2-19 多反应监测模式示意图

同位素稀释质谱法（isotope dilution mass spectrometry，IDMS）是一种计数原子的方法，是在样品中定量加入富含待测元素稀有同位素的内标物（同位素稀释剂），使其与样品充分混合，通过采用质谱法测定样品中元素的同位素丰度及其改变，依据同位素稀释原理定量待测元素含量的方法。IDMS 是目前在质谱定量领域的一种经典方法，被国际计量组织称为基准方法或绝对方法，是一种唯一可直接提供微量、痕量和超痕量量值的权威方法，其检测限可达到 ng/g，在生物化学、医学、环境科学、地质、食品和药品等领域得到广泛应用。

## 二、中药含量测定指标、策略与方法的选择

中药的含量测定是中药质量控制体系的重要组成部分。由于中药是在中医药理论的指导下组方成药，并以多成分多靶点的形式发挥药效，与化学药物的作用机制有一定区别，化学药物的质量控制模式不一定能客观反映中药所体现的整体疗效。因此对中药进行含量测定时，应当结合中医药理论与现代科学技术，选择适宜的测定指标、策略与分析方法。

### （一）选择含量测定指标的原则

选择合适的指标对于中药含量测定而言尤为重要。只有选择了合适的含量测定指标，才能建立相应的含量测定方法，更好地保障中药产品安全有效，质量稳定可控。在过去的几十年中，相关中药基础研究工作已取得了不少成果。因此在确定相关中药含量测定指标时，应从当前中药基础研究现状出发，以中医药理论为指导，选择反映中药有效性和安全性，以及对质量稳定性有益的成分作为含量测定指标。

1. **药效成分**　对于药效成分相对明确的中药，在其药效成分适合建立定量方法的前提下，应选择药效成分作为首要的含量测定指标。如相关研究表明，三七中的人参皂苷和三七皂苷类成分应为三七散瘀止血、消肿定痛的主要活性成分。故此现行版《中国药典》规定三七药材中含有皂苷类成分（含人参皂苷 $Rg_1$、人参皂苷 $Rb_1$ 和三七皂苷 $R_1$ 的总量）不得少于 6.0%。因此以三七为单方或主要组成药材的制剂产品同样应选择皂苷类成分作为含量测定指标，从而确保制剂的有效性。

对于某些中药中含量过低的药效成分，若以其作为含量测定指标，易出现对仪器有较高要求、检测时不易操作及容易出现较大误差等情况，一般不建议将其作为含量测定指标。

中药方剂是中医临床治疗疾病的主要物质形式。源于中药方剂的各种中药制剂也是目前中药产品的主流之一。不同中药制剂的处方往往由多种中药按照一定的配伍比例组合而成，建立含量测定方法时理论上应尽量兼顾所有组成药物。但实际工作中，由于药物组成过于复杂或部分药材有效成分不明确，很难做到对全部药味进行含量测定。在选择含量测定指标时，应当依据中医药传统理论，按照配伍原则首先考虑选择君药和臣药中的有效成分，其次再考虑选择佐、使药中的成分。君药是方剂中药物的核心，一般针对主病或主证起主要治疗作用，故君药的有效成分含量

与制剂的治疗效果直接相关。臣药大多为辅助君药加强治疗主病或主证作用，也有臣药是针对兼病或兼证起治疗作用，其治疗作用亦不可忽视。故选择含量测定指标时，应以君、臣药为先。佐药可发挥协助君臣药之效，或是制约君臣药峻烈之性，又或是减缓毒性等作用。使药主要起引经与调和之功。二者在制剂中含量也较少。故此在进行含量检测时应当首先考虑君药和臣药中的药效成分，其次再考虑佐、使药中的药效成分。对于药味组成较多的中药制剂，在确定相关指标时尤其要注意结合中医药理论，把握含量测定指标选择的主次和顺序。

2. **专属性成分**　化学成分的专属性也是在选择含量测定指标时需要考虑的一个重要因素。所谓专属性是指该成分具有使该中药区分于其他中药的特征性。一方面，部分活性成分在多种中药材中广泛分布，如绿原酸、橙皮苷、芦丁等，不具有专属性。另一方面，同科属中药的化学成分有一定相似性，几种中药可能具有相同的药效成分。例如龙胆苦苷是龙胆和秦艽中均含有的药效成分，人参皂苷 $Rg_1$ 和 $Rb_1$ 为人参、西洋参和三七中共有的药效物质，黄连和三颗针中都含有药效成分小檗碱。如仅以上述药效成分作为含量测定指标，则据此建立的含量测定标准实现质量控制的作用和意义较为有限，特别是均含有该成分的药味用于同一制剂的情况下。因此，选择含量测定指标时，应优先选择既具有药效又具有专属性的化学成分。如若药效成分的专属性不强，则可考虑同时增加其他专属性成分共同组成含量测定指标。

3. **毒性成分**　"毒药攻邪，以偏纠偏"，有毒中药的使用是中医临床用药的特色之一。一些有毒中药的毒性成分也为其药效成分，如毛茛科乌头属中药材多含有乌头碱类成分，马钱子中含有士的宁，雷公藤和昆明山海棠中均含有雷公藤红素，红大戟中含有芦西定等。对于这些成分，应充分结合基础研究和临床报道，建立其定量分析方法，对其在饮片和制剂中的含量上下限范围进行规定，以确保临床使用的安全性和有效性。另一类毒性成分则为某些中药中无药效的有毒成分，如细辛中含有的马兜铃酸，千里光、款冬花、紫草中的吡咯里西啶类生物碱等。对于此类成分，也应对相关饮片和内服制剂建立含量测定方法，并规定其含量上限，从而确保用药安全。考虑到可能添加的促透剂以及创面过大等因素，部分含有上述中药的外用制剂，也应建立相关有毒成分的含量测定方法并制定上限标准，以确保制剂使用过程中的安全性。

4. **有效部位**　中药的功效是其多成分、多靶点特性的综合体现，其发挥主要药效的往往不是单一成分，而是由一类或数类结构类型相同的化学成分群组成的有效部位，如三七总皂苷、沙棘总黄酮、黄连总碱等。又例如银杏叶有效部位一般由银杏黄酮和银杏内酯两类成分组成。另有部分中药目前的研究成果仅能确定其药效物质的类型，其具体的有效成分尚不明确，以致难以确定其测定指标。这种情况下，可选择测定某一类型成分或者有效部位作为含量测定指标，例如枸杞、玉竹、黄精可选择测定总多糖，茯苓选择测定总三萜和总多糖，桑枝可选择测定总生物碱，丹参选择测定总酚酸类和丹参酮类。

目前已有的测定有效部位的方法包括光谱法或色谱 - 光谱联用法。后者主要为采用高效液相法等色谱方法分离样品后，借助紫外 - 可见检测器等测定多个有效成分来代表某一类型成分的总量。而前者则是直接采用紫外分光光度法或比色法对某类型成分加以测定，其操作简便，检测成本低廉，但专属性不及后者。因此在使用光谱法进行测定时，需要进行空白对照，必要时可考虑扣除样品背景的影响，以消除样品中其他成分对于测定结果的可能干扰，降低实验结果的误差。

5. **易损失成分**　部分中药中的有效成分易挥发或不稳定，如冰片、艾片、樟脑等中药。这些药材中成分有易挥发损失的特性，导致其质量有可能不稳定。因此需要对该类药材建立针对易损失成分的含量检测方法，明确规定其含量范围，进而确定其贮藏条件和保质期，从而确保中药用药质量的稳定性。

**6. 其他**　尽管当前中药物质基础研究已经取得了很多成果，还是有部分中药中某些药效成分的对照品无法获得或者市场价格过于高昂。因此在选择中药含量测定指标时，应当着重注意选择目前可提供对照品的化学成分，以便于节省成本，并增加方法和标准的实用性。

中药目前应用大多为复方制剂，复方制剂中的中药成分复杂，原药材中的化学成分在经历炮制和制药过程中可能因发生某些物理或化学反应导致无法在制剂中被检出。因此对中药制剂选择中药含量测定指标时，应当首先确保该成分在制剂中可被检测到，方可实施后续工作。

综上，在选择含量测定指标时，应当结合被检测药材或制剂的配伍，查阅药典和最新研究资料，整理其相关研究进展后，综合以上因素，从药效、专属性、毒性和易损失程度等多个角度对于相关化学成分进行评判与选择。对于成分较复杂或单体药效成分不明确的药材，则可考虑选择检测其有效部位。对于复方制剂应遵循中医药理论，从配伍角度结合上述原则选择含量测定指标，同时注意其对照品应当可获得，并且确定在复方制剂中检测上述指标的可行性。

### （二）含量测定分析的策略

中药质量的有效控制应该是对其安全性和有效性的全面反映，理想状态下的中药含量测定应该是对其所有药效成分和毒性成分均建立限量标准。然而，一方面，单味中药往往含有多种药效成分，而临床上又以使用由多味药材组成的复方制剂为主，有时甚至包含了几十味中药，药效物质基础组成极为复杂。另一方面，到目前为止，仍有部分中药药效物质基础不明确，难以判定其有效成分和毒性成分，如中药半夏。因此，上述理想状态下的中药含量测定方式在实际工作中很难实现。中药含量测定的实施必须结合实际，选择合理的含量测定分析策略，从而方便、快速、准确、实用和经济地控制中药质量，实现方法与标准真正地可实施与推广。

**1. 单一成分测定**　尽管多成分含量测定是目前中药含量测定的主要实施方向，但其需要前期有较好的药效物质基础研究和对照品可提供等先决条件进行支撑。目前中药质量标准中仍以单一成分含量测定居多。单一成分含量测定有着测定指标简单、方便快捷、经济实用等特点，所选择的测定指标往往为含量较高、药效明确且与该药功效一致，有着较强代表性和专属性的特征成分。例如，现行版《中国药典》中选择测定单一成分黄芩苷、芍药苷、延胡索乙素分别建立中药黄芩、白芍和元胡的含量测定标准。此外，在部分中药药效物质基础不够明确，或对照品提供受限等情况下，也暂时选择采用单一成分含量测定策略。

**2. 总成分或有效部位的测定**　在某类型含量较高的化学成分药效明确但难以确定作为含量测定指标的单体指标时，可采用单独测定总成分或有效部位含量的相应策略进行限量控制。如现行版《中国药典》中垂盆草颗粒项下以总黄酮进行含量测定。此外，在某一类或某几类成分药效明确，含量较高，但有效成分数量较多的情况下，除采用多成分或单一成分含量测定策略外，也可增加总成分或有效部位含量的测定，以实现更全面的质量控制。现行版《中国药典》对多种中药的含量测定采用了上述策略，如在山楂叶项下规定了分别测定总黄酮和金丝桃苷的含量以实现对山楂叶的质量控制；在华山参项下规定了分别测定总生物碱和东莨菪内酯的含量控制其质量；在当归项下规定了分别测定挥发油和阿魏酸的含量对质量进行控制。

**3. 多成分测定**　单味中药中往往包含了多种药效成分，而复方制剂又包含了多味中药材，因而复方的功效是不同药味、成分之间，产生协同配伍、增效减毒等作用的综合体现。因此一般在考虑某种中药含量测定的策略时，需要基于中医药理论，从有效性，毒性，专属性等多个角度结合待测中药的组成、加工等实际情况，建立全面合理的多成分测定质量标准，才能确保对药品质量的有效控制。目前，多成分测定是中药含量测定实施的主要方向，如现行版《中国药典》中肉苁蓉项下规定采用高效液相色谱法同时测定松果菊苷和毛蕊花糖苷的含量，并根据二者含量之和制定了肉苁蓉有效成分的限量标准；对中药陈皮项下广陈皮的含量测定则选择了橙皮苷、川陈皮素和橘皮素三种成分作为含量测定指标，并对川陈皮素和橘皮素的含量之和，以及橙皮苷的含量共同进行了限量规定，以实现对广陈皮药材质量的有效控制。多成分测定既可以针对不同类型的指标成分，分别建立分析方法进行含量测定，也可针对不同类型成分采用同一种分析方法进行多成分同步定量分析。

由于中药中包含的化学成分类型复杂、数量繁多，且多以复方为主使用，多成分测定往往能更准确地控制中药的质量。现代色谱技术的发展为中药多种成分进行同时分析提供了技术保障。多成分同步定量分析法选取中药中包含的多种成分作为指标，建立可实现对上述多指标同时进行分析的检测方法，并采用外标法对上述指标进行定量，从而实现多成分同步定量分析。但该法需要多个对照品，且对照品持续耗费较大，一旦对照品无法提供，该法即难以实施。因此研究者在该方法的基础上进一步优化，利用现代分析技术和中药有效成分之间存在的内在函数关系与比例关系，发展出了一测多评法。该法是近年来采用的用一种对照品实现多个成分同步含量测定的模式，被广泛应用于中药的多成分含量测定，具有节省对照品、快速、经济、方便等优点。

**微课** 2-4：一测多评法

一测多评法：通过中药有效成分之间存在的内在函数关系与比例关系，仅测定该中药中某个成分的含量，并依据相对校正因子计算出该中药中其他多个成分的含量，以使其计算值与实测值满足定量方法学要求的一种多指标同步质控方法。

原理：在一定的线性范围，成分的量（质量或浓度）与检测器响应成正比，即：

$$W = fA \qquad\qquad （式 2-14）$$

在多指标质量评价时，以药材中某一典型组分为内标，建立该组分与其他组分之间的相对校正因子，通过校正因子计算其他组分的含量，通过相对保留时间对其他组分对应的色谱峰进行定性。假设某样品中含有 $i$ 个组分，则：

$$W_i/A_i = f_i \;(i = 1,\ 2,\ \cdots,\ k,\ \cdots,\ m) \qquad （式 2-15）$$

上式中，$A_i$ 为组分峰面积；$W_i$ 为组分浓度。选取其中一组分 $k$ 为内标，建立组分 $k$ 与其他组分 $m$ 之间的相对校正因子：

$$f_{km} = f_k/f_m = (W_k \times A_m)/(W_m \times A_k) \qquad （式 2-16）$$

由此推导出下列定量计算公式：

$$W_m = (W_k \times A_m)/(f_{km} \times A_k) \qquad （式 2-17）$$

上式中，$A_k$ 为内标物峰面积；$W_k$ 为内标物浓度；$A_m$ 为其他组分 $m$ 峰面积；$W_m$ 为其他组分 $m$ 浓度。

## （三）含量测定方法的选择

目前，在中药分析领域常用的含量测定方法有化学分析法、色谱分析法（色谱－质谱联用）、光谱分析法和色谱－质谱联用四类方法，不同类型方法应用领域有所区别。化学分析法又分为重量法和容量法等，其适用于中药中含量较高的成分和矿物药中的无机成分的分析；色谱分析法主要包括液相色谱和气相色谱，此外还包括可用于中药成方制剂含量测定的薄层扫描法等色谱方法；光谱分析法包括紫外-可见分光光度法、原子吸收或原子发射光谱法等方法，前者主要用于总成分或有效部位的测定，原子光谱法则主要用于微量元素分析；色谱-质谱联用方法主要用于挥发或不挥发的微量药效成分的含量测定。综上所述，选择含量测定方法时应当考虑待测品的特性，如中药材、中药提取物、中药制剂等，并结合检测指标的类型、理化性质，结合现有的检测手段特性与成本综合考虑。选择时有如下原则。

**1. 根据测定对象的组成选择** 测定单一化合物时，由于中药中成分复杂多样，在测定时会造成较多干扰，因此一般采用具有分离功能的各种色谱法，通过排除其他成分对被测成分的干扰从而完成测定。如果测定对象是总成分或有效部位，如总生物碱、总黄酮、总皂苷、总蒽醌等，一般采用化学法或紫外-可见分光光度法测定；总生物碱、总有机酸可以选用酸碱滴定法；总皂苷、总蒽醌等可以选用比色法。

**2. 根据测定物质的类型选择** 若测定的是无机物，如矿物药，可考虑采用离子色谱法、原子分光光度法或等离子体质谱法。含量高的无机物则可选择采用化学分析法。

**3. 根据测定成分性质选择** 测定成分的理化性质可作为方法选择的依据。如具有挥发性的物质可以采用气相色谱法测定；如果是有色成分或有强紫外吸收的一类成分，可考虑采用比色法或紫外分光光度法测定；对于金属元素则考虑采用原子吸收光谱法或电感耦合等离子体质谱法进行检测。

**4. 根据测定成分含量选择** 若测定物质含量较高，属于常量分析，可采用化学分析法，如矿物药的分析多采用化学分析法测定含量；如果是微量分析，一般采用仪器分析法，由于中药中许多成分含量较低，需要用更灵敏的分析方法，一般多采用气相色谱法或高效液相色谱法对其进行分析；当中药中成分复杂，含量极低，一般的分析方法难以解决问题时，可以采用色谱-质谱联用技术如 GC-MS、LC-MS 等，以提高检测的分离度和灵敏度，达到预期的分析要求。

### 三、中药含量测定方法的验证、确认和转移

在中药质量控制研究中，需要建立不同分析方法满足不同的分析要求，如含量测定、鉴别和杂质测定等等。所有建立的分析方法都需要进行方法的验证、确认和转移，以保证方法准确、稳定、可靠和普适通用，确认方法适用于相应检测要求与目的，以及方法在不同实验室转移的适用性。与鉴别方法相比，含量测定相关的方法其验证部分要求更为具体。因此本部分以含量测定方法为主介绍分析方法建立过程中必需的验证、确认和转移工作。

#### （一）含量测定方法的验证

准确可靠的检测结果依赖于分析方法的准确、稳定、可靠和普遍适用。分析方法验证（analytical method validation）的目的是证明所建立的方法适合于相应检测要求。在建立中药质量标准、变更处方或工艺、修订原分析方法时，均需要对分析方法进行验证。方法验证的理由、过程和结果均应记载在药品质量标准起草说明或修订说明中。分析方法的验证不仅仅局限于含量测定，鉴别试验、杂质检查等定性方法同样需要验证确认。需进行方法验证的分析检验项目主要有鉴别试验、杂质测定（限度或定量分析）、含量测定（包括特性参数和含量/效价测定，其中特性参数如药物溶出度、释放度等）。

不同的分析方法都具有自身的特征，并随着分析对象的改变而变化，因此需根据具体的分析方法来确定需要验证的内容指标。表 2-15 中列出的常见的分析检验项目和相应的验证内容指标可供参考。

表 2-15　检验项目和验证指标

| 项目<br>指标 | 鉴别 | 杂质测定 | | 含量测定<br>– 特性参数<br>– 含量或效价测定 |
|---|---|---|---|---|
| | | 定量 | 限度 | |
| 专属性① | √ | √ | √ | √ |
| 准确度 | × | √ | × | √ |
| 精密度 | | | | |
| 　重复性 | × | √ | × | √ |
| 　中间精密度 | × | √② | × | √① |
| 检测限 | × | ×③ | √ | × |
| 定量限 | × | √ | × | √ |
| 线性 | × | √ | × | √ |
| 范围 | × | √ | × | √ |
| 耐用性 | √ | √ | √ | √ |

注：①如一种方法不够专属，可用其他分析方法予以补充；②已有重现性验证，不需验证中间精密度；③视具体情况予以验证。

**1. 专属性**　专属性系指在其他成分（如杂质、降解产物、辅料等）可能存在的情况下，采用的分析方法能正确测定被测成分的能力。鉴别试验、杂质检查和含量测定方法，均应考察其专属性。若方法专属性不强，应采用一种或多种不同原理的方法予以补充。

对于鉴别试验，应具备区分可能的共存物或结构相似物的能力。不含目标组分的样品、结构相似成分或供试品中的有关物质，均应呈现阴性结果。

对于含量测定，可对不含待测成分的样品（除去含待测成分药材或不含待测成分的阴性复方）进行试验说明方法的专属性。

其所采用的色谱法及其他分离方法需附有代表性图谱，以说明该方法的专属性，并注明各组分在图谱中的位置，与此同时需确保色谱法中的分离度等符合相关要求。必要时可采用光电二极管阵列检测器和质谱检测器进行峰纯度检查。

在中药分析中，考察分析方法的专属性时应重点考察共存组分对待测组分是否存在干扰。但由于中药组成的复杂性，通过样品中添加干扰组分与未添加样品进行结果比对的方式常难于实施，故此常采用阴性对照法对该分析方法的专属性进行考察。阴性对照法是以待测成分与除去该成分（或去掉该成分来源药材）的阴性成药进行对照，以考察待测组分的响应是否受干扰组分影响。

**2. 准确度**　准确度系指用该方法测定的结果与真实值或参考值接近的程度，一般用回收率（％）表示。准确度应在规定的线性范围内测试。准确度也可由所测定的精密度、线性和专属性推算出来。用于定量分析的分析方法均必须进行准确度验证。

为确保含量测定方法的准确度，可用已知纯度的标准品进行加样回收率试验，即将一定量的已知纯度的被测成分对照品精密地加入已知被测成分含量的样品中，如式2-18用实测值与样品中被测成分含量之差，除以加入对照品的量来计算回收率。在加样回收试验中须注意：对照品的加入量与样品中被测成分的含量之和不能超出标准曲线线性范围；对照品的用量要适当，过小会导致较大的相对误差，过大则干扰成分相对减少，真实性差。

$$回收率 \% = \frac{实测值 - 供试品所含被测成分量}{加入的对照品量} \times 100\% \qquad （式2-18）$$

　　准确度的数据要求为：在规定范围内，取同一浓度（相当于100%浓度水平）的供试品，用至少6份样品的测定结果进行评价；或设计至少3种不同浓度，每种浓度分别制备至少3份供试品溶液进行测定，用至少9份样品的测定结果进行评价，且浓度的设定应考虑样品的浓度范围。两种方式的选定应考虑分析的目的和样品的浓度范围。由于中药活性成分含量范围较大，所以在设置浓度时须考虑样品的浓度范围，通常情况下，一般中浓度加入量与供试品中被测成分量之比为1∶1，建议高、中、低浓度加入量与供试品中被测成分量之比为1.5∶1、1∶1、0.5∶1，表2-16为现行版《中国药典》规定的准确度测试的可接受范围。

表 2-16　样品中待测定成分含量和回收率限度

| 待测定成分含量 | | | 待测定成分质量分数 | 回收率限度 |
|---|---|---|---|---|
| （%） | （ppm 或 ppb） | （mg/g 或 μg/g） | （g/g） | （%） |
| 100 | – | 1 000 mg/g | 1 | 98～101 |
| 10 | 100 000 ppm | 100 mg/g | 0.1 | 95～102 |
| 1 | 10 000 ppm | 10 mg/g | 0.01 | 92～105 |
| 0.1 | 1 000 ppm | 1 mg/g | 0.001 | 90～108 |
| 0.01 | 100 ppm | 100 μg/g | 0.000 1 | 85～110 |
| 0.001 | 10 ppm | 10 μg/g | 0.000 01 | 80～115 |
| 0.000 1 | 1 ppm | 1 μg/g | 0.000 001 | 75～120 |
| | 10 ppb | 0.01 μg/g | 0.000 000 01 | 70～125 |

　　**3. 精密度**　精密度系指在规定的测试条件下，同一份均匀供试品，经多次取样测定所得结果之间的接近程度。

　　精密度一般用偏差、标准偏差或相对标准偏差表示。在相同条件下，由同一个分析人员测定所得结果的精密度称为重复性；在同一实验室内的条件改变，如不同时间、不同分析人员、不同设备等测定结果之间的精密度，称为中间精密度；在不同实验室测定结果之间的精密度，称为重现性。

　　（1）重复性：在规定范围内，取同一浓度的供试样品，用至少6份测定结果进行评价；或设计至少3种不同浓度，每种浓度分别制备至少3份供试品溶液进行测定，用至少9份测定结果进行评价。浓度设定应考虑样品的浓度范围。

　　（2）中间精密度：中间精密度主要对随机变动因素的影响进行考察，当变动因素为不同时间、不同分析人员、不同设备时，须进行中间精密度试验。

　　（3）重现性：对于法定检测方法的建立，由于其需要在不同地区、不同实验室中运用，因此需要对方法的重现性进行评估。例如，在制订药典分析方法时，应通过协同检验获得重现性结果。协同检验的目的、步骤和重现性结果都应该记录在起草说明中。在重现性试验中，应注意重现性试验所用样品质量的一致性及贮存运输中的环境对该一致性的影响，避免影响重现性试验结果。

（4）数据要求：精密度试验结果应包含标准偏差、相对标准偏差（RSD）或置信区间。样品中待测组分的含量和精密度 RSD 可接受范围，具体可参考表 2-17（可接受范围可在给出数值 0.5~2 倍区间。计算公式，重复性：$RSD_r = C^{-0.15}$；重现性：$RSD_R = 2C^{-0.15}$，其中 C 为待测定成分含量）。在基质复杂、组分含量低于 0.01% 及多成分等分析中，精密度限度可适当放宽。

表 2-17 样品中待测定成分含量和精密度 RSD 可接受范围

| 待测定成分含量 | | | 待测定成分质量分数 | 重复性 | 重现性 |
|---|---|---|---|---|---|
| （%） | （ppm 或 ppb） | （mg/g 或 μg/g） | （g/g） | （$RSD_r$%） | （$RSD_R$%） |
| 100 | – | 1 000 mg/g | 1.0 | 1 | 2 |
| 10 | 100 000 ppm | 100 mg/g | 0.1 | 1.5 | 3 |
| 1 | 10 000 ppm | 10 mg/g | 0.01 | 2 | 4 |
| 0.1 | 1 000 ppm | 1 mg/g | 0.001 | 3 | 6 |
| 0.01 | 100 ppm | 100 μg/g | 0.000 1 | 4 | 8 |
| 0.001 | 10 ppm | 10 μg/g | 0.000 01 | 6 | 11 |
| 0.000 1 | 1 ppm | 1 μg/g | 0.000 001 | 8 | 16 |
| 0.000 001 | 10 ppb | 0.01 μg/g | 0.000 000 01 | 15 | 32 |

**4. 检测限** 检测限（limit of detection，LOD）系指样品中能可靠地检测出被测物质的最低浓度或量。检测限只是限度试验的指标和定性鉴别的依据，并无定量意义。常用的方法如下。

（1）直观法：用一系列已知浓度的供试品进行分析，得出能被可靠地检测出的最低浓度或量。

（2）信噪比法：仅适用于能显示基线噪声的分析方法，即把已知低浓度供试品的信号与空白样品测出的信号进行比较，算出能被可靠地检测出的最低浓度。检测限一般以信噪比（S/N）3∶1 时（图 2-20）相应浓度或注入仪器的量确定检测限。

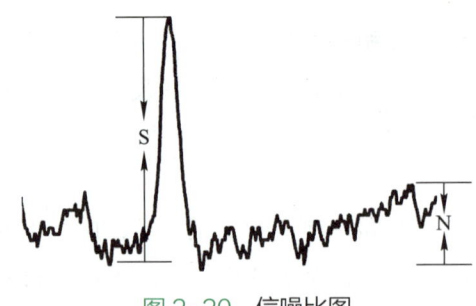

图 2-20 信噪比图

（3）基于响应值标准偏差和标准曲线斜率法

$$检测限（LOD）= \frac{3.3 \times 响应值的偏差}{标准曲线的斜率}$$

（式 2-19）

响应值的偏差可通过测定空白值的标准偏差、用标准曲线的剩余标准偏差代替、用标准曲线截距的标准偏差代替等方法获得。

（4）数据要求：上述计算方法获得的检测限数据须用含量相近的样品进行验证。应附测定图谱，说明试验过程和检测限结果。

**5. 定量限** 定量限（limit of quantification，LOQ）系指试样中被测物能被定量测定的最低量，其测定结果应符合准确度和精密度要求。对微量或痕量药物分析、定量测定药物杂质和降解产物时，应确定方法的定量限。

定量限的测定方法与检测限的测定方法基本相同，只是相应的系数（倍数）不同。因有关中药成分定量测定通常采用 HPLC 法，所以定量限的测定一般采用信噪比法。一般以信噪比为 10∶1 时相应浓度或注入仪器的量进行确定。以上计算方法获得的定量限数据均应使用与实际含量相近的试样进行验证。应附测试图谱，说明测试过程和定量限结果，包括准确度和精密度验证数据。

**6. 线性** 线性系指在设计的范围内，线性试验结果与试样中被测物浓度直接呈比例关系的能力。应在设计的范围内测定线性关系。可用对同一对照品储备液精密稀释或分别精密称量标准品，制备一系列对照品溶液的方法进行测定，应至少制备 5 个不同浓度水平的对照品溶液。以测得的响应信号作为被测物浓度的函数作图，观察是否呈线性，并用最小二乘法进行线性回归分析。必要时，可将响应信号进行适当的数学转换，再进行线性回归计算，或采用非线性模型来描述浓度与响应值之间的关系。

数据要求：应列出回归方程、相关系数（$r$）、残差平方和以及线性图（或其他数学模型）。一般要求 $r \geq 0.999$，但在薄层色谱扫描定量分析中，$r \geq 0.995$ 即可。

**7. 范围** 范围（linear range）系指分析方法能达到一定精密度、准确度和线性要求时的高低限浓度或量的区间。原料药和制剂含量测定，范围一般为测定浓度的 80%～120%；制剂含量均匀度检查，范围一般应为测定浓度的 70%～130%，特殊剂型（如气雾剂和喷雾剂），其范围可适当放宽；溶出度或释放度中的溶出量测定时，范围一般为限度的 ±30%，如规定了限度范围，则应为下限的 -20% 至上限的 +20%；杂质测定，范围应根据初步实际测定数据，拟订为规定限度的 ±20%。如一个试验同时进行含量测定和纯度检查，且仅使用 100% 的对照品，线性范围应覆盖杂质的报告水平至规定含量的 120%。

在中药分析中，范围应根据分析方法的具体应用和线性、准确度、精密度结果及要求确定。对于有毒的、具有特殊功效或药理作用的成分，其验证范围应大于被限定含量的区间。溶出度或释放度中的溶出量测定，范围一般应为限度的 ±30%。

**8. 耐用性** 耐用性系指在测定条件有小的变动时，测定结果不受影响的承受程度，可用于评估方法的稳定性和适用性。开始研究分析方法时，就应考虑其耐用性。如果测试条件要求苛刻，则应在方法中写明，并注明可以接受变动的范围，可以先采用均匀设计确定主要影响因素，再通过单因素分析等进一步确定变动范围。典型的变动因素有被测溶液的稳定性、样品的提取次数、时间等；高效液相色谱法中典型的变动因素有流动相的组成和 pH、不同品牌或不同批号的同类型色谱柱、柱温、流速及检测波长等；气相色谱法中典型的变动因素有不同品牌或批号的色谱柱、不同类型的担体、载体流速、柱温、进样口和检测器温度等。经试验，报告中应说明测定条件小的变动应能满足系统适用性试验要求，以确保方法可靠。

### （二）含量测定方法的确认

分析方法确认（analytical method verification）系指第一次运用法定分析方法时，由当前的分析者或实验室对方法中关键的验证指标进行选择性的考察，以确证该方法对待测样本的适用性，并证实分析人员具备使用该分析方法的能力，分析方法的确认并非单纯的重复验证过程。

**1. 确认过程** 分析方法的确认过程，系指采用法定方法对指定药物及其制剂进行测定时，对该方法是否能达到预期分析目的进行评价。方法实施者需具有药物分析工作的相关经验和知识，在经过相应培训后能够理解和执行该法定方法。为保证法定方法可按照预计顺利实施，分析方法的确认过程必须由上述分析人员开展。若法定方法确认失败，而相关工作人员（或起草人员）无法协助处理此失败问题，即说明该方法可能不适用于在该实验室测定相应的样品。

**2. 确认要求**

（1）确认原则：通常情况下，分析方法的确认并不需要完整地对该法定方法进行重新验证，但需要将分析方法验证的指标用于该方法的确认。分析方法确认的范围和指标主要取决于分析人员的培训和经验水平、分析方法的类型、相关仪器设备、具体操作实施步骤和分析对象等因素。分析方法确认的指标与检验项目类型（鉴别、检查、含量测定等）有关。对于不同的检验项目，方法确认所需的指标也不尽相同。

（2）考察指标：分析方法的确认应包含对影响分析方法的必要因素的评估。对于中药而言，方法的确认需要综合考虑中药材种类、来源，饮片制法和制剂生产工艺等因素，并评估该方法在原料药和制剂基质上的适用性。

在原料药及其制剂的含量测定中，方法的专属性是确定该法定分析方法是否适用的关键指标。例如，色谱法可根据系统适用性的分离度要求对其专属性进行确认，然而不同产地的原料药，其杂质谱可能存在差异，此外不同来源的制剂辅料间差异很大，这些都可能对分析方法造成干扰，从而影响检测方法的准确度，甚至产生法定方法中尚未提及的杂质。另外，药物含有不同的辅料、容器组分，这些都可能会影响药物在基质中的回收率，对法定方法具有潜在的干扰。针对上述情况，可能需要更加全面的基质效应评估，以证明该法定方法对于特定药物及其制剂的适用性。对于其他分析方法确认的指标，如杂质分析的检测限、定量限、精密度，也有助于说明法定方法在实际使用条件下的适用性。

（3）确认豁免：如无特别说明，现行版《中国药典》收载的通用检测方法均无需确认。这些通用检测方法包括但不仅限于干燥失重、炽灼残渣、多种化学湿法和简单的仪器测试（如 pH 测定法）等方法。然而，首次将这些通用检测方法应用于各品种项下时，需充分考虑不同的样品处理方式或溶液制备需求。

### （三）含量测定方法的转移

分析方法转移（analytical method transfer）系指一个文件记录和实验确认的过程，目的是证明一个实验室（方法接收实验室）在使用其他实验室（方法建立实验室）建立并经过验证的非法定分析方法检测样品时，该实验室有能力成功地操作该方法，且检测结果与方法建立实验室的检测结果一致。分析方法的转移是保证不同实验室之间获得一致、可靠和准确检测结果的一个重要环节，也是对实验室检测能力的一项重要评估。

**1. 转移类型** 分析方法转移可通过多种途径实现。最常用的方法是相同批次均一样品的比对试验或专门制备用于测试样品的检测结果的比对试验。其他方法包括：实验室间共同验证、接收方对分析方法进行完全或部分验证和合理的转移豁免。分析方法转移实验、转移范围和执行策略制订要依据接收方经验和知识、样品复杂性和特殊性、分析过程的风险评估。

**2. 转移要素** 为保障分析方法转移能够成功进行，一般需考虑以下要素，这些要素也可能存在关联性。实施分析方法转移前，转移方应对接收方进行培训，或者转移方案批准前进行预实验，以发现可能需要解决的潜在问题。培训要有记录。

转移方和接收方应比较和讨论转移的实验数据和转移过程的方案偏差，双方应充分探讨转移报告及分析方法中任何必要的更正或更新，以便能够在接受方重现该方法。方法转移可选择一个批次样品，因为转移目的与生产工艺无关，是为了评价接收方是否具备使用该方法的能力。

**3. 转移方案** 分析方法转移前，双方需经协商，以书面形式形成转移方案。该文件应表达双方的一致意愿与执行策略，并包含双方的需求和职责。建议方案需包含以下内容：转移的目的、范围、双方责任、使用的材料和仪器、分析方法、试验设计和在方法转移中使用的可接受标准。根据验证数据和验证过程，转移方案应明确所需评估的验证指标以及用于评估可接受的转移结果的分析。如若转移失败，对转移方案进行的任何变更，须获得批准后才能重新收集数据。

**4. 转移方法** 应当详细阐明该方法的细节并给予明确的指导说明，以确保培训后的分析人员能顺利地实施该方法。方法转移前，为了说明并解决方法转移中的相关问题，转移方和接收方可以召开会议，讨论相关事宜。如有完整验证或部分验证的数据时，应同实验实施技术细节一并提供给接收方。在某些情况下，参与初始方法开发或验证的人员在转移现场将有助于方法的转移。采用液相或气相色谱时，应明确规定重复次数和进样序列。在溶出度试验中，需明确规定每种剂量的试验次数。

**5. 转移报告** 当分析方法转移成功后，接收方应起草方法转移报告，报告应提供与可接受标准相关的实验结果，确认接收方已具备使用所转移分析方法的资格。应对方案中的所有偏差进行完整记录并说明相应理由。如实验结果符合制订的可接受标准，则分析方法转移成功，且接收方具备了实施该方法的资质，否则不能认为分析方法转移已完成，此时应采取有效的补救措施使其符合可接受标准。依据不同的实验过程，补救措施可以是再培训，也可以是对复杂检测方法的清晰阐述。

近年来，各国药典均启动了对分析方法验证等相关指导原则的修订工作。2025 年版《中国药典》也对相关内容进行了相应修订。2025 年版《中国药典》正式出版后，相关分析方法的指导原则均按照最新版《中国药典》内容执行。

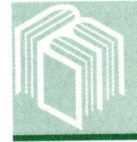

# 第五节 中药的生物活性测定

目前，中药质量分析的方法主要参考化学药物，形成了以指标性成分检测为核心的中药质量现代评价体系。然而，中药来源广泛，含有多种活性成分且具有多种药理作用，仅仅依靠化学成分理化分析不能完全控制其质量，难以充分反映中药的临床疗效和安全性。为了全面地评价中药质量，需要采用常规理化分析和生物活性测定相结合的方法，从而提高中药质量控制的科学性与系统性，最大程度地表征中药的内在质量。

生物活性测定法（bioassay）是利用生物体（包括整体动物、离体组织、器官、细胞和微生物等）评估药物的生物活性。它是以药物的生物效应为基础，以生物统计为工具，运用特定的实验设计，在一定条件下比较供试品和相当的标准品或对照品所产生的特定生物效应，从而评价和控制供试品质量和活性。在现行的药品质量标准中，生物活性测定法已广泛应用于生物药品制剂的质量控制，例如由微生物发酵生产的含有多种抑菌成分的抗生素，以动物为原料提取的生化药品，如肝素、胰岛素、玻璃酸酶、细胞色素 C 等。在这些生物药品制剂中，组分分子结构未知或为多组分混合体，不具有单一而稳定的化学结构。因此，不能用毫克、克等绝对或相对重量表示其量值，导致采用常规的理化分析所得的结果不一致、重复性差，只能从其药理作用中选择一种能代表临床疗效或毒性反应的指标，采用生物效应评价其质量。

## 一、中药生物活性测定的概念

中药生物活性测定是从中药复杂体系作用特点出发，以中药的质量控制为目的，利用整体动物、离体组织、器官、血清、微生物、细胞以及相关生物因子等，构建能反映其临床疗效的试验来测定中药生物效应，也称为中药生物效应测定。中药生物活性测定适用于所有的中药，尤其适用于活性成分/毒性成分不明确的中药或指标成分无法反映其临床疗效的中药。

古代中国就有使用生物效应测定用于中药药性、毒性、品质和功效评价的先例。早在先秦时期《山海经》中记载"礜石，无条皆能毒鼠，莽草、芒草均能毒鱼"，说明古人已用动物的毒性效应检验药物毒性。《黄帝内经》中"寒者热之，热者寒之"，在尝试药物之后通过概括人体所发生的反应得出"寒、热"药性。《本草图经》记载："欲试上党人参者，当使二人同走，一与人参含之，一不与，度走三五里许，其不含人参者必大喘，含者气息自如，此人参乃真也"，被认为是有记载的首个最接近现代药物品质生物评价思想的例子。1949 年，楼之岑院士首次提出植物性泻药的生物测定法，引起了国际上的广泛重视，被称为"楼氏法"，奠定了中药生物效应评价的基础。在中药泻下临床功效基础之上，以小鼠服药后排出的湿粪颗粒数与给药剂量（剂量的指数）建立线性关系，采用生物统计法进行效价计算，用于大黄与番泻叶等的泻下活性评价。

## 二、中药生物活性测定法的分类与特点

按测定方法及评价指标的不同，中药生物活性测定法包括生物效价测定法（量反应法）和生物活性限值测定法（半定量法或质反应法）。前者在一定剂量范围内，作用趋势一致，量效关系较明显，更易于量化评价；后者多用于达到某一特定值（给药量）的条件下，才出现某效应的评价（如出现凝集、死亡、惊厥等），属于半定量或定性范畴。一般优先选用生物效价测定法，不能建立生物效价测定的品种可考虑采用生物活性限值测定法，待条件成熟后进一步研究生物效价测定法。除生物效价值外，生物效应表达谱及生物标志物等也发展成为重要的生物效应评价指标，既能定性鉴别，又能定量分析。生物效应表达谱是在特定的试验条件下，供试品作用于试验系所表达出的一组或多组特征生物效应信息，通常具有时间–效应或剂量–效应依赖关系，包括生物热活性指纹谱、生物自显影薄层色谱、高内涵分析及生物芯片等（表 2–18）。相对于经典生物效价检测，生物效应表达谱能反映药物作用于生物的更多指纹和/或动态信息，很大程度上能够表征出药物作用的特异性或专属性。如采用生物热动力学法可表征含小檗碱类中药（黄连、黄柏、关黄柏和三颗针）的抑菌活性特征指纹谱，能够特异性辨识含小檗碱类中药的抑菌活性。生

表 2-18　生物效应表达谱的主要技术方法及应用

| 方法 | 概念 | 应用 |
| --- | --- | --- |
| 生物热活性指纹图谱 | 仪器连续记录生物体新陈代谢过程中能量转移和热变化的参数及谱图，可用以定性、定量地测定药物与机体间的相互作用 | 黄连、三颗针、黄柏、关黄柏的抑菌活性评价；注射用双黄连冻干粉针、清开灵注射液、注射用益气复脉冻干粉等质量波动性评价 |
| 自显影生物薄层 | 一种将薄层色谱分离和生物活性测定相结合的活性筛选方法 | 以抗氧化活性成分毛蕊花糖苷的鉴别实现生地黄与熟地黄质量控制 |
| 高内涵分析 | 一种以细胞为检测对象，通过显微成像法记录多孔板内细胞的图像，并通过分析图像中的信息来解析细胞内物质活动的技术 | 何首乌配伍减毒效果评价 |
| 生物芯片 | 通过微加工工艺将大量生物识别分子按照预先设置的排列方式固定在芯片片基上，利用生物分子间的特异性亲和反应，实现对配体如基因、抗原等生物活性物质的分析 | 龟甲胶物种鉴定；黄药子肝毒性评价 |

物标志物是一种能够客观反映供试品有效性、安全性和质量一致性相关信息的指示物，包括与作用机制相关的基因、蛋白质、代谢物等内源性物质，通常应具有一定的特异性。

生物活性测定法具有一定专属性，采用的方法能够在其他成分（如杂质、降解产物、辅料等）可能存在的情况下准确地测定被测物的特性，这里的特性指的是与中药功效相关的药理作用，体现的是对中药功效的专属性。例如，水蛭生物测定方法具有较强的专属性，即只要是具有活血作用的水蛭药材一定能表现出抗凝血酶活性，但要注意的是，能表现出抗凝血酶活性的样品不一定是水蛭。

中药生物活性测定与指标成分定量法、指纹图谱法等现有质量控制体系并不是替代关系，而是相辅相成、互为补充的。中药生物活性测定方法相对复杂，但可以完善和补充现行质量评价方法，提高中药质量的可控性，真实地反映中药临床有效性和安全性；而通过理化分析技术建立的检测方法又为生物效应评价提供基础数据支撑。中药生物活性测定方法也不等同于一般的药理学实验方法，它需要同时具备定量药理学与药检分析的属性和要求。药理学实验方法主要旨在重现其趋势和规律，重点是证实试验结果与对照组比较是否有统计学意义；而药检分析则要求重现试验数据的绝对值，但允许有一定的误差。中药生物活性测定方法学的研究应包括试验设计、量化指标、分组、对照、可靠性检验等定量药理学的内容，还应包括线性范围、精密度、重复性、回收率等药物分析的内容。

### 三、中药生物活性测定的基本原则

《中国药典》（2010 年版）一部中新增《中药生物活性测定指导原则》。2020 年，国家药品监督管理局药品审评中心发布实施《中药生物效应检测研究技术指导原则（试行）》，这两项指导原则充分肯定了生物活性测定在中药质量控制体系构建中的作用与价值，为中药生物活性测定方法的建立、标准制定等提供了基本框架和基本要求。该方法有以下几项基本原则。

1. **符合药理学研究基本原则**　建立的生物活性测定方法应符合药理学研究的随机、对照、重复的基本原则；具备简单、精确的特点；应有明确的判断标准。

2. **体现中医药特点**　鼓励应用生物活性测定方法探索中药质量控制，拟建立方法的测定指标应与该中药的"功能与主治"相关。

3. **品种选择合理**　拟开展生物活性测定研究的中药材、饮片、提取物或中成药应功能主治明确，其中，优先考虑适应证明确的品种，对中药注射剂、急重症用药等应重点进行研究。

4. **方法科学可靠**　优先选用生物效价测定法，不能建立生物效价测定的品种可考虑采用生物活性限值测定法，待条件成熟后可进一步研究采用生物效价测定法。

### 四、中药生物活性测定方法设计的基本内容

#### （一）实验条件

1. **试验系选择**　生物活性测定所用的试验系，包括整体动物、离体器官、血清、微生物、组织、细胞、亚细胞器、受体、离子通道和酶等。试验系的选择与实验原理和测定指标密切相关。在能够保证评价结果与临床疗效和安全性相关联的前提下，应选择背景资料清楚、影响因素少、检测指标灵敏和成本低廉的试验系统。应尽可能研究各种因素对试验系的影响，采取必要的措施对影响因素进行控制。常用的体外试验有抑菌活性测定、抗病毒效价测定、体外凝血酶活性测定和体外血浆纤维蛋白含量测定等，体内试验有小鼠体内血栓形成试验、小鼠乙酸扭体反应试验和大鼠急性肝损伤保护试验等。

当体外试验和体内试验的生物效应相关性较好时，从动物伦理、经济学及操作简便性方面考虑，可优先选择体外试验。如采用实验动物，尽可能使用小鼠和大鼠等来源多、成本低的实验动物，并说明其种属、品系、性别和年龄。实验动物的使用，应遵循"优化、减少、替代"的"3R"原则。

2. **供试品选择与制备**　应选择疗效确切、作用机制和作用途径研究比较充分和清楚的中药。若是中药材或中药饮片，应确保来源清楚，必要时可经过基原鉴定，并借助化学指纹图谱进行控制。若是中药提取物或中药制剂，应保证工艺稳定且质量合格。应至少使用 3 批供试品。

综合考虑中药整体作用、临床用药特点、生产工艺及选择的试验系等研究制备供试品。如采用体外试验系时，应充分关注供试品中的鞣质等物质对测定结果的干扰。必要时，可采用人工胃液、人工肠液等仿生提取制备供试品，或采用含药血清等作为供试品。例如，在板蓝根抑制流感病毒神经氨酸酶活性试验中，板蓝根经提取、干燥处理，残渣用 PBS 溶解制成供试品溶液。

3. **参照物的选择**　生物活性测定的参照物应与供试品在化学组成和 / 或生物效应方面具有同质性（同质性是指参照物应和供试品相一致，在一定剂量范围内，参照物可视为供试品不同程度的稀释物或浓缩物，两者的反应量效曲线应当平行），选择与验证性临床试验用样品质量一致的样品。采用生物效价测定法，应有基本同质的标准品以测定供试品的相对效价，标准品的选择应首选中药标准品，也可以考虑化学药作为标准品。采用生物活性限值测定法，可采用中药成分或化学药品作为方法可靠性验证用对照品。对成分复杂的中药，化学同质性好的参照物一般难以获得，依据理论依据和 / 或实验依据，可选择药材 / 饮片、提取物、中成药或化学药品作为参照物。例如，川芎中有效成分阿魏酸可作为川芎药材的抗血小板聚集活性效价测定的参照物；缩宫素可用于标定益母草缩宫效应效价。列入注册标准的参照物应经过生物效应的标定。

## （二）实验设计

**1. 设计原理** 所选实验方法应能体现药物的有效性、安全性，应有明确的实验原理，检测指标应客观、专属性强。实验方法和观察指标的选择，均应从中医药理论出发，结合中药作用机制和主要途径研究，能够体现供试品的功能与主治或药理作用。如麻黄具有发汗解表功效，以大鼠发汗量标定麻黄生物效价。由于中药药理作用具有多效性，生物活性测定的指标选择不要求完全反映功能主治，但必须与药物的功能主治密切相关。

**2. 设计类型** 如采用生物效价测定法，应按《中国药典》生物检定统计法的要求进行实验设计研究；如采用生物活性限值测定法，试验设计可考虑设供试品组、阴性对照组或阳性对照组，测定方法使用动物模型时，应考虑设置模型对照组。重现性好的试验，也可以不设或仅在复试时设阳性对照组。

**3. 剂量设计** 如采用生物效价测定法，供试品和标准品均采用多剂量组试验，并按生物检定的要求进行合理的剂量设计，使不同剂量之间的生物效应有显著差异。如采用生物活性限值测定法，建议只设一个限值剂量，限值剂量应以产生生物效应为宜；在方法学研究时，应采用多剂量试验，充分说明标准中设定限值剂量的依据。

**4. 给药途径** 一般应与临床用药途径一致。如采用不同的给药途径，应说明理由。

**5. 给药次数** 根据药效学研究合理设计给药次数，可采用多次或单次给药。

**6. 指标选择** 应客观、明确、专属，并与功能主治相关。应充分说明指标选择的合理性、适用性和代表性。生物活性测定指标的选择原则上应具有专属性、准确性、可重复性和一定的量效关系。生物活性测定指标应反映或关联中药的药效和 / 或毒性，选取已知或预期药理作用的评价指标。中药的某一功效一般与多种药理作用相关，采用单一指标通常难以反映其临床主要疗效或毒性情况，可在同一试验系中观察多个生物效应指标，也可通过多项试验考察相同或不同的生物效应指标，综合考察其疗效或毒性。鼓励探索采用生物标志物、生物效应表达谱等作为生物效应检测指标。

## （三）结果与统计

试验结果评价应符合生物统计要求。生物效价测定法应符合现行版《中国药典》生物检定统计法的要求，根据样品测定结果的变异性决定效价范围和可信限率（FL%）限值；生物活性限值测定法，应对误差控制进行说明，明确试验成立的判定依据，对结果进行统计学分析，并说明具体的统计方法和选择依据。

## （四）判断标准

生物效价测定，应按品种的效价范围和可信限率（FL%）限值进行结果判断。生物活性限值测定，应在规定的限值剂量下判定结果。初试结果有统计学意义的，可判定为符合规定。初试结果没有统计学意义的，可增加样本数进行一次复试，复试时应增设阳性对照组，复试结果有统计学意义的，判定为符合规定，否则视为不符合规定。

## 五、中药生物活性测定方法学验证

### （一）测定方法影响因素考察

应考察测定方法的各种影响因素，通过考察确定最佳的试验条件，以保证试验方法的专属性和准确性。根据对影响因素考察的结果，规定方法的误差控制限值或对统计有效性进行说明。离体试验，应适当进行体内外试验结果的相关性验证。

### （二）精密度考察

应进行重复性、中间精密度、重现性考察。

**1. 重复性**　按确定的测定方法，至少用 3 批供试品、每批 3 次或同批供试品进行 6 次测定试验后对结果进行评价。生物活性测定试验结果判断应基本一致。

**2. 中间精密度**　考察实验室内部条件改变（如不同人员、不同仪器、不同工作日和实验时间）对测定结果的影响，至少应对同实验室人员改变进行考察。

**3. 重现性**　生物活性测定试验结果必须在 3 家以上实验室能够重现。

### （三）方法适用性考察

按拟采用的生物活性测定方法和剂量对 10 批以上该产品进行测定，考察质量标准中该测定项目的适用性。

## 六、中药生物活性测定方法实例

中药生物活性测定能够通过检测中药作用于生物体所表达出的生物活性，进而评价中药质量。用于中药质量评价的生物活性测定方法，应优选关联中药功效和作用机制，表 2-19 中列举了不同功效中药的生物活性测定试验方法。除此之外，生物活性测定法还可用于中药制剂，尤其是中药注射液的质量一致性与稳定性研究，例如清开灵注射液、丹红注射液、双黄连口服液和连花清瘟胶囊等中药制剂。

表 2-19　中药生物活性测定方法的应用

| 分类 | 功效 | 生物评价指标 | 试验方法 | 应用 |
|---|---|---|---|---|
| 清热药 | 清热泻火、解毒、凉血、燥湿等 | 抗菌 | 抑菌效力测定（大肠杆菌、金黄色葡萄球菌等） | 板蓝根、黄连、连翘等 |
| | | 抗病毒 | 流感病毒神经氨酸酶体外活性测定 | |
| | | 抗炎 | 大鼠关节肿胀度、足趾肿胀度、耳廓肿胀度；体外抑制 COX-2；比色法测定血浆中 SOD、MDA 和 GSH-Px 活性 | |
| | | 解热 | 家兔退热实验 | |
| | | 抗内毒素 | "鲎试剂法"的抗内毒素实验 | |
| | | 止血 | 血液凝固时间测定 | |
| 解表药 | 发散风寒、风热，清热解毒 | 解热 | 家兔退热实验 | 麻黄、柴胡、桂枝等 |
| | | 发汗 | 大鼠足趾汗滴实验 | |
| | | 抗炎 | 大鼠关节肿胀度、足趾肿胀度、耳廓肿胀度；体外抑制 COX-2；比色法测定血浆中 SOD、MDA 和 GSH-Px 活性 | |
| | | 抗菌 | 抑菌效力测定（大肠杆菌、金黄色葡萄球菌等） | |
| | | 抗病毒 | 流感病毒神经氨酸酶体外活性测定 | |

| 分类 | 功效 | 生物评价指标 | 试验方法 | 应用 |
|---|---|---|---|---|
| 活血化瘀药 | 疏通血脉、消散瘀血 | 抑制血小板聚集<br>抗凝血活性<br><br>纤溶酶活性<br>内皮细胞功能 | 血小板聚集率<br>凝血酶原时间、凝血酶时间、活化部分凝血活酶时间、纤维蛋白原含量等<br>血浆纤溶酶原、血浆纤溶酶原活化抑制物测定等<br>血浆内皮素、一氧化氮等测定，内皮细胞数量等 | 丹参、益母草、红花、水蛭等 |
| 泻下药 | 泻下通便 | 致泻作用<br>促进肠蠕动<br>利尿 | 体外肠平滑肌收缩实验，排便量、排便时间等<br>体外肠平滑肌收缩实验<br>小鼠利尿实验 | 大黄、番泻叶等 |
| 温里药 | 温里散寒、温经止痛 | 强心<br>增强代谢<br>毒性 | 整体动物强心效应、离体蛙心灌流实验等<br>大鼠线粒体发热模型测定等<br>大鼠最小致死量、大鼠心律失常评价等 | 附子、干姜、肉桂等 |
| 补虚药 | 治疗脏腑气血阴阳不足 | 增强免疫<br>增强造血<br>增强代谢<br>抗衰老<br>调节内分泌<br>生津 | 吞噬细胞、树突状细胞等免疫学功能<br>血细胞生成、造血干细胞分化等功能<br>线粒体、葡萄糖、蛋白质合成、DNA合成的改变等<br>线虫等模式生物衰老模型、D-半乳糖致细胞衰老模型等<br>血浆睾酮、雌二醇等指标<br>线粒体功能变化、机体水含量变化等 | 何首乌、熟地黄、甘草等 |
| 消食药 | 治疗饮食积滞、消化不良 | 促进胃肠蠕动<br>促进胃酸分泌<br>促进消化酶分泌<br>调节肠道菌群 | 离体胃肠平滑肌收缩<br>胃酸分泌量<br>消化酶分泌量、消化酶活力<br>肠道菌宏基因组测序 | 鸡内金、山楂、六神曲等 |
| 化痰止咳平喘药 | 祛痰、消痰、减轻咳嗽喘息等 | 镇咳<br>化痰<br>平喘<br>抗炎 | 小鼠氨水引咳法<br>酚红法小鼠化痰作用<br>气管平滑肌体外张力<br>大鼠关节肿胀度、足趾肿胀度、耳廓肿胀度；体外抑制COX-2；比色法测定血浆中SOD、MDA和GSH-Px活性 | 麻黄、桔梗、百部、苦杏仁等 |
| 安神药 | 治疗心神不安、失眠等 | 镇静<br>抗惊厥<br>抗抑郁 | 小鼠入睡时间<br>小鼠惊厥阈<br>大鼠抑郁模型行为学 | 酸枣仁等 |

注：COX-2，环氧合酶2；SOD，超氧化物歧化酶；MDA，丙二醛；GSH-Px，谷胱甘肽过氧化物酶

中药生物活性测定法起步早，在中药质量评价领域虽有较多应用，但研究进展相对缓慢，主要存在以下问题：①受常规成分检测分析为主的质量评价模式的影响，对生物效应评价方法与技术存在认识误区；②中药活性测定方法的精密度低、重复性差、操作繁琐、检测成本高，一定程度上限制了该方法的应用和普及；③能够直接、全面、客观地反映中药功能主治的评价指标少，难以建立具有广泛代表性的中药生物活性测定方法。但不可否认的是，首先，中药功效复杂，中药生物效应评价与临床功效要有一定的相关性，但不可能完全一致，苛求其关联性并不现实；其次，生物活性测定不如理化分析精准，但其结果能够反映中药安全性和有效性，而化学分析结果误差小但不一定与中药安全性和有效性相关。近年来，以生物活性测定为核心的整合量化评价方法，如效应成分指数、效应成分当量、道地指数等，通过整合临床评价、生物评价、理化分析及传统经验鉴别等多种评价模式和技术手段优势，弥补了现有评价系统的不足，建立了更符合中医

药特点、能关联临床功效和安全性的中药质量整合评价与控制方法体系。

### （一）水蛭的含量测定

水蛭为水蛭科动物蚂蟥 *Whitmania pigra* Whitman、水蛭 *Hirudo nipponica* Whitman 或柳叶蚂蟥 *Whitmania acranulate* Whitman 的干燥全体，具有破血通经、逐瘀消癥的功效，用于血瘀经闭、癥瘕痞块、中风偏瘫、跌打损伤等证。水蛭素是水蛭及其唾液腺中提取出的活性最强的抗凝血酶物质，具有强大的抗凝血和溶栓作用。

1. **原理** 现行版《中国药典》收载的水蛭质量控制标准中，含量测定方法是采用凝血酶滴定法，即水蛭与凝血酶结合，使凝血酶失去裂解纤维蛋白原为纤维蛋白的能力，从而阻止纤维蛋白的凝固。水蛭与凝血酶结合比例为 1:1，即中和一个单位的凝血酶的量，为一个抗凝血酶活性单位（U/g），利用抗凝血酶活性作为测定指标，来标定水蛭的效价（见图 2-21）。

2. **凝血酶溶液的配制** 取凝血酶试剂适量，加生理盐水配制成每 1 mL 含凝血酶 40 个单位或 10 个单位的溶液（临用配制）。

3. **三羟甲基氨基甲烷盐酸缓冲液的配制** 取 0.2 mol/L 三羟甲基氨基甲烷溶液 25 mL 与 0.1 mol/L 盐酸溶液约 40 mL，加水至 100 mL，调节 pH 至 7.4。

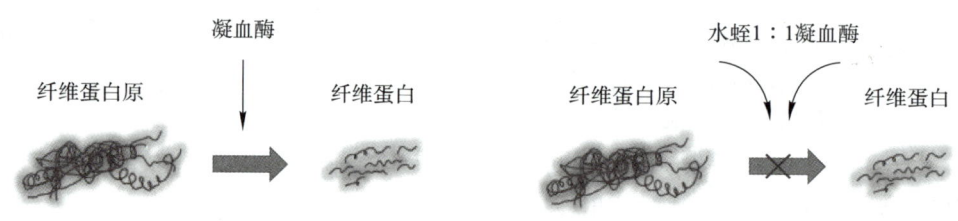

图 2-21 凝血酶滴定法原理示意图

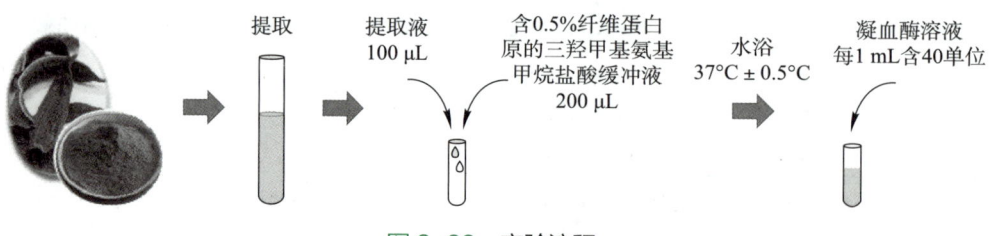

图 2-22 实验流程

4. **测定法** 取本品粉末（过三号筛）约 1 g，精密称定，精密加入 0.9% 氯化钠溶液 5 mL，充分搅拌，浸提 30 min，并时时振摇，离心，精密量取上清液 100 μL，置试管（8 mm×38 mm）中，加入含 0.5%（牛）纤维蛋白原（以凝固物计）的三羟甲基氨基甲烷盐酸缓冲液（临用配制）200 μL，摇匀，置水浴中（37℃±0.5℃）温浸 5 min，滴加每 1 mL 中含 40 单位的凝血酶溶液（每分钟滴加 1 次，每次 5 μL，边滴加边轻轻摇匀）至凝固（水蛭）（见图 2-22）或滴加每 1 mL 中含 10 单位的凝血酶溶液（每 4 分钟滴加 1 次，每次 2 μL，边滴加边轻轻摇匀）至凝固（蚂蟥、柳叶蚂蟥），记录消耗凝血酶溶液的体积，按下式计算：

$$U = c_1 V_1 / c_2 V_2 \qquad (式2-20)$$

式中，$U$ 为每 1 g 水蛭所含凝血酶活性单位，U/g；$c_1$ 为凝血酶溶液的浓度，U/mL；$c_2$ 为供试品溶液的浓度，g/mL；$V_1$为消耗凝血酶溶液的体积，μL；$V_2$为供试品溶液的加入量，μL。

本品每 1 g 含抗凝血酶活性水蛭应不低于 16.0 U；蚂蟥、柳叶蚂蟥应不低于 3.0 U。

### （二）黄连抑菌效价检测

黄连为毛茛科植物黄连 *Coptis chinensis* Franch.、三角叶黄连 *Coptis deltoidea* C. Y. Cheng et Hsiao 或云连 *Coptis teeta* Wall. 的干燥根茎，具有清热燥湿、泻火解毒的功效，在临床上常被用作抗菌消炎的中药，其抑菌的主要活性成分为原小檗碱类生物碱。

**1. 原理** 微生物代谢产热曲线代表着微生物代谢的特征，反映了代谢过程中生理与生化特征变化情况。采用生物热动力学法测定黄连大肠杆菌抑制活性，比较盐酸小檗碱标准品与供试品的生物热动力学检测结果，计算 $k$ 值（第一指数生长期生长速率常数），通过定义每毫克盐酸小檗碱的效价为 1 个活性单位（U），以测定供试品的效价。

**2. 带菌 Luria-Bertani（LB）培养基配制** 蛋白胨 10 g，酵母膏 5 g，NaCl 5 g，溶于 1 L 蒸馏水中，调至 pH 7.2 后分装，121℃高压蒸气灭菌 30 min，于 4℃放置备用。以无菌操作将处于对数生长期的大肠杆菌接种于 LB 培养基 50 mL 中（菌接种量为 $1 \times 10^6$/mL），摇匀，于 4℃放置备用。

**3. 标准品溶液的制备** 取经除菌处理的盐酸小檗碱标准品适量，置于安瓿瓶中，加新配制的带菌 LB 培养基溶液至 5 mL，制成 0.5 mg/mL 的溶液，密封。

**4. 供试品溶液的制备** 取经除菌处理的黄连 100 g，加水浸泡 30 min，水煎提取 2 次（加水 10 倍、8 倍量，分别提取 1 h、0.5 h），趁热滤过，合并滤液，减压浓缩至小体积。取该溶液适量，置于安瓿瓶中，加新配制的带菌 LB 培养基溶液至 5 mL，制成每 mL 溶液相当于 5 mg 黄连药材的供试品溶液，密封。

**5. 测定法** 分别将标准品溶液和供试品溶液放入 37℃恒温的微量量热仪中，记录细菌生长过程热功率–时间曲线，从曲线中可得到生物热动力学评价指标。比较盐酸小檗碱标准品与供试品的生长速率常数 $k$ 值，计算效价及实验误差。本品每 1 g 药材约相当于 25 U 盐酸小檗碱的 $k$ 值表达效应，本法的可信限率（FL%）不得大于 10%。

### 🔍 思考题

1. 中药鉴别常用的方法有哪些？

2. 薄层色谱法是目前中药质量控制中最常用的定性分析方法，通过本次学习，你认为这个方法有何特点？在实际操作中需要注意什么问题？

3. 紫外–可见分光光度法用于中药有效成分的定量分析中有什么优势和不足？

4. 我国药典中规定对大黄中土大黄苷和西洋参中对人参进行检查的目的是什么？

5. 2025 年版《中国药典》对植物生长调节剂残留测定法的增订（通则 2342）有何重要意义？

6. 请简述中药指纹图谱的定义和分类，如何理解中药指纹图谱的两个基本特性？

7. 简述中药特征图谱的定义与特性？中药特征图谱与指纹图谱的主要区别是什么？

8. 高效液相色谱法常见检测器有哪些？各有何特点？

9. 为什么要进行分析方法的方法学验证？主要验证内容有哪些？

10. 中药生物活性测定法中所用参照物应如何选择？

（陈君，杨杰，戚进，辛贵忠，宋青青）

---

**数字资源详见　新形态教材网**

👤学习目标　　📖思政案例　　🎧微课　　🎬动画　　🔗知识链接

📖推荐阅读　　✂自测题　　🌐参考文献　　🖥教学课件

# 中药成分分析

📍 学习目标

📊 思维导图

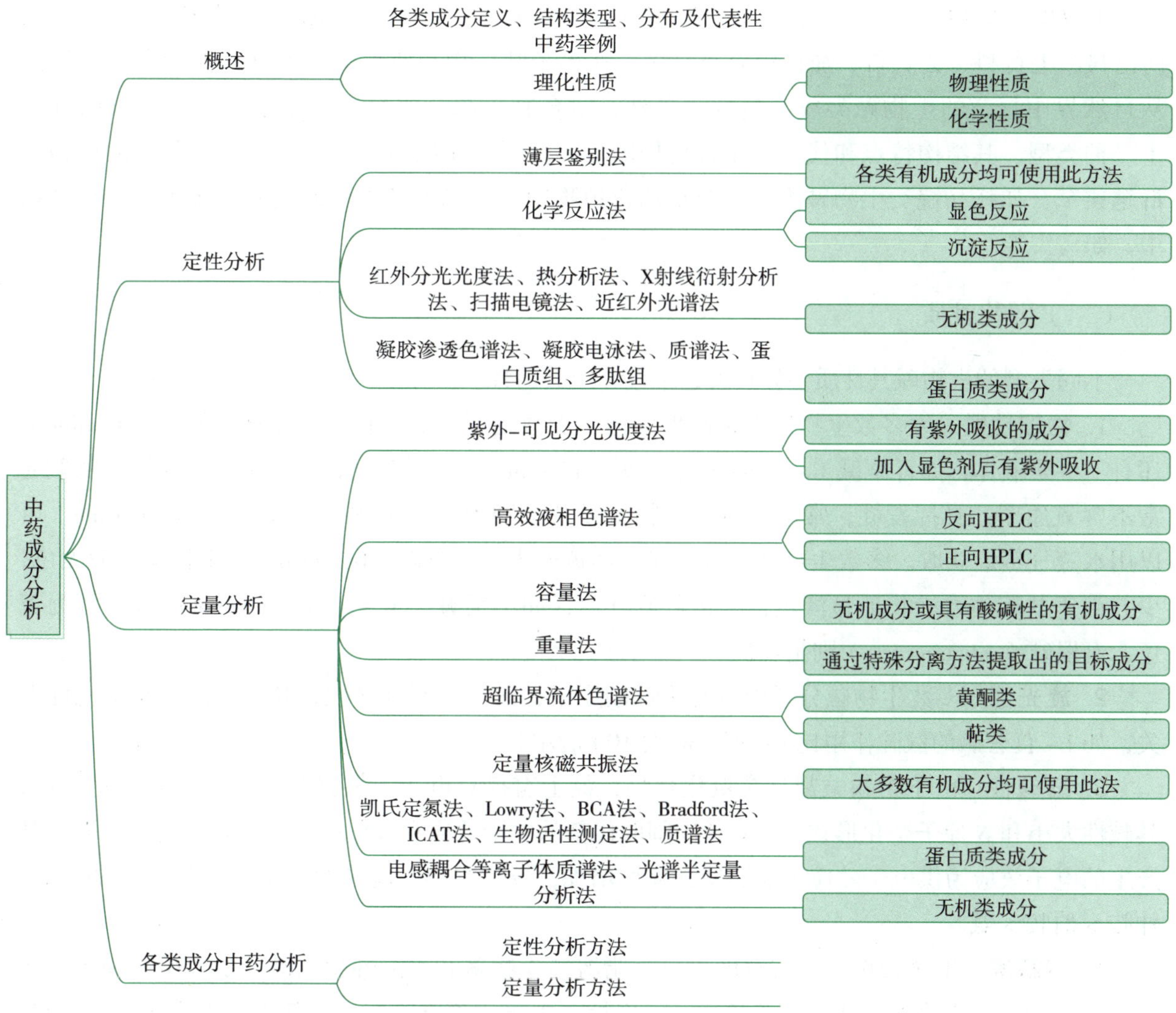

中药成分分析
- 概述
  - 各类成分定义、结构类型、分布及代表性中药举例
  - 理化性质
    - 物理性质
    - 化学性质
- 定性分析
  - 薄层鉴别法
    - 各类有机成分均可使用此方法
  - 化学反应法
    - 显色反应
    - 沉淀反应
  - 红外分光光度法、热分析法、X射线衍射分析法、扫描电镜法、近红外光谱法
    - 无机类成分
  - 凝胶渗透色谱法、凝胶电泳法、质谱法、蛋白质组、多肽组
    - 蛋白质类成分
- 定量分析
  - 紫外-可见分光光度法
    - 有紫外吸收的成分
    - 加入显色剂后有紫外吸收
  - 高效液相色谱法
    - 反向HPLC
    - 正向HPLC
  - 容量法
    - 无机成分或具有酸碱性的有机成分
  - 重量法
    - 通过特殊分离方法提取出的目标成分
  - 超临界流体色谱法
    - 黄酮类
    - 萜类
  - 定量核磁共振法
    - 大多数有机成分均可使用此法
  - 凯氏定氮法、Lowry法、BCA法、Bradford法、ICAT法、生物活性测定法、质谱法
    - 蛋白质类成分
  - 电感耦合等离子体质谱法、光谱半定量分析法
    - 无机类成分
- 各类成分中药分析
  - 定性分析方法
  - 定量分析方法

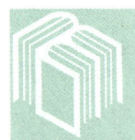

# 第一节　生物碱类成分分析

## 一、概述

### （一）生物碱

生物碱（alkaloid）是来源于自然界的一类含氮有机化合物的总称，大多具有复杂的环状结构和显著的生物活性，如黄连中的小檗碱（berberine）具有抗菌消炎和降脂作用，麻黄中的麻黄碱（ephedrine）具有平喘作用，颠茄的阿托品（atropine）具有解痉的作用，长春花中的长春新碱（vincristine）、喜树中的喜树碱（camptothecin）等具有显著的抗肿瘤作用。

生物碱在植物中广泛存在，以双子叶植物，如罂粟科、豆科、百部科、茜草科、夹竹桃科、防己科、毛茛科、芸香科、茄科中分布最多，在单子叶植物和裸子植物中也有少量发现。目前从自然界中报道的生物碱类成分超过两万种，结合其生源合成途径和化学特点大致可以分为十二种类型，其结构特点和代表性化合物如图 3-1 所示。生物碱的结构越特殊，分布的植物类群越狭窄，如托品烷类生物碱主要分布在茄科植物中，而二萜类生物碱主要分布于毛茛科植物中，如乌头等。

### （二）理化性质

不同类型的生物碱其性质差异较大，现仅介绍其通性。

1. **物理性质**　大多数生物碱为结晶形固体，少数是非结晶形粉末，如乌头原碱（aconine）。还有一些是液体，如毒藜碱（anabasine）、烟碱（nicotine）、毒芹碱（coniine）等，液体生物碱通常不含氧原子，具挥发性，常压下液体生物碱以及个别小分子生物碱如麻黄碱（ephedrine）可以用水蒸气蒸馏获取。多数生物碱具有苦味，如黄连中的小檗碱（berberine）。生物碱一般无色，少数由于共轭体系较长而显淡黄色、黄色或红色，如小檗碱、木兰花碱（magnoflorine）等为黄色，血根碱（sanguinarine）则是红色。

2. **旋光性**　多数生物碱分子中具有手性碳原子，所以具有旋光性，其生理活性与旋光性有关，如 L- 莨菪碱的散瞳作用比 D- 莨菪碱大 100 倍左右。

3. **酸碱性**　由于生物碱都是含氮化合物，氮上有孤对电子能够接受质子，因此显示碱性，其碱性大小和 N 原子杂化形式、N 原子周围取代基的电子效应和场效应都有关系，若周围取代基产生的电子效应为供电子效应则能够使其碱性增加，反之减小。就碱性来说，一般叔胺的碱性 > 仲胺 > 伯胺 > 氨。

4. **溶解度**　生物碱按照其溶解度可分为脂溶性生物碱和水溶性生物碱，游离生物碱极性较小，属于脂溶性生物碱，能溶于乙醇、三氯甲烷、丙酮、乙醚等有机溶剂中，不溶或难溶于水。水溶性生物碱主要是一些季铵型生物碱（包括生物碱盐），大多易溶于水及醇，不溶或难溶于苯、三氯甲烷、乙醚等。由于脂溶性生物碱和水溶性生物碱的溶解度不同，这种性质可以用于生物碱的提取、分离与精制。

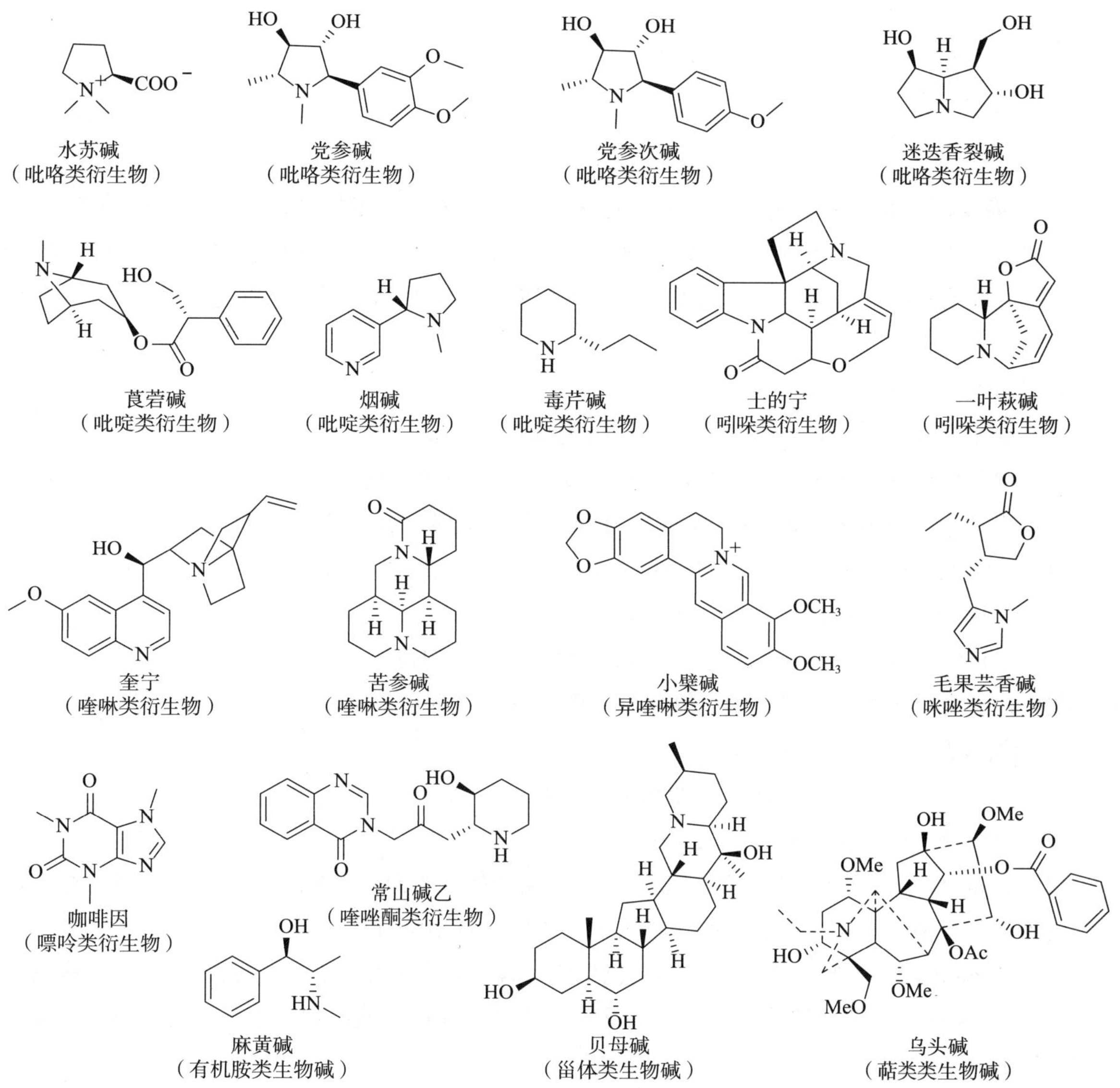

水苏碱
（吡咯类衍生物）

党参碱
（吡咯类衍生物）

党参次碱
（吡咯类衍生物）

迷迭香裂碱
（吡咯类衍生物）

莨菪碱
（吡啶类衍生物）

烟碱
（吡啶类衍生物）

毒芹碱
（吡啶类衍生物）

士的宁
（吲哚类衍生物）

一叶萩碱
（吲哚类衍生物）

奎宁
（喹啉类衍生物）

苦参碱
（喹啉类衍生物）

小檗碱
（异喹啉类衍生物）

毛果芸香碱
（咪唑类衍生物）

咖啡因
（嘌呤类衍生物）

常山碱乙
（喹唑酮类衍生物）

麻黄碱
（有机胺类生物碱）

贝母碱
（甾体类生物碱）

乌头碱
（萜类类生物碱）

图 3-1　常见生物碱类型及其代表性化合物

**5. 沉淀反应**　在酸性条件下，大多数生物碱能和某些试剂反应生成难溶于水的复盐或络合物而产生沉淀，称为生物碱的沉淀反应。这种沉淀反应常被用于检测生物碱的存在，也可用于精制生物碱。沉淀反应的阳性结果，往往并不可靠，但阴性反应，却可以证实其不含生物碱。检查时常需用 3 种以上灵敏的沉淀试剂对照观察。常用的生物碱沉淀试剂有：碘 – 碘化钾（Wagner 试剂）、碘化铋钾（Dragendorff 试剂）、碘化汞钾（Mayer 试剂）、10% 硅钨酸（Bertrand 试剂）等。

**6. 显色反应**　不同类型生物碱能与某些试剂，如 Mandelin 试剂（为 1% 钒酸铵的浓硫酸溶液）、Frohde 试剂（1% 钼酸钠或 5% 钼酸铵的浓硫酸溶液）及 Marquis 试剂（0.2 mL 30% 甲醛溶液与 10 mL 浓硫酸混合）产生不同颜色，可借以区别不同生物碱。但由于容易受杂质干扰（如蛋白质等），因此结果易出现假阳性。

## 二、定性分析

### （一）化学定性分析

**1. 沉淀反应** 在中药分析中常采用生物碱沉淀试剂来检测生物碱是否存在，但是溶液中的氨基酸和蛋白质在此沉淀反应条件下常带来干扰，一般应用 3 种以上沉淀试剂进行检测。必要时通过薄层分离或将滤液碱化后，三氯甲烷或乙醚提取，提取物溶于稀酸溶液进一步实验，应显阳性反应。

常用的沉淀试剂有：

（1）碘化汞钾试剂（Mayer 试剂），生成白色或黄色沉淀。

（2）碘化铋钾试剂（Dragendorff 试剂），生成红色或橙色沉淀。

（3）碘 - 碘化钾试剂（Wagner 试剂），生成褐色至暗褐色沉淀。

（4）磷钼酸试剂（Sonnenschein 试剂），生成白色或黄色沉淀，加入氨水变成蓝色。

（5）苦味酸试剂（Hager 试剂），生成黄色沉淀。

（6）硅钨酸试剂（Bertrand 试剂），生成淡黄色或者灰白色沉淀。

此外，还有雷氏铵盐、氧化铂、氯化金、碘试液等试剂也较常用。

**2. 特殊反应**

（1）对 - 二甲氨基苯甲酸试剂：吲哚类生物碱显蓝色。

（2）小檗碱反应：盐酸和过氧化氢试液显红紫色反应。

（3）Vitali 反应：用于托烷类生物碱检测。样品经提取得总生物碱，蒸去溶剂，加发烟硝酸，蒸干后得黄色残渣，放冷，加乙醇湿润，再加一小粒固体氢氧化钠，显深紫色。

（4）Marquis 反应：鸦片生物碱类的显色反应。样品提取液中加入甲醛硫酸溶液显红紫色。

（5）Labat 反应：小檗碱的次甲二氧基反应。样品甲醇提取液中加没食子酸乙醇试液，蒸干，再加硫酸数滴，显绿色。

（6）Thalleioquin 反应：喹啉类生物碱反应。样品经提取得生物碱，加入溴水及氨水，显绿色。

（7）双缩脲反应：麻黄生物碱反应。样品经提取后，溶于酸水，加硫酸铜试液及氢氧化钠试液，显紫色。

（8）香草醛反应：用于吲哚类生物碱（利血平）。利血平结构中吲哚环上的 β 位氢原子较活泼，能与香草醛缩合显玫红色。

### （二）薄层色谱定性分析

将样品用适当溶剂提取后，浓缩至小体积作为点样液，选择适宜的展开系统，在薄层板上进行层析，挥尽溶剂，喷显色剂使斑点显色，根据斑点位置、检视颜色与相关对照品比对进行鉴别。

**1. 展开剂** 生物碱展开剂的选择，根据生物碱的结构及化学性质而定。生物碱在乙醚、三氯甲烷、醇类等有机溶剂中均有一定的溶解度，可以选用这些溶剂为展开剂。首先试用单一的溶剂，再试用混合溶剂为展开剂，根据分离的情况改变展开剂的极性和成分，以得到较好的分离。

**2. 吸附剂** 脂溶性生物碱可采用吸附薄层法，用活度较大的吸附剂（如硅胶、氧化铝）及极性较小的溶剂进行层析。水溶性生物碱则用硅藻土、纤维素等支持剂及极性较大的溶剂进行分配层析；也可在支持剂上涂布极性溶剂如甲酰胺等作固定相，采用极性小的溶剂为展开剂进行层析，根据生物碱在固定相与流动相之间的分配系数的不同而得到分离。

在选用吸附剂时，要注意其酸碱性，如硅胶本身带有一定酸性，对生物碱吸附作用较强，使用中性溶剂展开时 $R_f$ 值很小，常常出现拖尾现象，此时一般在展开剂中加入几滴氨水或者二乙胺、三乙胺等碱性试剂，使展开剂碱化，可得到较好的斑点。碱性氧化铝因本身带碱性，故用中性展开剂即可使生物碱很好的分离。

**3. 显色剂** 某些生物碱如小檗碱、巴马汀等由于本身为黄色，故层析后在可见光下即可观察到其斑点。麦角生物碱、萝芙木生物碱及金鸡纳生物碱等在紫外光下能显出荧光而观察到其斑点，但大部分生物碱无色亦不产生荧光，需使用显色剂。最常用的显色剂是改良碘化铋钾试剂。此外如碘铂酸、碘蒸气、硫酸铈－浓硫酸也是常用的显色剂。

## 三、定量分析

生物碱的定量分析方法很多，根据其碱性特征，可利用的方法有重量法和容量法（滴定法）等；另外，根据其特殊的颜色反应，也可采用紫外分光光度法、比色法等。以上均属测定总碱的常用方法，如果想对单体生物碱成分进行定性和定量，可进一步选择高效液相色谱法。

### （一）紫外－可见分光光度法

由于生物碱及其衍生物结构中多有苯环或者共轭体系存在，因而在紫外区域多有吸收，可按照紫外分光光度法于特定波长处检测结构相似的总碱含量。如果生物碱成分紫外吸收不明显，则可加入亚硝酸钠乙醇试剂生成有色溶液后再定量；也可在酸性条件下与酸性染料（如溴麝香草酚蓝、溴甲酚绿等）定量反应后，使生物碱显色，然后使用有机溶剂对酸性染料离子对萃取后进行定量，该方法也称为酸性染料比色法，如药典中川贝母总生物碱含量测定就采用此法。

### （二）高效液相色谱法

**1. 反相HPLC** 反相色谱在生物碱的HPLC分析方面的应用最广。生物碱分析时，流动相常为甲醇或乙腈。固定相则采用非极性化学键合固定相，如十八烷基键合硅胶、辛烷基键合硅胶，由于这种固定相是采用硅烷化剂对硅胶进行化学修饰，覆盖和修饰得不完全，会使硅胶表面仍存有游离的硅醇基。而硅醇基极性较大，生物碱类成分可与其牢固结合，导致保留时间延长、峰形变宽，并产生色谱峰拖尾现象。为了克服这种拖尾现象，通常在流动相中加入碱，如碳酸铵、乙酸钠、磷酸钠等，又称离子抑制剂；在流动相中加入低浓度的有机胺，如三乙胺、己胺等也可使所分析的碱性化合物的色谱峰变得对称。

微 课：利用HPLC进行中药成分分析时拖尾现象的产生原因以及解决办法

**2. 正相HPLC** 硅胶是常用的正相色谱固定相，由于硅胶上弱酸性的硅醇基的存在，常需在流动相中加入碱性改善剂，如氨、二乙胺、三乙胺等，但是在碱性条件下硅胶G的稳定性较差，限制了硅胶G作固定相的HPLC在分析生物碱方面的应用。所以正相色谱在生物碱类成分分析中，常用的固定相为极性化学键合相，如氰基键合相、氨基键合相；常用的流动相为二氯甲烷（或三氯甲烷、四氢呋喃、乙酸乙酯）－甲醇（或异丙醇）－氨水等。《中国药典》就采用正相HPLC测定山豆根苦参碱和氧化苦参碱含量。

**3. 离子交换 HPLC** 离子交换 HPLC 所使用的固定相通常为键合在硅胶上的离子化基团，如烷磺酸基团。烷磺酸基团极易解离而呈阴离子状态，具有较强的阳离子交换性能。并且由于苯环的存在，吸附剂还具有非极性，能与化合物发生非极性相互作用，适合碱性化合物的分离。

**4. 离子对 HPLC** 离子对 HPLC 是在流动相中加入与呈电离状态的待测组分离子电荷相反的离子对试剂，使之与待测组分离子形成离子对，增加待测组分在非极性固定相中的分配，从而改善其色谱保留与分离行为。常用的离子对试剂为烷基磺酸盐阴离子对试剂，另外，高氯酸、三氟乙酸等也可与生物碱形成离子对。

### （三）定量核磁共振法

定量核磁共振法（quantitative nuclear magnetic resonance，qNMR）是根据待测原子核的核磁信号积分值与待测原子数目成正比的原理对样品进行定量的分析方法，具有非接触性、通用性强、分析时间短、无需待测物对照品等特点。《中国药典》（2010 年版）二部附录中首次提到核磁共振波谱法，2020 年版改为四部通则 0441 核磁共振波谱法。qNMR 主要分为一维定量核磁共振法（1D qNMR）和二维定量核磁共振法（2D qNMR）。目前应用最多的是 $^1H$ qNMR（氢谱定量核磁），其他还包括 $^{19}F$、$^{31}P$、$^{13}C$ qNMR。由于中药是一个复杂的化学成分库，蕴含成百上千的化合物，1D qNMR 中存在信号重叠等问题，而 2D qNMR 可极大地提高信号分辨率，因而在中药混合物中的应用逐渐增多，特别是异核单量子相关谱（HSQC）。

> **示例 3-1 附子中 C19- 双酯型二萜生物碱的测定**

精密称取一定量的人参皂苷 Re（内标）和乙酰丙酮铬（弛豫试剂），用氘代二甲亚砜（DMSO-$d_6$）进行溶解，配制成乙酰丙酮铬浓度为 4 mmol/L、人参皂苷 Re 浓度为 4 mmol/L 的内标溶液。取附子粉末（过三号筛）约 2 g，精密称定，置具塞锥形瓶中，加氨试液 3 mL，精密加入异丙醇－乙酸乙酯（1:1）混合溶液 50 mL，称定重量，超声处理 30 min，放冷，再称定重量，用异丙醇－乙酸乙酯（1:1）混合溶液补足减失的重量，摇匀，滤过。精密吸取续滤液 25 mL，于 30℃减压回收溶剂至干。残渣精密加入 400 μL 内标溶液溶解，转移至 5 mm 核磁管内。采用 25% 非均匀采样模式；脉冲序列：hsqcedetgpsisp2.3；温度：298 K；扫描次数：16；空扫次数：32；弛豫延迟时间：2 s；偶合常数（CNST2）：127；增益值：101；谱宽：16 ppm（F2）、200 ppm（F1）；采样点数（TD）：2048（F2）、256（F1）；中心频率：5.5 ppm（O1P）、85 ppm（O2P）的条件进行谱图采集。对 HSQC NMR 数据进行处理，根据 HSQC 谱图（图 3-2）中定量

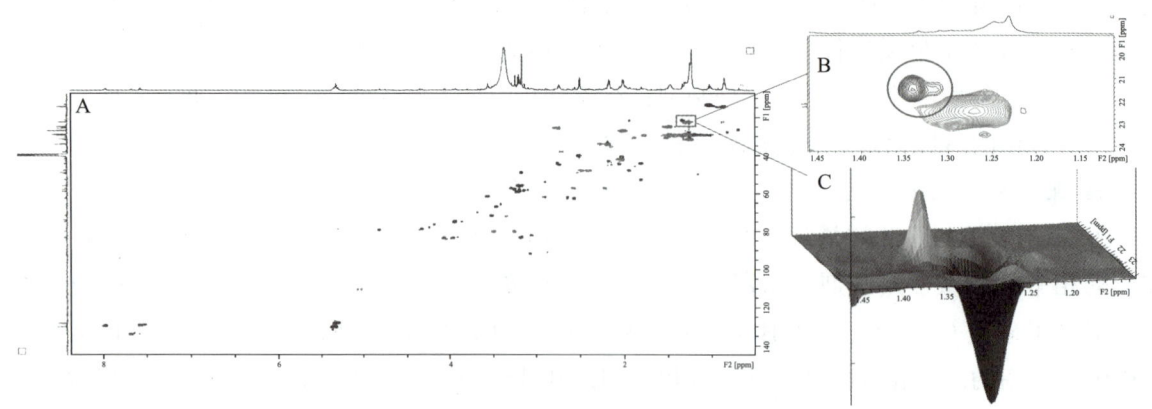

图 3-2 附子中 $C_{19}$- 双酯型二萜生物碱的 $^1H$-$^{13}C$ HSQC 谱图

A. 全图；B. 关键定量信号等高线显示模式；C. 关键定量信号立体显示模式

信号及内标物信号的积分体积，计算 $C_{19}-$ 双酯型二萜生物碱的含量。计算公式为：$c_S = A_S/A_R \times [(c_R \times V)/m] \times 1\,000$。其中：$c_S$ 即待测物质中组分的浓度（μmol/g）；$A_S$ 代表待测物质定量信号的积分体积；$A_R$ 代表内标物定量信号的积分体积；$c_R$ 代表内标物的浓度（mmol/L）；$V$ 代表供试品溶液体积（L）；m 代表药材的质量（g）。

### （四）容量法

生物碱类成分由于带有 N 原子，具有碱性，使其可用酸碱滴定法进行定量分析。根据碱性不同，选用水溶液酸碱滴定和非水溶液酸碱滴定法进行含量测定。

#### 示例 3-2　颠茄草中莨菪碱的测定

取颠茄草样品粉末约 10 g，精密称定，置索氏提取器中，加乙醇 10 mL、浓氨试液 8 mL 与乙醚 20 mL 的混合溶液适量，静置 12 h，加乙醚 70 mL，加热回流 3 h，移置分液漏斗中，用 0.5 mol/L 硫酸溶液萃取多次，合并酸液，用三氯甲烷萃取至三氯甲烷层无色，合并三氯甲烷，再用 0.5 mol/L 硫酸溶液 10 mL 振摇提取，弃去三氯甲烷液，合并前后两次酸液，加过量的浓氨试液使呈碱性，迅速用三氯甲烷萃取生物碱。如发生乳化现象，可加乙醇数滴，每次得到的三氯甲烷液均用同一的水 10 mL 洗涤，弃去洗液，合并三氯甲烷液，蒸干，加乙醇 3 mL，蒸干，并在 80℃干燥 2 h，残渣加三氯甲烷 2 mL，必要时，微热使溶解，精密加硫酸滴定液（0.01 mol/L）20 mL，置水浴上加热，除去三氯甲烷，放冷，加甲基红指示液 1～2 滴，用氢氧化钠滴定液（0.02 mol/L）滴定。每 1 mL 硫酸滴定液（0.01 mol/L）相当于 5.788 mg 的莨菪碱（$C_{17}H_{23}NO_3$）。本品按干燥品计算，含生物碱以莨菪碱（$C_{17}H_{23}NO_3$）计，不得少于 0.30%。

### （五）重量法

重量法是根据脂溶性生物碱和水溶性生物碱在水和有机相中溶解度不同的性质来进行的，具体为：以生物碱提取方法提取总碱，按酸碱法处理精制，将精制后生物碱的提取液置已知重量的容器中，除去溶剂，经适宜的温度干燥后，称定重量，计算生物碱或总碱含量。当所得生物碱为多种成分混合物或总碱（包括一些未知生物碱在内），而且相对分子质量差别很大，不能按容量法或其他方法计算或得不到可靠的结果时，可采用重量法测定。

#### 示例 3-3　"昆明山海棠片"中总生物碱的测定

将样品研细并与硅藻土混匀后，用乙醇加热回流。再依次使用盐酸提取、氨水碱化、乙醚萃取的手段精制总生物碱。低温蒸去乙醚后，称定残渣的重量，即可计算出总生物碱的量。

## 四、含生物碱常用中药分析

### （一）附子中生物碱类成分分析

本品为毛茛科植物乌头 *Aconitum carmichaelii* Debx. 子根的加工品，具有回阳救逆、补火助阳、散寒止痛的功效。6 月下旬至 8 月上旬采挖，除去母根、须根及泥沙，习称"泥附子"，其加工品主要有盐附子、白附片、黑顺片。附子作为著名的有毒中药，其毒效成分主要是生物碱类，包括双酯型生物碱和单酯型生物碱，一般认为双酯型生物碱毒性较强。

苯甲酰乌头原碱　　　　　　　　苯甲酰次乌头原碱　　　　　　　　苯甲酰新乌头原碱

**1. 薄层色谱法鉴别附子中生物碱类成分**　取本品粉末 2 g，加氨试液 3 mL 润湿，加乙醚 25 mL，超声处理 30 min，滤过，滤液挥干，残渣加二氯甲烷 0.5 mL 使溶解，作为供试品溶液。另取苯甲酰新乌头原碱对照品、苯甲酰乌头原碱对照品、苯甲酰次乌头原碱对照品，加异丙醇 – 二氯甲烷（1：1）混合溶液制成每 1 mL 各含 1 mg 的混合溶液，作为对照品溶液（单酯型生物碱）。再取新乌头碱对照品、次乌头碱对照品、乌头碱对照品，加异丙醇 – 二氯甲烷（1：1）混合溶液制成每 1 mL 各含 1 mg 的混合溶液，作为对照品溶液（双酯型生物碱）。照薄层色谱法（通则 0502）试验，吸取供试品溶液和对照品溶液各 5～10 μL，分别点于同一硅胶 G 薄层板上，以正己烷 – 乙酸乙酯 – 甲醇（6.4：3.6：1）为展开剂，置氨蒸气预饱和 20 min 的展开缸内，展开，取出，晾干，喷以稀碘化铋钾试液。供试品色谱中，盐附子在与新乌头碱对照品、次乌头碱对照品和乌头碱对照品色谱相应的位置上，显相同颜色的斑点；黑顺片或白附片在与苯甲酰新乌头原碱对照品、苯甲酰乌头原碱对照品、苯甲酰次乌头原碱对照品色谱相应的位置上，显相同颜色的斑点。

**2. 高效液相色谱法测定附子中生物碱类成分**

（1）色谱条件与系统适用性试验：以十八烷基硅烷键合硅胶为填充剂；以乙腈 – 四氢呋喃（25：15）为流动相 A，以 0.1 mol/L 乙酸铵溶液（每 1 000 mL 加冰乙酸 0.5 mL）为流动相 B，按表 3–1 中的规定进行梯度洗脱，检测波长为 235 nm。理论板数按苯甲酰新乌头原碱峰计算应不低于 3 000。

（2）对照品溶液的制备：取苯甲酰新乌头原碱对照品、苯甲酰乌头原碱对照品、苯甲酰次乌头原碱对照品适量，精密称定，加异丙醇 – 二氯甲烷（1：1）混合溶液制成每 1 mL 各含 10 μg 的混合溶液，即得。

表 3–1　梯度洗脱程序

| 时间（min） | 流动相 A（%） | 流动相 B（%） |
| --- | --- | --- |
| 0～48 | 15 → 26 | 85 → 74 |
| 48～49 | 26 → 35 | 74 → 65 |
| 49～58 | 35 | 65 |
| 58～65 | 35 → 15 | 65 → 85 |

（3）供试品溶液的制备：取本品粉末（过三号筛）约 2 g，精密称定，置具塞锥形瓶中，加氨试液 3 mL，精密加入异丙醇 – 乙酸乙酯（1：1）混合溶液 50 mL，称定重量，超声处理（功率 300 W，频率 40 kHz，水温在 25℃以下）30 min，放冷，再称定重量，用异丙醇 – 乙酸乙酯（1：1）混合溶液补足减失的重量，摇匀，滤过。精密量取续滤液 25 mL，40℃以下减压回收溶剂至干，残渣精密加入异丙醇 – 二氯甲烷（1：1）混合溶液 3 mL 溶解，滤过，取续滤液，即得。

（4）测定法：分别精密吸取对照品溶液与供试品溶液各 10 μL，注入液相色谱仪，测定，即得。如图 3-3。

本品按干燥品计算，含苯甲酰新乌头原碱（$C_{31}H_{43}NO_{10}$）、苯甲酰乌头原碱（$C_{32}H_{45}NO_{10}$）和苯甲酰次乌头原碱（$C_{31}H_{43}NO_9$）的总量，不得少于 0.010%。

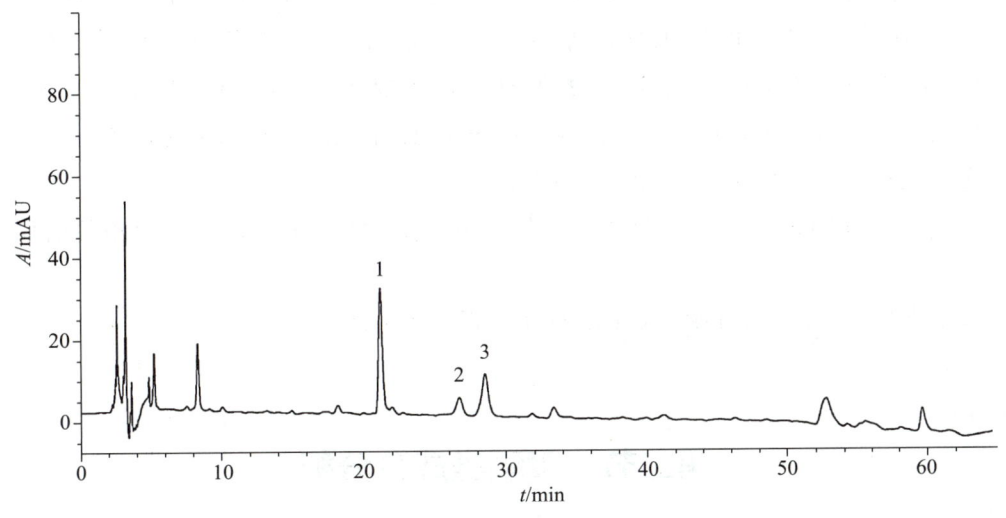

图 3-3　黑顺片样品高效液相色谱图

1. 苯甲酰新乌头原碱；2. 苯甲酰乌头原碱；3. 苯甲酰次乌头原碱

### （二）槟榔中生物碱类成分分析

本品为棕榈科植物槟榔 *Areca catechu* L. 的干燥成熟种子。春末至秋初采收成熟果实，用水煮后，干燥，除去果皮，取出种子，干燥。槟榔具有杀虫、消积、行气、利水、截疟的作用，主要成分为生物碱，如槟榔碱、槟榔次碱等。

槟榔碱　　　　　　　　　　　　　槟榔次碱

**1. 薄层色谱鉴别槟榔中生物碱类成分**　取本品粉末 1 g，加乙醚 50 mL，再加碳酸盐缓冲液（取碳酸钠 1.91 g 和碳酸氢钠 0.56 g，加水使溶解成 100 mL，即得）5 mL，放置 30 min，时时振摇，加热回流 30 min，分取乙醚液，挥干，残渣加甲醇 1 mL 使溶解，置具塞离心管中，静置 1 h，离心，取上清液作为供试品溶液。另取槟榔对照药材 1 g，同法制成对照药材溶液。再取氢溴酸槟榔碱对照品，加甲醇制成每 1 mL 含 1.5 mg 的溶液，作为对照品溶液。按照薄层色谱法（通则 0502）试验，吸取上述三种溶液各 5 μL，分别点于同一硅胶 G 薄层板上，以环己烷－乙酸乙酯－浓氨试液（7.5：7.5：0.2）为展开剂，置氨蒸气预饱和的展开缸内，展开，取出，晾干，置碘蒸气中熏至斑点清晰。供试品色谱中，在与对照药材色谱和对照品色谱相应的位置上，显相同颜色的斑点。

**2. 高效液相色谱法测定槟榔中生物碱类成分**

（1）色谱条件与系统适用性试验：以强阳离子交换键合硅胶为填充剂（SCX-强阳离子交换树脂柱）；以乙腈－磷酸溶液（2→1 000，浓氨试液调节 pH 至 3.8）（55：45）为流动相；检测波长为 215 nm。理论板数按槟榔碱峰计算应不低于 3 000。

（2）对照品溶液的制备：取氢溴酸槟榔碱对照品适量，精密称定，加流动相制成每 1 mL 含 0.1 mg 的溶液，即得（槟榔碱重量 = 氢溴酸槟榔碱重量 /1.521 4）。

（3）供试品溶液的制备：取本品粉末（过五号筛）约 0.3 g，精密称定，置具塞锥形瓶中，加乙醚 50 mL，再加碳酸盐缓冲液（取碳酸钠 1.91 g 和碳酸氢钠 0.56 g，加水使溶解成 100 mL，即得）3 mL，放置 30 min，时时振摇；加热回流 30 min，分取乙醚液，加入盛有磷酸溶液（5 → 1 000）1 mL 的蒸发皿中；残渣加乙醚加热回流提取 2 次（30 mL、20 mL），每次 15 min，合并乙醚液置同一蒸发皿中，挥去乙醚，残渣加 50% 乙腈溶液溶解，转移至 25 mL 量瓶中，加 50% 乙腈至刻度；摇匀，滤过，取续滤液，即得。

（4）测定法：分别精密吸取对照品溶液与供试品溶液各 10 μL，注入液相色谱仪，测定，即得。

本品按干燥品计算，含槟榔碱（$C_8H_{13}NO_2$）不得少于 0.20%。

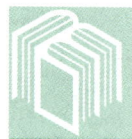

## 第二节　黄酮类成分分析

### 一、概述

#### （一）黄酮

黄酮类成分在自然界中广泛分布，尤其富集于豆科、蔷薇科、芸香科、伞形科、杜鹃花科、报春花科、苦苣苔科、唇形科、玄参科、马鞭草科、菊科、蓼科、鼠李科、冬青科、桃金娘科、桑科、大戟科、鸢尾科、兰科、莎草科和姜科植物中（表 3-2），是许多中药的药效物质，具有抗氧化、抗菌、肝保护、抗炎等多种功效。例如，槲皮素和芦丁等黄酮成分，以其强大的抗氧化活性而著称，它们能有效清除体内的自由基，减轻氧化应激反应，对维护人体健康具有重要意义。而黄芩素和汉黄芩素等黄酮成分，则具有显著的抗肿瘤和抗流感病毒活性，它们能够抑制肿瘤细胞的生长，增强人体对病毒的抵抗力，对于预防和治疗相关疾病具有重要作用。

黄酮的基本母核是 2- 苯基色原酮，其结构特点是由中间的 C3 单元连接 A 环的 C6 单元和 B 环的 C6 单元组成（图 3-4）。随着现代科学技术的不断发展，人们对黄酮类成分的研究越来越深入，其在医药、保健品、化妆品等领域的应用也越来越广泛，如黄芩苷、灯盏乙素、水飞蓟素等化合物已经用于临床。

图 3-4　黄酮基本结构

#### （二）理化性质

1. **物理性质**　黄酮类成分多为结晶型固体，少数为无定型粉末。由于黄酮类成分具有较长的共轭体系，因此多数黄酮类成分具有颜色，根据共轭体系长短，颜色从淡黄到橙黄不等；二氢黄酮和二氢异黄酮类因共轭体系较短，颜色较浅或不显色；花青素类由于其离子形式和高度共轭

表 3-2 黄酮类成分的分类与分布举例

| 序号 | 类型 | 结构 | 活性成分举例 |
|---|---|---|---|
| 1 | 黄酮（flavone） | | 黄芩中的黄芩素（baicalein）、汉黄芩素（wogonin）、黄芩苷（baicalin），芫花中的芹菜素（apigenin）、芫花素（genkwanin） |
| 2 | 黄酮醇（flavonol） | | 番泻叶、蒲黄、银杏叶等中的异鼠李素（isorhamnetin），栀子中的栀子素（gardenin），槐花中的槲皮素（quercetin） |
| 3 | 双黄酮（bioflavone） | | 银杏叶中的银杏素（ginkgetin）、异银杏素（isoginkgetin）、白果素（bilobetin），侧柏叶中的扁柏双黄酮（hinokiflavone） |
| 4 | 异黄酮（isoflavone） | | 广豆根中的金雀异黄素（genistein），射干、鸢尾中的鸢尾黄素（tectorigenin）、鸢尾苷（tectoridin） |
| 5 | 二氢黄酮（dihydroflavanol） | | 枳壳中的柑橘素（narnagenin），陈皮中的橙皮素（hesperetin）、橙皮苷（hesperidin），满山红中的法尔杜鹃素（farrerol） |
| 6 | 二氢黄酮醇（flavanonol） | | 水飞蓟中的水飞蓟素（silymarin）、异水飞蓟素（silydianin） |
| 7 | 查尔酮（chaecone） | | 红花中的红花苷（carthamin）、新红花苷（neocarthamin）、红花醌苷（carthamone），补骨脂中的补骨脂乙素（corylifolinin） |
| 8 | 橙酮（aurone） | | 黄花波斯菊花中的硫黄菊素（sulphuretin） |
| 9 | 花青素（anthocyanidin） | | 玉米花、天竺葵中的天竺葵素（pelargonidin），玫瑰花中的矢车菊素（cyanidin）及其苷，玉兰花中的飞燕草素（delphinidin） |
| 10 | 黄烷（flavane） | | 儿茶中的儿茶素（catechin）、表儿茶素（epicatechin） |

的母核，颜色更深。黄酮苷元极性较小，难溶于水，易溶于有机溶剂如甲醇、乙醇、乙酸乙酯等；黄酮苷由于糖基的存在，具有一定的水溶性，易溶于强极性溶剂如甲醇、乙醇等，难溶于石油醚、三氯甲烷、乙醚等低极性溶剂。

**2. 旋光性** 游离的黄酮苷元母核中除了二氢黄酮、二氢黄酮醇、黄烷及黄烷醇等有旋光性，其余无光学活性。

### 3. 显色反应

（1）与金属离子的络合：黄酮类成分可以与金属离子如 $Al^{3+}$、$Pb^{2+}$、$Mg^{2+}$、$Zr^{4+}$、$Sr^{2+}$、$Be^{2+}$ 等发生络合作用。黄酮类成分发生络合作用的条件之一是具有 5- 羟基、3- 羟基或邻二羟基中的至少一种。有些形成的络合物会产生荧光或颜色加深（如 $Al^{3+}$、$Zr^{4+}$），有些会产生沉淀（如 $Pb^{2+}$）。这些特性可用于黄酮类成分的定性和定量分析，以及用于它们的结构测定。由于铝盐和锆盐能与大多数黄酮类化合物产生黄绿色荧光，因此三氯化铝和三氯化锆的醇溶液通常被用作黄酮类成分的重要定性试剂和薄层色谱法的显色剂。

5-羟基　　　　　　　　3-羟基　　　　　　　　邻二羟基

铅盐可以与黄酮类化合物形成不溶于水的络合物。一般情况下，中性的乙酸铅可以与黄酮醇或含有邻二羟基的黄酮形成沉淀；而碱式乙酸铅则可以与大多数黄酮类化合物生成沉淀。这种性质常被用于黄酮类成分的检识和分离。

乙酸镁的甲醇溶液可与黄酮类化合物发生络合反应，在紫外光下显示不同颜色的荧光。二氢黄酮和二氢黄酮醇的镁络合物呈现天蓝色荧光；而黄酮和黄酮醇的镁络合物则呈现黄绿色荧光，可用于定性区分这些化合物。

（2）还原反应：黄酮类化合物可以与盐酸 – 镁粉（锌粉）、硼氢化钠（钾）发生反应，产生不同颜色的变化，这种反应可用于区分不同结构的黄酮。在盐酸 – 镁粉实验中多数黄酮、黄酮醇、二氢黄酮、二氢黄酮醇类化合物显橙红至紫红色，少数显紫色或蓝色，当 B 环上有 –OH 或 –OCH₃ 取代时，颜色会随之加深。但查耳酮、橙酮、儿茶素、异黄酮不显色。硼氢化钠（钾）对二氢黄酮类成分专属性较高，可使其产生红色至紫色。

（3）其他显色反应：由于大多数黄酮化合物含有酚羟基，因此它们可以与酚类显色试剂发生反应，如三氯化铁、4- 氨基安替匹林、重氮化试剂、Gibb's 试剂等；黄酮类成分在碱性溶剂如 $Na_2CO_3$、$NH_4OH$ 中会产生一定颜色的变化，尤其在紫外光下表现得更为明显；黄酮和黄酮醇在浓硫酸中呈现亮黄色并伴有荧光，而二氢黄酮和查耳酮在硫酸中呈橙色至深红色。

### 4. 紫外特征
黄酮类化合物具有 2- 苯基色原酮的基本结构，在紫外区域具有特定的吸收峰。这些吸收峰通常会随着诊断试剂的加入而发生移动，根据移动特征能够判断黄酮化合物的结构片段，但是随着核磁技术的发展，目前诊断试剂已经较少使用。

黄酮类成分具有两个明显的吸收峰。第 1 吸收峰位于 300 ~ 400 nm，称为 I 带，由 B 环的肉桂酰基引起。第 2 吸收峰位于 220 ~ 280 nm，称为 II 带，由 A 环的苯甲酰基引起。黄酮、黄酮醇的 I 带吸收峰分别位于 330 ~ 350 nm，II 带则比较类似，在 250 ~ 270 nm。双氢黄酮的 I 带吸收较弱，在 310 ~ 330 nm，而 II 带在 275 ~ 290 nm。异黄酮没有明显的 I 带吸收，其 II 带在 250 ~ 270 nm。查耳酮的 I 带吸收峰位于 360 ~ 390 nm，而 II 带吸收较弱，在 240 ~ 260 nm。

苯甲酰基 ⇦ ⇨ 肉桂酰基

## 二、定性分析

### （一）化学定性分析

黄酮类成分可以与多种试剂发生显色反应，通过观察显色反应结果可以判断样品中是否含有黄酮类化合物。这种方法简便快捷，对药材的鉴别具有实用性，但需要注意可能出现的假阳性问题。此外，在复方制剂中存在较多干扰因素，因此不能简单地将单味药材的化学鉴别方法直接应用于制剂分析。

**示例 3-4 莲房中黄酮类成分的鉴别反应**

取本品粉末 0.5 g，加乙醇 5 mL，温热浸泡数分钟，滤过，滤液加镁粉少量与盐酸 1~2 滴，溶液渐变为红色。

### （二）薄层色谱定性分析

薄层色谱法是分离和检识黄酮类成分最常用的鉴别方法，在实际应用中常采用吸附薄层，吸附剂主要包括硅胶、聚酰胺，有时也使用纤维素、硅酸镁和氧化镁。具体而言，硅胶薄层对于弱极性化合物的分离效果更佳；聚酰胺薄层则更适合于分离含有游离酚羟基的黄酮及其苷类；纤维素薄层则更适用于多糖苷混合物的分离；而硅酸镁和氧化镁薄层分离效果不够理想，因此在实际应用中并不常用。

黄酮类成分的醇提取液经过薄层色谱分离后，在紫外灯的照射下，可以观察到特定的荧光反应。黄酮醇类化合物通常呈现出亮黄色或黄绿色的荧光，但如果 3- 羟基被取代，则只显示暗淡的棕色荧光。对于 $C_3$ 位无羟基的黄酮类化合物，同样也会显现棕色荧光。而异黄酮类化合物则多呈现紫色。当喷洒三氯化铝溶剂后，黄酮醇类化合物在日光下呈现无色，而查耳酮类则显示黄色或黄橙色。然而，在紫外灯的照射下，各类黄酮化合物的荧光均会增强，黄酮醇类会发出黄色或绿色荧光，异黄酮类发出黄色荧光，查耳酮类则呈现出橙色荧光。

**1. 硅胶薄层** 硅胶在分离黄酮成分时遵循正相色谱规律，即化合物极性越强，所需溶剂的极性也应越大。黄酮类成分往往具有多个酚羟基，这些羟基对黄酮的极性起着决定性作用。在评估极性时，应首先考虑未稠合的苯环 B 上的羟基数目、位置及羟基醚化情况。环 B 上羟基数目越多，极性越大，$R_f$ 值越小。当羟基发生醚化时，由于极性降低，$R_f$ 值会显著提高，说明化合物在硅胶上的移动速度加快。

分子中两个羟基的相对位置也会对 $R_f$ 值产生影响。例如，邻位羟基能够形成氢键，这会降低其吸附活性，使得 $R_f$ 值较间位羟基的 $R_f$ 值大。同样地，C-5 上的羟基与邻位吡喃酮形成的氢键也会导致 $R_f$ 值增加。此外，$R_f$ 值还与黄酮类成分的立体结构密切相关，平面结构的黄酮醇由于具有更大的吸附力，其 $R_f$ 值通常小于非平面结构的二氢黄酮醇。另外，由于黄酮中酚羟基的存在，显一定酸性，因此在硅胶薄层展开剂中常加入酸改善拖尾效应。

**2. 聚酰胺薄层** 聚酰胺薄层适用于分离含有游离酚羟基的黄酮苷与苷元。这是因为黄酮类成分中的酚羟基与聚酰胺分子中的酰胺基能够形成氢键。由于不同黄酮类成分的取代基团在性质、数量及位置上的差异，它们与聚酰胺形成氢键的能力也各不相同，从而实现有效分离。

聚酰胺对黄酮类成分具有较强的吸附力，因此，为了有效分离这些成分，展开剂需要具备较强的极性。通常，展开剂中多含有醇、酸或水，或者同时含有其中的两种成分，以满足分离黄酮类成分所需的极性要求。

黄酮类化合物在聚酰胺薄层上的色谱行为呈现以下规律：①对于黄酮类苷元，使用亲脂性溶剂进行分离通常效果更佳。在亲脂性溶剂中，分子中游离酚羟基的数量与吸附强度呈正相关，即游离酚羟基越多，吸附力越强。②黄酮类苷与相应的苷元相比，由于苷的酚羟基数量少于苷元，聚酰胺对其的吸附性相对较弱。因此，在色谱分离中，苷的 $R_f$ 值通常大于相应苷元的 $R_f$ 值。③分子中酚羟基的位置也对吸附产生影响。聚酰胺对间位或对位羟基的吸附能力较强，而对邻位羟基的吸附能力相对较弱。④分子中芳香核和共轭双键的数目与吸附力呈正相关。也就是说，分子中芳香核和共轭双键越多，吸附力就越强；反之，吸附力则越弱。⑤如果分子中没有游离酚羟基，其 $R_f$ 值的大小主要由所连接的糖的性质决定。这样的成分一般不易保留，容易洗脱。糖数目愈多 $R_f$ 值愈大。

## 三、定量分析

黄酮类化合物常作为药材和中药制剂的质控指标，例如银杏叶、车前草、一枝黄花的质控成分都为黄酮。黄酮类成分因化学结构特征，决定了大多数化合物在可见光下呈现颜色（或加适当显色剂后呈色），在紫外光区也有较强的吸收，因而可应用多种分析方法加以分析。

### （一）比色法

比色法通常用于测定样品中总黄酮类成分的含量。当黄酮化合物母核中某些位置（如 C-3、C-5 位）的氢原子被羟基取代后，常常会与金属离子形成络合物。如果 B 环上存在相邻的两个羟基，也会发生络合作用。这些络合作用会在光谱中产生明显的变化，黄酮与金属离子之间的这种相互作用不仅可以用于确定取代基的位置，还可以作为定量测定的依据。常用的有亚硝酸钠 – 硝酸铝 – 氢氧化钠比色法、三氯化铝 – 乙酸钾比色法。

**示例 3-5 山楂叶中总黄酮类成分的含量测定（亚硝酸钠 – 硝酸铝 – 氢氧化钠比色法）**

精密称取芦丁对照品 25 mg，置 50 mL 量瓶中，加乙醇溶解。精密量取 20 mL，置 50 mL 量瓶中，加水配置成每 1 mL 中含无水芦丁 0.2 mg 的对照品溶液。精密量取对照品溶液 1 mL、2 mL、3 mL、4 mL、5 mL、6 mL，分别置 25 mL 量瓶中，各加水至 6 mL，加 5% 亚硝酸钠溶液 1 mL，摇匀，放置 6 min，加 10% 硝酸铝溶液 1 mL，摇匀，放置 6 min，加氢氧化钠溶液 10 mL，再加水至刻度，摇匀，放置 15 min，以相应试剂为空白，立即照紫外 – 可见分光光度法（通则 0401），在 500 nm 的波长处测定吸光度，绘制标准曲线。测定法：取本品细粉约 1 g，精密称定，置索氏提取器中，加三氯甲烷加热回流提取至提取液无色，弃去三氯甲烷溶液，药渣挥去三氯甲烷，加甲醇继续提取至无色（约 4 h），提取液蒸干，残渣加稀乙醇溶解，转移至 50 mL 量瓶中，加稀乙醇至刻度，摇匀，作为供试品储备液。取供试品储备液，滤过，精密量取续滤液

5 mL，置 25 mL 量瓶中，加水稀释至刻度，摇匀。精密量取 2 mL，置 25 mL 量瓶中，自"加水至 6 mL"起依法测定吸光度，从标准曲线上读出供试品溶液中芦丁的重量，计算，即得。本品按干燥品计算，含总黄酮以无水芦丁（$C_{27}H_{30}O_{16}$）计，应不少于 7.0%。

### （二）紫外分光光度法

黄酮化合物都具有 2- 苯基色原酮这一基本结构，其中的羰基与两个芳香环形成了两个强大的共轭系统吸收。这使得黄酮化合物在紫外光下展现出两个独特的吸收区域特征。吸收带 I 主要受到 B 环共轭的影响，位于较长波段；吸收带 II 则受 A 环共轭影响，出现在较短波长处。不同类型的黄酮化合物，其最大吸收波长范围也会有所不同。因此采用紫外分光光度法可以测定黄酮的含量，如药典中淫羊藿总黄酮类成分的含量测定。

### （三）高效液相色谱法

高效液相色谱法与比色法相比，具有稳定性好、重现性高、干扰因素少等优点，黄酮类含量测定可采用正相或者反相 HPLC。

正相色谱条件主要适用于没有羟基的黄酮类成分或乙酰化黄酮类成分。它采用硅胶作为固定相，流动相可参照薄层色谱条件，但极性需稍小一些。此外，氰基键合相色谱不仅适用于乙酰化黄酮成分，也适用于带有一个羟基的黄酮类成分，流动相通常采用正己烷 – 三氯甲烷。对于含有两个以上羟基的成分，可选用氨基键合相，流动相可选二氧六环 – 二氯甲烷（1 : 9）。

反相色谱条件常采用 C18 键合相作为固定相，流动相多由乙腈 – 水、甲醇 – 水等组成的系统，这样的组合通常效果较佳。高效液相色谱法综合考虑了中药样品的复杂性和黄酮类成分的多样性，通过合理的色谱条件选择，实现了对黄酮类成分的有效分离和定量。目前，药典对于黄酮的定量多采用此法，如葛根中葛根素的含量测定。

### （四）超临界流体色谱法

超临界流体（supercritical fluid，SF）是处于临界压力和临界温度时的一种物质状态，如超临界气体二氧化碳（$scCO_2$），它兼具气体的低黏度和液体的高密度两种特性，同时又具有介于气、液体之间的高扩散系数。超临界流体色谱（supercritical fluid chromatography，SFC）是一种以超临界流体作为流动相的色谱分析方法，该技术可以与多种检测器结合使用，展现出高分离效率、高移动相速率以及生态友好的特性。因此，SFC 已广泛应用于中药成分的定性和定量分析过程，为中药研究提供了高效、准确的定量分析手段。

**示例 3-6：9 种黄酮类化合物在 SFC 和 HPLC 色谱上的分离**

如图 3-5 所示，针对黄芪中黄酮类化学成分的快速分离与分析，以黄芪中 9 种黄酮类化合物（毛蕊异黄酮、芒柄花素、山奈酚、槲皮素、异鼠李素、毛蕊异黄酮葡萄糖苷、紫云英苷、异槲皮苷、芒柄花苷）为目标物，对比 SFC 法和 HPLC 法。SFC 可在 10 min 内基线分离 9 种黄酮，而常规的 RP-HPLC 色谱条件需要耗时 25 min 且分离效果欠佳。

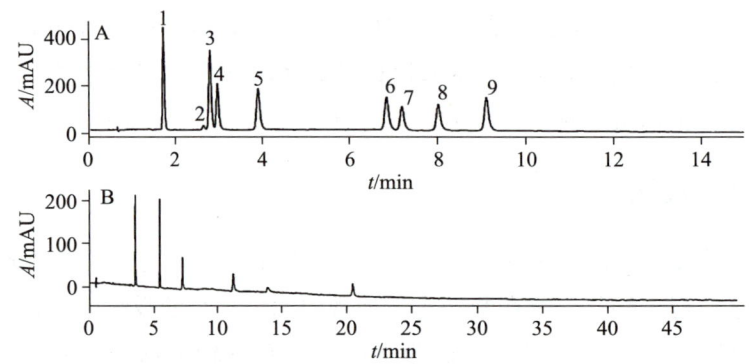

图 3-5 9 种黄酮类化合物在 SFC（A）和 HPLC（B）色谱上的分离

A. Agilent ZORBAX RX-SIL 柱（4.6 mm×150 mm，5 μm）；B. Waters ACQUITY UPC²™ BEH 2-EP 柱（3 mm×100 mm，1.7 μm）

1. 芒柄花素；2. 异鼠李素；3. 毛蕊异黄酮；4. 山柰酚；5. 槲皮素；6. 紫云英苷；7. 芒柄花苷；

8. 异槲皮苷；9. 毛蕊异黄酮葡萄糖苷

## 四、含黄酮常用中药分析

### （一）银杏叶黄酮类成分分析

银杏叶为银杏科植物银杏 *Ginkgo biloba* L. 的干燥叶。秋季叶尚绿时采收，及时干燥。一般为人工栽培，栽培地区遍布全国。具有活血化瘀、通络止痛、敛肺平喘、化浊降脂的功效。用于瘀血阻络、胸痹心痛、中风偏瘫、肺虚咳喘等症。银杏叶主要化学成分有黄酮类、银杏内酯类等。

山柰酚　　　　　槲皮素　　　　　异鼠李素

**高效液相色谱法测定银杏叶中山柰酚、槲皮素、异鼠李素 3 个黄酮成分的含量**

（1）色谱条件与系统适用性试验：以十八烷基硅烷键合硅胶为填充剂；以甲醇 -0.4% 磷酸溶液（50∶50）为流动相；检测波长为 360 nm。理论板数按槲皮素峰计算应不低于 2 500。

（2）对照品溶液的制备：取槲皮素对照品、山柰酚对照品、异鼠李素对照品适量，精密称定，加甲醇制成每 1 mL 含槲皮素 30 μg、山柰酚 30 μg、异鼠李素 20 μg 的混合溶液，即得。

（3）供试品溶液的制备：取本品中粉约 1 g，精密称定，置索氏提取器中，加三氯甲烷回流提取 2 h，弃去三氯甲烷液，药渣挥干，加甲醇回流提取 4 h，提取液蒸干，残渣加甲醇 -25% 盐酸溶液（4∶1）混合溶液 25 mL，加热回流 30 min，放冷，转移至 50 mL 量瓶中，并加甲醇至刻度，摇匀，即得。

（4）测定法：分别精密吸取对照品溶液与供试品溶液各 10 μL，注入液相色谱仪，测定，分别计算槲皮素、山柰酚和异鼠李素的含量，按下式换算成总黄酮醇苷的含量。

总黄酮醇苷含量 =（槲皮素含量 + 山柰酚含量 + 异鼠李素含量）×2.51

本品按干燥品计算，含总黄酮醇苷不得少于 0.40%。

### （二）黄芩黄酮类成分分析

黄芩为唇形科植物黄芩 *Scutellaria baicalensis* Georgi 的干燥根。春、秋二季采挖，除去须根和泥沙，晒后撞去粗皮，晒干。黄芩分布于中国北部、西北和西南等地，山西、河北、内蒙古和山东等是黄芩的道地产区。味苦，性平，无毒。泻实火，除湿热，止血，安胎。治壮热烦渴，肺热咳嗽，湿热泻痢，黄疸，热淋，吐、衄、崩、漏，目赤肿痛，胎动不安，痈肿疔疮。黄芩主要化学成分有黄酮类和多糖等。

黄芩苷

**1. 聚酰胺色谱法鉴别黄芩中黄酮类成分** 取本品粉末 1 g，加乙酸乙酯–甲醇（3∶1）的混合溶液 30 mL，加热回流 30 min，放冷，滤过，滤液蒸干，残渣加甲醇 5 mL 使溶解，取上清液作为供试品溶液。另取黄芩对照药材 1 g，同法制成对照药材溶液。再取黄芩苷对照品、黄芩素对照品、汉黄芩素对照品，加甲醇分别制成每 1 mL 含 1 mg、0.5 mg、0.5 mg 的溶液，作为对照品溶液。照薄层色谱法（通则 0502）试验，吸取上述供试品溶液、对照药材溶液各 2 μL 及上述三种对照品溶液各 1 μL，分别点于同一聚酰胺薄膜上，以甲苯–乙酸乙酯–甲醇–甲酸（10∶3∶1∶2）为展开剂，预饱和 30 min，展开，取出，晾干，置紫外灯（365 nm）下检视。供试品色谱中，在与对照药材色谱相应的位置上，显相同颜色的斑点；在与对照品色谱相应的位置上，显三个相同的暗色斑点。

**2. 高效液相色谱法测定黄芩中黄芩苷的含量**

（1）色谱条件：以十八烷基硅烷键合硅胶为填充剂；以甲醇–水–磷酸（47∶53∶0.2）为流动相；检测波长为 280 nm。理论板数按黄芩苷峰计算应不低于 2 500。

（2）对照品溶液的制备：取在 60℃减压干燥 4 h 的黄芩苷对照品适量，精密称定，加甲醇制成每 1 mL 含 60 μg 的溶液，即得。

（3）供试品溶液的制备：取本品中粉约 0.3 g，精密称定，加 70% 乙醇 40 mL，加热回流 3 h，放冷，滤过，滤液置 100 mL 量瓶中，用少量 70% 乙醇分次洗涤容器和残渣，洗液滤入同一量瓶中，加 70% 乙醇至刻度，摇匀。精密量取 1 mL，置 10 mL 量瓶中，加甲醇至刻度，摇匀，即得。

（4）测定法：分别精密吸取对照品溶液与供试品溶液各 10 μL，注入液相色谱仪，测定，即得。本品按干燥品计算，含黄芩苷（$C_{21}H_{18}O_{11}$）不得少于 9.0%。

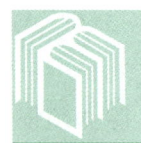 第三节　醌类成分分析

## 一、概述

### （一）醌类化合物

醌类化合物是中药中一类具有醌式结构或容易转化成这种结构的天然有机化合物，它是中药中广泛存在的一类化学成分，主要分为苯醌（benzoquinone）、萘醌（naphthoquinone）、蒽醌（anthraquinone）和菲醌（phenanthraquinone）四种类型（图 3-6）。醌类在中药中的分布非常广泛，如蓼科的大黄、虎杖，唇形科的丹参，茜草科的茜草，百合科的芦荟，豆科的决明子、番泻叶，紫草科的紫草等。

醌类化合物具有多种生物活性，其中天然的蒽醌类化合物多具有泻下、抗肿瘤、抗炎、抗菌、抗病毒、抗氧化、抗突变等活性。如番泻叶中的番泻苷类化合物及各种鼠李属植物中的蒽醌类衍生物均具有较强的泻下作用；另外，苯醌类的熊果苷、萘醌类的胡桃醌及蒽醌类的大黄素具有显著的抗肿瘤作用。

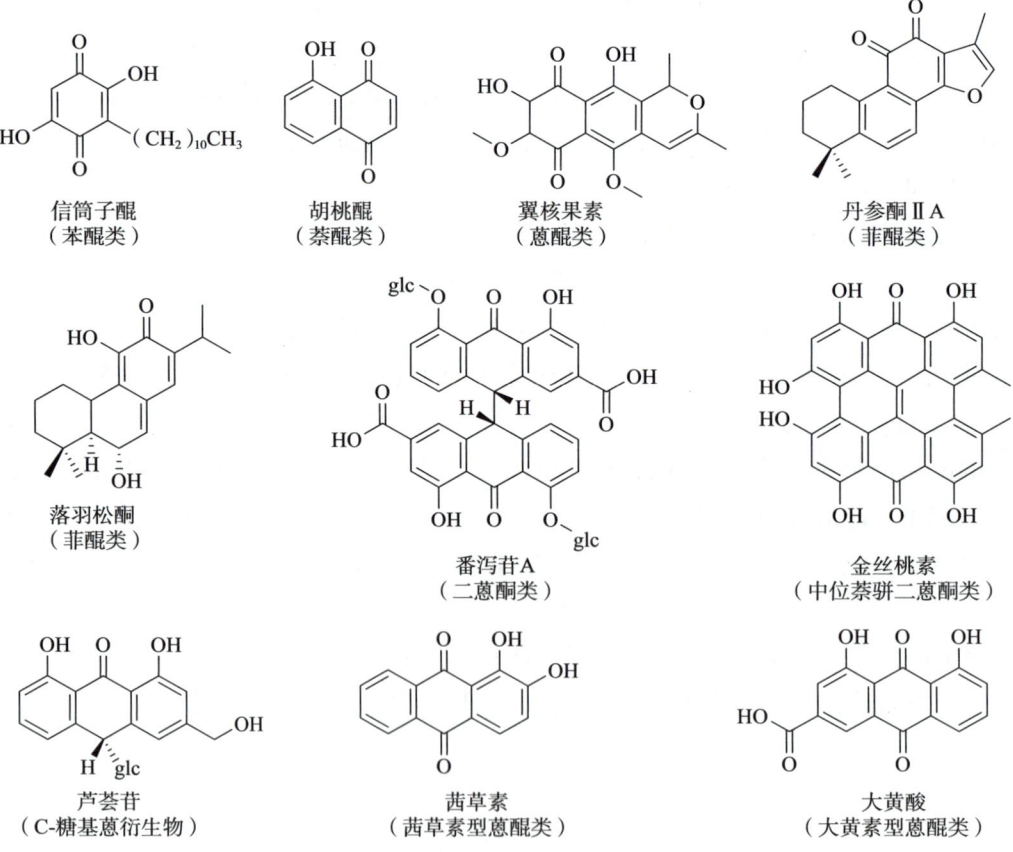

信筒子醌
（苯醌类）

胡桃醌
（萘醌类）

翼核果素
（蒽醌类）

丹参酮ⅡA
（菲醌类）

落羽松酮
（菲醌类）

番泻苷A
（二蒽酮类）

金丝桃素
（中位萘骈二蒽酮类）

芦荟苷
（C-糖基蒽衍生物）

茜草素
（茜草素型蒽醌类）

大黄酸
（大黄素型蒽醌类）

图 3-6　常见醌类化合物及其类型

### （二）理化性质

**1. 物理性质**

（1）性状：天然存在的醌类成分因分子中多有取代故为有色晶体。其中苯醌、萘醌以游离状态存在多为结晶；蒽醌类结合成苷，因极性较大难以结晶。醌类化合物的颜色随着酚羟基等助色团的引入而呈现黄、橙、棕红色以至紫红色等颜色，助色团越多，颜色越深。

（2）溶解度：游离醌类极性较小，一般溶于甲醇、丙酮、三氯甲烷、苯等许多有机溶剂，难溶于水。成苷后易溶于甲醇、乙醇和热水，在冷水中溶解度较小，难溶于苯、乙醚、三氯甲烷等有机溶剂中。

（3）升华性及挥发性：游离的醌类多具有升华性，蒽醌衍生物在常压下加热即能升华（常压加热升华而不分解）。一般升华温度随酸性增强而升高，其中小分子的苯醌、萘醌类具有挥发性，能随水蒸气蒸馏，可据此进行分离、纯化。

（4）不同 pH 条件下显示不同的颜色：蒽醌类成分具有微弱的碱性，由于羰基上氧原子有未共用的电子对，可吸引 $H^+$，故表现出弱碱性，能溶于浓硫酸，同时伴有颜色的显著改变。

**2. 化学性质**

（1）酸碱性：许多醌类化合物多具有酚羟基和（或）羧基，故具有一定的酸性，酸性的强弱与分子内是否存在羧基及酚羟基的数目和位置有关。一般来说，含羧基者酸性强于不含羧基者；羟基数目多，酸性增强；β- 羟基醌类化合物的酸性强于 α- 羟基醌类化合物。

（2）颜色反应（表 3-3）：

表 3-3　醌类化合物的显色反应

| 反应类型 | 反应试剂 | 反应特征 | 鉴别化合物 |
|---|---|---|---|
| Feigl 反应 | 甲醛、邻硝基苯 | 紫色 | 苯、萘、菲、蒽醌 |
| 无色亚甲蓝 | 无色亚甲蓝溶液 | PC、TLC 蓝色斑点 | 苯、萘醌 |
| Kesting-Craven 反应 | 活性次甲基试剂（乙酰乙酸酯） | 蓝绿、蓝紫 | 苯、萘醌 |
| Bornträger 反应 | 碱液 | 橙、红、紫红、蓝 | 苯、萘、菲、蒽醌（羟基醌类） |
| 与金属离子 | 乙酸镁（铅） | 橙黄、橙红、紫、红紫、蓝色 | 蒽醌（α- 酚羟基、邻二酚羟基） |
| 对亚硝基 – 二甲苯胺反应 | 0.1% 对亚硝基 – 二甲基苯胺吡啶 | 紫、绿、蓝、灰色 | 蒽酮 |

1）Feigl 反应：醌类化合物在碱性条件下经加热能迅速与醛类及邻二硝基苯反应生成紫色化合物。

2）无色亚甲蓝显色反应：苯醌、萘醌专有显色反应，区别于蒽醌。

3）Kesting-Craven 反应：苯醌、萘醌，区别于蒽醌，产生蓝绿色或蓝紫色。

4）Bornträger 反应：羟基醌类化合物遇碱显红 ~ 紫红色的反应，具有羟基蒽醌以及具有游离酚羟基的蒽醌苷均可呈色，以区别于蒽酚、蒽酮、二蒽酮类化合物。

5）与金属离子的反应：与乙酸镁形成的络合物具有一定的颜色，可用于鉴定。

6）对亚硝基－二甲苯胺反应：可作为蒽酮化合物的定性检查。

## （三）提取方法

游离型蒽醌用非极性溶剂提取，而结合型蒽醌先用非极性溶剂提取除去游离型蒽醌，再用极性溶剂提取。总蒽醌一般先用酸水解，再用小极性溶剂提取；或先用甲醇（或乙醇）提取后再酸水解，再用小极性溶剂萃取。

## 二、定性分析

### （一）化学定性分析

醌类化合物中最常见的是蒽醌及其衍生物，因此定性分析主要根据蒽醌类化合物的性质进行分析。有些蒽醌类化合物可以升华，含蒽醌的中药提取物或升华物加氢氧化钠或氨水试液显橙红色、红色至蓝色，如大黄、决明子、茜草等。也可利用蒽醌类成分与乙酸镁的反应鉴别蒽醌类化合物，向中药提取物或升华物中滴加或喷乙酸镁甲醇饱和溶液，显橙色、橙红至蓝紫色，从其颜色可初步推断羟基的位置。

#### 示例 3-7　番泻叶中醌类化合物的鉴别

取本品粉末 25 mg，加水 50 mL 和盐酸 2 mL，置水浴中加热 15 min，放冷，加乙醚 40 mL，振摇提取，分取醚层，通过无水硫酸钠层脱水，滤过，取滤液 5 mL，蒸干，放冷，加氨试液 5 mL，溶液显黄色或橙色，置水浴中加热 2 min 后，变为紫红色。

### （二）薄层色谱定性分析

薄层色谱常用的吸附剂为硅胶、聚酰胺，展开剂多采用如乙酸乙酯－甲醇、乙酸乙酯－正丙醇等混合溶剂，而对于蒽醌苷极性较大的成分，展开剂多为含水或甲醇的混合溶液。显色剂可用氨熏或 10% 氢氧化钾甲醇溶液、0.5% 乙酸镁甲醇溶液显色。也可直接在可见光下观察。

#### 示例 3-8　芦荟的薄层鉴别

取本品粉末 0.5 g，加甲醇 20 mL，置水浴上加热至沸，振摇数分钟，滤过，滤液作为供试品溶液。另取芦荟苷对照品，加甲醇制成每 1 mL 含 5 mg 的溶液，作为对照品溶液。吸取上述两种溶液各 5 μL，分别点于同一硅胶 G 薄层板上，以乙酸乙酯－甲醇－水（100：17：13）为展开剂，展开，取出，晾干，喷以 10% 氢氧化钾甲醇溶液，置紫外灯（365 nm）下检视。供试品色谱中，在与对照品色谱相应的位置上，显相同颜色的荧光斑点。

## 三、定量分析

蒽醌类成分的定量分析方法主要有紫外分光光度法和高效液相色谱法。

### （一）紫外分光光度法

蒽醌类成分本身具有较长的共轭体系，紫外吸收比较强，此外蒽醌类成分与碱液或乙酸镁试液生成红色，于 500～550 nm 处有最大吸收，在此条件下进行比色测定可以和其他杂质最大吸收相区别。

### 示例 3-9　巴戟天总蒽醌的测定

精密称取 1,8- 二羟基蒽醌标准品 64.2 mg（精确值 0.01 mg），溶于少量甲醇中，用甲醇定容至 250 mL，制备蒽醌标准溶液。制备 0.5% 乙酸镁 – 甲醇溶液备用。精密称取 0.5 g 样品粉末于 100 mL 锥形瓶中，加入 70 mL 质量分数为 80% 乙醇，超声提取 30 min，趁热过滤，收集滤液于 100 mL 量瓶，定容。准确移取 25 mL 提取液于烧杯中，90℃水浴蒸发乙醇至 5 mL，加入 3.0 mol/L 盐酸 25 mL，继续水浴 30 min，取出冷却后，用三氯甲烷萃取（20 mL×3），合并三氯甲烷液作为待测溶液。精密吸取 1,8- 二羟基蒽醌标准品溶液 0.0 mL、0.2 mL、0.4 mL、0.8 mL、1.2 mL 置于比色管中，分别加入甲醇至 4 mL，再加乙酸镁 – 甲醇溶液至 10 mL 刻度，摇匀显色，以试剂空白为参比，在 513 nm 处测定吸光度（$A$）。以蒽醌质量浓度（$c$）为横坐标（mg/mL），吸光度（$A$）为纵坐标，绘制标准曲线并拟合回归方程，计算待测样品的总蒽醌含量。

### （二）高效液相色谱法

蒽醌类成分在紫外光区有强吸收，利用高效液相色谱（紫外检测器）测定蒽醌类单体成分，具有灵敏、准确、简便等特点，一般采用十八烷基键合相硅胶为固定相，流动相多采用甲醇 – 水（或酸水）系统。

### 示例 3-10　大黄游离蒽醌的测定

精密称取芦荟大黄素对照品、大黄酸对照品、大黄素对照品、大黄酚对照品、大黄素甲醚对照品适量，加甲醇分别制成每 1 mL 含芦荟大黄素、大黄酸、大黄素、大黄酚各 80 μg，大黄素甲醚 40 μg 的溶液；分别精密量取上述对照品溶液各 2 mL，混匀，即得。取本品粉末（过四号筛）约 0.5 g，精密称定，置具塞锥形瓶中，精密加入甲醇 25 mL，称定重量，加热回流 1 h，放冷，再称定重量，用甲醇补足减失的重量，摇匀，滤过，取续滤液，即得供试品溶液。分别精密吸取对照品溶液与供试品溶液各 10 μL，注入液相色谱仪，测定，即得。本品按干燥品计算，含游离蒽醌以芦荟大黄素（$C_{15}H_{10}O_5$）、大黄酸（$C_{15}H_8O_6$）、大黄素（$C_{15}H_{10}O_5$）、大黄酚（$C_{15}H_{10}O_4$）和大黄素甲醚（$C_{16}H_{12}O_5$）的总量计，不得少于 0.20%。

## 四、含醌类常用中药分析

### （一）茜草中蒽醌类成分分析

茜草为茜草科植物茜草 *Rubia cordifolia* L. 的干燥根和根茎。茜草味苦，性寒，具有凉血、祛瘀、止血、通经等功效。现代药理研究证明，茜草具有体外抗结核杆菌作用，产生抗菌的有效成分为茜草素型蒽醌类化合物，此外，还具有抗肿瘤、抗炎、神经保护等。

茜草的化学成分有蒽类衍生物、萘醌及其糖苷衍生物，其主要成分为蒽醌类衍生物。从茜草根中分离可得到茜草素、羟基茜草素、伪羟基茜草素等多种蒽衍生物，其中茜草素是重要的天然染料之一。在低年生茜草根中多以苷的形式存在，而在多年生的茜草根中主要以游离苷元的形式存在。

茜草素　　　　　　　R₁=OH　　R₂=H　　　　R₃=H
羟基茜草素　　　　　R₁=OH　　R₂=H　　　　R₃=OH
伪羟基茜草素　　　　R₁=OH　　R₂=COOH　　R₃=OH

**1. 薄层色谱鉴别茜草中蒽醌类化合物**　取本品粉末 0.5 g，加甲醇 10 mL，超声处理 30 min，滤过，滤液浓缩至 1 mL，作为供试品溶液。另取茜草对照药材 0.5 g，同法制成对照药材溶液。再取大叶茜草素对照品，加甲醇制成每 1 mL 含 2.5 mg 的溶液，作为对照品溶液。吸取上述三种溶液各 5 μL，分别点于同一硅胶 G 薄层板上，以石油醚（60~90℃）– 丙酮（4：1）为展开剂，展开，取出，晾干，置紫外灯（365 nm）下检视。供试品色谱中，在与对照药材色谱和对照品色谱相应的位置上，显相同颜色的荧光斑点。

**2. 高效液相色谱法测定茜草中蒽醌类化合物**

（1）色谱条件与系统适用性试验：以十八烷基硅烷键合硅胶为填充剂；以甲醇 – 乙腈 –0.2% 磷酸溶液（25：50：25）为流动相；检测波长为 250 nm。理论板数按大叶茜草素、羟基茜草素峰计算均应不低于 4 000。

（2）对照品溶液的制备：取大叶茜草素对照品、羟基茜草素对照品适量，精密称定，加甲醇分别制成每 1 mL 含大叶茜草素 0.1 mg、含羟基茜草素 40 μg 的溶液，即得。

（3）供试品溶液的制备：取本品粉末（过二号筛）约 0.5 g，精密称定，置具塞锥形瓶中，精密加入甲醇 100 mL，密塞，称定重量，放置过夜，超声处理（功率 250 W，频率 40 kHz）30 min，放冷，再称定重量，用甲醇补足减失的重量，摇匀，滤过，精密量取续滤液 50 mL，蒸干，残渣加甲醇 –25% 盐酸（4：1）混合溶液 20 mL 溶解，置水浴中加热水解 30 min，立即冷却，加入三乙胺 3 mL，混匀，转移至 25 mL 量瓶中，加甲醇至刻度，摇匀，滤过，取续滤液，即得。

（4）测定法：分别精密吸取对照品溶液 10 μL 与供试品溶液 20 μL，注入液相色谱仪，测定，即得。

本品按干燥品计算，含大叶茜草素（$C_{17}H_{15}O_4$）不得少于 0.40%，羟基茜草素（$C_{14}H_8O_5$）不得少于 0.10%。

## （二）紫草中萘醌类成分分析

紫草为紫草科植物新疆紫草 *Arnebia euchroma*（Royle）Johnst. 或内蒙紫草 *Arnebia guttata* Bunge 的根。前者习称"软紫草"，具凉血活血、解毒透疹之功效。萘醌类为紫草中主要脂溶性有效成分，其代表性成分包括紫草素、乙酰紫草素、异丁酰紫草素、β,β′– 二甲基丙烯酰阿卡宁。

左旋紫草素　　　　　　　　　R=H
乙酰紫草素　　　　　　　　　R=COCH₃
异丁酰紫草素　　　　　　　　R=COCH（CH₃）₂
β,β′–二甲基丙烯酰阿卡宁　　R=COCH=C（CH₃）₂

**1. 薄层色谱鉴别紫草中萘醌类化合物** 取本品粉末 0.5 g，加石油醚（60～90℃）20 mL，超声处理 20 min，滤过，滤液浓缩至 1 mL，作为供试品溶液。另取紫草对照药材 0.5 g，同法制成对照药材溶液。吸取两种溶液各 4 μL，分别点于同一硅胶 G 薄层板上，以环己烷 – 甲苯 – 乙酸乙酯 – 甲酸（5：5：0.5：0.1）为展开剂，展开，取出，晾干。供试品色谱中，在与对照药材色谱相应的位置上，显相同的紫红色斑点；再喷以 10% 氢氧化钾甲醇溶液，斑点变为蓝色。

**2. 高效液相色谱法测定紫草中萘醌类化合物**

（1）色谱条件与系统适用性试验：以十八烷基硅烷键合硅胶为填充剂；以乙腈 – 水 – 甲酸（70：30：0.05）为流动相；检测波长为 275 nm。理论板数按 β,β′- 二甲基丙烯酰阿卡宁峰计算，应不低于 2 000。

（2）对照品溶液的制备：取 β,β′- 二甲基丙烯酰阿卡宁对照品适量，精密称定，加乙醇制成每 1 mL 含 0.1 mg 的溶液，即得。

（3）供试品溶液的制备：取本品粉末（过四号筛）约 0.5 g，精密称定，置具塞锥形瓶中，精密加入石油醚（60～90℃）25 mL，称定重量，超声处理（功率 250 W，频率 33 kHz）30 min，放冷，再称定重量，用石油醚（60～90℃）补足减失的重量，摇匀，滤过。精密量取续滤液 10 mL，蒸干，残渣加流动相溶解，转移至 10 mL 量瓶中，加流动相至刻度，摇匀，滤过，取续滤液，即得。

（4）测定法：分别精密吸取对照溶液与供试品溶液各 10 μL，注入液相色谱仪，测定，即得。

本品按干燥品计算，含 β,β′- 二甲基丙烯酰阿卡宁（$C_{21}H_{22}O_6$）不得少于 0.30%。

### （三）番泻叶中二蒽酮衍生物类成分分析

番泻叶为豆科植物狭叶番泻 *Cassia angustifolia* Vahl 或尖叶番泻 *Cassia acutifolia* Delile 的干燥小叶。具有泻热行滞、通便、利水的功效。番泻叶中致泻的主要有效成分番泻苷 A、B、C、D 等皆为二蒽酮衍生物。

番泻苷A　　　　番泻苷B　　　　番泻苷C　　　　番泻苷D

**1. 薄层色谱鉴别番泻叶中二蒽酮衍生物** 取本品粉末 1 g，加稀乙醇 10 mL，超声处理 30 min，离心，取上清液，蒸干，残渣加水 10 mL 使溶解，用石油醚（60～90℃）振摇提取 3 次，每次 15 mL，弃去石油醚液，取水液蒸干，残渣加稀乙醇 5 mL 溶解，作为供试品溶液。另取番泻叶对照药材 1 g，同法制成对照药材溶液。照薄层色谱法（通则 0502）试验，吸取上述两种溶液各 3 μL，分别点于同一硅胶 G 薄层板上，使成条状，以乙酸乙酯 – 正丙醇 – 水（4：4：3）为展开剂，展开缸预平衡 15 min 下展开，取出，晾干，置紫外灯（365 nm）下检视。供试品色谱中，在与对照药材色谱相应的位置上，显相同颜色的荧光斑点；喷以 20% 硝酸溶液，在 120℃加热约 10 min，放冷，再喷以 5% 氢氧化钾的稀乙醇溶液，供试品色谱中，在与对照药材色谱相应的位置上，显相同颜色的斑点。

**2. 高效液相色谱法测定番泻叶中二蒽酮衍生物**

（1）色谱条件与系统适用性试验：以十八烷基硅烷键合硅胶为填充剂；以乙腈 – 乙酸 – 乙酸钠缓冲液（pH5.0）（1 → 10）（35∶65）混合溶液 1 000 mL 中，加入四庚基溴化铵 2.45 g 为流动相；检测波长为 340 nm；柱温为 40℃。理论板数按番泻苷 B 峰计算应不低于 6 500。

（2）对照品溶液的制备：取番泻苷 A 对照品、番泻苷 B 对照品适量，减压干燥 12 h，置棕色量瓶中，加 0.1% 碳酸氢钠溶液制成每 1 mL 含番泻苷 A 50 μg、番泻苷 B 0.1 mg 的混合溶液，摇匀，即得。

（3）供试品溶液的制备：取本品细粉约 0.5 g，精密称定，置具塞锥形瓶中，精密加入 0.1% 碳酸氢钠溶液 50 mL，称定重量，超声处理 15 min（30 ~ 40℃），放冷，再称定重量，用 0.1% 碳酸氢钠溶液补足减失的重量，摇匀，滤过，取续滤液，即得。

（4）测定法：分别精密吸取对照品溶液与供试品溶液各 10 μL，注入液相色谱仪，测定。

本品按干燥品计算，含番泻苷 A（$C_{42}H_{38}O_{20}$）和番泻苷 B（$C_{42}H_{38}O_{20}$）的总量，不得少于 1.1%。

# 第四节 萜类成分分析

## 一、概述

### （一）萜类

萜类（terpenoid）化合物是一类由甲戊二羟酸衍生而成，基本碳架具有 2 个或 2 个以上异戊二烯单位结构特征的化合物，根据其碳架的碳原子数进行分类，分为单萜、倍半萜、二萜、二倍半萜、三萜、四萜和多萜等。萜类化合物广泛分布于自然界，其骨架庞杂、种类繁多，具有多方面的生物活性。

单萜类（monoterpenoid）成分通常指两个异戊二烯聚合而成的化合物及其含氧与饱和程度不等的衍生物。主要分布在高等植物的分泌组织（腺体、树脂道等）中，如唇形科、伞形科、芸香科、樟科等，且具有良好的生物活性，如白芍中的芍药苷具有镇静、镇痛和抗炎活性。环烯醚萜（iridoid）是一类特殊的单萜，具有典型的二元环、烯键、醚键，常与糖结合成苷。环烯醚萜在植物界分布较广，主要存在于双子叶植物中，以玄参科、山茱萸科、龙胆科等植物中最为多见。如栀子中的栀子苷、玄参中的哈巴俄苷、地黄中的梓醇等。

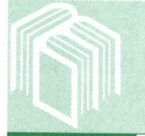

栀子苷
（环烯醚萜苷类）

梓醇
（环烯醚萜苷类）

倍半萜类（sesquiterpenoid）分子中含有 15 个碳原子，由 3 个异戊二烯单元组成。是挥发油的主要组成成分，主要分布在菊科、姜科、唇形科、樟科、桃金娘科、芸香科、檀香科、伞形科等。目前从自然界中分离鉴定的倍半萜化合物约有 8 000 多种。倍半萜中有很多是内酯型结构，如常用中药木香中的木香烃内酯、去氢木香内酯，乌药中的乌药醚内酯等。

木香烃内酯
（倍半萜内酯）

去氢木香烃内酯
（倍半萜内酯）

　　二萜类（diterpenoid）化合物可以看成由 4 分子异戊二烯聚合而成的衍生物，由于二萜类相对分子质量较大，挥发性较差，故大多数不能随水蒸气蒸馏，很少在挥发油中出现，少数挥发油中发现的二萜类成分，也存在于高沸点馏分中。二萜类化合物在自然界分布很广，其在唇形科、爵床科、茜草科、五加科、菊科、橄榄科、杜鹃科、大戟科、豆科、防己科、卫矛科等植物中有分布。如常用中药穿心莲中的穿心莲内酯、14- 脱氧穿心莲内酯，银杏叶中的萜内酯，雷公藤中的雷公藤甲素等。

穿心莲内酯
（二萜类）

雷公藤甲素
（二萜类）

　　三萜类（triterpenoid）成分是由 30 个碳原子（6 个异戊二烯单元）组成的萜类化合物，广泛存在于葫芦科、五加科、菊科、豆科、大戟科、泽泻科、茜草科等植物中，如泽泻中泽泻醇 A、泽泻醇 B、表泽泻醇 A 等；灵芝中灵芝酸 A、灵芝酸 B 等。按照其结构特点，可分为五环三萜类和四环三萜类。如中药桔梗、款冬花、白头翁、甘草等主要含有五环三萜类；而人参、灵芝、猪苓、大戟、泽泻等中药主要含四环三萜类。三萜皂苷（triterpenoid saponin）由三萜皂苷元和糖组成，许多中药的有效成分都是三萜皂苷类，例如人参皂苷、重楼皂苷、三七皂苷等。

灵芝酸A
（三萜皂苷类）

人参皂苷Rh₂
（三萜皂苷类）

### （二）理化性质

**1. 物理性质** 低相对分子质量的萜类如单萜、倍半萜，常温下多为油状液体，少数为低熔点的固体，具有挥发性，能随水蒸气蒸馏，有香味；环烯醚萜类化合物大多数为无色结晶，味苦；二萜、二倍半萜以及三萜类成分多以结晶形式存在，不具挥发性；而皂苷类成分由于连糖，相对分子质量大，不易结晶，大多数为白色或乳白色无定型粉末，仅少数为结晶体。

**2. 旋光性** 大多数萜类具有不对称碳原子，具有光学活性，且多有异构体存在。

**3. 溶解度** 萜类化合物亲脂性强，易溶于低极性溶剂，难溶于水，但单萜和倍半萜类能随水蒸气蒸馏。有的倍半萜具有内酯结构，在热碱液中开环成盐而溶于水中，酸化后，又自水中析出，如广藿香酮。皂苷类成分，由于糖分子的引入，使羟基数目增多，极性增大，可溶于水，易溶于热水、稀醇、热甲醇和热乙醇中，几乎不溶或难溶于乙醚、苯等极性小的有机溶剂。

**4. 显色反应** 环烯醚萜苷由于苷元的结构特点，能与氨基酸、Shear试剂等发生颜色反应，作为该类成分的定性鉴别。三萜化合物在无水条件下，与强酸（硫酸、高氯酸）、中强酸（三氯乙酸、磷酸）或Lewis酸（氯化锌、三氯化铝、三氯化锑）作用，会出现颜色变化或呈荧光，这种颜色变化，放久后因分子间互相缩合而褪色。常见呈色反应有乙酸酐-浓硫酸反应（Liebermann-Burchard反应）、五氯化锑反应（Kahlenberg反应）、三氯甲烷-浓硫酸反应（Salkowski反应）等。

## 二、定性分析

### （一）化学法

**1. 显色反应** 萜类化合物中常含有双键、羧基、羟基等官能团，可利用其与试剂发生加成、氧化、消除和重排等化学性质进行定性分析。如薄荷油加硫酸数滴及香草醛结晶少许，即显橙红色，加水变为紫色。对于环烯醚萜类化合物，根据其结构上具有半缩醛的特点进行鉴别，如该类成分与氨基酸共同加热可显深红色或蓝色；或与其冰乙酸溶液各加少量铜盐显蓝色；与Shear试剂（浓盐酸与苯胺1∶15混合）反应显不同颜色。三萜类化合物的显色反应较为丰富，如下：

（1）乙酸酐-浓硫酸反应（Liebermann-Burchard反应）：将样品溶于乙酸酐中，加浓硫酸-乙酸酐（1∶20），可产生黄→红→紫→蓝等颜色变化，最后褪色。

（2）五氯化锑反应（Kahlenberg反应）：将样品三氯甲烷或醇溶液点于滤纸上，喷以20%五氯化锑的三氯甲烷溶液（不应含乙醇和水），干燥后60~70℃加热，显蓝色、灰蓝色、灰紫色斑点。

（3）三氯甲烷-浓硫酸反应（Salkowski反应）：样品溶于三氯甲烷，加入浓硫酸后，在三氯甲烷层呈现红或蓝色，硫酸层有绿色荧光出现。

（4）三氯乙酸反应（Rosen-Heilmer反应）：将样品溶液滴在滤纸上，喷25%三氯乙酸的乙醇溶液，加热至100℃，生成红色渐变为紫色。

（5）冰乙酸-乙酰氯反应（Tschugaeff反应）：样品溶于冰乙酸中，加乙酰氯数滴及氯化锌结晶数粒，稍加热，则呈现淡红色或紫红色。

**2. 泡沫反应** 通过泡沫反应判断皂苷的存在，取含皂苷类成分中药粉末1 g，加水10 mL，煮沸10 min后过滤，将滤液于试管内强烈振摇，如产生持久性泡沫（15 min以上）即为阳性反应。

**3. 溶血反应** 通过溶血反应判断皂苷的存在，取药材粉末1 g加水煮沸，过滤得水浸液，取

1 mL，加 2% 血细胞悬浮液 5 mL 及生理盐水 5 mL，如放置 5 min 后溶液变透明（溶血），提示可能有皂苷存在。但并不是所有皂苷都能产生溶血现象，相反，有的皂苷甚至还有抗溶血作用。例如人参总皂苷没有溶血现象，但经分离后，B 型和 C 型人参皂苷具有显著的溶血作用，而 A 型人参皂苷则有抗溶血作用。

### （二）薄层色谱法

薄层色谱法是鉴别萜类成分的常用方法，常用的载体有硅胶 G、硅胶 GF$_{254}$ 薄层板等。由于大多萜类化合物的极性不大，所以在薄层色谱法定性分析时，其展开剂多为极性较小的溶剂系统，如环己烷、三氯甲烷、乙酸乙酯、丙酮的不同组合；其含氧化合物或内酯类成分，极性稍有增加，可在以上展开剂系统中加入少量甲醇或甲酸，利于这些成分的分离，对于皂苷类极性大的成分，常加入正丁醇、水、甲酸增加展开剂极性。显色剂有香草醛硫酸液、硫酸乙醇液、茴香醛 – 硫酸乙醇液、碘蒸气等，如栀子中环烯醚萜苷类成分的鉴别采用 10% 硫酸乙醇溶液显色，泽泻三萜类成分鉴别则采用 2% 香草醛硫酸溶液 – 乙醇（1∶9）显色。

## 三、定量分析

### （一）比色法

利用萜类成分的显色反应，可于紫外分光光度计上测定吸光度进行定量分析。所用显色剂多为强氧化性的强酸试剂，从而发生氧化、脱水、脱羧、缩合等一系列化学反应，生成具多烯键结构的缩合物而显色。常用的显色剂有浓硫酸、高氯酸、乙酸酐 – 硫酸、芳香醛 – 硫酸等。

**示例 3-11　灵芝中总三萜的含量测定**

称取破壁灵芝孢子粉颗粒约 0.2 g，置于 100 mL 量瓶中，加入 60 mL 无水乙醇，水浴超声提取（功率 400 W，频率 40 kHz）45 min 后，冷却至室温，用无水乙醇定容，摇匀后过滤，吸取过滤液 0.2 mL 于 10 mL 具塞比色管中，氮吹使溶剂完全挥发。加入新配置的 5% 香草醛 – 冰乙酸溶液 0.2 mL 和高氯酸 0.8 mL，摇匀。置于 70℃ 水浴加热 15 min，取出，冰水冷却 5 min。加乙酸乙酯 4 mL 稀释，摇匀，在 546 nm 波长下测定吸光度。

### （二）气相色谱法

气相色谱法适用于具有挥发性、热稳定性的萜类化合物的含量测定，如单萜、倍半萜等。该方法没有普遍性，所以在选择该法进行定量分析时需考虑萜类化合物的理化性质。

### （三）超临界流体色谱法

对于一般萜类化合物，超临界流体色谱法的流动相主要有 $CO_2$、$N_2O$、$NH_3$ 等，其中最常用的是 $CO_2$，具有临界温度低、压力适中、无毒无味、安全性好的优点；色谱柱固定相主要是固体吸附剂或键合到载体（或毛细管壁）上的高聚物，可使用液相色谱柱的填料。在分离中等或较大极性的皂苷类成分时，由于流动相超临界 $CO_2$（scCO$_2$）对这类成分的溶解度较差，常需加入不同浓度的甲醇作为改性剂，以获得理想的分离度和保留时间；另外，可加入微量的添加剂，如三氟乙酸、乙酸、三乙胺和异丙醇胺等，起到改善色谱峰形和分离效果，提高流动相的洗脱 / 溶解能力的作用。

### 示例 3-12　莪术油中倍半萜类成分分析

采用 ACQUITY UPC² HSS C18 SB 色谱柱（3.0 mm×150 mm，1.8 μm），以 $CO_2$– 乙腈为流动相，梯度洗脱；流速为 1.0 mL/min；检测波长为 216 nm，柱温为 55℃，测定莪术油中呋喃二烯、牻牛儿酮和莪术二酮的含量，图 3-7 所示。

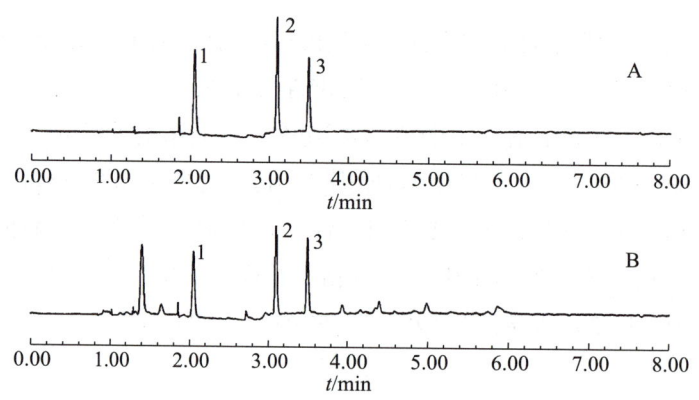

图 3-7　超临界流体色谱图

A. 对照品溶液；B. 供试品溶液；1. 呋喃二烯；2. 牻牛儿酮；3. 莪术二酮

### （四）高效液相色谱法

反相高效液相色谱法常用于萜类成分的定量分析。固定相多为 C18 键合硅胶，常用的流动相有乙腈、甲醇、水等。皂苷类成分的结构中一般双键较少，无共轭体系，在紫外光区常无明显的特征吸收，所以通常利用末端吸收为测定波长进行测定。例如，在《中国药典》中，人参和重楼中三萜皂苷类成分的含量测定均采用紫外检测器，检测波长为 203 nm；此外蒸发光散射检测器（ELSD）也常用于皂苷类成分含量测定。

## 四、含萜类常用中药分析

### （一）玄参中环烯醚萜苷的分析

玄参为玄参科（Scrophulariaceae）植物玄参 *Scrophularia ningpoensis* Hemsl. 的干燥根，是具有滋阴作用的传统中药。玄参化学成分以水溶性成分为主，其中的环烯醚萜苷具有明显的生物活性的成分。玄参中的环烯醚萜苷类主要有：哈巴苷（harpagide）、哈巴俄苷（harpagoside）、桃叶珊瑚苷、梓醇，浙玄参苷 A、B、C 等。

哈巴苷　　　　　　　　哈巴俄苷

**1. 薄层色谱法鉴别玄参中环烯醚萜苷成分**　取玄参粉末 2 g，于具塞三角瓶中，加甲醇

5 mL，浸泡 1 h 后，超声提取 15 min，取上清液作为供试品溶液。以哈巴苷和哈巴俄苷为对照品。吸附剂：硅胶 G 自制板。展开剂：乙酸乙酯 – 无水乙醇 – 水（4∶1∶0.6），展开前预平衡 15 min。显色剂：1% 香草醛的乙醇溶液和 3% 高氯酸水溶液的等量混合溶液，热风吹至斑点显紫红色。

**2. 高效液相色谱法测定玄参中环烯醚萜苷成分**

（1）色谱条件与系统适用性试验：色谱柱为 kromasil 100AC$_{18}$（4.6 mm×250 mm，5 μm），以乙腈为流动相 A，以水为流动相 B；流速：1 mL/min；检测波长：200 nm，按照表 3-4 梯度洗脱。

表 3-4　梯度洗脱程序

| 时间 /min | 流动相 A /% | 流动相 B/% |
|---|---|---|
| 0 | 4 | 96 |
| 1～20 | 4 → 10 | 96 → 90 |
| 20～50 | 10 → 50 | 90 → 50 |

（2）对照品溶液的制备：精密称取桃叶珊瑚苷、哈巴苷、6-O- 甲基梓醇、哈巴俄苷适量，置 10 mL 量瓶中，加入 30% 甲醇超声溶解并稀释至刻度，摇匀作为混合对照品溶液。

（3）供试品溶液的制备：将玄参饮片粉碎后精密称取 1 g，置于 50 mL 量瓶中，加入 40 mL 30% 甲醇，超声提取 30 min，放置室温，定容至刻度，摇匀，离心，取上清液过微孔滤膜，滤液作为供试品溶液。

（4）测定法：分别精密吸取对照品溶液和供试品溶液各 10 μL，注入液相色谱仪，测定，即得。

## （二）白芍中单萜苷的分析

中药白芍是毛茛科植物芍药 *Paeonia lactiflora* Pall. 的干燥根，具有养血调经、敛阴止汗、柔肝止痛、平抑肝阳的功效。单萜苷类成分是白芍主要活性成分之一，如芍药苷（paeoniflorin）、氧化芍药苷（oxypaeoniflorin）、白芍苷（albiflorin）。

芍药苷　R$_1$=H, R$_2$=H
氧化芍药苷　R$_1$=OH, R$_2$=H

**1. 薄层色谱法鉴别白芍中单萜苷成分**　取本品粉末 0.5 g，加乙醇 10 mL，振摇 5 min，滤过，滤液蒸干，残渣加乙醇 1 mL 使溶解，作为供试品溶液。另取芍药苷对照品，加乙醇制成每 1 mL 含 1 mg 的溶液，作为对照品溶液。照薄层色谱法（通则 0502）试验，吸取上述两种溶液各 10 μL，分别点于同一硅胶 G 薄层板上，以三氯甲烷 – 乙酸乙酯 – 甲醇 – 甲酸（40∶5∶10∶0.2）

为展开剂，展开，取出，晾干，喷以 5% 香草醛硫酸溶液，加热至斑点显色清晰。供试品色谱中，在与对照品色谱相应的位置上，显相同的蓝紫色斑点。

**2. 高效液相色谱法测定白芍中单萜苷成分**

（1）色谱条件与系统适用性试验：以十八烷基硅烷键合硅胶为填充剂；以乙腈 –0.1% 磷酸溶液（14∶86）为流动相；检测波长为 230 nm。理论板数按芍药苷峰计算应不低于 2 000。

（2）对照品溶液的制备：取芍药苷对照品适量，精密称定，加甲醇制成每 1 mL 含 60 μg 的溶液，即得。

（3）供试品溶液的制备：取本品中粉约 0.1 g，精密称定，置 50 mL 量瓶中，加稀乙醇 35 mL，超声处理（功率 240 W，频率 45 kHz）30 min，放冷，加稀乙醇至刻度，摇匀，滤过，取续滤液，即得。

（4）测定法：分别精密吸取对照品溶液与供试品溶液各 10 μL，注入液相色谱仪，测定，即得。

本品按干燥品计算，含芍药苷（$C_{23}H_{28}O_{11}$）不得少于 1.6%。

### （三）广藿香中倍半萜类成分的分析

本品为唇形科植物广藿香 *Pogostemon cablin*（Blanco）Benth. 的干燥地上部分。具有芳香化浊、和中止呕、发表解暑的功效。广藿香中主要活性成分为倍半萜类，如百秋李醇（patchouli alcohol）、广藿香酮（pogostone）等。

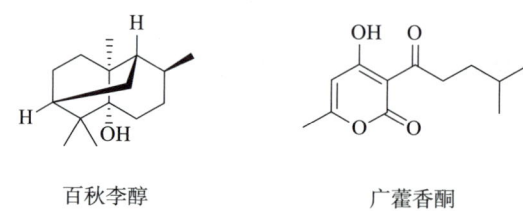

百秋李醇　　　　　　　广藿香酮

**1. 薄层色谱法鉴别广藿香中倍半萜成分**　取本品粗粉适量，照挥发油测定法（通则 2204）测定，分取挥发油 0.5 mL，加乙酸乙酯稀释至 5 mL，作为供试品溶液。另取百秋李醇对照品，加乙酸乙酯制成每 1 mL 含 2 mg 的溶液，作为对照品溶液。照薄层色谱法（通则 0502）试验，吸取上述两种溶液各 1~2 μL，分别点于同一硅胶 G 薄层板上，以石油醚（30~60℃）– 乙酸乙酯 – 冰乙酸（95∶5∶0.2）为展开剂，展开，取出，晾干，喷以 5% 三氯化铁乙醇溶液。供试品色谱中显一黄色斑点；加热至斑点显色清晰，供试品色谱中，在与对照品色谱相应的位置上，显相同的紫蓝色斑点。

**2. 气相色谱法测定广藿香中倍半萜含量**

（1）色谱条件与系统适用性试验：HP–5 毛细管柱（交联 5% 苯基甲基聚硅氧烷为固定相）（柱长为 30 m，内径为 0.32 mm，膜厚度为 0.25 μm）；程序升温：初始温度 150℃，保持 23 min，以每分钟 8℃ 的速率升温至 230℃，保持 2 min；进样口温度为 280℃，检测器温度为 280℃；分流比为 20∶1。理论板数按百秋李醇峰计算应不低于 50 000。

（2）校正因子测定：取正十八烷适量，精密称定，加正己烷制成每 1 mL 含 15 mg 的溶液，作为内标溶液。取百秋李醇对照品 30 mg，精密称定，置 10 mL 量瓶中，精密加入内标溶液 1 mL，用正己烷稀释至刻度，摇匀，取 1 μL 注入气相色谱仪，计算校正因子。

（3）测定法：取本品粗粉约 3 g，精密称定，置锥形瓶中，加三氯甲烷 50 mL，超声处理 3 次，每次 20 min，滤过，合并滤液，回收溶剂至干，残渣加正己烷使溶解，转移至 5 mL 量瓶中，精密加入内标溶液 0.5 mL，加正己烷至刻度，摇匀，吸取 1 μL，注入气相色谱仪，测定，即得。

本品按干燥品计算，含百秋李醇（$C_{15}H_{26}O$）不得少于 0.10%。

### （四）黄芪中三萜皂苷类成分分析

本品为豆科植物蒙古黄芪 *Astragalus membranaceus*（Fisch.）Bge.var.*mongholicus*（Bge.）Hsiao 或膜荚黄芪 *Astragalus membranaceus*（Fisch.）Bge. 的干燥根。具有补气升阳、固表止汗、利水消肿、生津养血、行滞通痹、托毒排脓、敛疮生肌的功效。黄芪中的三萜皂苷类主要有：黄芪皂苷Ⅰ、Ⅱ、Ⅲ、Ⅳ（黄芪甲苷），荚膜黄芪苷Ⅰ、Ⅱ等。

黄芪甲苷

#### 1. 薄层色谱法鉴别黄芪中三萜皂苷成分

（1）对照品溶液的制备：取黄芪甲苷对照品适量，精密称定，加 80% 甲醇制成每 1 mL 含 0.5 mg 的溶液，即得。

（2）供试品溶液的制备：取本品粉末（过四号筛）约 1 g，精密称定，置具塞锥形瓶中，精密加入含 4% 浓氨试液的 80% 甲醇溶液（取浓氨试液 4 mL，加 80% 甲醇至 100 mL，摇匀）50 mL，密塞，称定重量，加热回流 1 h，放冷，再称定重量，用含 4% 浓氨试液的 80% 甲醇溶液补足减失的重量，摇匀，滤过，精密量取续滤液 25 mL，蒸干，残渣用 80% 甲醇溶解，转移至 5 mL 量瓶中，加 80% 甲醇至刻度，摇匀，滤过，取续滤液，即得。

吸取供试品溶液及对照品溶液各 5～10 μL，分别点于同一硅胶 G 薄层板上，以三氯甲烷 – 甲醇 – 水（13：7：2）的下层溶液为展开剂，展开，取出，晾干，喷以 10% 硫酸乙醇溶液，在 105℃加热至斑点显色清晰，分别置日光和紫外灯（365 nm）下检视。供试品色谱中，在与对照品色谱相应的位置上，日光下显相同的棕褐色斑点；紫外灯（365 nm）下显相同的橙黄色荧光斑点。

#### 2. 高效液相色谱法测定黄芪中三萜皂苷成分

（1）色谱条件与系统适用性试验：以十八烷基硅烷键合硅胶为填充剂；以乙腈 – 水（32：68）为流动相；蒸发光散射检测器检测。理论板数按黄芪甲苷峰计算应不低于 4 000。

（2）测定法：分别精密吸取上述对照品溶液 2 μL（或 5 μL）、10 μL，供试品溶液 10～20 μL，注入液相色谱仪，测定，以外标两点法对数方程计算，即得。

本品按干燥品计算，含黄芪甲苷（$C_{41}H_{68}O_{14}$）不得少于 0.080%。

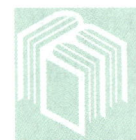

# 第五节　甾体类成分分析

## 一、概述

### （一）甾体

甾体类化合物（steroid）通常指的是一类结构中含有环戊烷骈多氢菲的甾体母核天然化学成分，其甾体母核如图3-8所示。甾体类化合物类型丰富，包含植物甾醇、胆汁酸、$C_{21}$甾类、昆虫变态激素、强心苷、蟾毒配基、甾体皂苷、醉茄内酯（withanolide）、甾体生物碱等（图3-9、表3-5）。这些化合物在中药中广泛存在，并具有多种活性，如抗肿瘤、抗凝血、抗炎镇痛、抗癫痫等作用。其中，穿龙薯蓣的甾体皂苷成分已

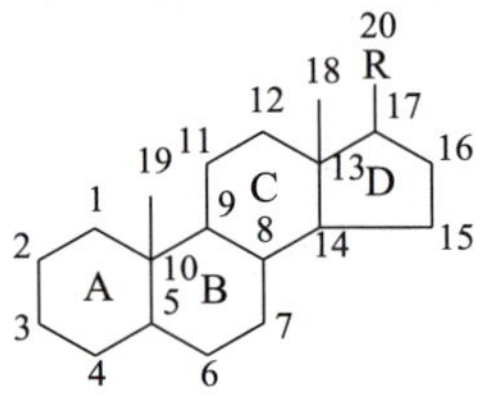

图 3-8　甾体母核

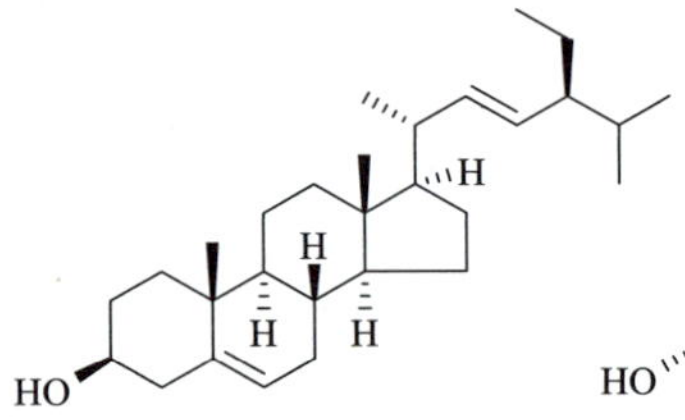

豆甾醇
（植物甾醇）

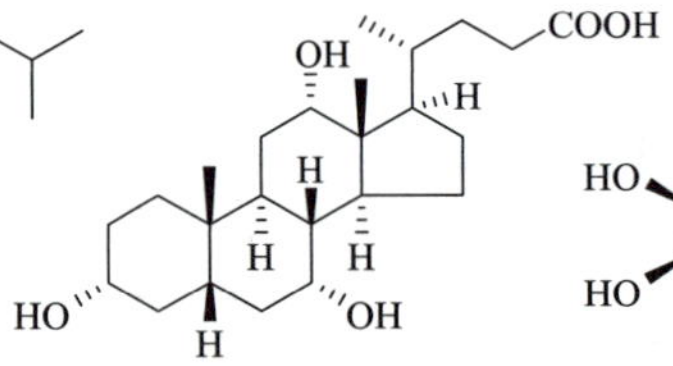

胆酸
（胆汁酸）

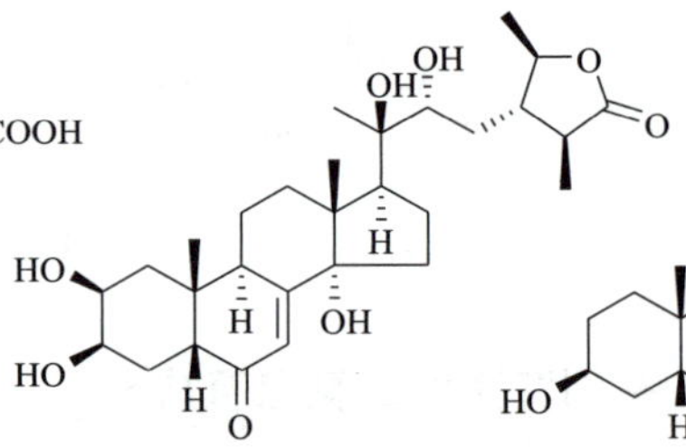

杯苋甾酮
（昆虫变态激素）

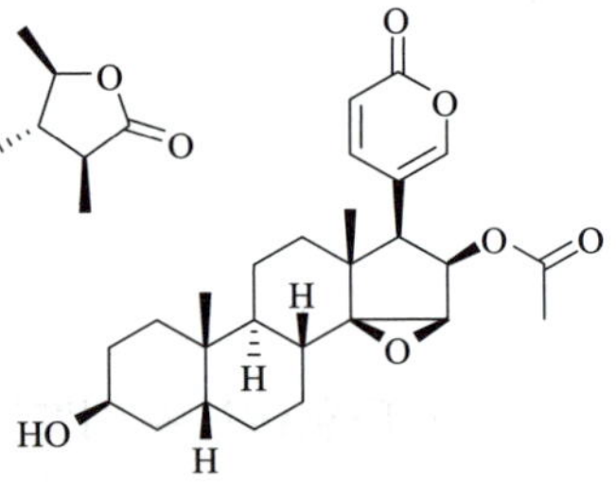

华蟾酥毒基
（蟾酥配基）

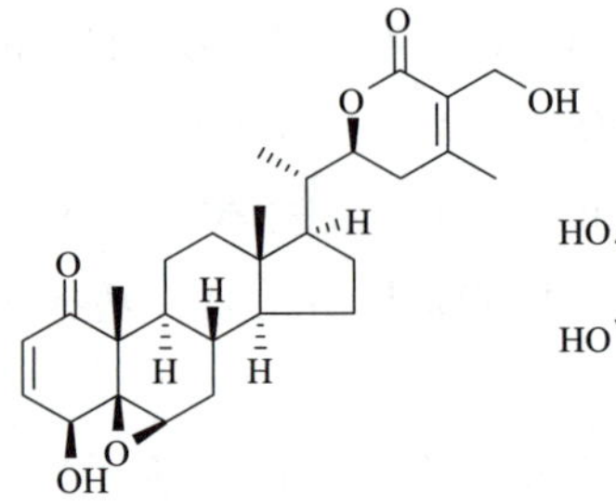

醉茄素A
（醉茄内酯）

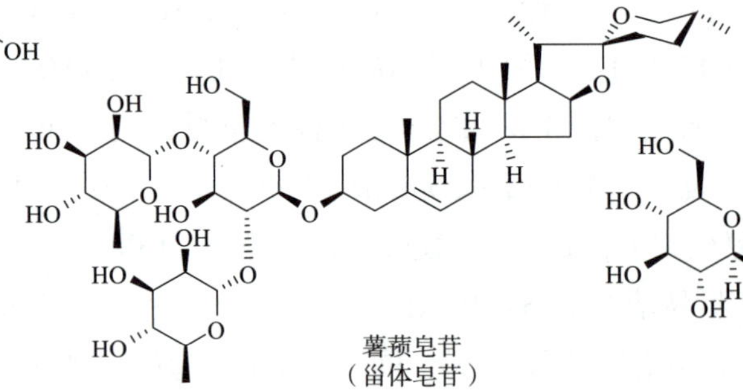

薯蓣皂苷
（甾体皂苷）

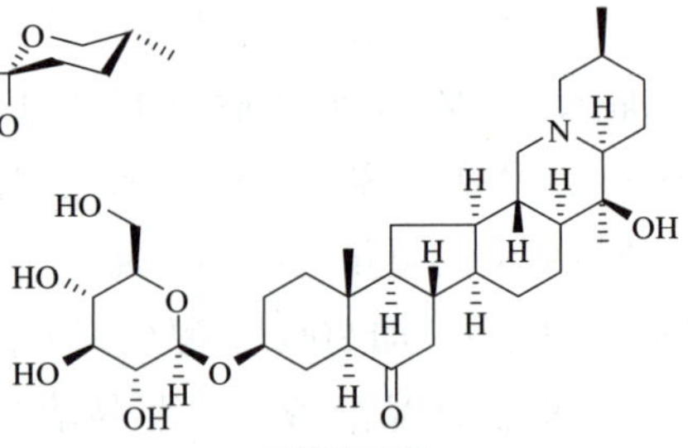

西贝母碱苷
（甾体生物碱）

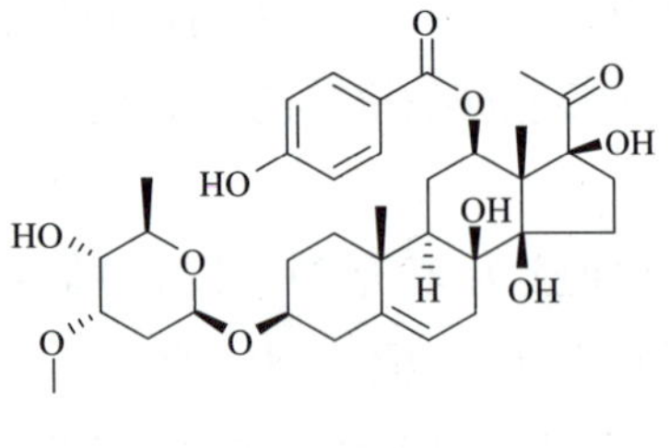

青阳参苷C
（$C_{21}$甾醇）

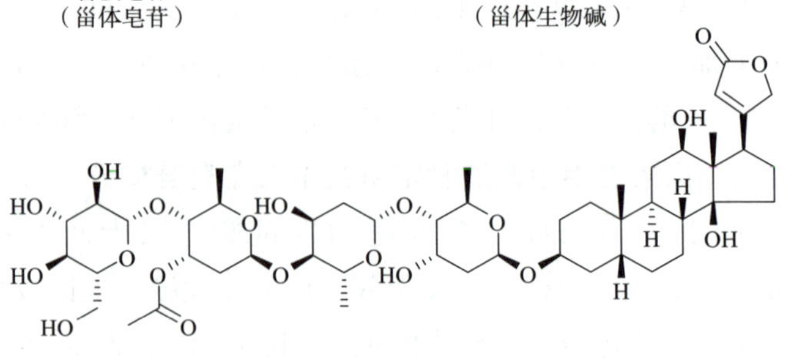

毛花苷C
（强心苷）

图 3-9　一些常见的甾体类化合物

经被开发成药物——地奥心血康，广泛用于动脉粥样硬化、心肌缺血、冠心病、心绞痛等疾病治疗。

表 3-5　甾体类化合物的结构类型

| 序号 | 类型 | C$_{17}$ 取代基 | 活性成分分布 |
|---|---|---|---|
| 1 | 植物甾醇 | 8～10 个碳的脂肪烃 | 防己、款冬花、柴胡中的豆甾醇，柴胡、木鳖子中的菠菜甾醇 |
| 2 | 胆汁酸 | 戊酸 | 牛黄、熊胆中的胆酸、鹅去氧胆酸 |
| 3 | C$_{21}$ 甾醇 | C$_2$H$_5$ | 青阳参中的青阳参苷 C |
| 4 | 昆虫变态激素 | 8～10 个碳的脂肪烃 | 川牛膝中的杯苋甾酮 |
| 5 | 强心苷 | 不饱和内酯环 | 毛花洋地黄中的毛花苷 C |
| 6 | 蟾毒配基 | 六元不饱和内酯环 | 蟾酥中的华蟾酥毒基 |
| 7 | 甾体皂苷 | 含氧螺杂环 | 薯蓣中的薯蓣皂苷 |
| 8 | 醉茄内酯 | 羧酸内酯环 | 醉茄属中的醉茄素 A |
| 9 | 甾体生物碱 | – | 川贝母中的西贝母碱苷 |

## （二）理化性质

不同类型的甾体类化合物其性质差异较大，现仅介绍其通性。

**1. 物理性质**　甾体的苷元易结晶，多为结晶形固体。甾体的苷类成分由于糖基的增多，分子柔性较大，多以不定型粉末形式存在。

**2. 溶解度**　游离的甾体类成分大都易溶于石油醚、苯、乙醚等低极性溶剂中，而甾体与糖结合而形成苷后，溶解度会因糖基引入而有差异，一般可溶于水及醇类等极性溶剂中。

**3. 颜色反应**　除甾体母核能发生的 Liebermann-Burchard 反应、Tschugaev 反应、Rosen-Heimer 反应、Kahlenberg 反应等显色反应外，还有一些特殊的颜色反应，例如强心苷结构中存在不饱和内酯环和 α- 去氧糖而产生特殊的颜色反应。

## 二、定性分析

### （一）化学定性分析

**1. 一般颜色反应**　甾体类化合物在无水条件下用酸处理，经脱水、缩合、氧化等过程生成有色物质，从而呈现各种颜色反应。

（1）Liebermann-Burchard 反应：将样品溶于乙酸酐，加硫酸 - 乙酸酐（1：20），产生红→紫→蓝→绿→污绿等颜色变化，最后褪色。也可将样品溶于三氯甲烷，加试剂产生同样的反应。

（2）Tschugaev 反应：将样品溶于冰乙酸，加几粒氯化锌和乙酰氯共热；或取样品溶于三氯甲烷或二氯甲烷，加冰乙酸、乙酰氯、氯化锌煮沸，反应液呈现紫红→蓝→绿的变化。

（3）Rosen-Heimer 反应：将样品溶液滴在滤纸上，喷 25% 三氯乙酸的乙醇溶液，加热至60℃，呈红色至紫色。

（4）Kahlenberg 反应：将样品溶液点于滤纸上，喷 20% 五氯化锑或三氯化锑的三氯甲烷溶液，于 60 ~ 70℃加热 3 ~ 5 min，呈现灰蓝、蓝、灰紫等颜色。

**2. 特殊颜色反应**

（1）强心苷的颜色反应：$C_{17}$ 位上不饱和内酯环的颜色反应，也可用于区别甲、乙型强心苷。甲型强心苷的 $C_{17}$ 位连接的是五元不饱和内酯环，乙型强心苷的 $C_{17}$ 位连接的是六元不饱和内酯环。甲型强心苷能与活性次甲基试剂作用而显色。乙型强心苷在碱性醇溶液中，不能产生活性次甲基，无此类反应。

常见的活性次甲基显色反应：①Legal 反应（亚硝酰铁氰化钠反应）：反应液呈深红色并渐渐褪去。②Raymond 反应（间二硝基苯反应）：反应液呈紫红色。③Kedde 反应（3,5- 二硝基苯甲酸试剂反应）：反应液呈红色或紫红色。④Baljet 反应（碱性苦味酸试剂反应）：反应液呈橙色或橙红色。此反应有时发生较慢，放置 15 min 以后才能显色。

（2）α- 去氧糖颜色反应：若甾体类成分含有 α- 去氧糖则能够与相应试剂发生以下反应。

1）Keller-Kiliani（K-K）反应：如有 α- 去氧糖，乙酸层显蓝色。界面的显色随苷元羟基、双键的位置和数目不同而异，可显红色、绿色、黄色等，久置后，均转为暗色。此反应阳性可肯定 α- 去氧糖的存在，但此反应阴性也不能完全否定 α- 去氧糖的存在。

2）呫吨氢醇反应（Xanthydrol 反应）：只要分子中有 α- 去氧糖即显红色。此反应极为灵敏，分子中的 α- 去氧糖可定量地发生反应，故还可用于定量分析。

3）过碘酸 – 对硝基苯胺反应：在灰黄色背景上出现深黄色斑点，置紫外灯下观察则为棕色背景上出现黄色荧光斑点，再喷以 5% 氢氧化钠甲醇溶液，则斑点转为绿色。

4）对 – 二甲氨基苯甲醛反应：分子中若有 α- 去氧糖可显灰红色斑点。

**3. 甾体皂苷的显色反应**　甾体皂苷是一类螺甾烷类化合物衍生的寡聚糖。苷元由 27 个碳原子组成，基本碳架是螺甾烷。苷元结构中有六个环，其中，A、B、C、D 四个环为甾体母核，E 环和 F 环以螺缩酮形式相连接，构成螺甾烷结构（图 3-10）。由 F 环裂环而衍生的皂苷称为呋甾烷醇型皂苷。

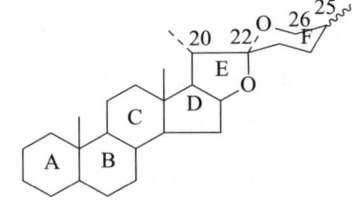

图 3-10　螺甾烷结构

甾体皂苷在无水条件下，遇某些酸类亦可产生与三萜皂苷相似的显色反应。只是甾体皂苷在进行 Liebermann-Burchard 反应时，其颜色变化最后出现绿色，三萜皂苷最后出现红色；在进行 Rosen-Heimer 反应时，三萜皂苷加热到 100℃ 才能显色，而甾体皂苷加热至 60℃ 即发生颜色变化，由此可区别三萜皂苷和甾体皂苷。

在甾体皂苷中，F 环裂解的双糖链皂苷与盐酸 – 对二甲氨基苯甲醛试剂（Ehrlich 试剂，简称 E 试剂）显红色，对茴香醛（anisaldehyde）试剂（简称 A 试剂）则显黄色，而 F 环闭环的单糖链皂苷只对 A 试剂显黄色，对 E 试剂不显色，以此可区别两类甾体皂苷。

## （二）薄层色谱定性分析

**1. 薄层板**　常用薄层板为硅胶 G 和硅胶 $GF_{254}$。

**2. 展开剂**　脂蟾酥配基、华蟾酥配基多以环己烷 – 三氯甲烷 – 丙酮为展开剂；甾体皂苷多以三氯甲烷 – 甲醇 – 水为基本展开剂，同时可加入一定量的正丁醇、乙酸乙酯等改善分离效果，螺甾烷多以丙酮 – 苯丙酮 – 三氯甲烷、三氯甲烷 – 甲醇为展开剂；甾醇类多以乙醚 – 三氯甲烷、异辛烷 – 乙酸、异辛烷 – 乙酸乙酯、正己烷 – 乙酸乙酯等为展开剂；胆汁酸多以异辛烷 – 乙酸

乙酯 - 冰乙酸、异辛烷 - 正丁醇 - 水、正丁醇 - 乙酸 - 水为展开剂。

**3. 显色剂** 常用 10% 硫酸乙醇溶液、5% 香草醛硫酸溶液、10% 磷钼酸乙醇溶液、30% 硫酸、五氯化锑试剂等。甾体成分与试剂反应后大多在日光下呈绿色或紫红色，有时显色后也可在紫外灯（365 nm）下观察荧光。

**示例 3-13 知母中皂苷类成分鉴别**

取知母粉末 0.2 g，加 30% 丙酮 10 mL，超声处理 20 min，取上清液作为供试品溶液。另取知母皂苷 B Ⅱ 对照品（图 3-11），加 30% 丙酮制成每 1 mL 含 1 mg 的溶液，作为对照品溶液。照薄层色谱法试验，吸取上述两种溶液各 4 μL，分别点于同一硅胶 G 薄层板上，以正丁醇 - 冰乙酸 - 水（4:1:5）的上层溶液为展开剂，展开，取出，晾干，喷以香草醛硫酸试液，在 105℃ 加热至斑点显色清晰。供试品色谱中，在与对照品色谱相应的位置上，显相同颜色的斑点。

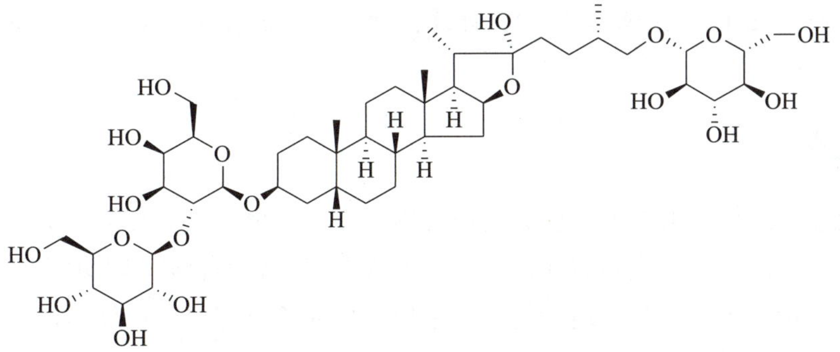

图 3-11 知母皂苷 B Ⅱ 结构

## 三、定量分析

### （一）薄层色谱法

混合物在薄层上经过展开及用适当方法定位后可获得一个或多个斑点，根据斑点的颜色和在薄层上的位置（$R_f$ 值）可对样品进行定性分析，此外对斑点还能进行半定量或定量分析。常用的定量方法有斑点面积法、洗脱测定法和薄层扫描法等。

**示例 3-14 牛黄中胆酸含量的测定方法**

取牛黄细粉约 0.2 g，精密称定，置具塞锥形瓶中，精密加入甲醇 50 mL，密塞，称定重量，超声处理 30 min，放冷，再称定重量，用甲醇补足减失的重量，摇匀，滤过。精密量取续滤液 25 mL，蒸干，残渣加 20% 氢氧化钠溶液 10 mL，加热回流 2 h，冷却，加稀盐酸 19 mL，调节 pH 至酸性，用乙酸乙酯提取 4 次，过滤，滤液合并，回收溶剂至干，残渣加甲醇溶解，转移至 10 mL 量瓶中，加甲醇至刻度，摇匀，作为供试品溶液。另取胆酸对照品适量，精密称定，加甲醇制成每 1 mL 含 0.48 mg 的溶液，作为对照品溶液。照薄层色谱法（通则 0502）试验，精密吸取供试品溶液 2 μL、对照品溶液 1 μL 与 3 μL，分别交叉点于同一硅胶 G 薄层板上，以异辛烷 - 乙酸丁酯 - 冰乙酸 - 甲酸（8:4:2:1）为展开剂，展开至 14～17 cm，取出，晾干，喷以 30% 硫酸乙醇溶液，在 105℃ 加热至斑点显色清晰，取出，在薄层板上覆盖同样大小的玻璃板，周围用胶布固定，照薄层色谱法（通则 0502）进行扫描，波长：$\lambda_S = 380$ nm，$\lambda_R = 650$ nm，测量供试品吸光度积分值与对照品吸光度积分值，计算，即得。本品按干燥品计算，含胆酸（$C_{24}H_{40}O_5$）

不得少于 4.0%。

## （二）重量分析法

重量分析法是通过各种方式将试样中待测组分与其他组分分离，然后用称量的方法测定该组分的含量的定量分析法。与滴定分析法不同，它无需将物质与基准物质或标准溶液进行比较，也无需使用容量器皿来测定体积数据，因此可以避免相关的误差，但是提取方法的选择对于这类物质的定量比较关键。

**示例 3-15：地奥心血康中甾体总皂苷的测定方法**

取本品约 0.3 g，精密称定，置 150 mL 圆底烧瓶中，加硫酸 40% 乙醇溶液（取硫酸 60 mL，缓缓注入适量的 40% 乙醇溶液中，放冷，加 40% 乙醇至 1 000 mL，摇匀）50 mL，置沸水浴中回流 5 h，放冷，加水 100 mL，摇匀，用 105℃干燥至恒重的 4 号垂熔玻璃坩埚滤过，沉淀用水洗涤至滤液不显酸性，在 105℃干燥至恒重，计算，即得。本品按干燥品计算，含甾体总皂苷不得少于 35.0%。

## （三）高效液相色谱法

高效液相色谱法是甾体类成分含量测定最常用的方法，甾体类成分的相对分子质量较大，或带有羟基或羧基，因此呈中性或弱酸性，一般以十八烷基硅烷键合硅胶为填充剂，乙腈-水或甲醇-水为流动相，可加入一些酸或缓冲盐。多采用紫外光检测器，但甾体类成分含有双键数量一般较少，共轭体系不存在或较短，检测波长一般为末端吸收（200～210 nm），也可使用蒸发光散射检测器，如《中国药典》定量知母中的知母皂苷 BⅡ 就是采用蒸发光散射检测器。

## 四、含甾体类常用中药分析

### 蟾酥中甾体类成分分析

本品为蟾蜍科动物中华大蟾蜍 *Bufo bufo gargarizans* Cantor 或黑眶蟾蜍 *Bufo melanostictus* Schneider 的耳后腺和皮肤腺体的干燥分泌物，是中药材攻毒杀虫止痒药的一种。有解毒、消肿、强心、止痛之功效。蟾酥中含大量蟾蜍二烯内酯类甾体化合物，包括蟾蜍它灵、华蟾蜍精、华蟾蜍它灵、远华蟾蜍精、蟾蜍灵等。

1. **薄层色谱法鉴别蟾酥中甾体类成分**　取本品细粉约 25 mg，精密称定，置具塞锥形瓶中，精密加入甲醇 20 mL，称定重量，加热回流 1 h，放冷，再称定重量，用甲醇补足减失的重量，摇匀，滤过，取续滤液 10 mL，水浴蒸干，用甲醇 2 mL 溶解，作为供试品溶液。另取蟾酥对照药材 0.2 g，加甲醇 10 mL，加热回流 30 min，滤过，滤液作为对照药材溶液。照薄层色谱法（通则 0502）试验，吸取上述两种溶液各 10 μL，分别点于同一硅胶 G 薄层板上，以环己烷-三氯甲烷-丙酮（4：3：3）为展开剂，展开，取出，晾干，喷以 10% 硫酸乙醇溶液，加热至斑点显色清晰，分别置日光和紫外灯（365 nm）下检视。供试品色谱中，在与对照药材色谱相应的位置上，显相同颜色的斑点或荧光斑点。

2. **高效液相色谱法测定蟾酥中甾体类成分**

（1）色谱条件与系统适用性试验：以十八烷基硅烷键合硅胶为填充剂；以乙腈为流动相 A，0.3% 乙酸溶液为流动相 B，按表 3-6 中的规定进行梯度洗脱；柱温为 30℃；流速为 0.6 mL/min；

表 3-6　梯度洗脱程序

| 时间 /min | 流动相 A/% | 流动相 B/% |
|---|---|---|
| 0 ~ 15 | 28 → 54 | 72 → 46 |
| 15 ~ 35 | 54 | 46 |

检测波长为 296 nm。理论板数按华蟾酥毒基峰计算应不低于 10 000。

（2）对照品溶液的制备：取华蟾酥毒基对照品适量，精密称定，加甲醇制成每 1 mL 含 100 μg 的溶液，即得。

（3）供试品溶液的制备：取本品细粉约 25 mg，精密称定，置具塞锥形瓶中，精密加入甲醇 20 mL，称定重量，加热回流 1 h，放冷，再称定重量，用甲醇补足减失的重量，摇匀，滤过，取续滤液，即得。

（4）测定法：分别精密吸取上述对照品溶液 10 μL 与供试品溶液 10 ~ 20 μL，注入液相色谱仪，测定，以华蟾酥毒基对照品为参照，以其相应的峰为 S 峰，计算蟾毒灵和脂蟾毒配基的相对保留时间，其相对保留时间应在规定值的 ±5% 范围之内。相对保留时间及校正因子见表 3-7。

表 3-7　待测成分的相对保留时间和校正因子

| 待测成分 | 相对保留时间 | 校正因子 |
|---|---|---|
| 蟾毒灵 | 0.873 | 0.923 |
| 华蟾酥毒基 | 1 | 1 |
| 脂蟾毒配基 | 1.05 | 1.04 |

以华蟾酥毒基对照品为对照，分别乘以校正因子，计算华蟾酥毒基、蟾毒灵和脂蟾毒配基的含量。

本品按干燥品计算，含蟾毒灵（$C_{24}H_{34}O_4$）、华蟾酥毒基（$C_{26}H_{34}O_6$）和脂蟾毒配基（$C_{24}H_{32}O_4$）的总量不得少于 7.0%。

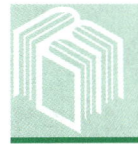

# 第六节　有机酸和鞣质类成分分析

## 一、有机酸类成分分析

### （一）概述

有机酸（organic acid）是一类具有羧基（–COOH）的有机化合物，以游离、盐、酯或酰胺的形式，广泛存在于动物、植物中。近年来发现许多有机酸都具有生理活性。例如，川芎中的阿魏酸具有抑制血小板聚集作用；女贞子中的齐墩果酸能防治脂肪肝、抗动脉粥样硬化；金银花中绿原酸具有抗菌作用；地龙中的丁二酸有止咳平喘作用；鸦胆子中的油酸有抗癌作用。

按其结构可分为芳香族有机酸、脂肪族有机酸、萜类有机酸等，其结构特点和代表性成分如图 3-12 所示。有机酸类成分在植物体内多以羧酸形式存在，少数以磺酸、亚磺酸等形式存在，如绿原酸、熊果酸、阿魏酸、没食子酸等。

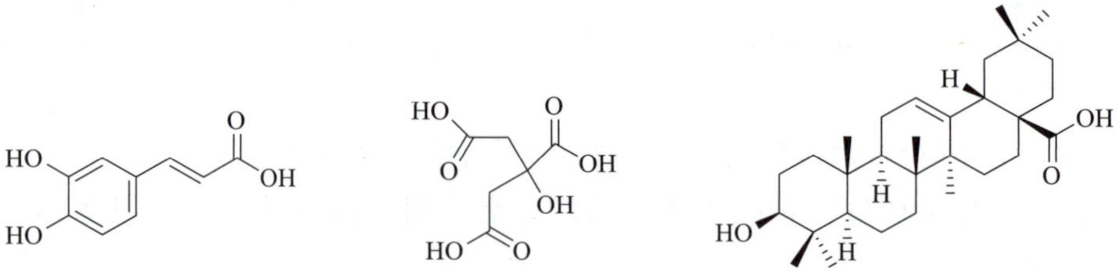

咖啡酸　　　　　　　　　柠檬酸　　　　　　　　　齐墩果酸
（芳香族有机酸）　　　（脂肪族有机酸）　　　（萜类有机酸）

图 3-12　常见有机酸类型及其代表性化合物

### 1. 理化性质

（1）物理性质：低级饱和脂肪酸、不饱和脂肪酸多为液体，高级脂肪酸和芳香酸多为固体。

（2）溶解度：游离有机酸多为亲脂性，易溶于亲脂性有机溶剂（如苯、乙醚、三氯甲烷、甲醇等）以及碱性溶液，有机酸盐一般易溶于水和亲水性溶剂，难溶于亲脂性溶剂。有机酸的溶解性与自身结构中所含极性基团（如羧基、羟基）有关，极性基团越多，在水中溶解度越大，故三羟基酸、二羟基酸比单羧酸在水中溶解度大，而芳香酸易溶于有机溶剂而难溶于水。

（3）酸性：有机酸结构中常含有的羧基、磺酸基等酸性官能团使分子酸性较高。在植物体内常与金属离子或生物碱结合成盐存在，其一价金属盐都易溶于水，而二价或三价金属盐较难溶于水。有机酸具有一般羧酸的性质，可生成酯、酰氯、酰胺等衍生物。

## （二）定性分析

有机酸定性分析的方法有薄层色谱法、高效液相色谱法、气相色谱法。

**1. 薄层色谱法定性分析**　有机酸的鉴别多采用薄层色谱法，常用的固定相是硅胶、聚酰胺等。薄层色谱展开后，有荧光的有机酸如绿原酸、阿魏酸等，可在 UV 光下观察；无色又无荧光的有机酸需喷显色试剂，常用的显色剂有溴甲酚绿、溴甲酚紫、溴酚蓝、磷钼酸试剂、碘蒸气等。

### 示例 3-16　夏枯草的定性分析

取夏枯草粉末 2.5 g，加 70% 乙醇 30 mL，超声处理 30 min，滤过，滤液蒸干，残渣加乙醇 5 mL 使溶解，作为供试品溶液。另取迷迭香酸对照品，加乙醇制成每 1 mL 含 0.1 mg 的溶液，作为对照品溶液。照薄层色谱法（通则 0502）试验，吸取供试品溶液 2 μL、对照品溶液 5 μL，分别点于同一硅胶 G 薄层板上，以环己烷 – 乙酸乙酯 – 异丙醇 – 甲酸（15∶3∶3.5∶0.5）为展开剂，展开，取出，晾干，置紫外灯（365 nm）下检视，供试品色谱中，在与对照品色谱相应的位置上，显相同颜色的荧光斑点。

**2. 高效液相色谱法定性分析**　多以十八烷基硅烷键合相硅胶为填充剂，以含有酸性溶剂作为流动相，如磷酸盐缓冲溶液、冰乙酸、磷酸等，检测波长选择待测成分最大吸收波长。在一定色谱条件下，各个有机酸成分有一定的保留时间，与已知对照品相对照，作为定性鉴别的依据。也可采用对照品添加法，依据相应色谱峰峰面积或峰高的增加，进行鉴别。

**3. 气相色谱法定性分析** 适用于分离鉴别具有挥发性、热稳定性的有机酸，如棕榈酸、亚油酸、油酸、亚麻酸、硬脂酸、花生酸等。可与对照品保留时间相对照，作为鉴别依据。

### （三）定量分析

有机酸的定量分析方法主要有紫外－可见分光光度法、酸碱滴定法、高效液相色谱法。

**1. 紫外－可见分光光度法** 采用该法测定中药及其制剂中总有机酸含量时，所选的测定波长可选用合适的显色方法显色后，也可采用有机酸自身吸收波长，在紫外或可见光区测定。

**示例 3-17 冬葵果中总酚酸类成分的含量测定**

取咖啡酸对照品适量，精密称定，加无水甲醇制成每 1 mL 含 30 μg 的对照品溶液。精密量取对照品溶液 0.25 mL、0.5 mL、1 mL、1.5 mL、2 mL、2.5 mL、3 mL、4 mL，分别置 25 mL 量瓶中，加无水乙醇补至 5 mL，加 0.3% 十二烷基硫酸钠 2 mL 及 0.6% 三氯化铁 −0.9% 铁氰化钾（1：0.9）混合溶液 1 mL，混匀，在暗处放置 5 min，加 0.1 mol/L 盐酸溶液至刻度，摇匀，在暗处放置 20 min，以相应的试剂为空白，照紫外－可见分光光度法（通则 0401），在 700 nm 波长测定吸光度，以吸光度为纵坐标，浓度为横坐标，绘制标准曲线。取冬葵果粉末约 2.5 g，精密称定，置圆底烧瓶中，加 70% 乙醇 50 mL，加热回流提取 2 h，滤过，40℃减压回收溶剂至近干，甲醇溶解，并转移至 25 mL 量瓶中，定量，摇匀，精密量取 5 mL，置 10 mL 量瓶中，加无水甲醇至刻度，摇匀（避光备用）。精密量取 0.5 mL，置 25 mL 量瓶中，照标准曲线制备项下的方法，自"加无水乙醇补至 5 mL"起，依法测定吸光度，从标准曲线上读出供试品溶液中咖啡酸的量（mg），计算，即得。本品按干燥品计算，含总酚酸以咖啡酸（$C_9H_8O_4$）计，不得少于 0.15%。

**2. 酸碱滴定法**

有机酸类成分具有酸性，同时也容易电离，因此可以用酸碱滴定法或电位滴定法等方法测定药材中所含有机酸的总量。

**示例 3-18 山楂中有机酸类成分的含量测定**

取山楂细粉约 1 g，精密称定，精密加入水 100 mL，室温下浸泡 4 h，时时振摇，滤过。精密量取续滤液 25 mL，加水 50 mL，加酚酞指示液 2 滴，用氢氧化钠滴定液（0.1 mol/L）滴定，即得。每 1 mL 氢氧化钠滴定液（0.1 mol/L）相当于 6.404 mg 的枸橼酸（$C_6H_8O_7$）。

本品按干燥品计算，含有机酸以枸橼酸（$C_6H_8O_7$）计，不得少于 5.0%。

**3. 高效液相色谱法** 高效液相色谱法广泛应用于有机酸的测定。通常根据离子抑制机制，常在水相中加入乙酸、三氟乙酸等，在酸性条件下使有机酸分子呈分子状态，根据极性大小不同在反相色谱柱上依次分离。也可根据离子交换机制，运用离子交换色谱对有机酸进行分离，但该方法对仪器要求较高。

### （四）含有机酸常用中药分析

**当归中有机酸的分析** 当归为伞形科植物当归 Angelica sinensis（Oliv.）Diels 的干燥根。秋末采挖，除去须根和泥沙，待水分稍蒸发后，捆成小把，上棚，用烟火慢慢熏干。具有补血活血、调经止痛、润肠通便的功效，其有效成分包括挥发油、有机酸等。

阿魏酸

（1）定性分析：薄层色谱法鉴别当归有机酸。取当归粉末 3 g，加 1% 碳酸氢钠溶液 50 mL，超声处理 10 min，离心，取上清液用稀盐酸调节 pH 至 2～3，用乙醚振摇提取 2 次，每次 20 mL，合并乙醚液，挥干，残渣加甲醇 1 mL 溶解，作为供试品溶液。另取阿魏酸对照品，加甲醇制成每 1 mL 各含 1 mg 的溶液，作为对照品溶液。照薄层色谱法（通则 0502）试验，吸取上述两种溶液各 10 μL，分别点于同一硅胶 G 薄层板上，以环己烷 – 二氯甲烷 – 乙酸乙酯 – 甲酸（4∶1∶1∶0.1）为展开剂，展开，取出，晾干，置紫外灯（365 nm）下检视。供试品色谱中，在与对照品色谱相应的位置上，显相同颜色的荧光斑点。

（2）定量分析：高效液相色谱法测定当归有机酸。

1）色谱条件与系统适用性试验：以十八烷基硅烷键合硅胶为填充剂；以乙腈 –0.085% 磷酸溶液（17∶83）为流动相；检测波长为 316 nm；柱温 35℃。理论板数按阿魏酸峰计算应不低于 5 000。

2）对照品溶液的制备：取阿魏酸对照品适量，精密称定，置棕色量瓶中，加 70% 甲醇制成每 1 mL 含 12 μg 的溶液，即得。

3）供试品溶液的制备：取当归粉末（过三号筛）约 0.2 g，精密称定，置具塞锥形瓶中，精密加入 70% 甲醇 20 mL，密塞，称定重量，加热回流 30 min，放冷，再称定重量，用 70% 甲醇补足减失的重量，摇匀，静置，取上清液滤过，取续滤液，即得。

4）测定法：分别精密吸取对照品溶液与供试品溶液各 10 μL，注入液相色谱仪，测定，即得。本品按干燥品计算，含阿魏酸（$C_{10}H_{10}O_4$）不得少于 0.050%。

## 二、鞣质类成分分析

### （一）概述

鞣质（tannin）是由没食子酸（或其聚合物）的葡萄糖（及其他多元醇）酯或黄烷醇（及其衍生物的聚合物）组成的植物多元酚类化合物，因其能鞣皮为革而得名。鞣质多具有显著的生理活性，是许多中药的重要药效成分，常作为一些中药定性定量的指标性成分。如五倍子鞣质具有收敛止血作用，老鹳草素具有抑菌、抗病毒作用，表儿茶素没食子酸酯（EGCG）、月见草素 B 具有抗氧化、清除自由基作用，地榆鞣质具有收缩血管、缩短凝血时间的作用。

根据鞣质的化学结构特征可将鞣质分为可水解鞣质、缩合鞣质和复合鞣质（图 3–13）。约 70% 以上的生物中含有鞣质，多见于蔷薇科、大戟科、蓼科、茜草科植物中，如地榆、大黄、虎杖、仙鹤草、老鹳草、四季青、麻黄等。某些虫瘿中含量特别多，如五倍子含鞣质高达 70% 以上。

#### 1. 理化性质

（1）物理性质：除少数为结晶如老鹳草素外，大多为灰白色无定性粉末，多具引湿性。

（2）溶解度：鞣质类成分由于分子结构中含有多个酚羟基，极性较强，因此溶于水、甲醇、

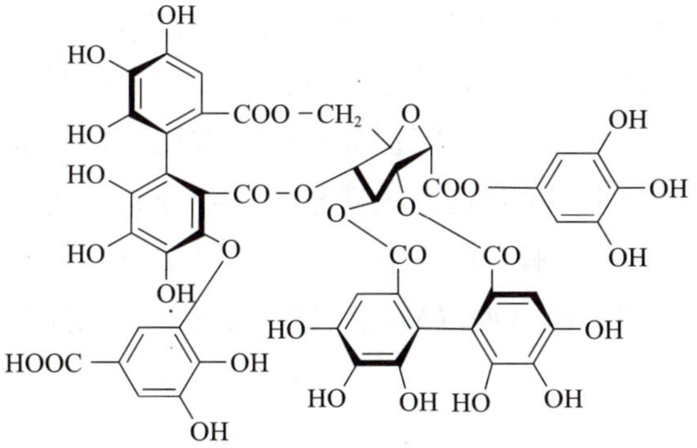

地榆素H-2
（可水解鞣质）

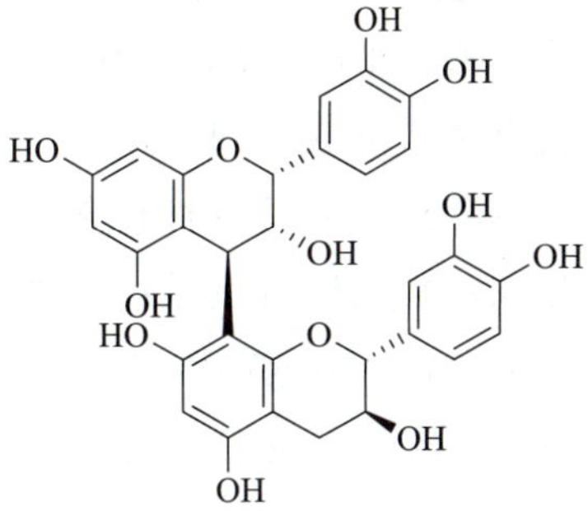

原花青素B-1
（缩合鞣质）

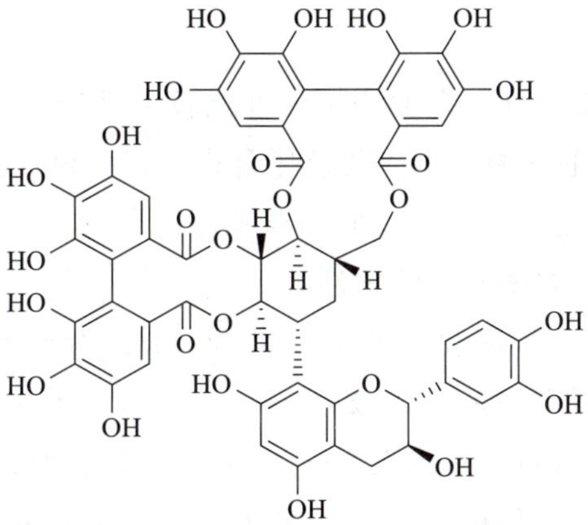

狭叶栎鞣质A
（复合鞣质）

图 3-13　常见鞣质类型及其代表性化合物

乙醇等极性溶剂，可溶于乙酸乙酯、丙酮、丙酮和乙醇的混合液，难溶或不溶于乙醚、三氯甲烷、石油醚等低极性溶剂。

（3）还原性：鞣质具有较强还原性，能还原斐林试剂，可使 $KMnO_4$ 褪色，鞣质极易被氧化，碱性条件下能使其氧化速度加快。

## （二）定性分析

鞣质类定性分析的方法常用化学反应法，也有薄层色谱法等。

**1. 化学定性分析**　鉴别鞣质的常用化学反应法主要包括沉淀反应和颜色反应。

（1）沉淀反应：鞣质水溶液与三氯化铁试液作用，可水解鞣质显蓝至蓝黑色，缩合鞣质显绿色至污绿色（沉淀），反应无色提示无鞣质类化合物。

（2）颜色反应：常见的颜色试剂有以下几种。

1）铁氰化钾氨溶液：与铁氰化钾氨溶液反应呈深红色，并很快变成棕色。

2）明胶水溶液：产生沉淀，可作为鉴别提纯鞣质的方法。

3）甲醛浓盐酸－硫酸铁铵反应：鞣质水溶液与40%甲醛、浓盐酸溶液煮沸后若产生沉淀，证明缩合鞣质的存在；而水解鞣质不被沉淀留在溶液中，加入1%硫酸铁铵溶液2～3滴，如出现蓝紫色，说明有水解鞣质的存在，可作为鉴别水解鞣质和缩合鞣质的方法。

**2. 薄层色谱定性分析**　《中国药典》主要采用硅胶 G 作为固定相。在使用硅胶作为固定相对鞣质进行薄层色谱鉴别时，展开剂一般以三氯甲烷或甲苯为主，根据待分离成分极性大小，加入丙酮、乙酸乙酯、甲酸乙酯、甲醇、水等强极性溶剂。由于鞣质中含有多个酚羟基，可出现 $R_f$ 变小、斑点拖尾或形成复斑，因此，采用硅胶薄层色谱法鉴别鞣质时，常用酸性溶剂系统（展开剂中加入甲酸或乙酸等酸性试剂）作为展开剂，以克服拖尾现象，改善分离，使色谱斑点圆整，易于鉴别。常用展开剂系统，如三氯甲烷 – 丙酮 – 水 – 甲酸、三氯甲烷 – 乙酸乙酯 – 甲酸等。在展开完成后，多数鞣质可在紫外灯下检视，也可喷以显色剂进行显色，常用显色剂为三氯化铁，茴香醛 – 硫酸以及三氯化铁 – 铁氰化钾等。

### （三）定量分析

鞣质的定量分析方法主要有紫外 – 可见分光光度法、络合滴定法、高效液相色谱法，现结合分析实例加以介绍。

**1. 紫外 – 可见分光光度法**　分光光度法是一种比较常用的方法，它利用鞣质中的酚类化合物在碱性溶液中可以将磷钼钨酸还原，生成蓝色化合物，其颜色深浅与酚的含量成正比；再通过在特定波长（如 760 nm）下测定吸光度，从而计算鞣质的含量。

**示例 3-19　五倍子中鞣质含量测定的方法**

1）标准曲线制定：精密称取没食子酸对照品 50 mg，加水配置成每 1 mL 中含没食子酸 0.05 mg 的对照品溶液。精密量取对照品溶液 0.5 mL、1 mL、2 mL、3 mL、4 mL、5 mL，分别置 25 mL 棕色量瓶中，各加入磷钼钨酸试液 1 mL，再分别加水 11.5 mL、11 mL、10 mL、9 mL、8 mL、7 mL，用 29% 碳酸钠溶液稀释至刻度，摇匀，放置 30 min，以相应的试剂为空白，照紫外 – 可见分光光度法（通则 0401），在 760 nm 的波长处测定吸光度，绘制标准曲线。

2）供试品制备：取供试品粉末约 0.2 g，精密称定，置 250 mL 棕色量瓶中，加水 150 mL，超声提取，定容，静置后过滤，弃去初滤液 50 mL，精密量取续滤液 20 mL，置 100 mL 棕色量瓶中，用水稀释至刻度，摇匀，即得。

3）总酚测定：精密量取供试品溶液 2 mL，置 25 mL 棕色量瓶中，照标准曲线的制备项下的方法，自"加入磷钼钨酸试液 1 mL"起，加水 10 mL，依法测定吸光度，从标准曲线中读出供试品溶液中没食子酸的量（mg），计算，即得。

4）不被吸附的多酚测定：精密量取供试品溶液 25 mL，加至已盛有干酪素 0.6 g 的 100 mL 具塞锥形瓶中，密塞，置 30℃ 水浴中保温 1 h，时时振摇，取出，放冷，摇匀，滤过，弃去初滤液，精密量取续滤液 2 mL，置 25 mL 棕色量瓶中，照标准曲线的制备项下的方法，自"加入磷钼钨酸试液 1 mL"起，加水 10 mL，依法测定吸光度，从标准曲线中读出供试品溶液中没食子酸的量（mg），计算，即得。

5）按下式计算鞣质的含量：

$$鞣质含量 = 总酚量 - 不被吸附的多酚量 \qquad （式3-1）$$

本品按干燥品计算，含鞣质不得少于 50.0%。

**2. 络合滴定法**　络合滴定法是利用络合反应的原理进行测定的方法，鞣质分子结构中的邻位酚羟基可与金属离子，如铜、锡、铋、锌、汞和铁等，形成金属离子螯合物，在不同的 pH 下发生沉淀。因此，可在鞣质溶液中加入定量并且过量的金属离子，再利用 EDTA 返滴剩余的金属离子，计算鞣质的含量。

**3. 高效液相色谱法**　高效液相色谱法是鞣质含量测定的常用方法，一般采用 C18 键合硅胶为固定相，流动相多采用甲醇－水、乙腈－水等体系，为了减少拖尾，常在水相中加入磷酸或者其盐溶液。对于成分复杂的中药提取物，可进行简单处理后再进行含量测定，一般常用的方法有液－液萃取法、色谱法、固相萃取法、沉淀法等。经过净化处理后的供试品溶液，可改善分离效果，减少杂质对色谱柱的损坏、提高试验方法的专属性。例如，《中国药典》采用高效液相色谱法对石榴皮中鞣花酸的含量进行测定。

### （四）含有鞣质常用中药分析

**地榆中鞣质成分分析**

地榆为蔷薇科植物地榆 *Sanguisorba officinalis* L. 或长叶地榆 *Sanguisorba officinalis* L. var. *longifolia*（Bert.）Yü et Li 的干燥根。后者习称"绵地榆"。春季将发芽时或秋季植株枯萎后采挖，除去须根，洗净，干燥，或趁鲜切片，干燥。

（1）定性鉴别：薄层色谱法鉴别地榆中的鞣质。

取地榆粉末 2 g，加 10% 盐酸的 50% 甲醇溶液 50 mL，加热回流 2 h，放冷，滤过，滤液用盐酸饱和的乙醚振摇提取 2 次，每次 25 mL，合并乙醚液，挥干，残渣加甲醇 1 mL 使溶解，作为供试品溶液。另取没食子酸对照品，加甲醇制成每 1 mL 含 0.5 mg 的溶液，作为对照品溶液。照薄层色谱法（通则 0502）试验，吸取供试品溶液 5 ~ 10 μL、对照品溶液 5 μL，分别点于同一硅胶 G 薄层板上，以甲苯（用水饱和）－乙酸乙酯－甲酸（6∶3∶1）为展开剂，展开，取出，晾干，喷以 1% 三氯化铁乙醇溶液。供试品色谱中，在与对照品色谱相应的位置上，显相同颜色的斑点。

（2）定量分析：高效液相色谱法测定地榆中的鞣质。

1）色谱条件与系统适用性试验：以十八烷基硅烷键合硅胶为填充剂；以甲醇 –0.05% 磷酸溶液（5∶95）为流动相；检测波长为 272 nm。理论板数按没食子酸峰计算应不低于 2 000。

2）对照品溶液的制备：取没食子酸对照品适量，精密称定，加水制成每 1 mL 含 30 μg 的溶液，即得。

3）供试品溶液的制备：取本品粉末（过四号筛）约 0.2 g，精密称定，置具塞锥形瓶中，加 10% 盐酸溶液 10 mL，加热回流 3 h，放冷，滤过，滤液置 100 mL 量瓶中，用水适量分数次洗涤容器和残渣，洗液滤入同一量瓶中，加水至刻度，摇匀，滤过，取续滤液，即得。

4）测定法：分别精密吸取对照品溶液与供试品溶液各 10 μL，注入液相色谱仪，测定，即得。

本品按干燥品计算，含没食子酸（$C_7H_6O_5$）不得少于 1.0%。

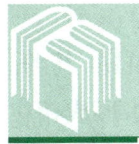

# 第七节　多糖类成分分析

## 一、概述

多糖又称多聚糖（polysaccharide），是存在于自然界的醛糖和（或）酮糖通过糖苷键连接在一起的高分子聚合物。中药多糖主链的基本结构往往是由单个种类单糖聚合而成，如葡聚糖、木聚糖、半乳聚糖和甘露聚糖等，或两种以上的单糖聚合连接组成，如阿拉伯半乳聚糖、半乳甘露聚糖、果胶等，支链结构连接方式更加多样化，使得多糖结构丰富多彩。中药多糖按其溶解度分为两类，一类为水不溶性多糖，主要是动植物体内的支撑组织，如纤维素、甲壳素等，分子主要呈直糖链型，支链较少；另一类为水溶性多糖，如动植物体内的营养物质菊糖、淀粉、树胶和黏液质等，相对分子质量相对较小，尽管其分子结构主链呈直线状，但具有较多的支链分支。根据多糖在植物体中的分布位置，多糖又可分为细胞壁多糖、胞内多糖、胞外多糖 3 种，细胞壁多糖主要由果胶、纤维素和半纤维素等组成；胞内多糖为果聚糖、葡聚糖的水溶性较好的游离多糖组成；胞外多糖主要指树胶等杂多糖。不同药用植物来源的多糖具有不同的理化性质和结构特征，为创新药物的发现和开发提供了丰富的资源。

中药多糖作为一种天然活性成分，在抗氧化、抗衰老、免疫调节、抗炎、抗病毒、抗肿瘤，以及代谢性疾病治疗等方面具有较好的潜力。研究发现，黄芪多糖、人参多糖、香菇多糖、灵芝多糖、猪苓多糖等均具有调节免疫作用；昆布多糖具有调节血脂的作用；银耳多糖能够保护 $CCl_4$ 引起的肝损伤；南瓜多糖具有调节血糖作用；鹿茸多糖具有抗溃疡作用；车前子多糖具有止泻作用。因此多糖被认为是许多中药的药效物质基础，已经成为中药分析中非常重要的一类分析成分（图 3-14、图 3-15）。

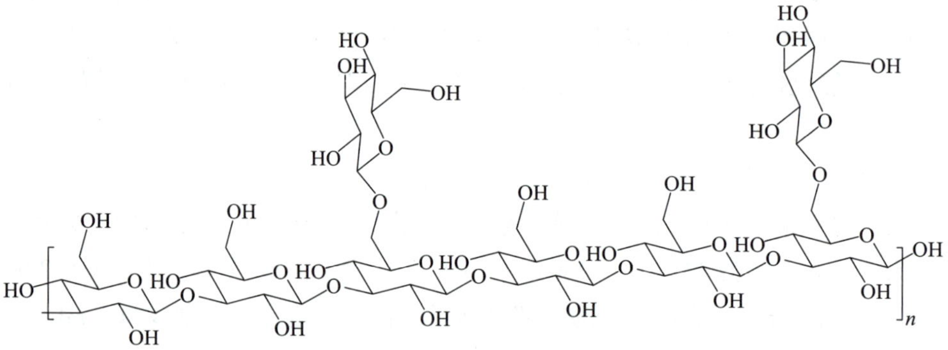

图 3-14　灵芝中 β-D- 葡聚糖结构图

《中国药典》中有 11 个中药材或饮片测定总多糖含量；1 个中药制剂测定总多糖的含量。

## 二、定性分析

### （一）化学反应法

鉴别中药及其制剂中多糖常用化学反应法主要包括颜色反应和沉淀反应。

**1. 颜色反应**　糖类的显色反应中最常用的是 Molish 反应，反应试剂为浓硫酸和 α- 萘酚。反应时，首先低聚糖和多糖在浓硫酸的作用下水解成单糖，单糖在浓酸的作用下，脱水形成相应的糠醛衍生物，然后与 α- 萘酚显色。除了 α- 萘酚以外，糠醛衍生物还可与许多酚类、芳胺和具有活性次甲基的化合物缩合生成有颜色的化合物，例如苯酚、间苯二酚、β- 萘酚、苯胺、二苯胺、氨基酚、联苯胺以及蒽酮也都是常用的显色剂。

**2. 沉淀反应**　糖类化合物中如含有还原糖时，还原糖具有游离的醛（酮）基，可以被菲林试剂和多伦试剂氧化为羧基，最后生成相应有颜色的沉淀。

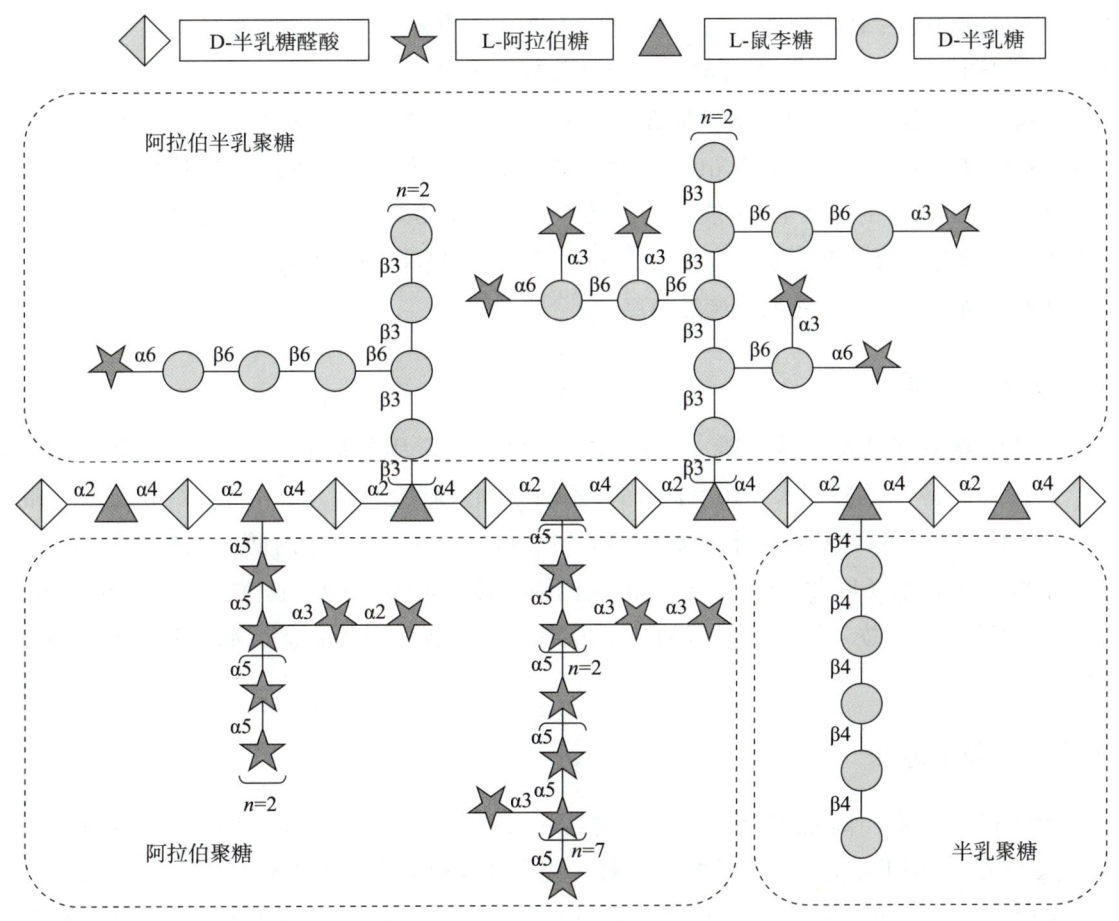

图 3-15　人参果胶型多糖结构图

由于中药化学成分复杂，利用化学反应对糖进行鉴别时，要注意其所含苷类成分上的糖链也会发生显色或沉淀反应，形成假阳性干扰。因此，化学反应法通常只用于中药提取物中糖类成分的初步检识。

### （二）薄层色谱法

多糖可采用酸水解将其水解成较小的片段，通过控制酸的浓度、温度、时间等，可达到部分水解的目的，然后进行薄层鉴别。薄层色谱法分离糖常用的吸附剂或载体有硅胶、纤维素、硅藻土等。由于糖是多羟基化合物，极性较大，在硅胶薄层板的制备时，容易吸附，常用无机盐为强碱与弱酸或中等强度的酸所成的盐，如 0.3 mol/L 磷酸二氢钠水溶液制备硅胶薄层板，提高糖在固定相上的保留，斑点集中，改善分离效果，提高载样量。

常用的展开系统有丙酮 – 水（96：4）、正丁醇 – 乙酸 – 水（4：1：5）、正丁醇 – 乙酸乙酯 – 异丙醇 – 乙酸 – 水 – 吡啶（7：20：12：7：6：6）；显色剂有 1,3- 二羟基萘硫酸溶液（0.2% 1,3- 二羟基萘乙醇溶液与硫酸临用前按 1：0.04 体积比混合），或苯胺 – 邻苯二甲酸的正丁醇饱和水溶液，110℃烘 10 min。

**示例 3-20：薄层色谱法分离多糖**

精密称取葡萄糖、鼠李糖、甘露糖、半乳糖、葡萄糖醛酸各 10 mg，分别溶于 1.0 mL 水中，再从中各量取 0.2 mL 溶液混合均匀作为混合糖溶液。分别精密称取灵芝多糖 10 mg 于洁净的安瓿瓶中，加 2 mol/L 三氟乙酸 2.0 mL，封管，于沸水浴中水解 10 h，将水解液蒸干，用甲醇洗 4～5 次，蒸干甲醇，加 0.5 mL 水溶解，离心取上清液备用。

分别精密量取各单糖溶液和标准混合糖溶液各 2 μL，点样于微晶纤维素薄层板上，作为对照。另分别精密量取供试品溶液 2 μL，点样于另一微晶纤维素薄层板上。分别以正丁醇－乙酸乙酯－吡啶－水（6∶1∶5∶4）为展开剂，展开至溶剂前沿距离顶端 2 cm 左右后取出晾干，用相同的展开剂进行二次展开，取出，吹干，喷以苯胺－邻苯二甲酸显色剂，立即吹干，在 110℃加热至斑点清晰显色，在可见光下观察拍照。

### （三）纸色谱法

多糖可用硫酸将其水解成单糖，然后进行纸色谱。常用的展开系统有正丁醇－乙醇－水（4∶1∶5）、正丁醇－乙醇－水（10∶1∶2）、乙酸乙酯－吡啶－水（8∶2∶1）、正丁醇－吡啶－水（6∶4∶3）、正丁醇－吡啶－水－苯（50∶30∶30∶4.5）、75% 异丙醇－乙醇（9∶1）、三氯甲烷－甲醇－5% 乙酸（8∶2∶0.5）、正丁醇－丙酮－水（4∶5∶1）；显色剂有改良 Seliwanoff 试剂、α-萘酚试剂、苯胺－邻苯二甲酸的正丁醇饱和水溶液、甲苯胺蓝试剂、Somogyi 试剂、1%碘乙醇试剂。

### （四）凝胶电泳法

**1. 琼脂糖电泳**  离琼脂糖板下端边缘 1 cm 处挖直径 0.2 cm 的孔，加样量 3～5 μL（1～10 μg 多糖）。用毛细管或微量进样器点样。在电压 150 V 下电泳 1.5 h，取出晾干后，甲苯胺蓝溶液染色，并以乙酸－乙醇－水（0.5∶5∶5）脱色，斑点清晰，向阳极泳动。因甲苯胺蓝不易使中性糖染色，故样品以酸性多糖为宜。琼脂糖凝胶的浓度、厚度，供试品的点样浓度及点样量对电泳结果均有影响。

**2. 聚丙烯酰胺凝胶电泳**  聚丙烯酰胺凝胶垂直管型盘状电泳，电压 500 V，电泳每管 2 mA，电泳 2.5 h，用高碘酸 Schiff 试剂染色，中性多糖显紫红色带。如多糖分级不好，则色带宽，不均一。如有未除净的蛋白，一般移动速度较快，呈较深的紫色窄带，也可用麝香草酚溶液或阿利新蓝染色。

> **示例 3-21  凝胶电泳法分离鉴别多糖**
>
> 取螺旋藻原粉适量加入 6～8 倍体积的水，用 4 mol/L NaOH 调 pH 至 10 充分搅拌。于 80℃水浴提取 4 h 用 2 mol/L HCl 调 pH 至 3～4，冰箱中放置 1 h，3 600 r/min 离心 30 min 后，将上清浓缩至原体积的 1/2 得浓缩液（螺旋藻多糖粗提液）；另取适量浓缩液加 3 倍体积乙醇沉淀，沉淀干燥后得灰白色螺旋藻多糖。取粗提液及螺旋藻多糖适量配成 10 mg/mL 的水溶液用于电泳鉴别。
>
> 取琼脂糖粉末 0.5 g 加热溶于 50 mL 电极缓冲液中，冷却至 60℃左右。然后制成厚度约为 3 mm 的胶板（7 cm×9 cm）。各供试品及溴酚蓝指示剂于负极端点样，点样量为 5 μL，置电泳槽中；加入电极缓冲液，于电压 10 V/cm 进行电泳。观察指示剂的移动情况，待指示剂行至距凝胶前沿约 1.5～2 cm 处，停止电泳。剥取凝胶，置染色液染色 10 min，用水脱色。脱色后，计算各供试品的电泳迁移率。

### （五）高效液相色谱法

由于结构复杂，多糖中单糖组成测定是多糖定性鉴别的重要环节，因此，可将多糖水解，用氨基柱，以乙腈－水（75∶25）为流动相，示差折光检测器可检出不同单糖组分。此外，还可利用糖在碱性条件下，能够阴离子化的特性，以氢氧化钠和去离子水为洗脱剂，用离子色谱仪测定。该法不需对糖进行衍生化，样品处理方法简单，干扰小，灵敏度高。

### （六）气相色谱－质谱联用

多糖水解液中和后，制成硅烷化衍生物可增加其挥发性，进行气相色谱分析，也可用质谱检测。GC-MS 不仅可测出多糖的组成，并且可测得单糖之间的摩尔比。酸水解是否完全的条件控制对单糖组分的检测尤为重要。如聚己糖水解条件通常为 1 mol/L 硫酸于 100℃水解 4~6 h；戊聚糖水解条件为 0.25 mol/L 硫酸于 70℃水解 8 h；氨基葡聚糖则为 4 mol/L 硫酸于 100℃水解 9 h；对连有阿拉伯呋喃糖的多糖，其阿拉伯糖部分极易水解，必须严格控制水解条件，以防发生降解反应。

### （七）糖谱法

糖谱法（saccharide mapping）是采用控制水解条件，或者使用特异性的酶解方式，使多糖的长链结构裂解成一系列能更多地反映多糖结构特征的寡糖或其缀合物的片段，再联用各种色谱，如高效分子排阻色谱法（HPSEC）、高效薄层色谱（HPTLC）和聚丙烯酰胺凝胶色谱（PAGE）等分析技术，再对片段进行检测。目前糖谱法分别有基于荧光辅助凝胶电泳（PACE）的糖谱法，基于高效薄层色谱（HPTLC）的糖谱法和基于高效分子排阻色谱（HPSEC）的糖谱法等。与多糖其他定性定量方法相比，糖谱法以酶催化水解，具有选择性好、特异性高、反应条件温和、产物稳定等优点，是一种高效、特异的多糖质量控制策略。

## 三、检查

除了药材和成药各剂型项下规定的检查项目外，与多糖相关的检查主要包括，相对分子质量及其分布、单糖、寡糖和蛋白含量检查。

### （一）相对分子质量及其分布

相对分子质量及其分布是多糖的重要特性之一，与活性有着紧密的联系。在大分子的化学药品中，如肝素钠、右旋糖酐注射液等，相对分子质量测定是控制产品质量的关键指标。对于中药多糖类产品，在提取后往往要经过进一步的分离、纯化和精制，在制备过程中或通过柱色谱或不同比例醇沉法，对相对分子质量段进行区分，从而得到活性较高的多糖类产品。因此，建立相对分子质量及其分布质控指标，不仅是中药多糖质量的关键属性，更能反映其工艺的稳定性。

**1. HPSEC-RID/ELSD 方法**　具有特定相对分子质量的多糖组分可采用高效分子排阻色谱－示差折光检测器（HPSEC-RID）和高效分子排阻色谱－蒸发光散射检测器（HPSEC-ELSD）法，其中 HPSEC-RID 是现行版《中国药典》四部通则中收载的相对分子质量测定方法。

首先通过选用凝胶色谱柱，以不同相对分子质量的葡聚糖作为标准，在 RID 或 ELSD 检测器中检测样品。HPSEC-RID 和 HPSEC-ELSD 法需要建立相应多糖对照品的标准曲线，通过标准曲线对多糖定量。确定其相对分子质量，再将其酸水解后进行 HPLC 法测定，确定其组成（单糖种类、比例），以单糖的量推算多糖的含量。

**2. HPSEC–MALLS–RID 方法**　分子排阻色谱联用激光光散射仪和示差折光检测器（HPSEC–MALLS–RID）在不需要对照品的条件下，能够直接测定多糖的相对分子质量、分散系数、均方根旋转半径以及溶液状态下的构象。采用 HPSEC 方法分离多糖后，采用 MALLS 测定多糖的相对分子质量，同时准确测定不同组分多糖的比折光指数增量（dn/dc）值，并以折光指数差值与 dn/dc 值为基础计算不同多糖组分的含量，最后采用多糖浓度与多糖比折光指数增量值的关联方程求算出多糖含有量。图 3–16 为 HPSEC–MALLS–RID 法测定枸杞多糖中不同相对分子质量多糖含量及分布。

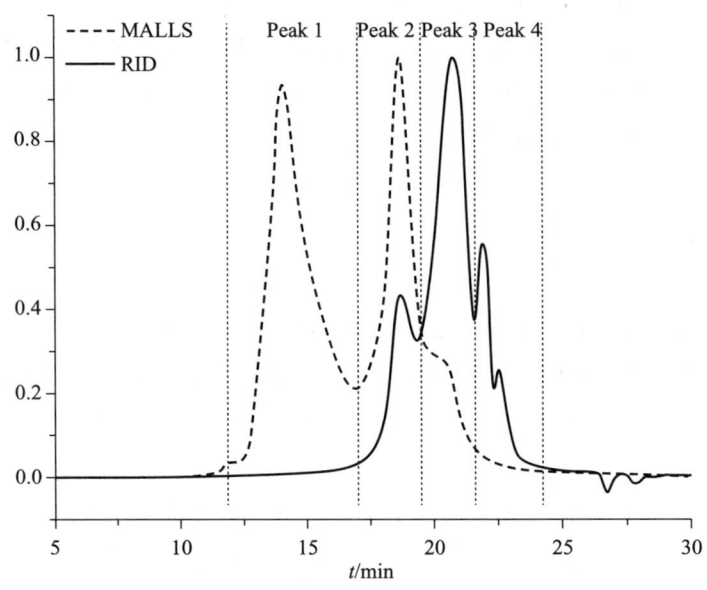

图 3–16　HPSEC-MALLS-RID 分析枸杞多糖

### （二）单糖、寡糖及蛋白检查

为排除样品中单糖、寡糖、蛋白对多糖含量测定的干扰，一般应对单糖、寡糖、蛋白进行检查。

**1. TLC 法测定**　黄芪多糖中游离单糖的测定以正丁醇 –0.1 mol/L 磷酸氢二钠 – 丙酮（4∶1∶5）为展开剂，以 α– 萘酚试液为显色剂，对其中的游离葡萄糖和阿拉伯糖进行检测。

**2. 考马斯亮蓝染色法**　考马斯亮蓝 G–250 染料，在酸性溶液中与蛋白质结合，使染料的最大吸收峰的位置，由 465 nm 变为 595 nm，溶液的颜色也由棕黑色变为亮蓝色。通过测定 595 nm 处光吸收的增加量可知与其结合蛋白质的量。注射用黄芪多糖质量标准中亦采用此法对游离蛋白进行检测。

## 四、定量分析

### （一）比色法

总多糖的含量测定多采用在样品中加入适当的试剂显色后，在可见光区测定吸光度，计算含量。其原理是根据糖的还原性将糖转为糠醛衍生物后进行测定。常用的比色方法有苯酚 – 硫酸比色法、蒽酮 – 硫酸比色法、3,5– 二硝基水杨酸（DNS）比色法等。

**1. 苯酚 – 硫酸比色法**　多糖经无机浓酸处理脱水产生糠醛或糠醛衍生物，衍生物能与酚类化合物缩合成有色物质。苯酚 – 硫酸试剂可与游离的己糖、戊糖或多糖中的己糖、戊糖、糖醛酸起显色反应，己糖在 490 nm 波长处，戊糖及糖醛酸在 480 nm 波长处有最大吸收，吸收度与糖的含量成正比。该方法简便、快速、灵敏。苯酚 – 硫酸比色法为测定多糖的经典方法之一，苯酚、硫酸的用量，显色时间、温度、放置时间等因素均会影响测定结果。

**2. 蒽酮 – 硫酸比色法**　蒽酮 – 硫酸比色法是测定样品中总糖量的一个灵敏、快速、简便的方法。其原理是糖类在较高温度下被硫酸作用脱水生成糠醛或糠醛衍生物后与蒽酮（$C_{14}H_{10}O$）缩合成蓝色化合物，在 620 nm 处有最大吸收。溶液含糖量在 150 μg/mL 以内，与蒽酮反应生成的颜色深浅与糖量成正比。蒽酮不仅能与单糖，也能与双糖、糊精、淀粉等直接起作用，样品不必经过水解。

**3. 3,5– 二硝基水杨酸（DNS）比色法**　在碱性溶液中，3,5– 二硝基水杨酸与还原糖发生氧化还原反应，生成 3– 氨基 –5– 硝基水杨酸，该产物在煮沸条件下，显棕红色，且在一定浓度范围内，其颜色的深浅与还原糖含量成比例关系，可用于比色法测定还原糖含量。因其显色的深浅只与糖类游离出还原基团的数量有关，而对还原糖的种类没有选择性，故 DNS 方法适合用在多糖（如纤维素、半纤维素和淀粉等）水解产生的多种还原糖体系中。取样品（含糖 50～100 μg），加入 3 mL DNS 试剂，沸水浴煮沸 15 min 显色，冷却后用蒸馏水稀释至 25 mL，在 550 nm 波长测吸光度。以葡萄糖作对照，计算样品中糖含量。该方法为半微量定量法，操作简单、快速，杂质干扰小，尤其适合批量测定。如样品中含酸，可加入 2% 氢氧化钠溶液。显色剂不能放置太久。

### （二）HPLC 法分析

单糖的 HPLC 法分析可分为衍生化和不需衍生化两大类，包含多样化的分离模式（离子交换柱、亲水色谱柱、反相柱）和检测器。单糖几乎无紫外吸收，也无荧光特性。可通过衍生化将其转化成具有紫外吸收或可以产生荧光的物质后，采用色谱进行分析分离，此法可使糖类衍生物通过紫外或荧光的方法痕量检出。

**示例 3-22　HPLC 法分析**

称取葡萄糖、半乳糖、甘露糖、阿拉伯糖、鼠李糖、岩藻糖、核糖、半乳糖醛酸、葡萄糖醛酸单糖标准品各 1 mg，配制成浓度为 1 mg/mL 的标准品储备液。取标准品 100 μL，加入 100 μL 0.5 mol/L 1– 苯基 –3– 甲基 –5– 吡唑啉酮（甲醇配制）溶液和 100 μL 0.3 mol/L NaOH 溶液，70℃避光反应 1 h，冷却后，加入 100 μL 0.3 mol/L HCl 终止反应。加入 700 μL 二氯甲烷萃取 3 次，吸取上层萃取液过 0.45 μm 滤膜过滤，备用进行液相分析。色谱柱采用 Agilent ZORBAX Eclipse XDB–C18（5 μm，4.6 mm × 250 mm）；流动相为 82% 的 50 mmol/L 磷酸盐缓冲液（A）和 18% 乙腈（B）；检测器为 Agilent 1260 DAD 检测器，检测波长为 245 nm；柱温为 30℃；流速为 1.0 mL/min；进样体积为 10 μL；流动相洗脱程序为 0～17 min：82%A∶18%B，17～20 min：72%A∶28%B，20～45 min：72%A∶28%B。图 3–17 为 PMP–HPLC 法分析 9 种单糖类化合物。

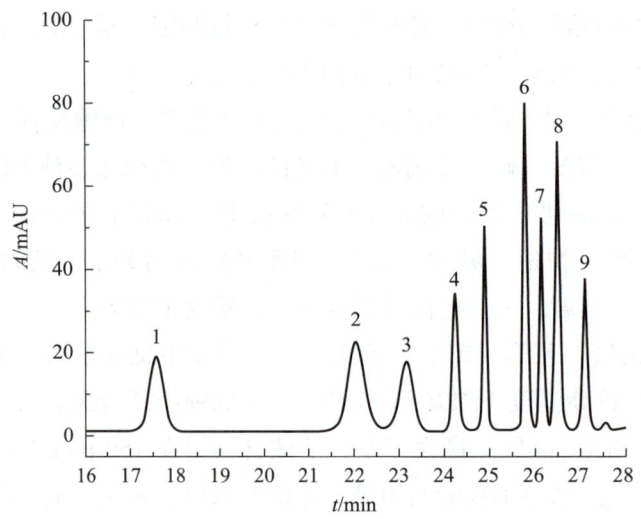

图 3-17 HPLC 法分析 9 种单糖

1. 甘露糖；2. 核糖；3. 鼠李糖；4. 葡萄糖醛酸；5. 半乳糖醛酸；6. 葡萄糖；7. 半乳糖；8. 阿拉伯糖；9. 岩藻糖

### （三）离子交换色谱法分析

离子交换色谱法（high-performance anionex-change chromatography，HPAEC）分为阳离子交换色谱法和阴离子交换色谱法，其中高效阴离子交换色谱配以脉冲安培检测（pulsed amperometric detection，PAD）是目前分析糖类化合物最有效方法之一。HPAEC 利用糖类化合物在高 pH 条件下能解离为阴离子，使其在阴离子交换树脂柱上进行交换分配，从而达到快速分离。但 HPAEC 不能分离糖类的对映异构体，并且高盐体系的流动相，不能与质谱直接联用。

**示例 3-23**

取岩藻糖、鼠李糖、阿拉伯糖、半乳糖、葡萄糖、木糖、甘露糖、果糖、核糖、半乳糖醛酸、葡萄糖醛酸、甘露糖醛酸、古罗糖醛酸溶于水中，制成浓度为 50 μg/mL 的样品溶液。色谱系统是 Thermo ICS 5000+ 离子色谱系统，利用电化学检测器对单糖组分进行分析检测，色谱柱为 Dionex™ CarboPac™ PA20（150 mm×3.0 mm，10 μm），柱温 30℃；流动相为 15 mmol/L，氢氧化钠溶液等度洗脱 10 min，随后固定氢氧化钠溶液浓度（15 mmol/L），以乙酸钠溶液作线性梯度洗脱 30 min，流速为 1 mL/min。图 3-18 显示 HPAEC-PAD 可在 40 min 完成 13 种单糖类化合物（中性糖、氨基糖和酸性糖）的分析测定。

### 五、含多糖常用中药分析

#### 枸杞子中多糖的含量测定（苯酚 - 硫酸比色法）

1. **枸杞多糖对照品溶液的制备** 取无水葡萄糖对照品 25 mg，精密称定，置 250 mL 量瓶中，加水适量溶解，稀释至刻度，摇匀，即得（每 1 mL 中含无水葡萄糖 0.1 mg）。

2. **标准曲线的制备** 精密量取对照品溶液 0.2 mL、0.4 mL、0.6 mL、0.8 mL、1.0 mL，分别置具塞试管中，分别加水补至 2.0 mL，各精密加入 5% 苯酚溶液 1 mL，摇匀，迅速精密加入硫酸 5 mL，摇匀，放置 10 min，置 40℃水浴中保温 15 min，取出，迅速冷却至室温，以相应的试剂为空白，照紫外 - 可见分光光度法（通则 0401），在 490 nm 的波长处测定吸光度，以吸光度为纵坐标，浓度为横坐标，绘制标准曲线。

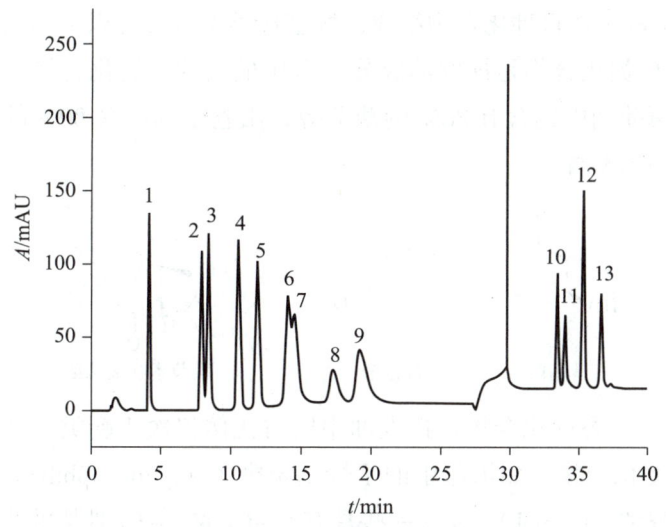

图 3-18 离子色谱法分析 13 种单糖

1. 果糖；2. 鼠李糖；3. 阿拉伯糖；4. 半乳糖；5. 葡萄糖；6. 木糖；7. 甘露糖；8. 岩藻糖；
9. 核糖；10. 半乳糖醛酸；11. 古罗糖醛酸；12. 半乳糖醛酸；13. 甘露糖醛酸

**3. 测定法** 取本品粗粉约 0.5 g，精密称定，加乙醚 100 mL，加热回流 1 h，静置，放冷，小心弃去乙醚液，残渣置水浴上挥尽乙醚。加入 80% 乙醇 100 mL，加热回流 1 h，趁热滤过，滤渣与滤器用热 80% 乙醇 30 mL 分次洗涤，滤渣连同滤纸置烧瓶中，加水 150 mL，加热回流 2 h。趁热滤过，用少量热水洗涤滤器，合并滤液与洗液，放冷，移至 250 mL 量瓶中，用水稀释至刻度，摇匀，精密量取 1 mL，置具塞试管中，加水 1.0 mL，照标准曲线的制备项下的方法，自"各精密加入 5% 苯酚溶液 1 mL 起"，依法测定吸光度，从标准曲线上读出供试品溶液中葡萄糖的重量（mg），计算，即得。

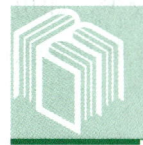

# 第八节 挥发油类成分分析

## 一、概述

### （一）挥发油

挥发油又名精油，是一类可随水蒸气蒸馏得到的与水不相混溶的挥发性油状成分的总称。挥发油大多具有芳香气味，并具有多方面较强的生物活性，如薄荷油具有清凉、消炎、止痛等作用；芸香油具有止咳、平喘、祛痰、消炎等作用；当归、川芎油具有活血镇痛的作用；莪术油具有抗肿瘤的作用。

挥发油广泛分布于植物界，尤其是芳香植物中，有 600~800 种植物含挥发油，而我国的药用植物中含挥发油的药用植物有 300 余种，主要分布于芸香科（芸香、吴茱萸、降香、佛手）、菊科（苍术、泽兰、白术、木香）、伞形科（川芎、小茴香、白芷、防风、前胡）、唇形科（薄荷、藿香、荆芥）、樟科（乌药、肉桂、樟）、木兰科（厚朴、辛夷、五味子）植物中。挥发油成分复杂，一种挥发油通常由几十甚至数百种化合物组成，按结构类型可分为以下四类的化合物。

1. **萜类化合物** 萜类化合物是挥发油成分中占比最大的一类化合物，主要是单萜、倍半萜及其含氧衍生物，如薄荷油中约含有 80% 的薄荷醇，山苍子油约含 80% 的柠檬醛，蓬莪术油中含有约 35% 的表莪术呋喃烯酮。

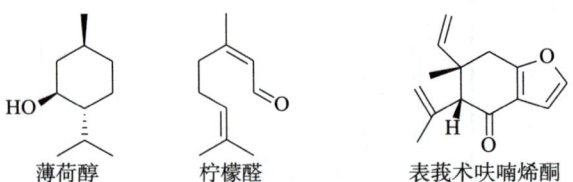

薄荷醇　　　　柠檬醛　　　　　　表莪术呋喃烯酮

2. **芳香族化合物** 芳香族化合物在挥发油中所占比例仅次于萜类，多是一些小分子的芳香化合物，有些是苯酞类化合物，如川芎中的丁烯基苯酞（butylidenephthalide），有些是萜源化合物，如陈皮中的百里香酚（thymol），以及一些具有 $C_6$–$C_2$ 或 $C_6$–$C_1$ 骨架的化合物，如花椒油中的花椒油素（xanthoxylin）。

丁烯基苯酞　　　　百里香酚

花椒油素

3. **脂肪族化合物** 一些小分子的脂肪族化合物在挥发油中也广泛存在，但含量较少，如川芎中的棕榈酸（palmitic acid）、鱼腥草挥发油中的癸酰乙醛（decanoylacetaldehyde，鱼腥草素）、人参挥发油中的人参炔醇（panaxynol）。

$$H_3C-(CH_2)_{14}-COOH \quad 棕榈酸$$

$$H_3C-(CH_2)_8-CO-CH_2-CHO \quad 癸酰乙醛$$

$$H_2C=CH-CHOH-(C\equiv C)_2-CH_2-CH=CH-(CH_2)_6-CH_3 \quad 人参炔醇$$

4. **其他类化合物** 此外，还有些成分在植物体内以苷的形式存在，经酶解后的苷元也能随水蒸气蒸馏而出，故也归为挥发油类。如原白头翁素（protoanemonin）由毛茛苷经酶水解产生，而大蒜辣素（allicin）则是由大蒜氨酸经酶水解产生。

原白头翁素　　　　　　　大蒜辣素

## （二）理化性质

### 1. 性状

（1）颜色：挥发油在常温下通常为无色或淡黄色的透明油状液体，少数挥发油显其他颜色，如薁类多显蓝色，桂皮油显红棕色，艾叶油显蓝绿色。

（2）气味：挥发油多具有浓烈的特异性气味，如薄荷油具有强烈的香气，莪术油气味特异，鱼腥草油具有腥气，其气味常是评价品质优劣的重要标志。

（3）形态：挥发油常温下挥发油为透明液体，冷却时其中的主要成分常可析出结晶，这种析出物称为"脑"，这种现象称为"析脑"，如薄荷油低温下可析出薄荷脑。

（4）挥发性：挥发油常温下具有挥发性，以此可区分挥发油与脂肪，将挥发油涂在纸片上，较长时间放置后，挥发油因挥发而不留油迹，脂肪油则留下永久性油迹。

**2. 溶解性** 挥发油为亲脂性物质，难溶于水，可溶于高浓度乙醇，易溶于乙醚、二硫化碳、石油醚等亲脂性有机溶剂，在低浓度乙醇中溶解度较小，故常使用极性小的有机溶剂提取，药典也规定可以利用挥发油在醇中的溶解度以检查挥发油纯度。

**3. 物理常数** 挥发油多数比水轻，仅少数如丁香油、桂皮油、肉桂油等比水重，相对密度一般在 0.850 ~ 1.065，且均具有一定的折光性与旋光性，而折光率也是挥发油质量鉴定的重要依据之一。因挥发油是多种成分组成的混合物，故无确定的沸点，一般在 70 ~ 300℃。

**4. 稳定性** 挥发油遇光、空气易氧化变质，使其相对密度增大，颜色加深，失去原本的香味，并形成树脂样物质，不能再随水蒸气蒸馏。因此制备的挥发油应在低温密闭环境下，储存于棕色瓶内。

**5. 化学常数**

（1）酸值：是代表挥发油中游离羧酸和酚类成分含量的指标。以中和 1 g 挥发油中游离酸性成分所消耗氢氧化钾的毫克数表示。

（2）酯值：是代表挥发油中酯类成分含量的指标。以水解 1 g 挥发油中所含酯需消耗氢氧化钾的毫克数表示。

（3）皂化值：是代表挥发油中游离羧酸、酚类成分和结合态酯总量的指标。以皂化 1 g 挥发油所消耗氢氧化钾的毫克数表示。皂化值是酸值和酯值之和。

## 二、定性分析

中药中挥发油类成分定性鉴别可采用化学反应法、色谱法等。其中，薄层色谱法为最常用的鉴别方法。

### （一）化学定性分析

根据中药中所含挥发油各组分的结构和化学性质进行鉴别。含双键萜类成分，与溴加成使溴水褪色；不饱和萜类成分，可被高锰酸钾氧化使之褪色；大多数挥发油能在浓硫酸或浓盐酸存在下与香草醛形成各种颜色的化合物，但这种鉴别法的缺点是专属性不高。

**示例 3-24　桂林西瓜霜中冰片的鉴定**

取本品适量，进行微量升华，升华物呈无色或白色无定形结晶，有清香气。取结晶，加数滴乙醇使溶解，加新配制的 1% 香草醛硫酸溶液 1~2 滴，即显紫色至紫红色。

### （二）薄层色谱法定性分析

挥发油中成分复杂，各类化合物的极性各异，其极性由小到大为：烃（萜）<醚<酯<醛、酮<醇、酚<酸。因此，挥发油类成分的薄层鉴别常用硅胶为吸附剂，此外，还有氧化铝、硝

酸银等。展开剂常用石油醚、正己烷或混合展开剂。经薄层色谱分开的成分，常需用显色剂显色，如 10% 硫酸乙醇使萜类经脱水等作用而显荧光或呈色、香草醛 – 浓硫酸使萜类显不同颜色、对二甲氨基苯甲醛使薁类化合物呈蓝色，而少数具有荧光吸收特征的成分可直接在紫外灯（365 nm）下观察荧光。

### （三）气相色谱法定性分析

气相色谱技术具有分离效率与灵敏度高、分析速度快，样品用量少等特点，挥发油中各化合物常用对照品对照法进行鉴别，即在相同的色谱条件下测定供试品与对照品的保留时间（$t_R$），以确定某组分的存在与否。

### （四）GC–MS 联用与 GC–FTIR 联用分析

气 – 质联用（GC–MS）具有测定未知成分相对分子质量、快速定性和推断分子结构的高鉴别能力，特别适合做多组分混合物中未知组分的鉴别，还可修正色谱分析的错误判断，利用多离子检测技术可以检测出部分分离甚至未分离的色谱峰，以增加定性鉴别的准确性和可靠性。

气 – 红联用（GC–FTIR）原理与 GC–MS 相同，傅里叶变换红外分光光度法作为气相色谱的检测器，同样具有分离分析的双重能力，提高了鉴别的准确性。

#### 示例 3-25　GC-MS 联用分析川芎油中的挥发油成分

色谱条件：安捷伦 7890A-5975C 气 – 质联用仪，检测器 FID；19091N-133HP-INNOWax 气相色谱柱，30 m×250 μm×0.25 μm；柱温 50℃，保持 1 min 后 5℃/min 到 120℃，保持 1 min 后 5℃/min 到 150℃，保持 5 min 后 3℃/min 到 200℃；载气 $N_2$；柱前压 830.91 kPa。

分析条件：安捷伦 7890A-5975C 气 – 质联用仪，载气 He，柱前压 830.91 kPa；电子轰击离子源（EI），70eV；扫描周期 2 s。

测定法：取川芎油，进样分析，结果如图 3-19。

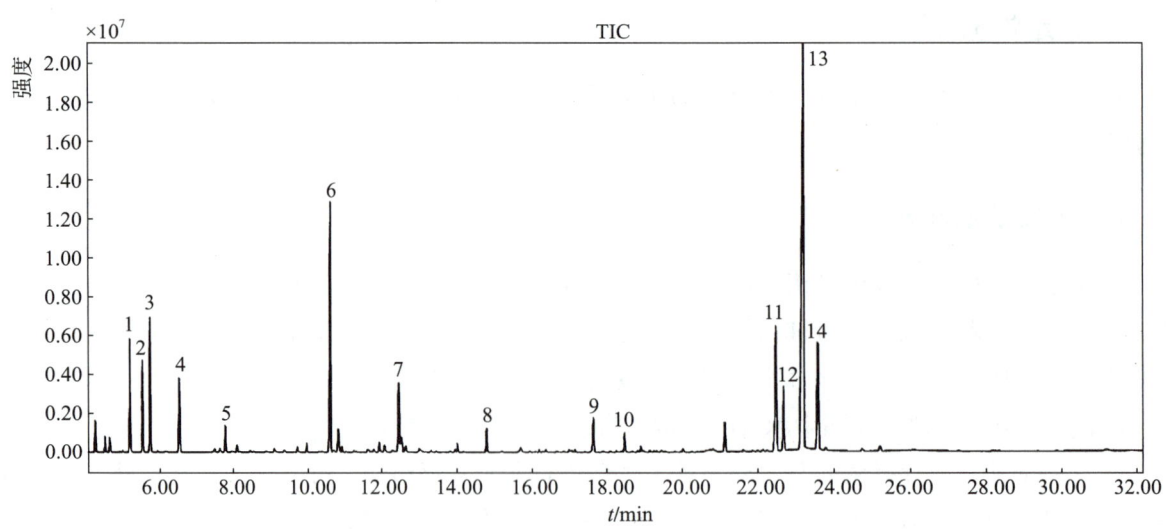

图 3-19　GC-MS 联用分析川芎油中的挥发油成分

1. γ- 松油烯；2. 邻 – 异丙基苯；3. 异松油烯；4. 5-Pentyl-1,3-cyclohexadiene；5. 戊基苯；
6. 4- 萜烯醇；7. B- 瑟林烯；8. 苯戊酮；9. 桉油烯醇；10. 4- 乙烯基 –2- 甲氧基苯酚；
11. Z- 亚丁基苯酞；12. 新蛇床内酯；13. 藁本内酯；14. 洋川芎内酯

## 三、定量分析

### （一）总挥发油的含量测定

采用挥发油测定器，用蒸馏法测定，可分别测定相对密度在 1.0 以下和 1.0 以上的挥发油含量。测定用的供试品，除另有规定外，须粉碎使能通过二号至三号筛，并混合均匀。

**1. 仪器装置** 如图 3-20 所示。A 为 1 000 mL（或 500 mL、2 000 mL）的硬质圆底烧瓶，上接挥发油测定器 B，B 的上端连接回流球形冷凝管 C。以上各部均用玻璃磨口连接。测定器 B 应具有 0.1 mL 的刻度。全部仪器应充分洗净，并检查接合部分是否严密，以防挥发油逸出。

**2. 测定法**

（1）甲法：本法适用于测定相对密度在 1.0 以下的挥发油。取供试品适量（相当于含挥发油 0.5～1.0 mL），称定重量（准确至 0.01 g），置烧瓶中，加水 300～500 mL（或适量）、玻璃珠数粒，振摇混合后，连接挥发油测定器与回流球形冷凝管。自球形冷凝管上端加水至充满挥发油测定器的刻度部分，并溢流入烧瓶时为止。置电热套中或用其他适宜方法缓缓加热至沸，并保持微沸约 5 h，至测定器中油量不再增加，停止加热，放置片刻，开启测定器下端的活塞，将水缓缓放出，至油层上端到达刻度 0 线上面 5 mm 处为止。放置 1 h 以上，再开启活塞使油层下降至其上端恰与刻度 0 线平齐，读取挥发油量，并计算供试品中挥发油的含量（%）。

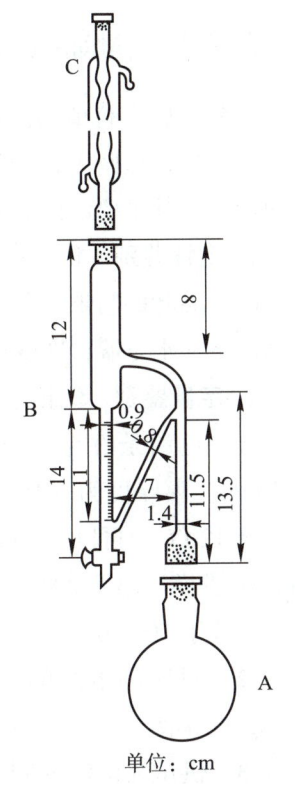

单位：cm

图 3-20 挥发油测定器示意图

（2）乙法：本法适用于测定相对密度在 1.0 以上的挥发油。取水约 300 mL 与玻璃珠数粒，置烧瓶中，连接挥发油测定器。自测定器上端加水至充满刻度部分，并溢流入烧瓶时为止，再用移液管加入二甲苯 1 mL，然后连接回流球形冷凝管。将烧瓶内容物加热至沸腾，并继续蒸馏，其速度以保持球形冷凝管的中部呈冷却状态为度。30 min 后，停止加热，放置 15 min 以上，读取二甲苯的容积。然后照甲法自"取供试品适量"起，依法测定，自油层量中减去二甲苯量，即为挥发油量，再计算供试品中含挥发油的含量（%）。

### （二）挥发油单一成分测定

在进行挥发油中单一成分的测定时，首选气相色谱法，其次为 HPLC、TLC、GC-MS。中药所含挥发油均为混合物，组成复杂，常含十几甚至上百种化合物，因此在测定中，分离是关键。

**1. 气相色谱法** 采用气相色谱法分析挥发油时，常采用一般色谱法、闪蒸气相色谱法和顶空气相色谱法，多采用毛细管柱。固定液常用聚乙二醇类、聚酯类、硅氧烷类和阿皮松类等，大多采用极性固定液。常用检测器为氢火焰离子化检测器（FID），检测器温度为 250～350℃。定量方法有内标法、外标法及归一化法等，常用内标法，以克服进样误差。

**2. 液相色谱法**　挥发性成分有些具有紫外吸收，如芳香族化合物类（桂皮醛、丹皮酚、丁香酚、茴香脑等），可用高效液相色谱法进行测定。

## 四、含挥发油常用中药分析

### 薄荷中薄荷脑的成分分析

薄荷为唇形科植物薄荷 *Mentha haplocalyx* Briq. 的干燥地上部分。夏、秋二季茎叶茂盛或花开至三轮时，选晴天，分次采割，晒干或阴干。具有疏散风热、清利头目、利咽、透疹、疏肝行气的功效，其主要活性成分为挥发油类。

**1. 定性鉴别**　化学反应法鉴别薄荷脑。

取本品叶的粉末少量，经微量升华得油状物，加硫酸 2 滴及香草醛结晶少量，初显黄色至橙黄色，再加水 1 滴，即变紫红色。

**2. 定量鉴别**　气相色谱法测定薄荷脑含量。

（1）色谱条件与系统适用性试验：聚乙二醇为固定相的毛细管柱（柱长为 30 m，内径为 0.32 mm，膜厚度为 0.25 μm）；程序升温：初始温度 70℃，保持 4 min，先以 1.5℃/min 的速率升温至 120℃，再以 3℃/min 的速率升温至 200℃，最后以 30℃/min 的速率升温至 230℃，保持 2 min；进样口温度 200℃；检测器温度 300℃；分流进样，分流比 5∶1；理论板数按薄荷脑峰计算应不低于 10 000。

（2）对照品溶液的制备：取薄荷脑对照品适量，精密称定，加无水乙醇制成每 1 mL 含 0.2 mg 的溶液。

（3）供试品溶液的制备：取本品粉末（过三号筛）约 2 g，精密称定，置具塞锥形瓶中，精密加入无水乙醇 50 mL，密塞，称定重量，超声处理（功率 250 W，频率 33 kHz）30 min，放冷，再称定重量，用无水乙醇补足减失的重量，摇匀，滤过，取续滤液，即得。

（4）测定法：分别精密吸取对照品溶液与供试品溶液各 1 μL，注入气相色谱仪，测定，即得。

# 第九节　蛋白质、多肽和氨基酸类成分分析

## 一、概述

氨基酸（amino acid）是羧酸分子中烃基上的氢被氨基取代的衍生物。根据氨基相对于羧基的位置，如邻位（α 位）、间位（β 位）和间隔二位（γ 位）等差异，可以将氨基酸分为 α- 氨基酸、β- 氨基酸、γ- 氨基酸等。其中，又以 α- 氨基酸占多数。氨基酸作为组成多肽、蛋白质的基本分子，在维护人类的生命健康中发挥着重要的作用，尤其是其中人体必不可少而又不能自身合成的必需氨基酸，此类氨基酸已经大部分应用于医药方面，如精氨酸（Arg）、谷氨酸（Glu）作为肝昏迷抢救药；组氨酸（His）用于治疗胃及十二指肠溃疡和肝炎等。中药中含有的游离氨基酸，有些也具有较显著的生理活性。如使君子（Quisqualis Fructus）中的使君子

氨酸（quisqualic acid）具有驱蛔虫的作用；三七（Notoginseng Radix et Rhizoma）中的三七素（dencichine，亦称三七氨酸，水溶性非蛋白质氨基酸）具有止血活性。

　　多肽（polypeptide）是 α- 氨基酸以肽键连接在一起而形成的化合物，由两个氨基酸分子脱水缩合而成的化合物叫做二肽，同理推理还有三肽、四肽、五肽等。通常由 10～100 个 α- 氨基酸分子脱水缩合而成的化合物叫多肽。多肽具有多种生物活性。例如，从酸枣仁（Ziziphi Spinosae Semen）中分离得到具有安眠作用的 zizyphine 为环肽类化合物；从茜草（Rubiae Radix et Rhizoma）中得到一系列十四元环的茜草环肽具有抗肿瘤作用；从人工虫草菌丝体中分离得到的环肽具有抗癌和增强免疫活性。又如，从全蝎（Scorpion）的蝎毒中已分离鉴定出几十种活性多肽，包括有抗癫痫肽、镇痛肽和抗肿瘤肽等；新鲜水蛭所含具有抗凝血酶抑制活性的水蛭素（hirudin），系 65 个氨基酸组成的多肽，相对分子质量约为 7 000。

　　蛋白质是由 α- 氨基酸按一定顺序结合形成的一条多肽链，再由一条或一条以上的多肽链按照其特定方式结合而成的高分子化合物。蛋白质的不同在于其氨基酸的种类、数目、排列顺序和肽链空间结构的不同。蛋白质的表达水平由多种 RNA 调控。

　　知识链接 3-1：microRNA 可能是中药中潜在的有效成分？

　　蛋白质及其水解产物酶、多肽和氨基酸等是动物类药物的主要成分，如蛇毒、蜂毒、水蛭毒等。眼镜蛇毒主要用于晚期转移癌痛、神经痛等症，腹蛇毒中的蝮蛇抗栓酶已用于脑血管疾病，蜂毒明肽是蜂毒治疗风湿性关节炎的有效成分之一。阿胶（Asini Corii Colla）的主要化学成分骨胶原，水解可得明胶、胶原蛋白和 17 种氨基酸，其中胶原蛋白含量可达 60%～80%；海马（Hippocampus）所含总蛋白质量约占 70%，水解后氨基酸总量可达 60%，且必需氨基酸占总氨基酸约为 30%。另外，一些植物类中药所含蛋白质也具有特定的医疗价值，如半夏蛋白具有抗早孕、抑菌和抗肿瘤等作用；天花粉蛋白质对中期妊娠引产、异位妊娠、死胎、葡萄胎和恶性葡萄胎等均有较好的疗效。

　　蛋白质提取是将破碎的细胞或组织置于一定条件下和溶剂中，使被提取的蛋白质以溶解状态充分地释放出来，并尽可能保持原来的天然状态，不丢失生物活性的过程。提取时首先需将干燥药材洗净，除去杂质（如除去虫类药物残留泥土，鹿角残血、残存组织）等，一般应用物理方法碎为粉末后再行提取蛋白质。如为动物药鲜药，需要将新采集的动物材料置 -20℃冷冻保存，以抑制酶和微生物的作用，降低化学反应速度。有些材料经速冻，细胞内形成微小冰晶，破坏细胞结构，有利于细胞内物质提取，另外经冷冻的材料，还有利于机械破碎。在某些情况下，材料也可预先用有机溶剂除去水分，延长保存时间。影响提取的主要因素是扩散作用，减小溶剂的黏度、搅拌和延长提取时间可提高其扩散速度，增加提取效果，提取的原则是"少量多次"。

## （一）可溶于水、稀盐、稀酸及稀碱的蛋白质

　　以肌肉组织、器官等为主的动物药如紫河车、蛇类等，其所含蛋白质多可溶于水、稀盐、稀酸或稀碱溶液，可采用相应溶剂直接提取蛋白质。稀盐和缓冲系统的水溶液对蛋白质稳定性好，溶解度大，是提取蛋白质最常用的溶剂，通常用量是原材料体积的 1～5 倍，提取时需要均匀搅拌，以利于蛋白质的溶解。提取的温度视有效成分的性质而定，多数蛋白质的溶解度随着温度的升高而增大，所以温度有利于溶解，可缩短提取时间；但同时，温度升高会使蛋白质变性失活。因此，提取蛋白质时一般采用低温（5℃以下）操作。另外，为避免蛋白质提取过程中的降解，可加入蛋白水解酶抑制剂（如二异丙基氟磷酸、碘乙酸等）。

## （二）不溶于水、盐、稀酸及稀碱的硬蛋白（角蛋白、胶原蛋白）

如虫类（斑蝥、蜈蚣等）、动物壳蜕类（蝉蜕等）、角甲类（鹿角等）。胶原蛋白一般需要进行热处理，常用45℃以上加热水处理；化学预处理可破坏非共价键而重组蛋白质结构，引起足够的膨胀和加溶性。胶原蛋白转化为明胶的程度与处理烈度（pH、温度、时间等）相关，角蛋白提取有机械法和化学法。

**1. 机械法**　主要是通过加热、加压使角蛋白分子间甚至分子内的二硫键断裂、水解，从而使角蛋白结构改变而溶解。

**2. 化学法**　主要有酸碱水解法、化学还原法和化学氧化法等。在进行化学法提取角蛋白时，常加入一定量的变性剂、表面活性剂等，以破坏分子间作用力、氢键等，增大角蛋白分子的溶解性。酸碱法提取角蛋白，通常是先用酸、碱溶胀材料，然后在一定温度下水解，制得可溶性角蛋白。为提高溶解效率，通常需和还原剂配合使用。酸碱浓度、反应温度等会影响角蛋白的相对分子质量和产率。化学还原法提取角蛋白是利用还原剂将角蛋白分子中的二硫键还原成巯基，而不使肽链断裂，从而得到可溶性角蛋白。常用的还原剂有巯基乙醇、亚硫酸盐、硫代硫酸盐、硼氢化钠等。化学氧化法提取角蛋白则是利用氧化剂将角蛋白中的二硫键打断并氧化成磺酸基，使之成为可溶性蛋白。常用氧化剂包括过乙酸、过氧化氢、过甲酸等过氧化物。

## 二、定性分析

### （一）分离和表征

以蛋白质为主要成分的药物，其分离和表征对于相关药物的鉴定具有重要意义。因此，总蛋白提取后，往往需进一步分离和表征，以方便后续质量评价。蛋白质及其水解产物（如多肽）的分离原理与方法主要有：①根据分子形状和大小不同进行分离，如差速离心与超速离心法、膜分离（透析、电渗析与超滤法）、凝胶过滤法。②根据分子电离性质（带电性）的差异进行分离，如离子交换法、电泳法、等电聚焦法。③根据分子极性大小及溶解度不同进行分离，如溶剂提取法、逆流分配法、分配层析法、盐析法、等电点沉淀法及有机溶剂分级沉淀法。④根据吸附性质的不同进行分离，如吸附层析法。⑤根据配体特异性进行分离，如亲和层析法。为达到良好分离目的，常根据蛋白质理化性质和生物学特性，将以上各种分离方法组合应用。

**1. 凝胶渗透色谱法**　凝胶渗透色谱（gel permeation chromatography，GPC），也称分子排阻色谱（size exclusion chromatography，SEC）或凝胶过滤色谱（gel filtration chromatography，GFC），是根据分子大小分离蛋白质混合物最有效的方法之一，最常用的分离材料有葡聚糖凝胶（sephadex gel）和琼脂糖凝胶（agarose gel）等。

在理想的GPC条件下，支持介质不与溶质分子相互作用，形状相同的蛋白质相对分子质量的对数与洗脱体积之间呈直线关系。因此，用几种已知相对分子质量的蛋白质标准进行色谱分析，绘制出相对分子质量的对数与洗脱体积关系的标准曲线。然后在同样的条件下对未知蛋白质进行色谱分析，根据洗脱体积，从标准曲线上即可求出未知蛋白质对应的相对分子质量。凝胶渗透色谱法测定蛋白质相对分子质量，具有操作方便、设备简单、周期短、重复性好、样品用量少、条件温和、一般不引起生物活性物质变化等优点。需要注意的是用凝胶渗透色谱法测定蛋白质相对分子质量时，决定蛋白质洗脱体积的是溶质分子的大小，而非相对分子质量。所以用球蛋白质标准所作的校准曲线不能用于其他形状蛋白质的相对分子质量测定。因此，用凝胶渗透色谱法所测得的相对分子质量，要与其他方法测定结果相对照，才能得出比较可靠的结论。

**2. 凝胶电泳法**　电泳法（electrophoresis）是在一定 pH 条件下，利用不同荷质比（电荷与质量之比）蛋白质分子在电场中迁移率差异而实现分离的方法。SDS-PAGE（十二烷基硫酸钠聚丙烯酰胺凝胶电泳）是蛋白质分析中最常用的凝胶电泳系统，广泛用于蛋白质混合物的定性分析、纯度检查和分子量测定。聚丙烯酰胺凝胶由丙烯酰胺单体、亚甲基双丙烯酰胺交联剂在引发剂四甲基乙二胺和催化剂的存在下室温聚合而成。调整丙烯酰胺浓度和交联度可以有效地改变凝胶的孔径，从而对大多数大分子颗粒起分子筛效应。在外加电场进行电泳时，蛋白质分子在电场中的泳动速度取决于它所带的净电荷多少、颗粒的大小及形状。

用 SDS-PAGE 测定蛋白质相对分子质量时，蛋白质需要经过样品溶解液处理。在样品溶解液中含有巯基乙醇（或二硫苏糖醇）及 SDS，蛋白质样品在巯基乙醇的作用下完全变性形成单链，再进一步与 SDS 结合成带大量负电荷的 SDS-蛋白质复合物。在 SDS-PAGE 中，蛋白质分子在电场中的迁移率不再受蛋白质原有电荷和形状的影响，而只由蛋白质相对分子质量决定。选择合适的聚丙烯酰胺凝胶孔径，在凝胶中将未知蛋白质和一系列分子标准蛋白质进行电泳，测量每种标准蛋白在凝胶中的迁移距离，根据标准蛋白质相对分子质量的对数与迁移率之间的关系曲线，测量未知蛋白质的迁移率，从而计算出相应的相对分子质量。

必须注意，在 SDS-PAGE 中相对分子质量的对数和相对迁移率的线性关系仅仅在蛋白质结合有恒定量的 SDS 比率时才是正确的。因此，分析电泳结果时要注意，一般至少用两种方法测定，相互验证。

对于 SDS-PACE 的结果可以采用以下几种方法处理：①将未知蛋白质与标准蛋白质的相对位置进行比较，得到未知蛋白质的近似相对分子质量。②利用相对迁移率的计算，得未知蛋白质的相对分子质量。方法是电泳后在凝胶上测量出标准蛋白质和前沿指示剂的迁移距离，计算出标准蛋白质的相对迁移率（$m_R$），以标准蛋白质的相对迁移率对标准蛋白质相对分子质量的对数作图，可获得一条 $m_R$-lg$M$ 标准曲线，根据未知蛋白质的相对迁移率即可在标准曲线上查得其相对分子质量。③用凝胶扫描仪，将凝胶图谱扫描输入计算机中并进行处理，得到未知蛋白质的相对分子量。

**3. 质谱法**　20 世纪 80 年代中期出现两种电离技术，即电喷雾电离和基质辅助激光解析电离，使得质谱法检测相对分子质量高达几十万的生物大分子成为可能，从而解决了极性大、热不稳定的蛋白质和多肽分子的离子化和大相对分子质量的测定问题。目前，质谱技术在蛋白质领域中的应用日益广泛。除相对分子质量测定外，电喷雾和基质辅助激光解吸离子源后连接串联质谱可检测离子结构碎片的质荷比，能够提供离子的结构信息，可应用于多肽、核酸的测序及蛋白质的鉴定。

氨基酸排列顺序即蛋白质一级结构是蛋白质的基本结构特征，具有高度特异性。因此，测定蛋白质氨基酸序列对于蛋白质定性和结构功能研究具有非常重要意义。目前，肽和蛋白质测序有三种策略：①根据基因测序结果，从 cDNA 演绎肽和蛋白质序列；②直接测序策略，包括 N 端序列分析（Edman 降解）和 C 端序列分析；③质谱分析与生物信息学搜索相结合策略。从已有蛋白质数据库来看，约一半来自 cDNA 法，一半来自直接测序法。

知 识 链 接 3-2：*动物药定性分析常用理论数据库*

常规公认不太可能有两种不同蛋白质在 N 端的 15 个氨基酸序列是相同的，因此 N 端 15 个氨基酸序列测定，对于蛋白质定性鉴别具有很高的可信性，如再辅以高分辨质谱精确测定蛋白质相对分子质量，则可靠性更高。

**4. 蛋白质组分析**　蛋白质组（proteome）一词最早由威尔金斯（Marc Wilkins）于1994年提出，取自"PROTEin"与"genOME"，意指"一种基因组所表达的全套蛋白质"。一般细胞含有数千种乃至上万种蛋白质，因此，蛋白质组研究是个复杂的工程。大规模蛋白质组分析过程包括样品制备、蛋白质分离和定性鉴定/定量比较，其核心技术主要包括大规模蛋白质分离技术和高通量蛋白质鉴定技术，前者主要有二维凝胶电泳技术、二维液相色谱－质谱联用技术和同位素标记－亲和色谱－质谱联用技术，后者主要为质谱技术，常用的质谱仪有带MALDI源的四极杆－飞行时间质谱仪（MALDI-Q-TOF）和MALDI-TOF-TOF质谱仪等。

**5. 多肽组分析**　多肽是一类由氨基酸组成的小分子链，在调控细胞信号传导、代谢调节和抗菌防御等生理过程起着重要作用。多肽组学（peptidomics）是研究所有肽类分子的组成、结构和功能的学科，是对蛋白质组学的补充。目前，多肽组分析常采用Nano-LC色谱，并结合软电离技术，如电喷雾（ESI）和基质辅助激光解析离子源（MALDI）。对动物类药材的肽组分析可以识别差异特征肽，为动物类中药的质量控制提供有力支撑。例如，《中国药典》规定了阿胶、鹿角胶及龟甲胶中必须检出相应物种的特征离子，并颁布了伪品添加如猪皮、牛皮的特征肽补充检验方法。在此基础上，基于非标记定量（label-free quantification，LFQ）多肽组学结合糖基化位点分析方法，定量分析比较鹿角胶与鹿皮胶酶解肽段，结合主成分分析、火山图比较及热图对比，筛选发现了3个含有糖基化修饰位点的差异特征肽，在鹿角胶中的丰度显著高于鹿皮胶。通过对3个特征肽相对含量的高低比较，可区分鹿角胶与鹿皮胶；模拟鹿角胶掺入不同比例鹿皮胶样品，进一步对这3个特征肽相对含量分析，结果发现，特征肽的相对含量比值与鹿角胶/鹿皮胶比例呈线性，实现了鹿角胶掺伪及掺伪比例的检测（图3-21）。

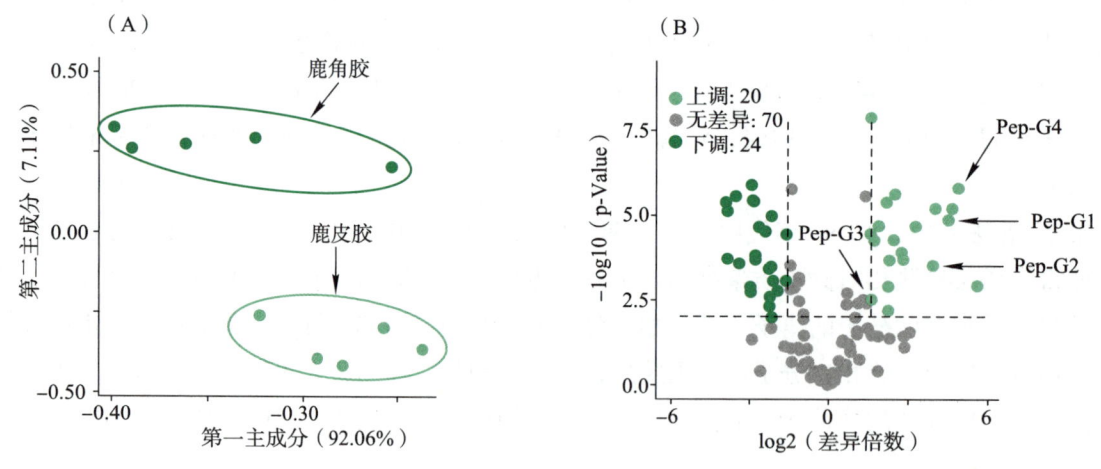

图3-21　基于定量多肽组的鹿角胶特征肽发现

## （二）常用定性方法

蛋白质常用定性方法有化学反应法和薄层色谱法。

**1. 化学反应法**　氨基酸、多肽、蛋白质的显色反应有茚三酮反应、双缩脲反应、酚试剂反应、米伦反应等。

（1）茚三酮反应：是指在加热条件及弱酸环境下，氨基酸或肽与茚三酮作用生成有特殊颜色

（大多数氨基酸作用生成蓝紫色物质，天冬氨酸作用生成棕色物质，与脯氨酸或羟脯氨酸作用生成黄色物质）的化合物及相应的醛和二氧化碳的反应。

（2）双缩脲反应：是肽和蛋白质所特有的反应，为氨基酸所没有的一种颜色反应。一般分子中含有两个氨基甲酰基（即肽键：–CO–NH–）的化合物与碱性溶液作用，生成紫色或者蓝紫色的络合物。

（3）酚试剂反应：亦称福林（Folin）试剂反应，是酚基将福林试剂中的磷钼酸及磷钨酸还原成蓝色化合物的反应。由于蛋白质分子一般都含有酪氨酸，而酪氨酸中含有酚基，因此该反应可以用于鉴别蛋白质。测定试剂由甲、乙两组试剂组成，甲试剂有碳酸钠、氢氧化钠、硫酸铜及酒石酸钾钠，乙试剂由磷钼酸、磷钨酸、硫酸、溴等组成。具体的反应过程包括两步：第一步是在碱性条件下，蛋白质中的肽键与酒石酸钾钠 – 铜盐溶液作用生成蛋白质 – 铜复合物；第二步是蛋白质 – 铜复合物还原磷钼酸 – 磷钨酸试剂，生成蓝色物质。这种反应可定量完成，因此也是蛋白质定量测定方法。

（4）米伦反应（Millon reaction）：是指含有酪氨酸的蛋白质溶液中加入米伦试剂（亚硝酸汞、硝酸汞及硝酸的混合液），会产生白色沉淀，加热变为红色沉淀。此反应为酪氨酸的酚基所特有的反应，因此含有酪氨酸的蛋白质均呈米伦反应。

**2. 薄层色谱法**　该法是氨基酸、多肽、蛋白质类成分常用的定性分析方法。较常用的吸附剂是硅胶 G 或硅胶 H，展开剂用三氯甲烷 – 甲醇（或丙酮）（9∶1），显色剂用 2% 的茚三酮溶液。除薄层色谱外，聚丙烯酰胺凝胶电泳也是鉴别蛋白质的良好手段。

## 三、定量分析

中药中总蛋白质的定量分析可采用凯式定氮法、比色法（如考马斯亮蓝法、双缩脲法）等，游离氨基酸的含量测定可采用高效液相色谱法，或者采用氨基酸自动分析仪进行定量分析。近年来，基于生物效应的生物活性测定也逐步应用于该类成分的定量分析。

### （一）凯氏定氮法

蛋白质定量测定的方法很多，其中凯氏定氮法是最早的经典方法。由于蛋白质的含氮量基本恒定（14% ~ 16%），此方法是首先将一定量的蛋白质用浓硫酸消化分解，使其中的氮变成铵盐，再与浓 NaOH 作用，放出的氨气用标准酸液吸收，最后用反滴定法滴定残余的酸，或用硼酸吸收后，再用标准酸直接滴定，最后根据得到的含氮量计算样品中的蛋白质含量，目前常用微量凯氏定氮法（micro-Kjeldahl method）。凯氏定氮法适用范围为 0.2 ~ 1.0 mg/mL 氮，已知蛋白质平均含氮量为 16%，由凯氏定氮法测出含氮量后，再乘以系数 6.25，即得蛋白质含量。需要注意的是，含氮化合物对此测定有干扰，可使结果偏高。

### （二）紫外分光光度法

由于蛋白质中芳香族氨基酸（色氨酸和酪氨酸）存在，蛋白质在 280 nm 左右有吸收高峰，因此，可利用 280 nm 吸收值测定溶液中的蛋白质含量。最简单的方法是按 280 nm 光吸收为 1 时，蛋白质量等于 1 mg/mL 计算。这样简单的处理，在准确性上明显存在不足，但其测定时间短，样品用量极少，并且不消耗样品。为避免蛋白质样品中可能含有的少量核酸类杂质影响，可采用 280 nm 和 260 nm 光吸收值以下式计算：

$$蛋白质浓度（mg/mL）= 1.45 A_{280nm} - 0.744 A_{260nm} \qquad （式 3-2）$$

### （三）Folin– 酚法（Lowry 法）

Lowry 法是当前生化实验室常用的蛋白质定量测定方法之一。2024 年，其以 36.1 万次高居 Science 杂志公布的百年来最高被引用论文之首。原理如前定性分析方法所述，反应物质所显示的蓝色深浅与蛋白质含量（25 ~ 250 μg/mL）成正比。

Lowry 法具有操作简便、迅速，不需要特殊仪器设备，灵敏度较高（较紫外吸收法灵敏 10 ~ 20 倍），但反应易受多种因素（如去垢剂）干扰，测定之前应排除干扰因素或做空白试验消除。

### （四）2,2′- 联喹啉 -4,4′- 二羧酸法（BCA 法）

1985 年 Smiù 等报道了用 BCA（bicinchoninic acid，2,2′- 联喹啉 -4,4′- 二羧酸法）测定蛋白质的方法，此法灵敏度和重复性均佳，受干扰少。其原理是利用在碱性条件下，蛋白质分子中的肽键与 $Cu^{2+}$ 生成络合物同时将 $Cu^{2+}$ 还原成 $Cu^+$，后者可敏感、特异地与 BCA 结合生成一个在 562 nm 处具有大量光吸收的紫色复合物，且复合物的光吸收强度与蛋白质浓度（10 ~ 1 200 pg/mL）成正比。BCA 法操作简单，灵敏度与 Lowry 法相似，但其试剂十分稳定，抗干扰能力强，对不同种类蛋白质变异系数小。

### （五）考马斯亮蓝法（Bradford 法）

考马斯亮蓝法也称考马斯蓝染色法（Coomassie blue staining），又称 Bradford 法，与 Lowry 法和 BCA 法并称传统测量蛋白质三种方法。该法是 1976 年美国生物化学家布拉德福德（John Bradford）建立，其原理是在酸性条件，蛋白质与考马斯亮蓝结合，颜色从红色变为蓝色，在 595 nm 波长处有最大光吸收，且其光吸收值与蛋白质含量成正比，因此可用于蛋白质的定量测定。该法灵敏度比 Lowry 法高 4 倍，可测定微克级蛋白质含量，蛋白质浓度范围为 0 ~ 1 000 μg/mL，最小可测 2.5 μg/mL 蛋白质，是一种常用的微量蛋白快速测定方法。

考马斯亮蓝有 G250 和 R250 两种。其中考马斯亮蓝 250 由于与蛋白质的结合反应十分迅速，在 2 min 左右时间内可达到平衡，结合物在室温下 1 h 内保持稳定，常用于蛋白质含量测定。考马斯亮蓝 R250 与蛋白质反应虽然比较缓慢，但是可以被洗脱下去，可用于电泳条带染色。

注意：考马斯亮蓝和皮肤中蛋白质通过范德华力结合，反应快速，并且稳定，无法用普通试剂洗掉。待一两周左右，皮屑细胞自然衰老脱落即可无碍。

### （六）同位素编码亲和标签（ICAT）法

同位素编码亲和标签（isotope–coded affinity tag，ICAT）技术属于体外标记的定量蛋白质组方法，于 1999 年由艾伯索尔德（Ruedi Aebersold）实验室 Gygi 等人设计，其主要原理是含有半胱氨酸的有差异的两种蛋白质与标记和未标记的 ICAT 试剂分别反应，然后将两者反应产物进行等量混合、酶解，再利用抗生物素蛋白（avidin）与带生物素标签的多肽的亲和作用，纯化多肽，最后进行质谱分析定量地测定带 8 个氘的多肽和不带标记的多肽。

ICAT 试剂由三部分组成，即起亲和标签作用的生物素（biotin），能与半胱氨酸相互作用形成化学键的带碘活性基团，又称反应基团，和用来将亲和标签部分与反应基团进行衔接的连接子（中间部分）。通过将 ICAT 试剂碳原子上的两个氢原子用氘取代，如此就形成带氘标记或未标记的两种 ICAT 试剂。ICAT 利用对标记试剂的巧妙设计，不仅可以实现对不同条件处理的细胞差异蛋白质的定量分析，而且可大大简化样品分离的复杂程度，为比较蛋白质组学研究中差异蛋白质分离与鉴定提供十分有用的技术。该方法的不足之处在于无法分析和鉴定不含半胱氨酸的蛋白质。

### （七）生物活性测定法

生物活性测定法作为一类基于物质生物活性的特殊分析方法，尤其在多肽、活性蛋白质的分析中受到广泛青睐。该方法的最大优点是如一级结构完整的同一蛋白质，若其二级结构、三级结构或四级结构被破坏，或者是有差异，虽然通过它们的化学组成较难区别，但却可能表现出生物活性方面的明显不同。

### （八）质谱法

质谱仪不仅能够通过检测蛋白质多肽的相对分子质量和氨基酸序列对其进行定性分析，还能够通过选择特定的离子借助碰撞解析其裂解规律，发现蛋白质的结合位点以及翻译后修饰情况。基于此，采用多反应监测（MRM）法可对复杂样品中特定的游离氨基酸或多肽进行定量分析，具有较高的检测灵敏度。目前，由于动物类中药中游离的氨基酸或多肽含量较低，通过在流动相中添加 1～2 mmol/L 甘氨酸，可显著提高检测灵敏度。例如利用酶解肽基质中甘氨酸、丙氨酸、缬氨酸等氨基酸残基诱导的"响应增强效应（response boosting）"实现阿胶特征肽的绝对定量：一方面，基于"响应增强效应"显著提高检测灵敏度，特征肽 LOQ 可达 0.1 ng/mL；另一方面，利用同位素标记的特征肽测定响应增强效应并进行补偿，以抵消特征肽的基质效应，实现阿胶特征肽的准确定量（加样回收率 89.4%～106.5%）（图 3-22）。

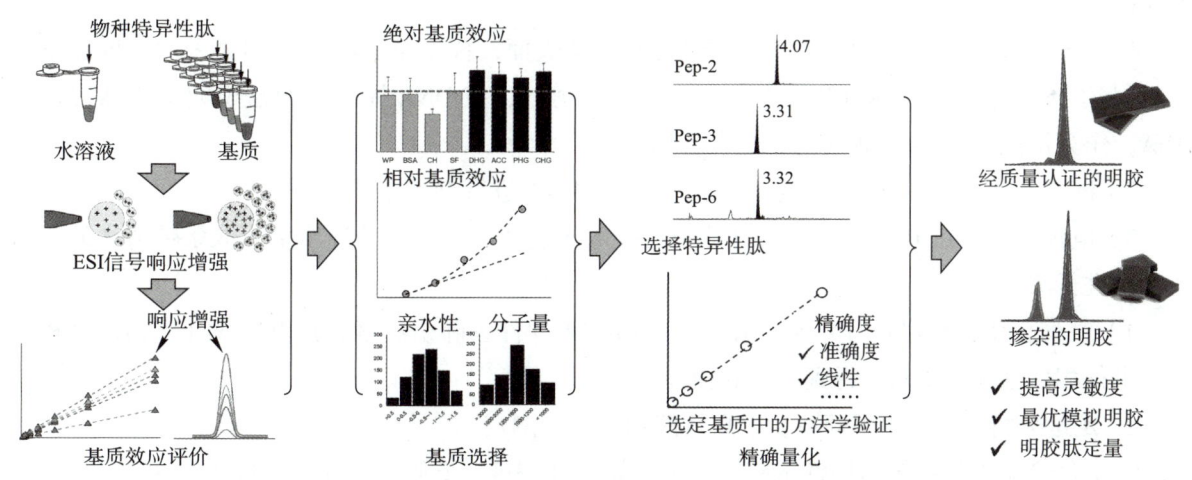

图 3-22　基于响应增强策略的鹿角胶特征肽的绝对定量

## 四、常用动物类中药分析

### （一）阿胶的质量分析

阿胶始载于《神农本草经》，被列为上品。在我国作为药物应用已经有数千年的历史，和人参、鹿茸一起并称为"中药三宝"，李时珍在《本草纲目》中称之为"圣药"。本品为马科动物驴 *Equus asinus* L. 的干燥皮或鲜皮经煎煮、浓缩制成的固体胶。通常由驴皮浸泡去毛，切块洗净，分次水煎，滤过，合并滤液，浓缩（可分别加入适量的黄酒、冰糖及豆油）至稠膏状，冷凝，切块，晾干制得。阿胶味甘，性平。归肺、肝、肾经，具有补血止血、滋阴润燥功效。

**1. 定性分析**

（1）高效液相色谱－质谱法：按照《中国药典》高效液相色谱－质谱法测定。

取本品粉末 0.1 g，加 1% 碳酸氢铵溶液 50 mL，超声处理 30 min，用微孔滤膜滤过，取续滤液 100 μL，置微量进样瓶中，加胰蛋白酶溶液 10 μL（取序列分析用胰蛋白酶，加 1% 碳酸氢铵溶液制成每 1 mL 中含 1 mg 的溶液，临用时配制），摇匀，37℃ 恒温酶解 12 h，作为供试品溶液。另取阿胶对照药材 0.1 g，同法制成对照药材溶液。照高效液相色谱－质谱法试验，以十八烷基硅烷键合硅胶为填充剂；以乙腈 –0.1% 甲酸溶液为流动相，按规定进行梯度洗脱；流速为 0.3 mL/min。采用质谱检测器，电喷雾正离子模式（ESI⁺），进行多反应监测（MRM），选择 $m/z$ 539.8（双电荷）—612.4 和 $m/z$ 539.8（双电荷）—923.8 为检测离子对。取阿胶对照药材溶液，进样，按上述检测离子对测定的 MRM 色谱峰的信噪比均应大于 3：1。吸取供试品溶液 5 μL，注入高效液相色谱－质谱联用仪，测定。以 $m/z$ 539.8（双电荷）—612.4 和 $m/z$ 539.8（双电荷）—923.8 离子对提取的供试品离子流色谱中，应同时呈现与对照药材色谱保留时间一致的色谱峰。

（2）阿胶原材料及其混伪品 DNA 条形码鉴定：阿胶近年来价格攀升迅猛，其原因是原料驴皮难求，加之驴皮及其混伪品牛皮、马皮、骡子（马骡、驴骡）皮加工制成胶块后，给传统的外观性状和理化性质等鉴定方法带来一定的困难。COI 为主的动物类药材物种 DNA 序列已被生命条码联盟（The Consortium for the Barcode of Life，CBOL）确立为动物条形码通用的序列，用于鉴定动物的基原，《中国药典》四部通则中收载了 COI 片段 DNA 扩增（PCR）的通用引物及通用的 PCR 反应条件。

1）DNA 提取：药材样品用 75% 乙醇浸泡清洗表面，挥干至无醇味，刮去表面，取靠下层的材料约 35 mg，置 2.0 mL PE 管中，用灭菌剪刀剪碎，按 DNA 提取试剂盒说明书方法提取总 DNA，作为供试品 DNA 模板溶液，保存备用。

2）PCR 扩增：选择优化的引物序列，对模板 DNA 进行 PCR 扩增。

3）电泳检视：PCR 扩增产物通过琼脂凝胶电泳、紫外光检视验证质量，取条带清晰的 PCR 产物，进行测序。

4）序列分析：样品测序结果利用 DNA Star 7.1 软件去除引物区，用互联网上 NCBI 中 Blast 工具进行相似性检索比对，得到序列的物种结果。

**2. 定量分析**　照《中国药典》中高效液相色谱法测定。

（1）色谱条件与系统适用性试验：以十八烷基硅烷键合硅胶为填充剂；以乙腈 –0.1 mol/L 乙酸钠溶液（用乙酸调节 pH 至 6.5）（7：93）为流动相 A，以乙腈 – 水（4：1）为流动相 B，按规定进行梯度洗脱，检测波长为 254 nm；柱温为 43℃。理论板数按 L– 羟脯氨酸峰计算应不低于 4 000。

（2）对照品溶液的制备：取 L– 羟脯氨酸对照品、甘氨酸对照品、丙氨酸对照品、L– 脯氨酸对照品适量，精密称定，加 0.1 mol/L 盐酸溶液制成每 1 mL 分别含 L– 羟脯氨酸 80 μg、甘氨酸 0.16 mg、丙氨酸 70 μg、L– 脯氨酸 0.12 mg 的混合溶液，即得。

（3）供试品溶液的制备：取本品粗粉约 0.25 g，精密称定，置 25 mL 量瓶中，加 0.1 mol/L 盐酸溶液 20 mL，超声处理（功率 500 W，频率 40 kHz）30 min，放冷，加 0.1 mol/L 盐酸溶液至刻度，摇匀。精密量取 2 mL，置 5 mL 安瓿瓶中，加盐酸 2 mL。150 ℃水解 1 h，放冷，移至蒸发皿中，用水 10 mL 分次洗涤，洗液并入蒸发皿中，蒸干，残渣加 0.1 mol/L 盐酸溶液溶解，转移至 25 mL 量瓶中，加 0.1 mol/L 盐酸溶液至刻度，摇匀，即得。

精密量取上述对照品溶液和供试品溶液各 5 mL，分别置 25 mL 量瓶中，各加 0.1 mol/L 异硫氰酸苯酯（PITC）的乙腈溶液 2.5 mL，1 mol/L 三乙胺的乙腈溶液 2.5 mL，摇匀，室温放置 1 h后，加 50% 乙腈至刻度，摇匀。取 10 mL，加正己烷 10 mL，振摇，放置 10 min，取下层溶液，滤过，取续滤液，即得。

（4）测定法：分别精密吸取衍生化后的对照品溶液与供试品溶液各 5 μL，注入液相色谱仪。测定，即得。本品按干燥品计算，含 L-羟脯氨酸不得少于 8.0%，甘氨酸不得少于 18.0%，丙氨酸不得少于 7.0%，L-脯氨酸不得少于 10.0%。

### （二）水蛭的质量分析

水蛭具有破血通经、逐瘀消癥之功效，用于血瘀经闭、癥瘕痞块、中风偏瘫、跌扑损伤等，是中成药脑血康口服液、抗血栓片、芪蛭胶囊、蛭丹络活胶囊等的组成药物之一。现代研究表明其主要成分为蛋白质类、多肽类、蝶啶类、糖脂类、甾体类、羧酸酯类等。

水蛭中蛋白质类目前已知的有 theromin，antistasin 和 bdellin-HM 等。theromin 相对分子质量为 14 500，由相同单体组成的二聚体蛋白，每个单体含有 67 个氨基酸，16 个半胱氨酸残基；是一种新型凝血酶抑制剂。antistasin 相对分子质量为 15 000，由 119 个氨基酸构成，可以抑制血凝与肿瘤的侵袭和转移。bdellin - HM 相对分子质量为 17 432，由 149 个氨基酸组成，是一种胰蛋白酶抑制剂。

多肽类目前已知的有水蛭素（hirudin）和蚂蟥多肽（whitmanin）。水蛭素由 64～66 个氨基酸残基构成，其相对分子质量约为 7 000，可直接作用于凝血系统而发挥抗凝血作用，是迄今最强的天然凝血酶抑制剂。蚂蟥多肽相对分子质量为 8 608，药理作用尚不明确。

**1. 定性分析** 以薄层色谱法定性分析。取本品粉末 1 g，加乙醇 5 mL，超声处理 15 min，滤过，取滤液作为供试品溶液。另取水蛭对照药材 1 g，同法制成对照药材溶液。

吸取上述两种溶液各 5 μL，分别点于同一硅胶 G 薄层板上，以环己烷-乙酸乙酯（4∶1）为展开剂，展开，取出，晾干，喷以 10% 硫酸乙醇溶液，在 105℃加热至斑点显色清晰。供试品色谱中，在与对照药材色谱相应的位置上，显相同的紫红色斑点；紫外灯（365 nm）下显相同的橙红色荧光斑点。

**2. 定量分析** 利用本品与凝血酶作用，可使凝血酶失活的特点，以凝血酶活性为评价指标，建立生物测定法，作为本品的含量测定方法（具体见第二章）。

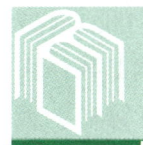

## 第十节　无机类成分分析

### 一、概述

无机化合物是中药矿物药的主要成分。《五十二病方》中即有利用矿物类药材防治疾病的记载，后世历代本草，如《山海经》《神农本草经》《本草纲目》等均有相关记述。现在临床较常用的以无机类成分为主的矿物类药材约有 60 余种。

矿物类药材的种类虽然比动、植物药少，但其在医疗上的价值却很重要，如琥珀、朱砂、磁石为安神镇静用药；炉甘石为眼科、皮肤科必备药；雄黄、轻粉、白矾等为外科常用药；石膏在清热降火药中起重要作用，以石膏为主要的白虎汤用于急性传染性流脑、乙脑等引起的高热、惊厥有明显的效果。

矿物类药材中有毒性的药材也较多，如《中国药典》收载无机化合物类药材 25 种，约占收载药材的 4%，但属于毒性中药的就有 7 种，约占 30%，而且一类剧毒中药均为矿物药。

从目前常用的矿物类药材中发现品种混乱现象也较严重，主要存在名实不副，即同名异物和同物异名的现象。同名异物是指同一药名不同的矿物基源，如自然铜、禹余粮等；同物异名是指同一矿物基原被叫不同药名，如云母既作云母石又作玄精石药用。有些矿物类药材如芒硝、玄明粉、石膏等也存在一定的质量问题。这些问题的存在直接影响人民用药的安全有效，所以对矿物类药材的分析有着重要的意义。

### （一）矿物类药材的特点

矿物类药材多来自自然界产出的矿物或天然矿物的加工品。我国地大物博，矿产资源丰富，是矿物类药材资源的天然宝库。

矿物类药材包括可供药用的天然矿物、岩石、古化石、矿物加工品及化学制品等，其中多数为矿物和岩石。矿物是自然界由于地质作用所形成的天然单质或化合物，它们具有相对固定的化学组成，以固态为主，具有确定的晶体结构；少数为液态（Hg）和有机矿物（琥珀 $C_{20}H_{32}O_2$）。岩石是同种固态矿物组成的集合体。矿石是指不同种矿物组合在一起，并有一定的经济价值者。所以矿物是岩石与矿石的基本单元。它在一定的物理、化学条件下相对稳定，当外界条件变化到一定程度时，它也随之改变，组成在新条件下稳定的矿物，所以矿物不是固定不变的。如磁铁矿（$Fe_3O_4$）长期氧化，可变成赤铁矿（$Fe_2O_3$）或褐铁矿（$m Fe_2O_3 \cdot nH_2O$）。

矿物类药材除了一些常用的分析方法外，还需要矿物学、晶体化学等地质学科的基础理论和技术。

### （二）矿物类药材的分类

矿物类药材的分类有很多种，可以根据矿物类药材的药效和功能分为清热解毒药、利水渗湿药、活血化瘀药等；可以根据矿物类药材所含主要化学元素或化合物的不同分为含砷的矿物类药材、含汞的矿物类药材、含铅的矿物类药材等；也可按照矿物类药材的理化性质或药理作用、药物毒性来分。目前最常用的分类方法是根据矿物类药材中所含的化合物来分类。

按阴离子为分类依据的，如氧化物类：磁石 $Fe_3O_4$、赭石 $Fe_2O_3$、铅丹 $Pb_3O_4$（或 $2PbO \cdot PbO_2$）、信石 $As_2O_3$；硫化物类：雄黄 $As_2S_2$、雌黄 $As_2S_3$、朱砂 $HgS$、自然铜 $FeS_2$；卤化物类：轻粉 $Hg_2Cl_2$、紫硇砂 $NaCl$、白硇砂 $NH_4Cl$；碳酸盐类：炉甘石 $ZnCO_3$（菱锌矿）或 $Zn_5(CO_3)_2(OH)_6$（水锌矿）；硫酸盐类：石膏 $CaSO_4 \cdot 2H_2O$、白矾 $KAl(SO_4)_2 \cdot 12H_2O$、芒硝 $Na_2SO_4 \cdot 10H_2O$ 等。

以阳离子为分类依据的，如钙化物类：石膏、寒水石（方解石 $CaCO_3$、红石膏 $CaSO_4 \cdot 2H_2O$）、钟乳石 $CaCO_3$、鹅管石 $CaCO_3$、紫石英 $CaF_2$；铁化物类：磁石、赭石、自然铜；

汞化物类：朱砂、轻粉、白降丹（$HgCl_2$ 和 $HgCl_2$ 的混合物）；砷化物类：信石、雄黄、雌黄；铅化物类：铅丹；锌化物类：炉甘石；铝化物类：白矾；镁化物类：滑石；钠化物类：芒硝、玄明粉、大青盐、紫硇砂；铵化物类：白硇砂等。

由于科学技术发展的需要，各学科间相互交流日益频繁，对于矿物类药材的研究和分析，除采用一般的化学分析法外，开始采用矿物学的理论和技术。矿物学对矿物的分类基本有两大类分类系统。一是以矿物的成分、结构为分类依据，分为类、族、种；二是以晶体的对称性为分类依据。后者在矿物类药材研究中已有应用。

所谓晶体对称性分类法，就是根据不同晶形、晶轴之间相互对称的关系，把矿物分为三大晶族和七大晶系。三大晶族有低、中、高之分。

低级晶族包括三斜、单斜和斜方三个晶系。二分之一的常用矿物类药材属本品族。其中属单斜晶系的有石膏、滑石、云母、硼砂、雄黄、阳起石、芒硝、赤石脂等；属三斜晶系的有白石英；斜方晶系有硫黄、胆矾等。

中级晶族也包括三个晶系，即三方晶系、四方晶系和六方晶系；常用矿物类药材朱砂、赭石、白矾等属三方晶系；密陀僧属四方晶系。

高级晶族只有一个晶系，即等轴晶系，如大青盐、紫云英、硇砂、自然铜、紫石等。

### （三）矿物类药材的分析方法

矿物类药材的分析方法主要包括矿物类药材的鉴别检查和含量测定。

**1. 鉴别检查**　矿物类药材常用的鉴别方法有性状鉴别、显微鉴别、理化鉴别三大类。对于已知矿物类药材的鉴别则可根据该药的特点，选择上述鉴别方法中的一或两种手段。《中国药典》收载的矿物类药材主要是采用性状鉴别和理化鉴别。对于未知矿物类药材的鉴别，需要进行全面的系统研究。

（1）性状鉴别：是鉴定矿物类药材最简单的方法。因矿物类药材的生产环境、成分、构造不同，形状是多种多样的；结晶形状通常用显微镜观察，整体形状通常用肉眼观察。同时还可通过矿物药的颜色、条痕、透明度、光泽、硬度、相对密度等来进行鉴别。由于矿物类药材大多无气味，但可溶于水的矿物口尝有一定味道，因此可用来进行鉴别；矿物表面有粗糙软硬之分，可用手摸感到滑、柔、糙、凉等不同的感觉来区别某些矿物类药材。

（2）显微鉴别：是鉴定矿物类药材光学性质的重要方法，现在较常用的是偏光显微镜。偏光显微镜是研究矿物晶体薄片光学性质的重要手段，依据矿物药在偏光显微镜下所呈现的形态、光学性质和物理常数，即可鉴别矿物类药材的真伪。

（3）理化鉴别：是鉴定矿物类药材最常用的方法。常见的方法有离子反应法、火焰反应法、沉淀反应法和气体鉴别法，也可用热分析法、X射线分析法，还可用矿物类药材的特殊性质来进行鉴定。如磁石具有较强的磁性，可通过使用磁铁结合磁石的性质、光泽、条痕等特征加以鉴别；如金精石脆片置灼热的铁片上，迅速层裂，体积可膨胀 18 ~ 25 倍。

1）离子反应法：石膏的主要成分为含水硫酸钙（$CaSO_4 \cdot 2H_2O$），鉴别时采用钙盐和硫酸盐的鉴别反应。取本品粉末 0.2 g，加稀盐酸 10 mL，加热使溶解，加草酸铵试液，即生成白色沉淀，分离，沉淀不溶于乙酸，但可溶于稀盐酸。同时取适量溶液加氯化钡试液，即生成白色沉淀，分离，沉淀在盐酸或硝酸中均不溶解。

2）火焰反应法：白矾的主要成分为含水硫酸铝钾［$KAl(SO_4)_2 \cdot 12H_2O$］，鉴别时采用钾盐的鉴别反应。取铅丝，用盐酸润湿后，蘸取供试品，在无色火焰中燃烧，火焰即显紫色。

3）沉淀反应法：炉甘石的主要成分为碳酸锌（$ZnCO_3$），鉴别时锌盐采用沉淀反应进行鉴别。取本品粗粉 1 g，加盐酸 10 mL 使溶解，滤过，滤液加亚铁氰化钾试液，即生成白色沉淀，或杂有微量的蓝色沉淀。

4）气体鉴别法：炉甘石中的碳酸根可用气体鉴别法，取本品粗粉 1 g，加盐酸 10 mL，即泡沸，产生二氧化碳气体，导入氢氧化钙试液中，即生成白色沉淀。

**2. 含量测定**　目前常用的含量测定多用容量分析法和重量分析法。由于仪器分析的发展，红外分光光度法、热分析法、放射活化法、原子吸收分光光度法、激发光谱法、电化学分析等亦已应用于矿物药的分析。

中成药所含矿物药中无机类成分的定量分析进展较快，特别是含汞、含砷化合物的中成药，如小儿惊风散、紫血散中朱砂的定量；牛黄解毒片、牛黄清心丸、化毒散、小儿惊风散中雄黄的定量，时有报道。另外，磁朱丸中磁石、朱砂的定量，除药典中方法外，还可用吡啶偶氮萘酚直接比色法同时测定，以氯化钠作铜的掩蔽剂，柠檬酸钠作铁的掩蔽剂。冰硼散中的煅硼砂，可用盐酸标准溶液滴定。软膏中的轻粉含量，可用改进汞剂法测定。

有关中成药中游离汞、砷的检测方法也时常可见。

矿物药中无机类成分分析的一般程序是：取样 – 试样分解 – 定性分析 – 定量分析。

取样法是指选取供检定用的药材样品的方法。取样的代表性直接影响检定结果的正确性。取样前应注意无机化合物类药材名称、来源、产地、生成环境、清洁程度等，详细记录。但特殊样品需特殊方法处理。

试样的分解是将待测组分转入溶液中的重要步骤。一般要求：试样分解必须完全；试样分解过程中待测组分不应有损失；试样分解过程中不应引入被测组分或干扰组分。常用的分解方法有溶解法（湿法）和熔融法（干法）两种。溶解法是最简便的分解方法，就是将试样溶解在水、酸或其他溶剂中的分解方法，通常采用水、稀酸、浓酸、混合酸的顺序进行处理。当溶解法不能将试样完全溶解时，可采用熔融法。熔融法是将试样与固体熔剂混合，然后在高温下加热至全熔或半熔，使待测组分转变为可溶于水或酸中的化合物。熔剂可分为碱性熔剂（如碳酸钠、氢氧化钠）、酸性熔剂（如硫酸氢钾、焦硫酸钾）、氧化性熔剂（如过氧化钠、碳酸钠加硝酸钾）和还原性熔剂（碳酸钠加硫）等。可根据不同矿物药的性质加以选用。

## 二、定性分析

矿物药中无机类成分的定性分析常采用红外分光光度法、热分析法等。现代分析方法，如扫描电镜法、X 射线衍射分析法、近红外光谱法等在矿物药中未知成分及微量元素分析方面也已得到较广泛的应用。

### （一）红外分光光度法

无机类成分红外光谱是由矿物分子振动产生的吸收光谱，它能提供有关无机类成分的结构信息，而且这种方法要求的样品数量很少，检测方法简便迅速。无机类成分的红外光谱主要是由其阴离子的晶格振动所引起，吸收位置受分子中阳离子的影响较小，一般阳离子质量的增加，仅使吸收峰位置向低波数方向稍作位移。因此无机类成分的红外光谱比有机化合物简单得多。

定性分析时，一般先将样品粉碎，过 200 目筛，然后用石蜡糊或 KBr 压片法测定。在解析图谱时，应注意吸收水的干扰；另外由于杂质的存在、样品晶体在光路中方向的不同、多晶异构水合类型的不同、离子交换现象，常使测得的光谱与标准图谱不一致。

### （二）热分析法

该法是在程序控制温度下，测定物质的物理、化学性质随温度变化关系的一类仪器分析方法。该法可测定物质的物理常数，如熔点和沸点，可作为无机类成分鉴别和纯度检查的方法。根据测定物理量的不同，热分析法可分为差（示）热分析法（DTA）、热重法（TG）、导数热重量法（DTG）、差示扫描量热法（DSC）、热机械分析法（TMA）和动态热机械分析法（DMA）。涉及无机化合物类药材的热分析方法主要是指以下 3 种。

**1. 热重法** 热重法（thermogravimetry，TG）是在程序控制温度下测量物质的质量与温度关系的技术。由热重法测得的图谱称热重曲线，一般 X 轴为温度（或时间），Y 轴为重量。本法衍生的微商热重法（derivative thermo gravimetry，DTG）是热重曲线对温度或时间的一阶微商。凡在加热过程中有重量减少的物质均可用本法测定。如含结晶水、加热分解物（碳酸盐失去 $CO_2$）等的无机化合物类药材。

**2. 差热分析法** 差热分析法（differential thermal analysis，DTA）是在程序控温下测量物质和参比物的温度差与温度关系的技术。所得图谱为差热（DTA）曲线，Y 轴为温度差（$T$），向下时为吸热，X 轴为温度（$T$），峰的前沿最大斜率点的切线与外推基线的交点为外推始点（extrapolated onset），是物质熔化的重要参数，现代仪器均可自动显示。

凡在程序加热过程中有吸热或放热反应的物质均可用差热分析法，根据吸热峰和放热峰的个数、形状和位置与相应的温度来鉴别待测物质或多晶型，也可根据与对照品或标准品的差热分析曲线比较检查待测物质的纯度。

**3. 差示扫描量热法** 差示扫描量热法（differential scanning calorimetry，DSC）是在程序控温下测量物质和参比物的功率差与温度差关系的技术，其作用与 DTA 相似，但测量的是物质变化时所消耗的功率，所以更直观，DSC 曲线中 Y 轴为单位时间所加的热量，即 $dq/dt$（mcal/s 或 mt/s），对吸、放热方向，至今无明确规定，由仪器设计而定，X 轴为时间（$t$）或温度（$T$）。根据测量方法，分为功率补偿型和热流型两种。

凡在程序加热过程中有吸热或放热反应的物质也可用差示扫描量热法测定。该法可用于待测物的鉴别、纯度检查以及熔点和水分的测定。

### （三）X 射线衍射分析法

X 射线是具有一定波长范围的短波长电磁波。1895 年德国物理学家伦琴（Rontgen）在从事阴极射线管研究中发现了一种看不见的，但可使硫化锌发光的射线，因为尚不知道为何种射线暂定名为"X 射线"。随后伦琴又发现该射线可以引起空气的电离；照射荧光物质时可出现荧光；可以穿过障碍物，也可以被吸收；可使乳胶片感光等。为深入研究 X 射线的物理本质，1912 年德国物理学家劳厄发现当 X 射线通过晶体时产生类似可见光通过光栅时的"衍射现象"，并由此证实：晶体是 X 射线的天然立体光栅，证明 X 射线的波长与晶体中原子（分子）间排列的"间隔"，具有相同的数量级。这一发现把人类的视野从宏观世界引到微观世界。

**1. X 射线衍射分析法的基本原理** X 射线衍射分析法分为单晶 X 射线衍射分析法与粉末 X 射线衍射分析法。单晶 X 射线衍射分析法主要用于固态样品的空间结构分析，其实质是研究 X

射线、晶体衍射与分子结构三者之间的关系。当 X 射线照射到晶体上时，晶体将会产生衍射效应，由于晶体内部原子的有序排列，在晶体周围空间产生一幅规律的三维衍射图像，利用衍射图像中的信息，根据分子排列的对称性质，通过数学计算可以准确获得分子三维立体结构。X 射线衍射单晶结构分析实质是完成傅里叶变换和傅里叶反变换的过程。在 X 射线衍射实验中完成第一次傅里叶变换，获得晶体在衍射空间的衍射图谱和衍射数据值；第二次傅里叶变换是通过数学计算完成，获得分子立体结构模型和各种参数值。单晶 X 射线衍射分析是结构分析的权威方法，能够给出定量分析结果。

粉末 X 射线衍射分析可以用于单一物质和混合样品的定性物相分析、物质存在状态鉴别、两种物质的异同鉴别、化合物的晶型鉴别等；也可以根据不同的需要进行定量分析。当 X 射线照射的样品不是一颗单晶体，而是由许多细小（约 100 mm）单晶粒组成的粉晶样品时，相应的 X 射线衍射图像将由许多小晶粒在空间的随机取向而形成各自独立的 X 射线衍射图像，其叠加结果形成以入射 X 射线为轴线的一组同心圆锥衍射线族。应用粉末 X 射线衍射仪，可以记录共存的 X 射线衍射图谱，每种单一化合物（组分）应具有自身专属的一套指纹性粉末 X 射线衍射线，因此可以凭借粉末 X 射线衍射图谱准确地鉴定识别化合物（即物相分析）。

**2. X 射线衍射分析法的一般流程**　我国无机化合物类药材的利用有着悠久的历史。但由于无机化合物类药材经历了亿万年的地质变迁，组成尤为复杂，伴生、共生现象普遍存在。另外，在长期的民间使用过程中，同名异物、同物异名的情况广泛存在，出现临床用药混乱状况。

粉末 X 射线衍射方法可以通过物相分析的方法对无机化合物类药材进行有效识别和鉴定。无机化合物类药材由于组成中晶态成分较多，因此衍射图谱中峰强度较高，峰形比较尖锐，所含大部分组分的对称性较高，因此峰数较少，图谱比较简单。不同的地质作用下所形成的同种无机化合物，在成分含量上有明显的差异性，这种差异可以在粉末 X 射线衍射图谱中表现出来。在无机化合物类药材分析中，X 射线粉末衍射应用更为广泛。

（1）样品制备：由于粉末 X 射线衍射使用的样品要求均匀和尽可能消除择优取向，所以在进行粉末 X 射线衍射实验前，需要对被测样品进行前处理。一般是将样品放入玛瑙研钵经研磨后过 100 目筛，制成粉末 X 射线衍射实验用样品。

（2）进样：对于 X 射线粉末衍射仪，一般需要较多的样品量。由于晶体对 X 射线的衍射能力与组成的化学元素相关，对于无机化合物类药材进样量约 50 mg。

（3）测试参数设定：根据使用仪器的不同，相应测试的参数会有所变化，但一般会包含扫描范围、扫描速度、步长、射线管电压电流等参数。最优参数可能需要经过实际实验获得。

（4）粉末衍射图谱数据分析：根据不同的检测分析要求进行衍射图谱的数据处理。一般可选用下列分析内容：晶态与非晶态物质鉴别、固体化学药物异同鉴别（即物相分析）、固体化学药物纯度鉴别、单一成分的固体化学药物的晶型确定、固体化学药物晶型纯度分析、固体化学药物多晶型含量测定、固体化学药物稳定性与影响因素测定，以及固体化学药物制剂中原料药的晶型与含量测定等。例如：雄黄为硫化物类矿物，利用 XRD 法分析雄黄药材的主要物相为 AsS 和 $As_4S_4$，并根据主要物相构建雄黄药材的指纹图谱，分别识别了 15 和 12 个共有峰，为雄黄的质量评价提供有效、准确的理论依据（图 3-23）。

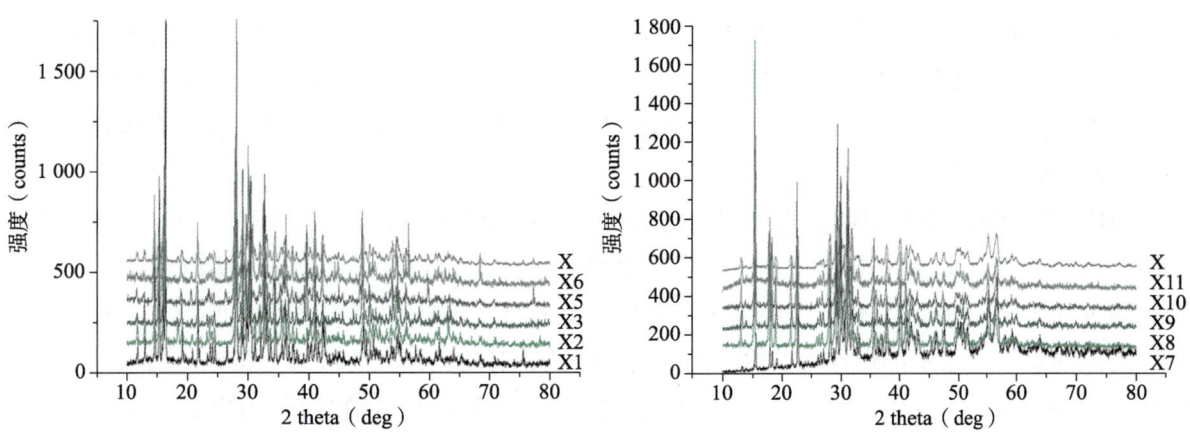

图 3-23 主要物相分别为 AsS 和 $As_4S_4$ 的雄黄指纹图谱

## （四）其他分析方法

**1. 扫描电镜法** 每种无机化合物在微观结构上具有特定的结构，在纳米级层次上，晶体表面与内部结构是不同的，矿物相界面上的结构与晶体内部结构也是不同的，而这些结构只能通过高分辨率的电子显微镜才能观测到。扫描电镜是介于透射电镜和光学显微镜之间的一种微观形貌观察，可直接利用样品表面材料的物质性能进行微观成像。它具有制样简单、放大倍数可调范围宽、图像的分辨率高等特点。目前，已广泛应用在生物学、医学、材料等领域。

**2. 近红外光谱法** 近红外光谱是中红外光谱中 C—H、N—H、O—H 和 S—H 的共振吸收，具有高信息量。波长范围为 780～2 500 nm，而且该光谱取决于粒子大小、多晶型、残留溶剂、湿度等因素，常需要将数据经过数学处理后方能进行。与其他分析方法相比，近红外光谱法有分析速度快、可多成分同时分析、无污染、样品不需特别的预处理等优点，在各个研究领域都有应用。在矿物研究领域，有研究人员运用近红外光谱法区分层状硅酸盐中单矿物（黏土矿物、绿泥石、蛇纹石等），含羟基的硅酸盐矿物（绿帘石、闪石等），硫酸盐矿物（明矾石、黄铁钾矾、石膏等），碳酸盐矿物（方解石、白云石等）及这些矿物的不同结晶度品种。

## 三、定量分析

矿物类药材中无机类成分的定量分析，可根据其含量高低选择适宜的方法。对于含量较高的物质，通常可选用经典的化学分析法——容量分析法和重量分析法，对于含量较低的可选择原子吸收光谱法。随着现代仪器技术的飞速发展，一些高效、自动化程度高、精密度好的仪器分析方法也被引入到矿物药的定量分析中，如电感耦合等离子体质谱法、放射活化分析法、电化学分析法等。

### （一）容量分析法

无机化合物类药材的定量分析方法以容量分析法最为常见。主要是利用容量分析法中配位滴定法、酸碱滴定法、氧化还原滴定法等。

**1. 配位滴定法**

（1）应用原理：以形成配位化合物反应为基础的滴定分析法称为配位滴定法（或称配合物滴定法）。

作为滴定用的配位剂可分为无机和有机两类，早在 19 世纪中叶就已经广泛应用 $AgNO_3$ 滴定 $CN^-$，当滴定达到化学计量点（等当点）时，过量一滴 $AgNO_3$ 溶液中的 $Ag^+$ 与 $[Ag(CN)_2]^-$ 形成白色的 $Ag[Ag(CN)_2]$ 沉淀，使溶液浑浊作为终点指示。而现在应用最广的是有机氨酸配位剂中的乙二胺四乙酸（EDTA）。

EDTA 与金属离子形成的配合物配位比较简单，一般情况下为 1∶1，EDTA 分子中含有 2 个氨基与 4 个羧基，共 6 个配位原子，大多数金属离子的配位数都不超过 6，所以无论二价、三价、四价均按 1∶1 配位，仅有少数高价金属离子与 EDTA 形成 1∶2 配合物，如 $Mo^{5+}$、$Zr^{4+}$。

配位滴定法多用于测定含钙、铝等离子的矿物药，有的用标准溶液乙二胺四乙酸二钠溶液直接滴定，如石膏、钟乳石、紫石英。也有的加过量乙二胺四乙酸二钠溶液，用锌标准溶液进行回滴定，如白矾。

（2）注意事项：在 EDTA 滴定中，pH 的控制非常重要，各种金属离子有不同的最低 pH 要求，低于此 pH 的配合物稳定性下降，滴定误差增大。EDTA 滴定中常用的指示剂，在 pH 小于 7 时可用二甲酚橙，pH 大于 7 时可用铬黑 T、铬黑蓝 R 或紫脲酸胺。除采取控制 pH 的方法外，还常用掩蔽剂。掩蔽剂的使用可分为两种形式。利用配位反应降低干扰离子的浓度来消除干扰的方法称为配位掩蔽法：如测定 $Cu^{2+}$、$Mg^{2+}$ 时可加入三乙醇胺，使 $Fe^{3+}$、$Al^{3+}$ 形成稳定的配合物，消除 $Fe^{3+}$ 与 $Al^{3+}$ 的干扰。$NH_4F$ 常用来掩蔽 $Ca^{2+}$、$Ba^{2+}$、$Sr^{3+}$、$Mg^{2+}$、稀土金属离子等的干扰，以测定 $Zn^{2+}$、$Cd^{2+}$、$Mn^{2+}$ 等金属离子。利用产生沉淀的掩蔽方法称为沉淀掩蔽法：如 $Ca^{2+}$ 与 $Mg^{2+}$ 共存时加入 NaOH 使 pH > 12.0，$Mg^{2+}$ 形成 $Mg(OH)_2$ 沉淀而不干扰 $Ca^{2+}$ 的测定。另外，当 $Ba^{2+}$ 与 $Sr^{3+}$ 共存时，可用 $K_2CrO_4$ 掩蔽 $Ba^{2+}$。

**2. 酸碱滴定法**　以酸碱反应为基础的滴定分析方法称为酸碱滴定法。一般的酸、碱及能与酸、碱发生中和反应的无机化合物类药材均可用酸碱滴定法测定。

中和反应通常不发生外观变化，因此，需用指示剂颜色的变化来指示终点。

不同的指示剂变化的 pH 不同，不同程度的酸碱中和需采用不同的指示剂；亦可用电位法指示终点，电位法结果准确，尤其适用于有色物质的测定。

无机化合物类药材中的碳酸盐常采用酸碱滴定法。

**3. 氧化还原滴定法**　以氧化还原反应为基础的滴定反应称为氧化还原滴定法。

在氧化还原反应中发生电子转移，给出电子的物质为还原剂，接受电子的物质为氧化剂，反应物质的化学计量是以反应过程中电子转移的数目来决定的，即：

$$化学计量 = 相对分子质量 / 电子得失数 \qquad （式 3-3）$$

无机化合物类药材分析中常用的氧化还原滴定法有铈量法、碘量法、溴量法、重铬酸钾法，多用于含汞、砷、铁等无机化合物类药材。

其中碘量法分直接碘量法和间接碘量法。直接碘量法用碘标准溶液滴定，如雄黄的测定；间接碘量法是先加过量的碘标准溶液后，用硫代硫酸钠标准溶液回滴，指示剂多用淀粉。

## （二）重量分析法

容量分析法精密度较高，操作简便，但对有些化合物中的阴、阳离子尚缺乏适当的容量分析方法，而重量分析法则专属性强，也是无机化合物类药材定量分析的常用方法之一。

重量分析法是一种经典分析方法，它是称取一定重量的试样，用适当的方法将被测组分与试样中其他组分分离后，转化成一定的称量形式，称重，从而求得该组分含量的方法。根据被测组分性质不同，重量法可分为挥发重量法、萃取重量法、沉淀重量法和电解重量法。在中药分析中最常用的是沉淀重量法，它是用分析天平称取沉淀的重量，来确定所测组分中被检测离子的含量。要获得准确的结果、减少误差，对沉淀有如下要求。

**1. 沉淀要完全**　被测组分要沉淀完全，而形成的沉淀溶解度要很小，即沉淀剂要选择恰当，而且要过量，使产生同离子效应，促使沉淀完全，一般以超过 20% ~ 50% 为宜。过多时可能产生配合反应，而使沉淀溶解度加大。

**2. 沉淀要纯净**　主要是避免"共沉淀"和"后沉淀"。

（1）共沉淀：是指一种难溶化合物沉淀时，某些可溶性杂质同时沉淀下来的现象。引起共沉淀的原因主要有以下几方面：①表面吸附，沉淀颗粒越小，表面吸附越多。②生成混晶，杂质离子可进入晶格排列中，形成与沉淀晶格相同的晶体结构，从而取代沉淀晶格中某些离子的固定位置，生成混合晶体。③吸留和包藏，吸留是指被吸附的杂质离子机械地嵌入沉淀之中；包藏常指母液机械地嵌入沉淀之中。

（2）后沉淀是指当溶液中某一组分的沉淀析出后，另一本来难以析出沉淀的组分，也在沉淀表面逐渐沉积的现象。后沉淀多出现在该组分形成的稳定的过饱和溶液中。

为了提高沉淀的纯度，应使易吸附物质的浓度降低，反复洗涤沉淀，使沉淀的粒子加大。

**3. 沉淀的颗粒要大**，使之易于洗涤与过滤。加大颗粒的办法有：①减少沉淀物质的浓度，即在稀溶液中，慢慢加入沉淀剂，并不断搅拌，防止局部浓度过大；②增加沉淀过程中沉淀的溶解度，在热溶液中进行沉淀；③陈化，可放一段时间。

### （三）电感耦合等离子体质谱法

电感耦合等离子体质谱法（ICP-MS）是以电感耦合等离子体为离子源，以质谱为检测器的无机多元素分析技术。被分析样品通常以水溶液由样品提升装置进入雾化器，经雾化器汽化，以气溶胶形式引入氩气流中，进入高温氩等离子体中心区，等离子的高温使样品去溶剂化、汽化解离，大多数无机元素在氩等离子体内被解离成带一个正电荷的离子，单正电荷离子通过带有不同电压的离子透镜系统进入质量分析器，到达检测器。自然界出现的每种元素都有一个或几个同位素，每个特定同位素离子给出的信号与该元素在样品中的浓度是线性关系。ICP-MS 具有灵敏度高、检测限低、选择性好、可测元素覆盖面广、线性范围宽、能进行多元素的同时检测和同位素比测定等优点，是一种具有广阔前景的痕量无机多元素分析技术。广泛应用于矿物药成分定量分析和中药重金属检测等领域。

### （四）光谱半定量分析法

光谱半定量分析法也是测定元素含量的一种方法，根据元素的特征谱线确定元素的存在，根据谱线的黑度估计元素的含量。

用原子吸收光谱法、发射光谱法、电极法、库仑法对麦饭石进行全分析和主要微量元素分析，证明麦饭石是多种无机化合物的集合体，包括钾长石、斜方石、黑云母和角闪石等，由 15 种化合物组成，含 13 种主要微量元素。

用石英摄谱仪对石膏、朱砂、阳起石、钟乳石、龙骨、寒水石、赤石脂、云母石、青礞石、紫石英等 12 种中药进行微量元素分析，发现这些中药除含有钙、镁、钠、磷、铁、硅、铜、锰、镍、矾外，还有人体非必需或对人体有害的铝、铅、硼、钴、汞、钡、锑、砷等。分析雄黄等

50 个无机化合物类药材样品，发现无机化合物类药材中普遍存在的元素约有 30 种。

## 四、常用矿物药分析

### （一）朱砂的质量分析

本品为硫化物类矿物辰砂族辰砂，主含硫化汞（HgS）。采挖后，选取纯净者，用磁铁吸净含铁的杂质，再用水淘去杂石和泥沙。具清心镇惊、安神、明目、解毒之功效。用于心悸易惊、失眠多梦、癫痫发狂、小儿惊风、视物昏花、口疮、喉痹、疮疡肿毒。不少著名的中成药中都含有朱砂，如六神丸、牛黄清心丸、再造丸、冰硼散、一捻金、安宫牛黄丸等。

1. **性状**　本品为粒状或块状集合体，呈颗粒状或块片状。鲜红色或暗红色，条痕红色至褐红色，具光泽。体重，质脆，片状者易破碎，粉末状者有闪烁的光泽，气微，味淡。

2. **鉴别**　①取朱砂粉末，用盐酸湿润后，在光洁的铜片上摩擦，铜片表面显银白色光泽，加热烘烤后，银白色即消失；②取朱砂粉末 2 g，加盐酸 – 硝酸（3∶1）的混合溶液 2 mL 使溶解，蒸干，加水 2 mL 使溶解，滤过，滤液显汞盐与硫酸盐（通则 0301）的鉴别反应。

3. **检查**　铁：取本品 1 g，加稀盐酸 20 mL，加热煮沸 10 min，放冷，滤过，滤液置 250 mL 量瓶中，加氢氧化钠试液中和后，用水稀释至刻度。取稀释液 10 mL，照铁盐检查法（通则 0807）检查，如显颜色，与标准铁溶液 4 mL 制成的对照液比较，不得更深（0.1%）。

4. **含量测定**　取本品粉末约 0.3 g，精密称定，置锥形瓶中，加硫酸 10 mL 与硝酸钾 1.5 g，加热使溶解，放冷，加水 50 mL，并加 1% 高锰酸钾溶液至显粉红色，再滴加 2% 硫酸亚铁溶液至红色消失后，加硫酸铁铵指示液 2 mL，用硫氰酸铵滴定液（0.1 mol/L）滴定。每 1 mL 硫氰酸铵滴定液（0.1 mol/L）相当于 11.63 mg 的硫化汞（HgS）。本品含硫化汞（HgS）不得少于 96.0%。

5. **其他含量测定方法**

（1）硫氰酸铵汞容量法：精密称取样品适量，置凯氏烧瓶内，加入硝酸 10 mL，缓缓加热，预分解 10 min 后，加硫酸 10 mL、高氯酸 3 mL，小心加热，继续分解 20 min，再加硝酸钾 1.5 g，加热 10 min，使朱砂完全溶解。放冷，加入 1% 硝酸溶液，摇匀后转入锥形瓶，再用 1% 硝酸溶液荡洗，洗液并入锥形瓶，再滴加 1% 高锰酸钾试液，至溶液呈红色，再滴加 2% 硫酸亚铁试液使红色褪去。加入硫酸铁铵指示液 2 mL，用硫氰酸铵标准溶液滴定，样品砂含量按 HgS 计算。

$$Hg^{2+} + 2\,SCN^- \Longrightarrow Hg(SCN)_2 \downarrow （白色）$$

$$Fe^{3+} + SCN^- = FeSCN^{2+} （淡红棕色）$$

（2）原子吸收分光光度法

1）原子吸收分光光度计的工作条件：波长 253.7 nm；采用空心阴极灯；电流 6.0 mA；狭缝 0.3 mm；满刻度 0～1.0 A；响应度 1.0；积分时间 10 s；测量方式：吸入式。

2）标准曲线的制备：首先是汞标准溶液的制备，然后是标准曲线的绘制，以峰高吸收值对浓度绘制标准曲线，计算回归方程为 $C = 92.732A - 4.379$，$r = 0.999\,2$，含汞量在 15～70 mg/mL 范围内呈良好线性关系，最小测量限度为 10 ng/mL。

3）测定结果：供试品溶液的制备，然后测量样品含汞量，最后精密量取标准溶液，重复测定五次，测得汞量相对标准偏差为 2.3%。

（3）高效液相色谱法测定中药紫金红胶囊中朱砂含量：通过将样品消化后，以二乙基二硫代氨基甲酸钠（DEDTC）为配合剂，再用 HPLC 对 Hg-DEDTC 的配合物进行分离测定。

1）色谱条件：Waters X-Terra C18 柱，以甲醇 –0.01 mol/L 磷酸氢二钠（用磷酸调 pH 至 7.5）（73∶27）为流动相，流速为 0.8 mL/min，检测波长为 270 nm，柱温为 35℃。

2）测定结果：在 Hg$^{2+}$ 质量浓度为 10.1 ~ 100.9 mg/L 时，其浓度与 Hg-DEDTC 配合物的峰面积呈良好线性关系，相关系数（r）为 0.999 6。平均加样回收率为 97.0% ~ 100.8%，RSD 为 1.8% ~ 2.3%。

（4）微波辅助萃取 – 电感耦合等离子体质谱法（MAE-ICP-MS 法）同时测定朱砂中硫化汞（HgS）、可溶性汞盐（以 Hg 计）含量。

1）实验条件：朱砂样品采用微波辅助萃取（MAE），分别以密闭式微波消解法、密闭式微波提取法进行前处理，以 $^{209}$Bi 作为 Hg 的内标，控制分析信号的动态漂移，用电感耦合等离子体质谱法（ICP-MS）测定总 Hg、可溶性 Hg 含量，再折算成硫化汞、可溶性汞盐（以 Hg 计）含量。

2）测定结果：线性相关系数（r）为 1.000；回收率均为 95% ~ 105%；精密度 RSD 均≤1%；重复性 $RSD_r$ 均≤0.4%；稳定性：硫化汞 RSD≤0.1%，可溶性汞盐（以 Hg 计）RSD≤1%；方法检出限（LOQ）：硫化汞为 6 mg/g，可溶性汞盐（以 Hg 计）为 0.06 μg/g。

### （二）雄黄的质量分析

本品为硫化物类矿物雄黄族雄黄，主含二硫化二砷（As$_2$S$_2$）。采挖后，除去杂质。功效为解毒杀虫、燥湿祛痰、截疟。用于痈肿疔疮、蛇虫咬伤、虫积腹痛、惊痫、疟疾。安宫牛黄丸、七珍丸、牛黄至宝丸、六神丸、六应丸、牛黄解毒丸、牛黄消炎片等中成药中均含有雄黄。

1. **性状**　本品为粒状或块状集合体，呈不规则块状。深红色或橙红色。条痕淡橘红色。晶面有金刚石样光泽，质脆，易碎，断面具树脂样光泽。微有特异的臭气，味淡。精矿粉为粉末状或粉末状结合体，质松脆，手捏即成粉，橙黄色，无光泽。

2. **鉴别**

（1）取本品粉末 10 mg，加水润湿后，加氯酸钾饱和的硝酸溶液 2 mL，溶解后，加氯化钡试液，生成大量白色沉淀。放置后，倾出上层酸液，再加水 2 mL，振摇，沉淀不溶解。

（2）取本品粉末 0.2 g，至坩埚内，加热熔融，产生白色或黄白色火焰，伴有白色浓烟。取玻片覆盖后，有白色冷凝物，刮取少量，置试管中加水煮沸使溶解，必要时滤过，溶液加硫化氢试液数滴，即显黄色，加稀盐酸后生成黄色絮状沉淀，再加碳酸铵试液，沉淀复溶解。

3. **检查**　三氧化二砷的检查。取本品适量，研细，精密称取 0.94 g，加稀盐酸 20 mL，不断搅拌 3 min，滤过，残渣用稀盐酸洗涤 2 次，每次 10 mL，搅拌 10 min。洗液与滤液合并，置 500 mL 量瓶中，加水至刻度，摇匀，精密量取 10 mL，置 100 mL 量瓶中，加水至刻度，摇匀，精密量取 2 mL，加盐酸 5 mL 与水 21 mL，照砷盐检查法（通则 0822 第一法）检查，所显砷斑颜色不得深于标准砷斑。

4. **含量测定**　取本品粉末约 0.1 g，精密称定，置 250 mL 锥形瓶中，加硫酸钾 1 g、硫酸铵 2 g 与硫酸 8 mL，用直火加热至溶液澄明，放冷，缓缓加水 50 mL，加热微沸 3 ~ 5 min，放冷加酚酞指示液 2 滴，用氢氧化钠溶液（40→100）中和至显微红色，放冷，0.25 mol/L 硫酸中和至褪色，加碳酸氢钠 5 g，摇匀后，用碘滴定液（0.1 mol/L）滴定，至近终点时，加淀粉指示液 2 mL，滴定至溶液显蓝紫色。每 1 mL 碘滴定液（0.1 mol/L）相当于 5.348 mg 的二硫化二砷

（$As_2S_2$）。

　　本品含砷量以二硫化二砷（$As_2S_2$）计，不得少于 90.0%。

$$H_3AsO_3 + K_2SO_4 + I_2 + H_2O \rightarrow H_3AsO_4 + 2KI + H_2SO_4$$

**5. 其他含量测定方法**

　　（1）乙基二硫代氨基甲酸银比色法［简称 Ag（DDC）比色法］：精密称取供试品适量，置锥形瓶中，加入浓硫酸及适量硝酸进行消化反应，至溶液清澈，放冷至室温。移入容量瓶中，加水定容，为供试液。

　　另取 6 个砷化氢发生器，分别精密加入砷标准液适量，加水定容，为对照品溶液。

　　向上述各溶液分别加入浓硫酸 4 mL、15% 碘化钾溶液 4 mL 及 40% 氯化亚锡溶液 2 mL，混匀，放置 15 min。于各个吸管中分别精密加入二乙基二硫代氨基甲酸银 – 三乙醇胺 – 三氯甲烷吸收液 5 mL，插入导气管，迅速向各发生瓶中倾入预先称好的 3 g 无砷锌粒，塞紧瓶塞，在室温下反应完毕后用三氯甲烷将吸收液体积补足至 5 mL。

$$AsH_3 + 6\ Ag（DDC）+ 3\ 吡啶 \rightarrow As（DDC）_3 + 6\ Ag（红色胶态银）+ 3\ 吡啶·HDDC$$

　　用分光光度计在波长 530 nm 处测定，以对照品溶液浓度为横坐标，吸收度为纵坐标绘制工作曲线，从而算得砷含量。对照品的 6 个点从 0.0 mL 开始，选择 5 个适宜的体积，使整个测定符合朗伯 – 比尔定律；供试液的取用量使其测定数值在标准工作曲线的中间线段为宜。

　　（2）离子交换高效液相色谱 – 氢化物发生 – 原子荧光光度法（HPLC–HG–AFS）测定雄黄中 As（Ⅲ）的含量。

　　1）实验条件：磷酸氢二铵缓冲溶液（pH = 6.0）为流动相，流速 1 mL/min；柱温 25℃；检测波长 193.7 nm；用 1.0 mL/min 的载流流速、体积分数 10% 的 HCl 载流酸度；30 g/L 的 $KBH_4$ 溶液，4 mL/min 的流速；AFS–820 原子荧光光谱检测器：总电流 90 mA，辅助电流 40 mA，负高压 280 V，载气流量 400 mL/min，屏蔽气流量 600 mL/min，石英炉点火。

　　2）实验结果：雄黄在水中 As（Ⅲ）溶解量与在人工胃液和人工肠液中 As（Ⅲ）的含量有显著性差异，而雄黄在人工胃液中 As（Ⅲ）含量与在人工肠液中 As（Ⅲ）的含量无显著性差异。

### 🔍 思考题

　　1. 反相 HPLC 法测定生物碱类成分时，引起色谱峰的拖尾现象的原因是什么？可采取何种措施改善分离效果？

　　2. 生物碱类成分是附子主要的"毒""效"成分，请问附子在炮制或煎煮过程中减毒的化学原理是什么？附子常见的饮片有哪些？在现行《中国药典》中如何进行质量控制？

　　3. HPLC 法测定黄酮类成分时，引起色谱峰的拖尾现象的原因是？可采取何种措施改善分离效果？

　　4. 银杏叶中的黄酮醇苷主要有哪 3 种苷元？在总黄酮醇苷的含量测定方法中，你认为哪些步骤是需要特别注意的？

　　5. 多糖是许多中药的活性成分之一，如灵芝、人参、黄芪等，多糖的相对分子质量、糖的种类和数目如何确定？

　　6. 气相色谱法常用于中药中挥发油的组成及其活性成分的含量测定，为减少高沸点杂质对色谱柱的污染，可以采取哪些有效措施？

　　7. 目前我国药典收载的动物药仅有 51 种，比植物药的种类要少得多，但该类药物的质量标准却有很大提升空间，你认为主要原因是什么？

8. 矿物药虽然某一成分含量占主要，但其往往非单一成分组成，其组成分析可采用哪些方法？

9. 中药的质量评价已从单一成分的含量测定模式逐渐过渡到多成分的同时定量，目前用于多成分同时定量的主要分析方法有哪些？各有何特点？

10. 定量核磁技术逐渐被开发应用于复杂中药成分的定量，其主要的技术包括哪些，在复杂中药成分定量中的优势是什么？

（熊亮，张丽，苏海国，张毅）

---

🌐 **数字资源详见** **新形态教材网**

🎓 学习目标　　🗂 思政案例　　🎧 微课　　🎬 动画　　🔗 知识链接

📖 推荐阅读　　✂ 自测题　　🌐 参考文献　　🖥 教学课件

编者导学

# 第四章

# 中药制剂分析

👤 学习目标

📖 思维导图

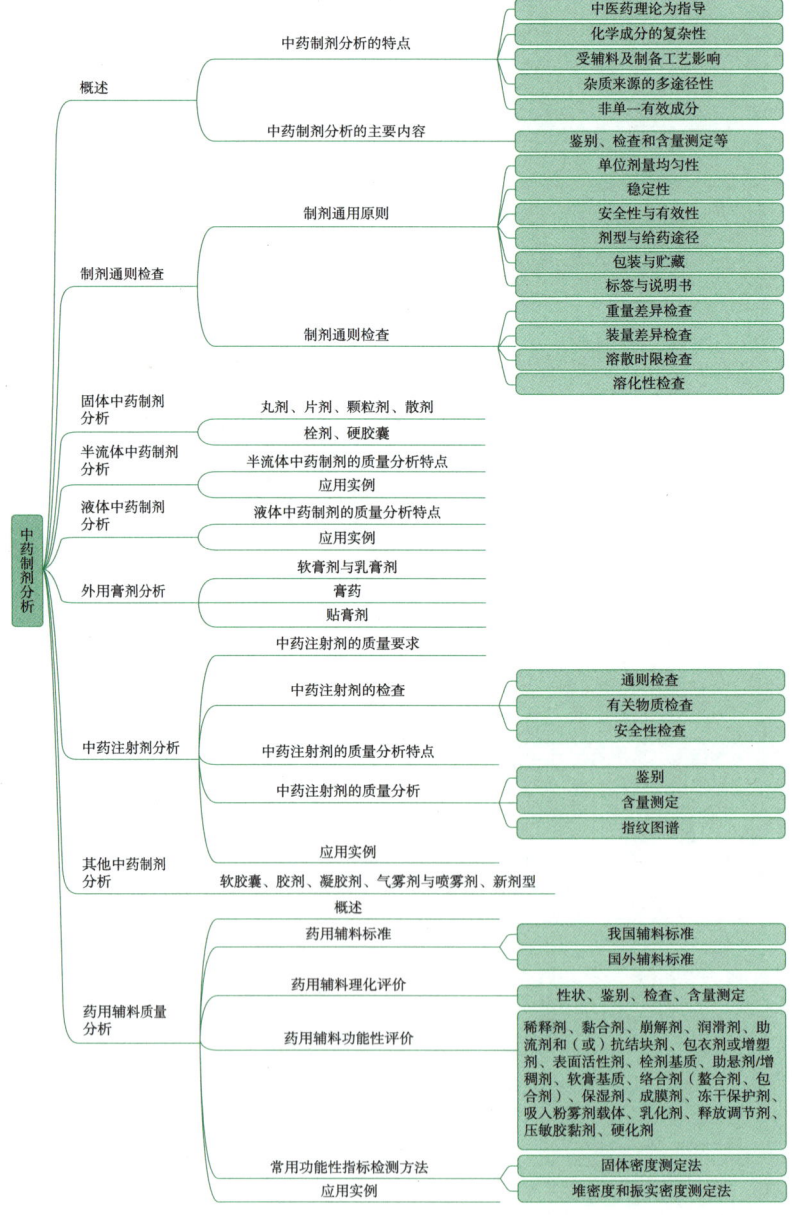

# 第一节 概 述

## 一、中药制剂分析的特点

中药制剂多为复方，其所含药味较多，成分复杂，且有效成分非单一，含量差异大，制剂中所含杂质多。除中药原料药外，中药制剂所用辅料以及所采用的不同生产工艺也对中药制剂质量产生影响。

### （一）中医药理论指导的中药制剂分析

中药复方的组方原则是中医药理论的重要组成部分，它指导着中药复方制剂的合理配伍和临床应用，包括君臣佐使、辨证论治、药性理论、治则治法、方证一致、安全性考虑、人用经验、中医药理论支持等。其中"君臣佐使"是中药复方中最为经典的组方原则，君药是指针对主病或主症起主要治疗作用的药物；臣药用于辅助君药，增强疗效或治疗一些次要症状。在进行制剂分析时，首先进行组方分析，按功能主治区分君、臣、佐、使药味，选择合适的化学成分为指标评价中药制剂的质量，力求找到合理的检测方法。如果抛开君药和臣药中成分，仅以佐、使药中所含成分为指标，则不能真正反映复方的质量。在检测指标性成分上也应注意中医临床主治与现代药理学相结合，如山楂在以消食健胃功能为主的制剂中，应测定有机酸含量；以活血止痛治疗心血管病为主的制剂中，则应测定黄酮类成分，因黄酮类成分具有降压、增强冠脉流量、强心、抗心律不齐等作用。因此，在研究前应先进行组方分析，找出君药，选择合适的检测指标，再进行中药制剂分析。

### （二）中药制剂化学成分的复杂性

中药复方制剂所包含的成分类型多、数量多、含量差异显著，不稳定的化学成分在分析样本制备过程中会发生变化，导致检测结果重现性差或无法分析。含量高的化学成分易于检测分析，含量低或微量成分检测分析难度高，然而其可能是有效成分。因此，需针对具体的复方制剂成分特征，兼顾有效成分的多样性和不稳定性，摸索合适的提取方法和分析方法，以全面评估中药制剂的质量。

### （三）中药制剂辅料及生产工艺的影响

中药制剂剂型繁多，不同剂型所使用的辅料种类也较为丰富，有些辅料为中药制剂所独特使用，例如蜂蜜、糯米粉、铅丹等。因此，中药制剂分析要根据药物活性成分和辅料的理化性质，采用适宜的前处理方法去除辅料，以排除其对药物活性成分分析的干扰。

同一种中药制剂，尽管生产工艺相同，但是如果浓缩、干燥等方法没有具体限定，不同的生产企业就有可能结合自身已有的制药设备情况采用不同的方法，如浓缩方法可以有常压浓缩、减压浓缩、薄膜浓缩等，可能会影响到制剂中化学成分的含量。此外，很多在单味中药鲜品中存在的化学成分，经过制备工艺中的加热处理，结构发生变化，已不复存在或含量甚微，有些则在制备过程中因挥发、分解、沉淀等原因使其质量分析更加困难，例如地黄中含有梓醇，当长时间煎煮以后就很难检测到了。因此，中药制剂分析前应对所用辅料及生产工艺进行充分认识。

### （四）中药制剂杂质来源的多途径性

中药制剂的全产业链涉及多个环节，从上游的中药材种植与采集、中游的中药饮片加工与中成药制造，到下游的市场销售与应用，构成了一个完整的产业体系。因此，其杂质来源要比化学制剂复杂得多，如药材中非药用部位及未除净的泥沙；药材中所含的重金属及残留农药；生产过程中使用的各种溶剂、试剂等可能会残留在产品中；包装、保管不当发生霉变、走油、泛糖、虫蛀等产生的杂质等。所以，中药制剂易含有较高的重金属、砷盐及残留农药等杂质，应对引起制剂安全性问题的杂质高度重视。

### （五）中药制剂有效成分的非单一性

中药制剂的疗效并非某单一成分作用的结果，也不是某些成分作用的简单加和，而是各成分之间的协同作用，检测任何一种活性成分均不能反映中药制剂的整体疗效。因此，研究中药制剂的物质基础，应采用灵敏可靠的分析仪器，从中医整体观出发，模糊与量化相结合，整体表征与局部指征相结合，采用多种手段获取多种有效信息，才能更加科学、客观地评价中药制剂质量。

## 二、中药制剂分析的主要内容

中药制剂分析主要包括鉴别、检查和含量测定等测定项目，根据各项目的检测结果来判定其质量是否符合药品标准中相应制剂的质量标准。

鉴别包括性状鉴别、显微鉴别、理化鉴别等，用以确认中药制剂的真实性。

检查涉及对中药制剂中杂质、有害物质、制剂通则等的检查，确保制剂的纯度和安全性。《中国药典》围绕涉及安全性和有效性的检测方法和限量开展研究，进一步提高药品质量的可控性，如对注射剂等高风险制剂增订了与安全性相关的质控项目，如渗透压摩尔浓度测定等。同时，各剂型、亚剂型根据临床用药特点也有相应的检查要求，例如缓释片和控释片应进行释放度检查；静脉注射剂应进行不溶性微粒检查；栓剂应进行融变时限检查；喷雾剂需要进行每喷喷量、每喷主药含量、递送剂量均一性等喷雾性能检查等。

含量测定则是对中药制剂中有效成分等进行定量分析，以确保制剂的质量，含量测定方法包括化学分析法、光谱分析法、色谱分析法等。为保证含量测定的准确性，除少数制剂外，例如中药注射剂大多为水溶性液体制剂，相比其他制剂成分比较简单，不需要复杂的前处理方法，可根据药效成分的性质采用合适的方法直接进行分析，大部分中药制剂均需要采用合适的前处理方法，去粗存精。例如蜜丸中的黏合剂炼蜜，散剂中的分散剂淀粉、糊精、蔗糖、乳糖、葡萄糖及无机物碳酸钙、磷酸钙等，前处理不当均有可能干扰药物成分的定性定量分析结果，也会影响分析仪器寿命。因此，需在充分了解各剂型特点以及影响中药产品质量关键因素的基础上，开展中药制剂分析。

此外，完善药用辅料自身安全性和功能性指标也是中药制剂分析需要关注的内容。

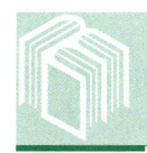

# 第二节　制 剂 通 则

《中国药典》四部"通用技术要求"是保证国家药品标准正确执行的重要基础，分为通则和指导原则两大部分，其中通则主要包括制剂通则、其他通则、通用检测方法。

制剂通则中的中药原料药物包括饮片、植物油脂、提取物、有效成分或有效部位。由于中药制剂的质量与中药材、饮片的质量，提取、浓缩、干燥、制剂成型以及贮藏等过程的影响密切相关，应充分了解中药材、饮片、提取物、中间产物、成品的质量概貌，明确其在整个生产过程中的关键质量属性，关注每个关键环节的量值传递规律。因此，制剂通则的意义在于通过对药物制剂的总体论述来指导医药工作者对不同剂型、亚剂型进行合理的应用。

## 一、制剂通用原则

为了进一步引导生产企业全面关注制剂生产质量控制和整体要求，同时结合国内外药典和先进指导原则，从药物制剂制备的原则"安全、有效、可控、依从性"的角度出发，制剂通则提出了对单位剂量均匀性、稳定性、安全性与有效性、剂型与给药途径、包装与贮藏和标签与说明书等部分的说明，以体现制剂全过程控制，突出不同种类制剂个性化要求，保证制剂的稳定性和批间一致性。

### （一）单位剂量均匀性

《中国药典》引导性地提出了"单位剂量均匀性"的要求，逐渐落实保障制剂生产质量的"批间和批内药物含量等的一致性"，充分体现制剂全过程控制的理念。通常用含量均匀度、重量差异或装量差异等来表征。

### （二）稳定性

药物制剂在生产、贮存和使用过程中，受各种因素影响，药品质量可能发生变化，导致疗效降低或副作用增加。稳定性研究是基于对原料药物、制剂及其生产工艺等的系统理解，通过特定试验了解和认识原料药物或制剂的质量特性在不同环境因素（如温度、湿度、光照等）下随时间的变化规律，为药品的处方、工艺、包装、贮藏条件和有效期/复检期的确定提供支持性信息。药物制剂应保持物理、化学、生物学和微生物学特性的稳定。在"稳定性"内容中引导性地提出了"复检期"概念，以期促进生产企业根据产品自身的稳定性特性进行前瞻性的质量考察。

### （三）安全性与有效性

药物的安全性与有效性研究包括动物试验和人体临床试验。根据动物试验结果为临床试验推荐适应证、计算进入人体试验的安全剂量。通过人体临床试验等证明药物的安全性与有效性后，药物才能最终获得上市与临床应用，提示上市制剂的处方和工艺不得随意变更。

### （四）剂型与给药途径

同一药物可根据临床需求制成多种剂型，采用不同途径给药，其疗效可能不同。给药途径有全身给药和局部给药。全身给药包括口服、静脉注射、舌下含化等，局部给药包括眼部、鼻腔、关节腔、阴道等。通常注射比口服起效快且作用显著，局部注射时水溶液比油溶液和混悬溶液吸收快，口服时溶液剂比固体制剂容易吸收。缓控释制剂主要通过口服或局部注射给药。剂型和给药途径的选择主要依据临床需求和药物性能等。

### （五）包装与贮藏

直接接触药品的包装材料和容器应符合国家药品监督管理部门的有关规定，均应无毒、洁净，与内容药品不发生化学反应，并不得影响内容药品的质量。药品的贮藏条件应满足产品稳定性要求。

### （六）标签与说明书

药品标签与说明书应符合《药品管理法》及国家药品监督管理部门对标签与说明书的有关规定，不同标签与说明书的内容应根据上述规定印制，并应尽可能多地包含药品信息。麻醉药品、精神药品、医疗用毒性药品、放射性药品、外用药品和非处方药品的标签与说明书，必须印有规定的标识。

## 二、制剂通则检查

由于不同剂型所采用的生产工艺、辅料各不相同，剂型特征也有很大差异，因此，为了更好地体现制剂全过程控制，突出不同制剂的个性化要求，保证制剂的稳定性和批间一致性，不同剂型所需要进行的制剂通则检查项目不尽相同（表4-1、表4-2、表4-3）。下面介绍几种常见或特征性的制剂通则检查方法。

表4-1 部分固体中药制剂通则检查项目

| 项目 | 片剂 | 胶囊剂 | 颗粒剂 | 栓剂 | 丸剂 | 散剂 | 膜剂 | 锭剂 | 胶剂 |
|---|---|---|---|---|---|---|---|---|---|
| 性状 | + | + | + | + | + | + | + | + | + |
| 微生物限度 | + | + | + | + | + | + | + | + | + |
| 重量差异 | + |  |  | + | + |  | + | + |  |
| 崩解时限 | + | + |  |  | +（蜡丸） |  |  |  |  |
| 发泡量 | +（阴道泡腾片） |  |  |  |  |  |  |  |  |
| 分散均匀性 | + |  |  |  |  |  |  |  |  |
| 装量 |  |  | +（多剂量） |  | +（多剂量） | +（多剂量） |  |  |  |
| 装量差异 | + |  | +（单剂量） |  | +（单剂量） | +（单剂量） |  |  |  |

续表

| 项目 | 片剂 | 胶囊剂 | 颗粒剂 | 栓剂 | 丸剂 | 散剂 | 膜剂 | 锭剂 | 胶剂 |
|---|---|---|---|---|---|---|---|---|---|
| 无菌 | | | | | | +（用于中重度烧伤、严重创伤或临床必须无菌的局部用散剂） | | | |
| 水分 | | +（硬胶囊） | + | | +（除蜡丸外） | + | | | + |
| 粒度 | | | + | | | + | | | |
| 干燥失重 | | | + | | | + | | | |
| 溶化性 | | | + | | | | | | |
| 溶散时限 | | | | | +（除大蜜丸及嚼碎服用丸外） | | | | |
| 融变时限 | +（阴道片） | | | + | | | | | |
| 膨胀值 | | | | +（阴道膨胀栓） | | | | | |
| 外观均匀度 | | | | | | + | | | |
| 溶出度 | +（分散片） | | +（混悬颗粒） | | | | | | |
| 释放度 | +（缓释、控释、肠溶片） | +（缓释、控释、肠溶胶囊） | +（缓释、肠溶颗粒） | | | | | | |
| 总灰分 | | | | | | | | | + |
| 重金属 | | | | | | | | | + |
| 砷盐 | | | | | | | | | + |

表 4-2　部分半流体中药制剂通则检查项目

| 项目 | 糖浆剂 | 煎膏剂 | 流浸膏剂与浸膏剂 |
|---|---|---|---|
| 性状 | + | + | + |
| 微生物限度 | + | + | + |
| 装量 | + | + | + |
| 无菌 | | | |
| 粒度 | | | |
| 乙醇量 | | | + |

续表

| 项目 | 糖浆剂 | 煎膏剂 | 流浸膏剂与浸膏剂 |
|---|---|---|---|
| 甲醇量 | | | + |
| pH | + | | |
| 相对密度 | + | + | |
| | | （除加饮片细粉的煎膏剂外） | |
| 不溶物 | | + | |

表4-3　部分液体中药制剂通则检查项目

| 项目 | 搽剂 | 涂剂 | 涂膜剂 | 酊剂 | 洗剂 | 冲洗剂 | 灌肠剂 | 合剂 | 酒剂 | 露剂 |
|---|---|---|---|---|---|---|---|---|---|---|
| 性状 | + | + | + | + | + | + | + | + | + | + |
| 微生物限度 | + | + | + | + | + | | + | + | + | + |
| 装量 | + | + | + | + | + | + | + | + | + | + |
| 无菌 | | + | + | | | + | | | | |
| | | （用于中重度烧伤、严重创伤或必须无菌的涂剂） | （用于中重度烧伤、严重创伤或临床必须无菌的涂膜剂） | | | | | | | |
| 细菌内毒素或热原 | | | | | | + | | | | |
| 总固体 | | | | | | | | | + | |
| 乙醇量 | + | | | + | + | | | | + | |
| | （以乙醇为溶剂） | | | | （含乙醇的洗剂） | | | | | |
| 甲醇量 | | | | + | | | | | + | |
| pH | + | | | | + | | | + | | + |
| | （以水或稀乙醇为溶剂） | | | | （以水或稀乙醇为溶剂） | | | | | |
| 相对密度 | + | | | | | | | | + | |
| | （以水或稀乙醇为溶剂） | | | | | | | | | |
| 折光率 | + | + | | | | | | | | |
| | （以油为溶剂） | （以油为溶剂） | | | | | | | | |

## （一）重量差异检查

**1. 片剂**　取供试品 20 片，精密称定总重量，求得平均片重后，再分别精密称定每片的重量，每片重量与平均片重比较（凡无含量测定的片剂或有标示片重的中药片剂，每片重量应与标示片重比较），按《中国药典》规定，超出重量差异限度的不得多于 2 片，并不得有 1 片超出限度 1 倍。

**2. 丸剂** 包括蜜丸、水蜜丸、水丸、糊丸、蜡丸、浓缩丸、滴丸和糖丸等亚剂型。

（1）滴丸、糖丸：取供试品 20 丸，精密称定总重量，求得平均丸重后，再分别精密称定每丸的重量。每丸重量与标示每丸重相比较（无标示每丸重的，与平均丸重比较），按《中国药典》规定，超出重量差异限度的不得多于 2 丸，并不得有 1 丸超出限度 1 倍。

（2）蜜丸、水蜜丸、水丸、糊丸、蜡丸、浓缩丸：以 10 丸为 1 份（每丸重 1.5 g 及 1.5 g 以上的以 1 丸为 1 份），取供试品 10 份，分别称定重量，再与每份标示重量（每丸标示量 × 称取丸数）相比较（无标示重量的丸剂，与平均重量比较），按《中国药典》规定，超出重量差异限度的不得多于 2 份，并不得有 1 份超出限度 1 倍。

包糖衣丸剂应检查丸芯的重量差异并符合规定，包糖衣后不再检查重量差异，其他包衣丸剂应在包衣后检查重量差异并符合规定；凡进行装量差异检查的单剂量包装丸剂及进行含量均匀度检查的丸剂，一般不再进行重量差异检查。

### （二）装量差异检查

**1. 注射剂** 可分为注射液、注射用无菌粉末与注射用浓溶液等。

注射用无菌粉末：取供试品 5 瓶（支），除去标签、铝盖，容器外壁用乙醇擦净，干燥，开启时注意避免玻璃屑等异物落入容器中，分别迅速精密称定；容器为玻璃瓶的注射用无菌粉末，首先小心开启内塞，使容器内外气压平衡，盖紧后精密称定。然后倾出内容物，容器用水或乙醇洗净，在适宜条件下干燥后，再分别精密称定每一容器的重量，求出每瓶（支）的装量与平均装量。每瓶（支）装量与平均装量相比较（如有标示装量，则与标示装量相比较），应符合《中国药典》规定，如有 1 瓶（支）不符合规定，应另取 10 瓶（支）复试，应符合规定。

凡规定检查含量均匀度的注射用无菌粉末，一般不再进行装量差异检查。

**2. 胶囊剂** 取供试品 20 粒（中药取 10 粒），分别精密称定重量，倾出内容物（不得损失囊壳），硬胶囊囊壳用小刷或其他适宜的用具拭净；软胶囊或内容物为半固体或液体的硬胶囊囊壳用乙醚等易挥发性溶剂洗净，置通风处使溶剂挥尽，再分别精密称定囊壳重量，求出每粒内容物的装量与平均装量。每粒装量与平均装量相比较（有标示装量的胶囊剂，每粒装量应与标示装量比较），超出装量差异限度的不得多于 2 粒，并不得有 1 粒超出限度 1 倍。

凡规定检查含量均匀度的胶囊剂，一般不再进行装量差异的检查。

**3. 颗粒剂（单剂量包装）** 取供试品 10 袋（瓶），除去包装，分别精密称定每袋（瓶）内容物的重量，求出每袋（瓶）内容物的装量与平均装量。每袋（瓶）装量与平均装量相比较〔凡无含量测定的颗粒剂或有标示装量的颗粒剂，每袋（瓶）装量应与标示装量比较〕，超出装量差异限度的颗粒剂不得多于 2 袋（瓶），并不得有 1 袋（瓶）超出装量差异限度 1 倍。

凡规定检查含量均匀度的颗粒剂，一般不再进行装量差异检查。

**4. 丸剂（除糖丸外，单剂量包装的丸剂）** 取供试品 10 袋（瓶），分别称定每袋（瓶）内容物的重量，每袋（瓶）装量与标示装量相比较，按《中国药典》规定，超出装量差异限度的不得多于 2 袋（瓶），并不得有 1 袋（瓶）超出限度 1 倍。

### （三）溶散时限检查

丸剂按照下述方法检查溶散时限。除另有规定外，大蜜丸及研碎、嚼碎后或用开水、黄酒等分散后服用的丸剂不检查溶散时限。

**1. 丸剂**　取供试品6丸，选择适当孔径筛网的吊篮（丸剂直径在2.5 mm以下的用孔径约0.42 mm的筛网；2.5~3.5 mm的用孔径约1.0 mm的筛网；在3.5 mm以上的用孔径约2.0 mm的筛网），按照崩解时限检查法［《中国药典》通则0921］片剂项下的方法加挡板进行检查。除另有规定外，小蜜丸、水蜜丸和水丸应在1 h内全部溶散；浓缩水丸、浓缩蜜丸、浓缩水蜜丸和糊丸应在2 h内全部溶散。滴丸不加挡板检查，应在30 min内全部溶散，包衣滴丸应在1 h内全部溶散。操作过程中如果出现供试品黏附挡板妨碍检查时，应另取供试品6丸，以不加挡板进行检查。上述检查，应在规定时间内全部通过筛网。如有细小颗粒状物未通过筛网，但已软化且无硬心者可按符合规定论。

**2. 蜡丸**　按照《中国药典》崩解时限检查法片剂项下的肠溶衣片检查法检查，应符合规定。

### （四）溶化性检查

颗粒剂按照下述方法检查。含中药原粉的颗粒剂不进行溶化性检查。

**1. 可溶颗粒**　取供试品10 g（中药单剂量包装取1袋），加热水200 mL，搅拌5 min，立即观察，可溶颗粒应全部溶化或轻微浑浊。

**2. 泡腾颗粒**　取供试品3袋，将内容物分别转移至盛有200 mL水的烧杯中，水温为15~25℃，应迅速产生气体而呈泡腾状，5 min内颗粒均应完全分散或溶解在水中。

颗粒剂按上述方法检查，均不得有异物，中药颗粒还不得有焦屑。混悬颗粒以及已规定检查溶出度或释放度的颗粒剂可不进行溶化性检查。

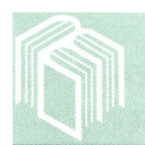

## 第三节　固体中药制剂分析

固体中药制剂主要包括丸剂、片剂、颗粒剂、散剂、栓剂和硬胶囊等。

提取纯化是固体中药制剂分析的重要步骤，尤其是对于含中药细粉的固体制剂，被测成分往往存在于植物组织、细胞中，必须选择合适的溶剂和方法将其提取出来，再根据被测成分和其他共存成分的理化性质及干扰程度进行分离精制。此外，制剂赋形剂的干扰也可能会影响分析结果，如丸剂含有的蜂蜜、栓剂的基质等。

### 一、丸剂

丸剂（pill）指原料药物与适宜的辅料制成的球形或类球形固体制剂，根据赋形剂的不同，分为蜜丸、水蜜丸、水丸、糊丸、蜡丸、浓缩丸、滴丸等类型。水丸是指饮片细粉以水（或根据制法用黄酒、醋、稀药汁、糖液、含5%以下炼蜜的水溶液等）为黏合剂制成的丸剂。蜜丸是指饮片细粉以炼蜜为黏合剂制成的丸剂，其中每丸重量在0.5 g（含0.5 g）以上的称大蜜丸，每丸重量在0.5 g以下的称小蜜丸。水蜜丸是指饮片细粉以炼蜜和水为黏合剂制成的丸剂。蜡丸是指饮片细粉以蜂蜡为黏合剂制成的丸剂。糊丸是指饮片细粉以米粉、米糊或面糊等为黏合剂制成的丸剂。浓缩丸是指饮片或部分饮片提取浓缩后，与适宜的辅料或其余饮片细粉，以水、炼蜜或炼蜜和水等为黏合剂制成的丸剂。滴丸是指原料药物与适宜的基质加热熔融混匀，滴入不相混溶、互不作用的冷凝介质中制成的球形或类球形制剂，主要供口服，也有耳用、眼用等少数外用滴丸。中药丸剂常采用泛制、塑制和滴制等方法制备。

丸剂通则检查项目主要包括性状、水分、重量（装量）差异、装量、溶散时限及微生物限度等。《中国药典》对具体品种的分析项目和分析方法作了详细规定和要求，下面对常用丸剂的质量分析特点进行阐述。

### （一）丸剂的质量分析特点

丸剂成分复杂，除药效成分外，辅料和各类杂质的存在不仅影响分析结果，还会污染色谱柱和仪器。因此，为了确保样品的真实性和品质评估的准确性，必须事先对样品进行预处理、提取和净化。这些步骤是定性定量分析的基础，也是鉴别样品真伪、评估其品质的关键所在。《中国药典》对丸剂的定性分析常采用显微鉴别和薄层色谱法，定量分析则多采用高效液相色谱法。

**1. 样品的预处理**  水蜜丸、浓缩丸、糊丸、蜡丸等可直接研细或粉碎。蜜丸由于含有大量蜂蜜，性状软而黏，不能直接研碎，可用小刀将其切成小块再进行处理。常用方法是取蜜丸置于研钵中，加入一定量的硅藻土研磨，直至蜜丸均匀分散；也可将蜜丸置容器中，加适量水或乙醇使蜜丸溶散，再加入硅藻土拌匀后用溶剂提取（或干燥后再用溶剂提取）。样品与硅藻土用量大约为 1：0.5～2（g/g）。在处理包含酚类、多酚类或酚酸类成分的丸剂时，应注意对硅藻土类型的选择，某些类型的硅藻土含有铁离子等杂质，这些杂质可能与上述成分发生络合反应。为确保药品的稳定性和有效性，使用前务必对硅藻土进行适当的处理，以去除潜在的干扰物质。常用的除去方法是先用稀盐酸将硅藻土浸泡数次，纯水洗至中性，干燥后即可使用。此外，硅藻土有一定的吸附能力，有些成分可能被其吸附而损失，造成回收率偏低，可改用其他材料进行样品分散。

**2. 样品的提取**  丸剂经预处理后，根据被测成分的理化性质及杂质情况，选用适当的溶剂和方法进行提取。对一些极性大的成分，可先用亲脂性溶剂（如石油醚等）除去脂溶性杂质，再用极性溶剂如甲醇或乙醇进行提取；对一些酸性或碱性成分，可以通过酸化和碱化处理，使其游离或成盐后，再用有机溶剂或水提取。

提取方法要根据待测成分的理化性质、提取溶剂性质、剂型特点进行综合考虑。常用方法有冷浸法、回流提取法、连续回流提取法（索氏提取）、振荡提取法、超声波提取法。需要注意的是，在定量分析中，被测成分转移率的高低与提取时间、溶剂以及提取方法均有关，需要经过对比试验筛选优化后确定样品提取的具体参数。

**3. 样品的净化**  经过提取的样品溶液，一般包含大量的杂质成分。为了确保分析结果的准确性，特别是在进行定量分析时，必须对样品溶液进行适当的净化处理。在选择净化方法时，需要综合考虑被测成分的性质以及可能存在的干扰组分的特点。常用的净化方法有液－液萃取法、沉淀法和固相萃取法等。其中固相萃取法具有上样量大，净化效果好，操作简便等优点，在丸剂净化中应用广泛，常用的填料有 $C_{18}$、氧化铝、硅藻土、聚酰胺等，也可用混合填料。如七制香附丸中芍药苷的含量测定，样品经稀乙醇提取后，过中性氧化铝柱去除干扰杂质，再用甲醇洗脱，洗脱液浓缩，定容，即可作为供试品溶液。

此外，与传统丸剂有所不同，滴丸的基质分为水溶性基质和脂溶性基质两大类。常用的水溶性基质包括聚乙二醇类（PEG 6000、PEG 4000 等）、泊洛沙姆、甘油明胶等；脂溶性基质包括硬脂酸、单硬脂酸甘油酯、蜂蜡、植物油等。基质对滴丸的定性定量分析影响较大，因此，制备样品前必须先将基质与待测成分分离。必要时，可结合柱色谱等方法进行纯化处理，处理时要确保待测成分的转移率达到要求。此外，某些含酸、碱性待测成分可采用酸化或碱化处理，让其游离成盐后，再用水或有机溶剂提取，从而与基质分离。

### （二）应用实例

#### 示例 4-1　知柏地黄丸

详见：国家药典委员会.中华人民共和国药典：一部 [M].2025 年版.北京：中国医药科技出版社，2025：1178.

#### 示例 4-2　银杏叶滴丸

详见：国家药典委员会.中华人民共和国药典：一部 [M].2025 年版.北京：中国医药科技出版社，2025：1653.

## 二、片剂

片剂（tablet）是指原料药物或与适宜的辅料制成的圆形或异形的片状固体制剂，根据原料处理方法，中药片剂分为提纯片、全粉末片、半浸膏片及全浸膏片。片剂以口服普通片为主，另有含片、舌下片、口腔贴片、咀嚼片、分散片、泡腾片、阴道片、缓释片、肠溶片与口崩片等。

含片是指含于口腔中缓慢溶化产生局部或全身作用的片剂，原料药物一般是易溶性的，主要起局部消炎、杀菌、收敛、止痛或局部麻醉等作用。舌下片是指置于舌下能迅速溶化，药物经舌下黏膜吸收发挥全身作用的片剂，原料药物应易于直接吸收，主要适用于急症的治疗。口腔贴片是指粘贴于口腔，经黏膜吸收后起局部或全身作用的片剂。咀嚼片是指于口腔中咀嚼后吞服的片剂，一般选择甘露醇、山梨醇、蔗糖等水溶性辅料作填充剂和黏合剂。分散片是指在水中能迅速崩解并均匀分散的片剂，原料药物应是难溶性的，分散片可加水分散后口服，也可将分散片含于口中吮服或吞服。泡腾片是指含有碳酸盐（或碳酸氢盐）和有机酸，遇水可产生气体而呈泡腾状的片剂，原料药物应是易溶性的，加水产生气泡后应能溶解，有机酸一般用枸橼酸、酒石酸、富马酸等。阴道片与阴道泡腾片是指置于阴道内使用的片剂，形状应易置于阴道内，阴道片在阴道内应易溶化、溶散或融化、崩解并释放药物，主要起局部消炎杀菌作用，也可给予性激素类药物，具有局部刺激性的药物不得制成阴道片。缓释片是指在规定的释放介质中缓慢地非恒速释放药物的片剂。肠溶片是指用肠溶性包衣材料进行包衣的片剂，为防止原料药物在胃内分解失效、对胃的刺激或控制原料药物在肠道内定位释放，可对片剂包肠溶衣；为治疗结肠部位疾病等，可对片剂包结肠定位肠溶衣。口崩片是指在口腔内不需要用水即能迅速崩解或溶解的片剂，一般适合于小剂量原料药物，常用于吞咽困难或不配合服药的患者，可采用直接压片和冷冻干燥法制备。

片剂通则检查项目主要包括性状、重量差异、崩解时限、硬度（脆碎度）、溶出度、含量均匀度及微生物限度等。《中国药典》对具体品种的分析项目和分析方法作了详细规定和要求，下面将常用片剂的质量分析特点进行阐述。

### （一）片剂的质量分析特点

鉴于工艺的需要，片剂在制备时需添加较多辅料，如填充剂、黏合剂、润滑剂、崩解剂等，这些辅料可能对待测成分的定性定量分析产生影响，因此在进行分析时应注意排除这些干扰因素。大多数中药片剂的鉴别均采用理化方法，尤其是薄层色谱法，对于含有饮片细粉的中药片剂，还可采用显微鉴别法判断投料真实性，如十一味参芪片中人参、黄芪和当归的显微鉴别。

片剂的样品制备方法与其他固体制剂类似，通常先将片剂研碎（糖衣片需除去糖衣），取过一定目数药筛的粉末，然后基于待测成分的特性，选择恰当的溶剂，运用冷浸法、加热回流提取法或超声波提取法等手段进行提取。若需进一步提高纯度，可采用液-液萃取法、蒸馏法、固相萃取法等适宜技术进行纯化。

片剂的含量常以每片中含被测成分的重量表示。如果有效成分明确、结构已知、规格具体，则常采用按标示量计算的百分含量，以此表示每片中有效成分测得的实际含量与标示量之间的符合程度。在生产过程中，片剂的重量不可能完全一致，因此常用平均片重作为片重，进行含量计算。取若干药片，精密称定总重量，研细混匀后，从中精密称取适量，作为每次分析用的样品。按标示量计算百分含量的计算方式如下：

$$标示量（\%）= \frac{被测成分实际测的量 \times 平均片重}{（样品重量 \times 标示量）} \times 100\% \qquad （式 4-1）$$

为确保片剂含量的准确性和均匀性，对于每一个单剂标示量小于 25 mg 或主药含量小于每一个单剂重量 25% 的片剂还需要做含量均匀度的检查。这是因为当药物剂量较小时，例如每片仅几毫克，药物与辅料的分散均匀度较难控制，所以仅通过重量差异的检查已不能完全反映药物含量的均匀程度。含量均匀度是指每片含量偏离标示量的程度。凡检查含量均匀度的制剂，一般不再检查重（装）量差异；当全部主成分均进行含量均匀度检查时，复方制剂一般亦不再检查重（装）量差异。

口服片剂在胃肠道要经过崩解、溶解、吸收等过程才能产生药效，崩解是药物溶出的前提。片剂一般需要做崩解时限的检查，但崩解时限合格并不能保证药物很快溶出。因此，对于下列情况的片剂，应检查其溶出度以评定质量：①消化液中难溶性药物；②与其他成分相互作用的药物；③久贮后易变成难溶性药物；④剂量小、药效强、副作用大的药物。溶出度的测定方法有篮法（第一法）、桨法（第二法）、小杯法（第三法）、桨碟法（第四法）、转筒法（第五法）、流池法（第六法）和往复筒法（第七法）。

此外，片剂还有其特殊检查，例如口腔贴片应进行溶出度或释放度检查；分散片应进行溶出度和分散均匀性检查；阴道片应进行融变时限检查、阴道泡腾片还应进行发泡量检查；缓释片、控释片以及除另有规定外的肠溶片应符合缓释、控释和迟释制剂指导原则的要求并应进行释放度检查；口崩片除冷冻干燥法制备的外，应进行崩解时限检查，对于难溶性原料药物制成的口崩片，还应进行溶出度检查，对于经肠溶材料包衣的颗粒制成的口崩片，还应进行释放度检查。

### （二）应用实例

**示例 4-3 小柴胡片**

详见：国家药典委员会. 中华人民共和国药典：一部 [M]. 2025 年版. 北京：中国医药科技出版社，2025：616.

### 三、颗粒剂

颗粒剂（granule）系指原料药物与适宜的辅料混合制成具有一定粒度的干燥颗粒状制剂，可分为可溶颗粒、混悬颗粒、泡腾颗粒、肠溶颗粒、缓释颗粒和控释颗粒等。

颗粒剂通则检查项目主要包括性状、粒度、水分、溶化性、装量差异、装量及微生物限度等。《中国药典》对具体品种的分析项目和分析方法作了详细规定和要求，下面将常用颗粒剂的质量分析特点进行阐述。

#### （一）颗粒剂的质量分析特点

中药颗粒剂是在传统汤剂、酒剂等剂型的基础上改进的新型中药制剂，主药为饮片提取物，有的亦含少量饮片细粉。含有饮片细粉的颗粒剂，由于一些成分仍存在于植物细胞中，制备样品溶液时需注意提取溶剂的渗透性，常采用超声法或加热回流法提取；对于全部以提取物为原料的颗粒剂，在制备过程中饮片经过提取或采用乙醇沉淀等精制工艺，除去了大部分杂质，可用适宜的溶剂直接进行溶解或提取。但当提取液含过多杂质时，仍需采用萃取法、色谱法等纯化后再进行分析。

颗粒剂中大多含有糖粉、糊精等辅料。用水或低浓度乙醇提取时，糖粉溶解而使提取液黏度增加，而用有机溶剂直接提取时，又容易形成不溶性块状物，这些物质可能吸附和包裹待测成分，从而降低提取效率。因此，提取时要根据辅料的特点选择合适的方法和溶剂。为确保测定的准确性和可靠性，有时需按相同制剂工艺制备辅料空白样品，并在分析过程中扣除空白值，以消除辅料等杂质对测定的潜在干扰。

#### （二）应用实例

**示例 4-4　玉屏风颗粒**

详见：国家药典委员会. 中华人民共和国药典：一部 [M]. 2025 年版. 北京：中国医药科技出版社，2025：800.

### 四、散剂

散剂（powder）是指原料药物或与适宜的辅料经粉碎、均匀混合制成的干燥粉末状制剂，可分为口服散剂和局部用散剂。

散剂通则检查项目主要包括性状、粒度、外观均匀度、水分、装量差异、装量、无菌及微生物限度等。《中国药典》对具体品种的分析项目和分析方法作了详细规定和要求，下面将常用散剂的质量分析特点进行阐述。

#### （一）散剂的质量分析特点

中药散剂是由饮片直接粉碎制成，很多成分仍被保留在被粉碎的组织碎片中，导致其分布不均匀，取样时要注意样品的代表性。同时，饮片粉末中具有形态特征的组织碎片是散剂显微鉴别的重要依据。

散剂的理化鉴别和含量测定大多需预先经过提取分离，提取时要注意溶剂的渗透性，常用的提取溶剂有水、乙醇、甲醇、乙醚、三氯甲烷等，常用提取方法有冷浸法、加热回流法、连续提取法、超声提取法等。

含贵重药材和毒性成分的散剂制备时，多单独粉碎再与其他药粉混合配研制成。含贵重药材的散剂，由于药材用量少，分析时要注意取样的均匀性，提取和纯化均应根据待测成分性质选择适合的方法，尽量减少杂质的干扰。含毒性成分的散剂，通常会添加一定比例的辅料制成稀释散（亦称倍散），常用于制备倍散的辅料有淀粉、糊精、蔗糖、乳糖、葡萄糖以及无机物碳酸钙、磷酸钙等，有时为保证散剂混合的均匀性，并与未稀释的原药粉区别，还添加一些食用色素如胭脂红、靛蓝、苋菜红等。对于含液体药物的散剂，也可另加适量的赋形剂吸收液体。因此，分析此类散剂时，应注意辅料对分析结果的潜在影响。

### （二）应用实例

**示例 4-5 七厘散**

详见：国家药典委员会.中华人民共和国药典：一部 [M]. 2025 年版.北京：中国医药科技出版社，2025：492.

## 五、栓剂

栓剂（suppository）是指原料药物与适宜基质制成供腔道给药的固体制剂，因施用腔道的不同，分为直肠栓、阴道栓和尿道栓。栓剂在常温下为固体，纳入人体腔道后，在体温下能迅速软化熔融或溶解于分泌液中，释放药物而发挥局部或全身作用。

栓剂通则检查项目主要包括外观、重量差异、融变时限及微生物限度等。《中国药典》对具体品种的分析项目和分析方法作了详细规定和要求，下面将常用栓剂的质量分析特点进行阐述。

### （一）栓剂的质量分析特点

栓剂主要由药物和基质组成，其中药物可溶于基质也可混悬于基质。栓剂常用基质可分为油脂性基质和水溶性基质，油脂性基质主要包括可可豆脂、半合成椰油酯、半合成山苍子油酯、半合成棕榈油酯、氢化植物油等；水溶性基质主要包括甘油明胶、泊洛沙姆、聚乙二醇类等。

除去基质的主要方法有：①将栓剂与硅藻土等惰性材料混合研匀，根据待测组分的性质和基质类型用适宜的溶剂回流提取，亲水性基质一般采用有机溶剂提取，油脂性基质一般采用水或稀醇提取。②油脂性基质栓剂可将其切成小块，加适量水，置于温水浴上加热使其融化，搅拌一定时间，取出转至冰浴中使基质凝固，将水溶液滤出，如此反复 2～3 次，即可将栓剂中的水溶性成分提取出来。③某些酸碱性成分可使用酸碱萃取法将待测成分与基质分离。如酸性成分可用适宜浓度的碱水溶液提取，合并碱液，酸化后，用有机溶剂萃取；生物碱类成分可将切成小块的栓剂加适宜浓度的盐酸或硫酸萃取，合并酸液，碱化后，用有机溶剂萃取。④对于一些溶出较好的待测成分，可将栓剂直接在水浴中（一般 80℃或 90℃）加热熔化，趁热加入适宜溶剂充分振摇提取，放冷，滤过，也可重复多次至提取完全。

### （二）应用实例

**示例 4-6 银翘双解栓**

详见：国家药典委员会.中华人民共和国药典：一部 [M]. 2025 年版.北京：中国医药科技出版社，2025：1662.

## 六、硬胶囊

硬胶囊（hard capsule，通称为胶囊）是指采用适宜的制剂技术，将原料药物或加适宜辅料制成的均匀粉末、颗粒、小片、小丸、半固体或液体等，充填于空心胶囊中的胶囊剂。

硬胶囊的通则检查项目主要包括性状、水分、装量差异、崩解时限及微生物限度等。《中国药典》对具体品种的分析项目和分析方法作了详细规定和要求，下面将常用硬胶囊的质量分析特点进行阐述。

### （一）硬胶囊的质量分析特点

中药硬胶囊装入的药物主要包括各种中药提取物或粉末，例如人参、黄芪、当归、黄连、枸杞等，制备样品时，可参考颗粒剂、散剂和浸膏剂的特点，根据待测成分的理化性质以及所添加的辅料种类，设计提取方法和纯化方法以排除干扰物质。需要注意的是进行定量分析时，应将药物从胶囊中全部取出，以确保样品的完整性，不能损失。

### （二）应用实例

**示例 4-7　玄麦甘桔胶囊**

详见：国家药典委员会．中华人民共和国药典：一部 [M]．2025 年版．北京：中国医药科技出版社，2025：874.

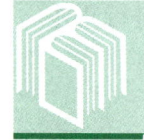

# 第四节　半流体中药制剂分析

半流体中药制剂主要包括流浸膏剂、浸膏剂、糖浆剂和煎膏剂（膏滋）等。

流浸膏剂（liquid extract）、浸膏剂（extract）是指饮片用适宜的溶剂提取，蒸去部分或全部溶剂，调整至规定浓度而成的制剂。除另有规定外，每 1 mL 流浸膏剂相当于 1 g 饮片；每 1 g 浸膏剂相当于 2~5 g 饮片。流浸膏剂常用渗漉法制备，也可用浸膏剂稀释制成，流浸膏剂至少应含有 20% 的乙醇，以水为溶剂的流浸膏也应加入 20%~25% 乙醇作为防腐剂，利于贮存。浸膏剂常用煎煮法、加热回流法或渗漉法制备，全部提取液应低温浓缩至稠膏状，加稀释剂或继续浓缩至规定的量。浸膏剂又分为稠浸膏和干浸膏两种，稠浸膏呈半流体状，干浸膏呈粉末状，这两种剂型均由饮片浸提液浓缩制成，除少数品种直接用于临床外，大多作为配制其他制剂的原料。

糖浆剂（syrup）是指含有原料药物的浓蔗糖水溶液，根据需要可加入适宜的辅料，如山梨酸钾、苯甲酸钠、羟苯酯类等防腐剂，必要时可加入适量的乙醇、甘油或其他多元醇。煎膏剂（膏滋）（electuary）是指饮片用水煎煮，取煎煮液浓缩，加炼蜜或糖（或转化糖）制成的半流体制剂。糖浆剂和煎膏剂的含糖量对其质量稳定性有影响，含糖量过高在贮存过程中容易析出糖的结晶（返砂），过低则容易发酵、长霉，因此，除另有规定外，糖浆剂含糖量一般不低于 45%（g/mL），煎膏剂加炼蜜或糖（或转化糖）的量，一般不超过清膏量的 3 倍。糖浆剂和煎膏剂均可以根据需要加入适量的饮片原粉。

半流体中药制剂的通则检查项目主要包括性状、乙醇量、含糖量、pH、相对密度和总固体含量、不溶物、装量和微生物限度等。《中国药典》对具体品种的分析项目和分析方法作了详细规定和要求。下面将常用主要半流体中药制剂的质量分析特点进行阐述。

## 一、半流体中药制剂的质量分析特点

半流体中药制剂制备时常用水或不同浓度的乙醇作为提取溶剂。水作溶剂时，药液中水溶性杂质较多；乙醇作溶剂时，则药液中脂溶性杂质较多。在选择提取溶剂时，应根据待测成分的性质综合考虑，选择合适的前处理方法。此外，半流体中药制剂常含有乙醇、糖或蜂蜜等辅料，样品分析前应注意排除这类辅料对检测的干扰。

### （一）流浸膏剂、浸膏剂

当流浸膏或浸膏由单味药组成时，相对杂质较少，可经稀释后直接测定。然而，若杂质较多，需精制纯化时，可采用稀释样品后液－液萃取法、回流提取法以及固相柱萃取法等来富集除杂。当有效成分已知，并且存在合适的含量测定方法时，可以对这些成分的含量进行精确测定。对于有效成分尚不清楚或无合适定量方法的样品，可测定一定溶剂的浸出物总量，以针对性地分析某类可溶性物质的含量，或测定总固体量来控制质量。

### （二）糖浆剂

糖浆剂通常含有大量的蔗糖，导致其溶液较为黏稠，给分析增加了不少的困难。因此，样品常需分离纯化后才可进行分析。分离纯化的方法可用液－液萃取法、固相萃取法等。在液－液萃取法中，根据被测成分的性质，可选一种合适的溶剂进行提取，使被测成分与其他成分分离；也可通过调节糖浆至不同的 pH，以利于酸碱成分的提取；当被测成分具挥发性时，可将其蒸馏出来或采用超临界 $CO_2$ 流体萃取。此外，也可利用固相萃取法使被测成分与糖分离，这样可排除糖浆剂中糖分的干扰。有时还可在糖浆中加入某些试剂，使待测成分发生颜色变化，利用差示分光光度法进行测定。

### （三）煎膏剂（膏滋）

煎膏剂通常比糖浆剂更为黏稠，在样品预处理阶段，可先加水或稀醇稀释后，用与糖浆剂相似的方法分离、净化。有时也可向煎膏剂中加适量的惰性材料，如硅藻土、纤维素等，低温烘干后，使其转变为固体样品后进行样品预处理。

## 二、应用实例

**示例 4-8　益母草流浸膏**

详见：国家药典委员会 . 中华人民共和国药典：一部 [M]. 2025 年版 . 北京：中国医药科技出版社，2025：444.

**示例 4-9　急支糖浆**

详见：国家药典委员会 . 中华人民共和国药典：一部 [M]. 2025 年版 . 北京：中国医药科技出版社，2025：1407.

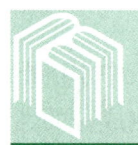

**示例 4-10　黄芪健胃膏**

详见：国家药典委员会.中华人民共和国药典：一部 [M]. 2025 年版.北京：中国医药科技出版社，2025：1627.

# 第五节　液体中药制剂分析

液体中药制剂主要包括合剂（口服液）、酒剂、酊剂等。

合剂（mixture）是指饮片用水或其他溶剂，采用适宜的方法提取制成的口服液体制剂。单剂量灌装者称为口服液（oral liquid）。合剂根据需要可加入适宜的附加剂，如抑菌剂山梨酸、苯甲酸、羟苯酯类等；矫味剂蔗糖、甜菊素、甜蜜素、香精等；若加蔗糖，除另有规定外，含蔗糖量一般不高于 20%（g/mL）。

酒剂（medicinal liquor）是指饮片用蒸馏酒提取调配而制成的澄清液体制剂，常用浸渍、渗滤、热回流等方法制备。生产酒剂的蒸馏酒应符合国家关于蒸馏酒质量标准的规定，内服酒剂应以谷类酒为原料，可加入适量糖或蜂蜜调味。

酊剂（tincture）是指将原料药物用规定浓度的乙醇提取或溶解而制成的澄清液体制剂，也可用流浸膏稀释制成，供口服或外用，常用溶解、稀释、浸渍或渗漉等法制备，酊剂不加糖或蜜矫味着色。

液体中药制剂的通则检查项目主要有性状、相对密度和总固体含量、pH、乙醇量、甲醇量、防腐剂量、装量和微生物限度等。《中国药典》对具体品种的分析项目和分析方法作了详细规定和要求，下面将常用主要液体中药制剂的质量分析特点进行阐述。

## 一、液体中药制剂的质量分析特点

液体中药制剂主要经由溶剂提取和（或）纯化等工艺手段制成，其中所含杂质的种类和数量不仅与原饮片的质量紧密相关，同时也受到所选溶剂特性的影响。在进行质量分析时，必须充分考虑被测成分的属性、溶剂的类别、杂质的含量，以及防腐剂和矫味剂的种类和用量等因素。基于这些因素选择恰当的分离和净化方法，以确保消除其他成分或杂质的潜在干扰，从而保证分析结果的准确性和可靠性。此外，在进行样品分析时要注意取样代表性，一般应摇匀后再取样，以确保样品中各部分充分混合。

### （一）合剂（口服液）

合剂（口服液）作为汤剂的一种改进剂型，由于其含有较大的杂质量并具有一定的黏度，这使得直接对其进行分析变得十分困难。为了确保分析的准确性和可靠性，大多数合剂在进行分析前都需要经过净化处理。

常用的净化方法包括液-液萃取法、固相萃取法、沉淀法以及盐析法。液-液萃取法中还可利用被测成分的酸碱性，先将提取液调节成酸性或碱性，然后再萃取；此外利用被测成分的酸碱性强弱的不同，可采用梯度萃取法，以便更简单地提取被测成分。对于杂质含量相对较少的口服液，可直接进样分析，但当药味较多、成分复杂时，也需经净化处理，净化方法与合剂相似。

一般说来，对于合剂（口服液），当处方中药味较少而且有效成分明确时，可选择主要有效成分作为质控指标，如大川芎口服液中的天麻素，银黄口服液中的黄芩苷和绿原酸等。对于药味较多的处方，则可选择几个有代表性的成分作为质控指标，如冠心生脉口服液中的芍药苷、丹参素，刺五加脑灵合剂中的紫丁香苷、刺五加苷E等。

### （二）酒剂与酊剂

对于处方中药味多、成分复杂，选择质控指标成分尚有困难的酒剂，在饮片质量合格、配方用量准确、生产工艺规范的前提下，可采用总固体的方法控制质量，如国公酒总固体量定为不少于0.6%（g/mL）。此外，需要充分考虑酒剂和酊剂在生产和长期贮存过程中易发生溶剂浓度变化、产生沉淀、色泽和总固体含量的变化等因素进行质量评价。

酒剂与酊剂中含醇量较高，导致饮片中的蛋白质、黏液质、树胶、糖类等成分不易溶出，故样品中杂质相对较少，澄明度较好，前处理相对简单，有的甚至可以直接进行分析。但对于一些成分复杂的样品，仍需经净化分离后才能进行分析。常用的净化方法是将酒剂或酊剂加热，蒸去乙醇，然后再用适当的有机溶剂萃取。当被测成分为生物碱类时，可蒸去制剂中的乙醇，加碱水（氨水）碱化，再用有机溶剂萃取；当被测成分为酸性成分时，蒸去乙醇后加酸酸化，再用有机溶剂萃取。有时也可用固相萃取法（例如$C_{18}$柱、氧化铝柱、大孔树脂柱等）对蒸去乙醇后的样品进行净化分离。

## 二、应用实例

**示例4-11　四物合剂**

详见：国家药典委员会.中华人民共和国药典：一部[M].2025年版.北京：中国医药科技出版社，2025：846.

**示例4-12　三两半药酒**

详见：国家药典委员会.中华人民共和国药典：一部[M].2025年版.北京：中国医药科技出版社，2025：527.

# 第六节　外用膏剂质量分析

外用膏剂是一类专门用于皮肤、黏膜的半固体或近似固体的制剂，由适宜的基质与药物混合制成，主要包括软膏剂、乳膏剂、膏药、贴膏剂等。

软膏剂（ointment）是指原料药物溶解或分散于油脂性或水溶性基质中制成的均匀的半固体外用制剂，通常用于皮肤疾病的治疗。其中，基质起到形成软膏剂质地和稳定性的作用，此外，添加适当辅料可以帮助药物溶解、促进吸收，同时保持乳膏剂的稳定性。根据原料药物在基质中的溶解或分散状态，软膏剂可分为溶液型软膏剂和混悬型软膏剂。溶液型软膏剂系指原料药物溶解（或共熔）于基质或基质组分中制成的软膏剂；混悬型软膏剂系指原料药物细粉均匀分散于基质中制成的软膏剂。

乳膏剂（cream）是指原料药物溶解或分散于乳状液型基质中制成的均匀的半固体外用制剂。

根据基质的不同，乳膏剂可分为水包油型乳膏剂和油包水型乳膏剂。

膏药（plaster）是指原料药物、食用植物油与红丹（铅丹）或官粉（铅粉）炼制成膏料，摊涂于裱褙材料上制成的供皮肤贴敷的外用制剂。前者称为黑膏药，后者称为白膏药。

贴膏剂（adhesive plaster）是指将原料药物与适宜基质制成膏状物，涂布于背衬材料上供皮肤贴敷、可产生全身性或局部作用的一种薄片状柔性制剂。

为了满足与给药部位充分贴合、按需释药等需求，基质性质起到了决定性作用。因此，外用膏剂质量分析应特别关注基质的影响。

## 一、软膏剂与乳膏剂

软膏剂与乳膏剂要求均匀、细腻，涂于皮肤上无粗糙感，有适当的黏稠度，易涂布而不融化，无酸败变质、不发生油水分离或分层，能保持固有疗效，无刺激及其他反应，用于创面的制剂还应无菌。

软膏剂的常用基质包括油脂性基质和水溶性基质，应根据中药的性质以及临床用途等选择适当的基质。油脂性基质主要包括烃类（凡士林、石蜡、液体石蜡、硅酮）、类脂类（羊毛脂、蜂蜡与鲸蜡、二甲硅油）以及油脂类（麻油）等，其特点是润滑，无刺激性，对皮肤的保护和软化作用较强，适用于遇水不稳定的药物软膏的制备，不适用于有渗出液的皮肤疾病治疗。水溶性基质主要有甘油明胶、纤维素衍生物、聚乙二醇等，具有无油腻性、易洗除、能与水性液体混合等特点，适用于亚急性皮炎、湿疹等慢性皮肤病的治疗。由于皮肤天然屏障的存在，软膏剂通常会添加透皮吸收剂以促进药物的透皮吸收，主要包括天然促进剂（薄荷脑、桉油、冰片）和合成促进剂（表面活性剂、氮酮、二甲基亚砜）等，常用 Franz 扩散池实验来评价软膏剂的透皮吸收性。

乳膏剂是由乳剂型基质制成的软膏剂，常见的乳剂型基质有油包水型基质（钙皂、羊毛脂、单硬脂酸甘油酯、脂肪醇等）和水包油型基质（钠皂、三乙醇胺皂类、脂肪醇性硫酸（酯）钠类、聚山梨酯和脂肪酸山梨坦类等）。在制备过程中，可添加适量的保湿剂、抑菌剂、抗氧剂等以增加稳定性。

软膏剂与乳膏剂通则检查项目主要有性状、粒度、装量、无菌和微生物限度等。《中国药典》对具体品种的分析项目和分析方法作了详细规定和要求，下面将常用软膏剂与乳膏剂的质量分析特点进行阐述。

### （一）软膏剂与乳膏剂的质量分析特点

在进行软膏剂与乳膏剂的质量分析时，样品前处理过程需要注意基质对分析结果的影响。为了有效地提取药物成分，可以采取一些预处理步骤，例如加热、加电解质、加相反类型的乳化剂以破裂乳膏剂的乳状结构等。接着，使用适当的溶剂将药物成分提取出来，然后进行鉴别和定量分析。在选择溶剂时，应注意选择对待测成分溶解性良好，对基质不溶或溶解度较小的溶剂，以确保最佳的提取效果。对于一般软膏剂可采用滤除基质测定法、提取分离法、灼烧法、离心法等方法进行样品制备。其他方法可参照栓剂项下的方法进行。

### （二）应用实例

**示例 4-13　冰黄肤乐软膏**

详见：国家药典委员会.中华人民共和国药典：一部 [M]. 2025 年版.北京：中国医药科技出

版社，2025：940.

## 二、膏药

膏药的外观应呈油润细腻、光亮、老嫩适度的状态，涂布均匀且无飞边缺口，温热后应能粘贴于皮肤上且不移动。黑膏药应呈乌黑色、无红斑；白膏药应无白点。

膏药的通则检查项目主要有性状、软化点、重量差异等。《中国药典》对具体品种的分析项目和分析方法作了详细规定和要求，下面将常用膏药的质量分析特点进行阐述。

### （一）膏药的质量分析特点

在制备膏药时，一部分粗料药在下丹成膏前与植物油一起进行煎煮处理，以去除杂质，而另一部分细料药则是在下丹成膏后，再向膏中兑入，混合均匀。因此，对膏药进行质量分析时，主要关注的是膏药中的细料药，且应设法排除基质的干扰。由于基质易溶于三氯甲烷，若有效成分不溶于三氯甲烷，则可用三氯甲烷溶解去除基质，再进行质量分析。另外，也可以根据待测成分的性质选择适当的溶剂进行提取后再进行分析。

### （二）应用实例

**示例 4-14　万灵五香膏**

详见：国家药典委员会．中华人民共和国药典：一部 [M]. 2020 年版．北京：中国医药科技出版社，2020：527.

## 三、贴膏剂

贴膏剂分为凝胶贴膏和橡胶贴膏。

凝胶贴膏亦称巴布膏剂或凝胶膏剂，是指原料药物与适宜的亲水性基质混匀后涂布于背衬材料上制成的贴膏剂，载药量大，皮肤相容性高，释药性能好，耐老化，可反复贴敷，已成为当下外用膏剂的研究热点。凝胶贴膏的基质可包含适当比例的黏着剂、增稠剂、保湿剂、填充剂、透皮吸收促进剂和其他附加剂等。其中，黏着剂多采用水溶性高分子材料，如聚丙烯酸钠、聚乙烯醇、聚维酮、羧甲基纤维素钠、明胶等，起到黏附、增稠增黏、保湿、锁水作用；保湿剂包括甘油、聚乙二醇、山梨醇等，可保持贴膏剂含水度及弹性，避免硬化；填充剂包括微粉硅胶、高岭土、硅藻土、氧化锌等，主要影响膏剂成型。

橡胶贴膏亦称橡胶膏剂，是指原料药物与橡胶等基质混匀后涂布于背衬材料上制成的贴膏剂，具有很强的黏附性，无需加热即可贴于皮肤。橡胶贴膏常用的制备方法有溶剂法和热压法，常用溶剂为汽油和正己烷，基质主要有橡胶、热塑性橡胶、松香、松香衍生物、凡士林、羊毛脂、氧化锌等。

贴膏剂通则检查项目主要有性状、含膏量、耐热性、赋形性、黏附力、含量均匀度、微生物限度等。《中国药典》对具体品种的分析项目和分析方法作了详细规定和要求，下面将常用贴膏剂的质量分析特点进行阐述。

### （一）贴膏剂的质量分析特点

橡胶贴膏的组成比较复杂，主药含量较少，在进行质量分析时要注意分离待测成分与基质，以免影响测定结果，可采用直接测定法、提取测定法、镜检测定法、色谱测定法等方法进行分析。凝胶贴膏的基质为亲水性，因此，可使用极性溶剂先将基质和药物分离，再进行净化；对于非极性待测成分，可使用非极性溶剂进行提取，再采用萃取法或色谱法进行净化分离，以确保成分的准确测定。

## （二）应用实例

### 示例 4-15　通络祛痛膏

详见：国家药典委员会. 中华人民共和国药典：一部 [M]. 2025 年版. 北京：中国医药科技出版社，2025：1613.

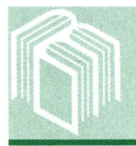

# 第七节　中药注射剂分析

注射剂（injection）是指原料药物或与适宜的辅料制成的供注入体内的无菌制剂，分为注射液、注射用无菌粉末和注射用浓溶液等类型。注射液是指用原料药物或与适宜的辅料制成的供注入体内的无菌液体制剂，包括溶液型、乳状液型或混悬型等注射液，适用于皮下注射、皮内注射、肌内注射、静脉注射或静脉滴注等，当静脉滴注的注射液体积大于 100 mL 时，也称为静脉输液。注射用无菌粉末系指原料药物或与适宜辅料制成的无菌粉末或无菌块状物，临用前可用适宜的注射用溶剂配制后注射，也可用静脉输液配制后静脉滴注。以冷冻干燥法制备的注射用无菌粉末，也可称为注射用冻干制剂。注射用浓溶液系指原料药物与适宜辅料制成的供临用前稀释后注射的无菌浓溶液。中药注射剂（traditional Chinese medicine injection）是一种特殊的注射剂，是指以中医药理论为指导，采用现代科学技术和方法，以中药饮片为原料，经提取、纯化后制成的注射剂，具有生物利用度高、作用迅速等特点，能较好地发挥中药治疗急病重症的作用。

## 一、中药注射剂的质量要求

由于中药注射剂是直接注入人体血液的制剂，其质量要求十分严格，基本要求是疗效确切、质量稳定、使用安全。此外，质量标准中除了常规的鉴别、含量测定、指纹图谱和通则检查项目外，还应有针对性的有关物质检查、安全性检查等内容，以确保中药注射剂的安全性和有效性。

2006 年 5 月发生的"齐二药"事件在中国引起了极大震动，这是一起因为注射剂质量问题而导致严重后果的事件。某院患者使用了某制药公司生产的亮菌甲素注射液，导致部分患者出现肾衰竭等严重症状，甚至死亡。经过调查，事件的根源在于某制药公司在购买丙二醇时，被不法商贩以假冒品的方式出售了工业原料二甘醇。这一事件暴露了该公司在药品采购、保管、检验等方面存在严重的渎职和失职问题。该事件引起了社会各界的高度关注，也为全国范围内的药品生产企业敲响了警钟，必须全面严格确保药品的有效性和安全性，医药工作者应以"生命至上"的使命感担负起维护人民健康的责任。

## 二、中药注射剂的检查

### （一）通则检查

中药注射剂的通则检查主要包括性状、装量或装量差异检查、渗透压摩尔浓度检查、可见异物检查、不溶性微粒检查、无菌检查、pH 检查、炽灼残渣检查、色泽检查、水分检查、重金属及有害元素残留量检查等。其中，可见异物检查是指在规定条件下目视可以观察到的不溶性物质，其粒度或长度通常大于 50 μm，有灯检法与光散射法两种检查方法。中药注射剂的 pH 一般应在 4.0 ~ 9.0，但同一品种的 pH 允许差异范围不超过 1.0，可用 pH 试纸法或酸度计进行测定。

### （二）有关物质检查

中药注射剂的有关物质是指饮片经提取、纯化制成注射剂后，残留在注射剂中可能含有并需要控制的物质，包括蛋白质、鞣质、树脂、草酸盐、钾离子等，应按《中国药典》进行有关物质检查，具体检查方法如下。

1. **蛋白质检查**　蛋白质的存在可能影响中药注射剂的稳定性、澄清度，甚至引发注射后的过敏反应。其检查方法为：取中药注射液 1 mL，加新鲜配制的 30% 磺基水杨酸试液 1 mL，混匀，放置 5 min，不得出现浑浊。注射液中如含有遇酸能产生沉淀的成分如黄芩素、蒽醌类等，则上法不适宜，可改加鞣酸试液 1 ~ 3 滴，不得出现浑浊。

2. **鞣质检查**　鞣质的存在易引起注射剂澄清度问题，甚至会引起注射后疼痛、肌肉组织坏死等情况。其检查方法为：取注射液 1 mL，加新鲜配制的含 1% 鸡蛋清的生理盐水 5 mL，放置 10 min，不得出现浑浊或沉淀。如出现浑浊或沉淀，取中药注射液 1 mL，加稀乙酸 1 滴，再加氯化钠明胶试液（含明胶 1% 及氯化钠 10% 的水溶液，须新鲜配制）4 ~ 5 滴，不得出现浑浊或沉淀。注意含有吐温、聚乙二醇等聚氧乙烯基物质的注射液，虽有鞣质按照上述检查方法也不产生沉淀，对这类注射剂应取未加附加剂前的半成品检查。

3. **树脂检查**　除另有规定外，取注射液 5 mL，加盐酸 1 滴，放置 30 min，应无树脂状物析出。如产生沉淀，可另取注射液 5 mL，加三氯甲烷 10 mL 振摇提取，分取三氯甲烷液，水浴蒸干，残渣加冰乙酸 2 mL 使溶解，置具塞试管中，加水 3 mL，混匀，放置 30 min，不得出现沉淀。

4. **草酸盐检查**　草酸盐进入血液可使血液脱钙，甚至引起痉挛，并由于生成不溶于水的草酸钙而引起血栓。其检查方法为：取静脉注射液适量，用稀盐酸调节 pH 至 1 ~ 2，过滤，取滤液 2 mL，调节 pH 至 5 ~ 6，加 3% 氯化钙溶液 2 ~ 3 滴，放置 10 min，不得出现混浊或沉淀。

5. **钾离子检查**　用于静脉注射的中药注射剂，必须测定钾离子浓度。若药液中的钾离子浓度过高，注入血管后即可引起患者的血钾偏高，造成电解质平衡失调。因此，静脉注射液的钾离子浓度应在 1.0 mg/mL 以下。具体检查方法为：取静脉注射液 2 mL，蒸干，先用小火炽灼至炭化，再在 500 ~ 600 ℃ 炽灼至完全灰化，加稀乙酸 2 mL 使溶解，置 25 mL 量瓶中，加水稀释至刻度，混匀，作为供试品溶液。取 10 mL 纳氏比色管两支，甲管中精密加入标准钾离子溶液 0.8 mL，加碱性甲醛溶液（取甲醛溶液，用 0.1 mol/L 氢氧化钠溶液调节 pH 至 8.0 ~ 9.0）0.6 mL、3% 乙二胺四乙酸二钠溶液 2 滴、3% 四苯硼钠溶液 0.5 mL，加水稀释成 10 mL，乙管中精密加入供试品溶液 1 mL，与甲管同时依法操作，摇匀，甲、乙两管同置黑纸上，自上向下透视，乙管中显出的浊度与甲管比较，不得更浓。

除上述《中国药典》规定的方法外，对于蛋白质、鞣质、树脂等大分子物质，常用的检查方法有化学反应法、分子量分布法、酶联免疫吸附法等，这些方法各有利弊，具体应用时可采用多种方法相互补充，以得到大分子物质全面可靠的信息；对于草酸盐、钾离子等小分子物质，草酸盐可以采用试剂盒、分光光度法来测定，钾离子可采用离子色谱电导法或离子选择电极法来定量测定。

### （三）安全性检查

安全性直接关系到患者用药后的生命安全，是中药注射剂质量评价的首位，中药注射剂的安全性检查是确保其使用过程中不会对患者造成危害的重要环节，主要包括热原或细菌内毒素检查、异常毒性检查、降压物质和组胺类物质检查、过敏反应检查、溶血与凝聚检查、刺激性物质检查等，应按《中国药典》进行中药注射剂安全性检查，具体检查项目如下。

**1. 热原或细菌内毒素检查**　通过家兔（或鲎试剂）试验观察供试品是否含有热原或细菌内毒素，以评估其对动物体温的影响。热原与细菌内毒素检查可选其一，一般首选热原，对热原有干扰的品种再选择细菌内毒素，例如具有清热解毒作用的中药注射剂。

热原检查方法为：将一定剂量的供试品，静脉注入家兔体内，在规定时间内，观察家兔体温升高的情况，以判定供试品中所含热原的限度是否符合规定。

细菌内毒素检查方法为：利用鲎试剂来检测或量化由革兰阴性菌产生的细菌内毒素，以判断供试品中细菌内毒素的限量是否符合规定。细菌内毒素检查包括两种方法，即凝胶法和光度测定法，后者包括浊度法和显色基质法。供试品检测时，可使用其中任何一种方法进行试验。当测定结果有争议时，除另有规定外，以凝胶限度试验结果为准。

**2. 异常毒性试验**　本法是将一定量的供试品溶液注入小鼠体内，规定时间内观察小鼠出现的死亡情况，以判定供试品是否符合规定。供试品不合格表明药品中含有超过药物本身毒性的毒性杂质，临床用药将可能增加急性不良反应的风险。需要注意异常毒性检查的给药剂量应能与中药注射剂本身的毒性区分开，合适的剂量是该项检查的关键。

**3. 降压物质和组胺类物质检查**

（1）降压物质检查：本法是通过静脉注射限值剂量供试品，观察对麻醉猫的血压反应，以判定供试品中所含降压物质的限值是否符合规定。供试品不合格表明药品中含有超过限值的影响血压反应的物质，临床用药时可能引起急性降压不良反应。

（2）组胺类物质检查：本法是将一定浓度的供试品和组胺对照品依次注入离体豚鼠回肠浴槽内，分别观察出现的收缩反应幅度并加以比较，以判定供试品是否符合规定的一种方法。供试品不合格表明供试品中含有组胺和类组胺物质，在临床上可能引起血压下降和类过敏反应等严重的不良反应。

中药注射剂中如含有降压作用的成分则不适合进行降压物质检查，可选择组胺类物质检查。

**4. 过敏反应检查**　本法是将一定量的供试品皮下或腹腔注射入豚鼠体内致敏，间隔一定时间后静脉注射供试品进行激发，观察豚鼠出现过敏反应的情况，以此判定供试品是否符合规定。供试品不合格表明注射剂含有过敏反应物质，临床用药时可能使患者致敏或产生过敏反应，引起严重不良反应。

**5. 溶血与凝聚检查** 本法是将一定量供试品与 2% 兔红细胞混悬液混合，温育一定时间后，观察其对红细胞的溶血与凝聚反应以判定供试品是否符合规定。

**6. 刺激性物质检查**

（1）肌肉刺激性试验：通过家兔股四头肌法观察供试品是否会引起注射局部的刺激反应，必要时做病理检查，换算成相应的反应级。

（2）血管刺激性试验：通过动物实验观察供试品是否会引起血管组织变性或坏死等显著刺激反应。

除上述《中国药典》规定的方法外，还可以开展的安全性检查项目包括：改进的体外溶血性试验（分光光度法）、体内溶血试验、小鼠腹腔黏膜刺激试验、被动皮肤过敏试验、细胞毒性试验、腘窝淋巴结试验等。

### 三、中药注射剂的质量分析特点

中药注射剂大多为水溶性液体制剂，杂质含量相对较少，因此通常可以直接进行分析，或者适当稀释后进行分析。然而，当药物组成复杂时，直接进样分析可能会受到较大干扰，此时需要进行一定的纯化处理，可以根据被测成分的性质，采用液 – 液萃取或色谱法等方法净化后再进行分析。若是注射用无菌粉末，相对更为纯净，一般可以直接将样品用适宜的溶剂溶解后进行分析。

### 四、中药注射剂的质量分析

#### （一）鉴别

对于有效成分已知的中药注射剂，可选用薄层色谱法和化学反应法等鉴别方法，也可用指纹图谱和特征图谱。若为静脉注射剂，则必须对各个组分进行鉴别。

#### （二）含量测定

中药注射剂含量测定应用最多的方法是色谱法，其中高效液相色谱法因其灵敏度高、分离能力强等优点，广泛应用于中药注射剂的含量测定。此外，也可采用生物测定法直接测定中药注射剂的生物活性，其测定结果与药效关联更密切，更适用于干扰严重且分离困难的品种。

《中药注射剂研制指导原则（试行）》中规定，中药注射剂的含量测定应遵循以下原则：

（1）总固体量测定：中药注射液的总固体量，在一定程度上反映了其中所含药效物质的含量，对控制质量具有一定意义。方法为：精密量取注射液 10 mL，置于恒重的蒸发皿中，于水浴上蒸干后，在 105℃ 干燥 3 h，移置干燥器中冷却 30 min，迅速称定重量。计算出注射剂中含总固体量（mg/mL），应符合规定。

（2）以有效成分制成的注射剂，主要成分含量应不少于 90%。多成分制成的注射剂，结构明确成分的含量因品种而异，但是所测各类成分之和应尽可能大于总固体的 80%。测定指标应选择大类成分含量测定加单一成分含量测定。例如某注射剂中含黄酮、皂苷类等多种成分，除需要分别建立总黄酮、总皂苷的测定方法外，还需分别对黄酮、皂苷中的单个代表成分进行含量测定，方法通常为 HPLC 或 GC 法等。

以有效部位为组分配制的注射剂应根据有效部位的理化性质，研究其单一成分或指标成分和该有效部位的含量测定方法，选择重现性好的方法，并应做方法学验证试验。所测定有效部位的含量应不少于总固体量的 70%（静脉用不少于 80%）。调节渗透压等的附加剂应按实际加入量扣除，不应计算在内。如在测定有效部位时方法有干扰，也可选择其中某一成分测定含量，按平均值比例折算成有效部位量。应将总固体量、有效部位量和某一成分量均列入含量测定项目。

（3）以净药材为组分配制的注射剂应研究测定有效成分、指标成分或总类成分（如总多糖等），选择重现性好的方法，所测定成分的总含量应不低于总固体量的 20%（静脉用不少于 25%）。同样，调节渗透压等的附加剂应按实际加入量扣除，不应计算在内。

（4）以有效成分或有效部位为组分的注射剂含量均以标示量的上下限范围表示；以药材为组分的注射剂含量以限量表示。

（5）含有毒性药味时，必须制订有毒成分的限度范围。

（6）对含量测定方法的研究除理化方法外，也可采用生物测定法或其他方法。

（7）组分中含有化学药品的，应单独测定化学药品的含量，由总固体内扣除，不计算在含量测定的比例数内。

（8）组分中的净药材及相应的中间产品，其含待测成分量应控制在一定范围内，使与成品的含量测定相适应，用数据列出三者关系，必要时三者均应作为质量标准项目，以保证处方的准确性以及成品的质量稳定。

（9）含量限（幅）度指标应根据实测数据（临床用样品至少有 3 批、6 个数据；生产用样品至少有 10 批、20 个数据）制定，一般应在实测值 ±20% 以内。

### （三）指纹图谱

为了加强中药注射剂的质量管理，国家药品监督管理局于 2000 年 8 月发布了《中药注射剂指纹图谱研究的技术要求（暂行）》，并于 2004 年 4 月颁布了《中药注射剂指纹图谱实验研究技术指南（试行）》，要求中药注射剂在固定中药材品种、产地和采收期的前提下，采用指纹图谱的方法进行质量控制，进一步增加了中药注射剂的安全性、有效性和可控性。

中药注射剂的指纹图谱是对其所含成分的综合性分析，旨在全面反映其化学成分的信息，体现的是有效性、整体性和均一性。要求必须至少建立一张指纹图谱以体现主成分群，必要时可以建立多张指纹图谱，例如按照不同成分的类别建立多张指纹图谱以体现全部药味。指纹图谱的相似程度可以通过指纹图谱相似度等指标进行评价，以比较不同批次或来源注射剂之间的相似性和差异性。此外，还可以采用对照提取物的方法来比对样品指纹图谱，以确定样品中的成分和相对含量。

## 五、应用实例

### 示例 4-16　清开灵注射液

详见：国家药典委员会.中华人民共和国药典：一部 [M]. 2025 年版.北京：中国医药科技出版社，2025：1695.

# 第八节 其他中药制剂分析

## 一、软胶囊

软胶囊（soft capsule）系指将一定量的液体原料药物直接密封，或将固体原料药物溶解或分散在适宜的辅料中制备成溶液、混悬液、乳状液或半固体，密封于软质囊材中的胶囊剂。通常采用滴制法或压制法进行制备。滴制法一般是将明胶溶液与油状药物通过滴丸机的喷头使夹层内的两种液体按不同速度喷出，外层明胶将一定量的内层油状液包裹后，滴入另一种不相溶的冷却液中（常用液状石蜡），明胶液在冷却液中因表面张力作用而形成球形，并逐渐凝固成软胶囊。而压制法则是将胶囊壳的两个部分压合在一起，将药物封闭在其中。

软胶囊通则检查项目主要有性状、水分、崩解时限和微生物限度等。《中国药典》对具体品种的分析项目和分析方法作了详细规定和要求，下面将常用软胶囊的质量分析特点进行阐述。

### （一）软胶囊的质量分析特点

软胶囊一般用于包封具有挥发性、光敏感、湿热不稳定或易氧化的药物以及一些油性药物，常使用植物油、芳香烃酯类、有机酸、甘油、异丙醇及表面活性剂等作为辅料。这些辅料可能会对质量分析产生影响，因此在分析时需要考虑辅料的干扰。软胶囊常用的含量测定方法包括气相色谱法、液相色谱法等，有些也需要进行折光率或旋光度测定。为了避免基质干扰，可根据被测成分的性质选择不同的溶剂进行提取，同时需要考虑溶剂的选择对药物成分的溶解性和提取效率的影响。例如，测定脂溶性成分时，可用乙醚、乙醇等溶剂溶解、滤过；测定极性较大的成分时，可用乙醚、石油醚等溶剂溶解，弃去溶液，再用水溶解残渣，用正丁醇萃取，蒸干；测定挥发油成分时，可提取挥发油作为供试品溶液；测定不同成分时，可取内容物，加硅藻土，用环己烷、甲醇等不同溶剂分段超声提取。

### （二）应用实例

**示例4-17：加味藿香正气软胶囊**

详见：国家药典委员会. 中华人民共和国药典：一部 [M]. 2025年版. 北京：中国医药科技出版社，2025：882.

## 二、胶剂

胶剂（glue）系指由动物皮、骨、甲或角用水煎取胶质后浓缩成稠胶状，经干燥制成的固体块状口服制剂，主要用于补血、治疗虚劳羸瘦等疾病。

胶剂通则检查项目主要有性状、水分和微生物限度等。《中国药典》对具体品种的分析项目和分析方法作了详细规定和要求，下面将常用胶剂的质量分析特点进行阐述。

### （一）胶剂的质量分析特点

胶剂主要含有蛋白质和氨基酸类成分，因此在质量分析时重点关注特征多肽类和氨基酸类成分，并辅以水分、总灰分、重金属、砷盐、挥发性碱性物质等一般或特殊杂质检查。对于特征多肽类成分的定性与定量分析，通常需要使用化学试剂或酶将蛋白质裂解为肽段，以便后续的分析和鉴定，例如，动物胶剂一般采用胰蛋白酶进行裂解，裂解效率常受反应体系的 pH、反应温度、反应时间等因素的影响。在进行质量分析时通常采用液相色谱 – 质谱联用技术，以实现对特征多肽类成分的准确分析和鉴定。此外，可通过测定氨基酸类成分的含量对胶剂进行定量分析，分析前需要将样品在酸性条件下完全水解，然后采用高效液相色谱法或毛细管电泳法等方法进行分析。

### （二）应用实例

**示例 4-18　龟甲胶**

详见：国家药典委员会 . 中华人民共和国药典：一部 [M]. 2025 年版 . 北京：中国医药科技出版社，2025：195.

## 三、凝胶剂

凝胶剂（gel）是指原料药物与能形成凝胶的辅料制成的具凝胶特性的稠厚液体或半固体制剂，除另有规定外，凝胶剂限局部用于皮肤和体腔。

凝胶剂通则检查项目主要有性状、粒度、装置、无菌和微生物限度等。

凝胶剂的辅料通常由凝胶基质、促渗透剂、保湿剂等组成。凝胶剂根据基质与辅料的不同主要分为水性凝胶剂和油性凝胶剂，油性凝胶剂主要由液体石蜡、羊毛脂、脂肪油等基质与铝皂、锌皂等辅料制备而成；水性凝胶剂通常由卡波姆、纤维素衍生物、壳聚糖、聚乙烯吡咯烷酮（PVP）、聚乙烯醇（PVA）等水性基质与甘油、月桂氮卓酮等辅料制备而成。因此，在进行凝胶剂的质量分析时，应注意以上基质和辅料的影响。基质在性质上类似于软膏剂，可采用与软膏剂的预处理相似的方法进行样品前处理。

## 四、气雾剂与喷雾剂

气雾剂（aerosol）系指原料药物或原料药物和附加剂与适宜的抛射剂共同装封于具有特制阀门系统的耐压容器中，使用时借助抛射剂的压力将内容物呈雾状物喷至腔道黏膜或皮肤的制剂。气雾剂一般由抛射剂、药物与附加剂、耐压容器以及阀门系统组成。气雾剂按用药途径可分为吸入气雾剂、非吸入气雾剂；按处方组成可分为二相气雾剂（气相与液相）和三相气雾剂（气相、液相、固相或液相）；按给药定量与否，可分为定量气雾剂和非定量气雾剂。

喷雾剂（spray）系指原料药物或与适宜辅料填充于特制的装置中，使用时借助手动泵的压力、高压气体、超声振动或其他方法将内容物呈雾状物释出，直接喷至腔道黏膜或皮肤等的制剂。相比于气雾剂，喷雾剂主要由药物与附加剂组成，不含抛射剂，容器用简单的塑料瓶和玻璃瓶即可。喷雾剂按内容物的组成分为溶液型、乳状液型或混悬型；按用药途径可分为吸入喷雾剂、鼻用喷雾剂以及用于皮肤、黏膜的喷雾剂；按给药定量与否，可分为定量喷雾剂和非定量喷雾剂。

### （一）气雾剂与喷雾剂的质量分析特点

气雾剂中的抛射剂是药液能以雾状喷射的动力来源，也是溶解或分散药物的介质。根据物理特性的不同，抛射剂可分为液化气体类［全氯氟烃类、碳氢化合物类（丙烷、正丁烷和异丁烷）、含氧化合物类（二甲醚）］和压缩气体类（二氧化碳、氧化亚氮、氮气、压缩空气）。欧美等发达国家对抛射剂检测项目及方法均设有单独的指导原则，检测项目包括水分、酸度、杂质种类及含量、不凝气等，以避免对气雾剂的生产工艺和产品质量产生影响。其中，含量和有关物质的检测一般用气相色谱法，水分检测一般用恒电流库仑法，酸度检测一般用酸碱滴定法等。

在对气雾剂进行质量分析前，首先需要排除抛射剂。由于抛射剂具有较强的挥发性，一般采用微孔排气法将容器中的抛射剂排出。

喷雾剂的质量分析一方面要结合原料药物及其制备工艺，对药液本身性质进行研究；另一方面，需对喷雾剂的喷雾性能进行考察，保证药物递送稳定均一，如《中国药典》中明确规定了喷雾剂的各项质量标准项目，包括每喷喷量、每喷主药含量、递送剂量均一性等。此外，对于鼻腔喷雾剂，还需检查喷雾模式、羽流几何、液滴分布粒径等影响喷雾剂进入呼吸道后沉积部位的指标。

由于喷雾剂与排除抛射剂后的气雾剂药物纯度较高，通常可以直接分析或适当稀释后分析。若喷雾剂为复方制剂，且待测成分与其他成分有干扰时，可采用适当方法分离净化后，再进行分析。

### （二）应用实例

**示例 4-19　鼻炎通喷雾剂**

详见：国家药典委员会.中华人民共和国药典：一部 [M].2025 年版.北京：中国医药科技出版社，2025：1877.

## 五、新剂型

近年来，随着医学技术的进步和临床需求的不断变化，越来越多的中药新型制剂得到了研发和应用，其中包括分散片、缓释片、脂质体等。分散片相较于普通片剂，具有服用方便、崩解迅速、吸收起效快、生物利用度高以及不良反应小等优点。缓释片释药原理主要有溶出、扩散、溶蚀、渗透压或离子交换作用，其药物释放主要为一级速度过程。脂质体（liposome）是指将药物包封于磷脂等类脂双分子层内而形成的微型囊泡，其粒径一般在几十纳米到几十微米，通常具有肝、脾等靶向性，经特异性修饰后也可以具有其他特定靶向性，并具有长效性、可以增强药物疗效并且提高药物的稳定性等特点。相比于传统中药制剂，这些中药新型制剂通常具有更好的药效、更方便的用药方式或更佳的生物利用度等优势。针对这些中药新型制剂，《中国药典》四部通则对其质量要求和检验方法做了相应规定，以满足不同制剂的特殊性和临床需求。

### （一）分散片的质量分析特点

一般而言，分散片的原料药物应是难溶性的。因此，分散片除应符合普通片剂对于外观、硬度、脆碎度、药物含量以及有关物质等质量要求外，还应进行分散均匀性和溶出度检查。此外，为了更好地评价分散片的质量，国内外开展了一些探索性的研究，包括分散片的吸水率、润湿时间、崩解时间、分散时间、混悬度等。

### （二）缓释片的质量分析特点

缓释片的特点是可以缓慢且非恒速的释放药物，使血药浓度保持在治疗窗范围内，达到更长效的治疗效果。缓释片的类型主要包括骨架型、膜控型和渗透泵型，需用到不同的材料。骨架型缓释片是指药物以结晶或分子状态均匀分散在骨架材料中，常用的骨架材料有非溶蚀性骨架（纤维素类、聚烯烃类高分子等不溶性化合物）和溶蚀性骨架（脂质、蜡类或亲水性凝胶等可生物溶蚀的材料）。膜控型缓释片是将药物进行包衣，通过膜的通透性控制药物释放的速度，常用到的材料有渗透型丙烯酸树脂、乙基纤维素和乙酸纤维素等。渗透泵型缓释片是在片芯外包一层包衣膜（乙酸纤维素、乙基纤维素等），膜上有适宜大小的释药小孔，水分通过小孔进入片芯溶解药物，在渗透压活性物质（果糖、乳糖、葡萄糖、甘露醇、氯化钠等）以及推动剂（聚羟甲基丙烯酸烷基酯、聚维酮等）的作用下将药液推出小孔，释放药物。因此，在缓释片的质量分析中，需注意缓释材料的干扰，应采取适当的方法对样品进行预处理，如除去衣膜、研细片芯后，再采用适当的提取方法和提取溶剂，适当延长提取时间，以保证被测成分提取完全。此外，缓释片还应符合《中国药典》中缓释制剂的有关要求并应进行释放度检查，包括体外释放度试验、体内试验和体内－体外相关性评价。除另有规定外，体外药物释放度试验可采用溶出度测定仪进行。

### （三）脂质体的质量分析特点

脂质体的质量评价主要包括形态、粒径及其分布，包封率和载药量，渗漏率以及氧化指数等。

脂质体的形貌、粒径及其分布可以采用光学显微镜、扫描或透射电子显微镜、纳米粒度分析仪等进行观察和检测。脂质体一般为球状，形态规整，分散均匀。脂质体的粒径大小及其分布决定了其在体内的药代动力学行为，组织器官和病灶部位的分布以及和细胞之间的相互作用。

包封率指的是包封在脂质双分子层中的药物含量占总投药量的百分比，反映了脂质体中药物包封程度的高低，通常要求脂质体的药物包封率达 80% 以上。载药量是指脂质体中所包封药物重量的百分率，其大小会影响药物的临床使用剂量。包封率和载药量常用的测定方法有离心法、超滤离心法、葡聚糖凝胶柱法、微柱离心法、透析与反透析法、鱼精蛋白凝聚法等。

渗漏率表示脂质体在贮存期间包封率的变化情况，是反映脂质体稳定性的主要指标。脂质体包载药物的泄漏不仅会改变其代谢动力学过程和药效，还可能增大毒性。

脂质体含有的磷脂在分子结构上多含有不饱和的脂肪酰链，容易被氧化，且不饱和度越高，越容易被氧化，会造成脂质体功能的改变，因此，应进行氧化指数的测定。其原理为氧化耦合后的磷脂在波长 230 nm 左右具有紫外吸收峰而有别于未氧化磷脂，可采用吸光光度法进行测定。

### （四）应用实例

#### 示例 4-20　益心酮分散片

详见：国家药典委员会. 中华人民共和国药典：一部 [M]. 2025 年版. 北京：中国医药科技出版社，2025：1552.

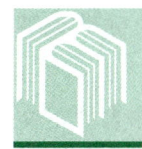

# 第九节 药用辅料分析

## 一、概述

药用辅料是指生产药品和调配处方时使用的赋形剂和附加剂，是除活性成分或前体以外，在安全性方面已进行合理的评估，一般包含在药物制剂中的物质。作为非活性物质，药用辅料除了赋形、充当载体、提高稳定性外，还具有增溶、助溶、调节释放等重要功能，可能会影响到制剂的质量、安全性和有效性。因此，应关注药用辅料本身的安全性以及药物-辅料相互作用及其安全性。药用辅料按其来源可分为天然物、半合成物和全合成物，也可从用途、剂型、给药途径进行分类。其中按用途，可分为溶剂、抛射剂、增溶剂、助溶剂、乳化剂、着色剂、黏合剂、崩解剂、填充剂、润滑剂、润湿剂、渗透压调节剂、稳定剂（如蛋白稳定剂）、助流剂、抗结块剂、矫味剂、抑菌剂、助悬剂、包衣剂、成膜剂、芳香剂、增黏剂、抗黏着剂、抗氧剂、抗氧增效剂、螯合剂、皮肤渗透促进剂、空气置换剂、pH 调节剂、吸附剂、增塑剂、表面活性剂、发泡剂、消泡剂、增稠剂、包合剂、保护剂（如冻干保护剂）、保湿剂、柔软剂、吸收剂、稀释剂、絮凝剂与反絮凝剂、助滤剂、冷凝剂、络合剂、释放调节剂、压敏胶黏剂、硬化剂、空心胶囊、基质（如栓剂基质和软膏基质）、载体材料（如干粉吸入载体）等。

除上述常用辅料外，中药传统辅料还具有"药辅合一"和"药引"两个显著特点。"药辅合一"是中国传统医药发展中形成的理论。一方面处方中某些药物的理化性质特殊，能充当辅料的角色，充分利用其形、色、气、味等理化特征以及分散、助磨、吸附、助悬、增稠等功能特征，辅助制剂的成型与稳定。另一方面某些辅料能改变其他药物的溶解性、溶出性、释放部位、吸收速率或吸收程度，协同增效减毒。此外，中药饮片在炮制过程中常需要添加一些辅料对主药或起协调作用，或增强疗效，或降低毒性，或减轻副作用，或影响主药的理化性质等作用。常用的炮制辅料可分为固体辅料和液体辅料两大类，其中固体辅料包括白矾、蛤粉、滑石粉、河沙、稻米、麦麸、豆腐等，液体辅料包括酒、醋、蜜、食盐水、生姜汁、甘草汁、黑豆汁、胆汁、麻油、羊脂油等。

知 识 链 接 4-1：《中国药典》中"药用辅料"定义的演变

## 二、药用辅料标准

### （一）我国辅料标准

我国上市药品所执行的药用辅料标准比较多元化，既包括《中国药典》和国外药典，也包括执行注册审批制时产生的国家标准、局（部）颁标准、地方标准等，还有正在执行的化工标准、食品级产品标准以及企业内控标准等。

《中国药典》中收载药用辅料品种正文的形式可大体分为三个阶段。

第一阶段：从第一版《中国药典》（1953 年版）开始，就收载了蒸馏水、盐酸、乙酸、硝酸、硫酸、浓氨溶液、蔗糖、淀粉、硬脂酸等药用辅料标准，这既体现了药用辅料标准对于药品质量控制的重要性，也充分说明了《中国药典》对于药用辅料高度关注由来已久。从第二版（1963 年版）起，《中国药典》分为一部（中药）和二部（化药为主）两部，药用辅料标准被纳入二部药典，与其他品种混合编排，此种方式一直延续到 2005 年版。

第二阶段：从 2005 年版《中国药典》开始，药用辅料改为在二部中单独列出，称为"正文品种 第二部分"，更便于检索查阅。2005 年版《中国药典》共收载 73 个药用辅料标准，2010 年版《中国药典》新增 62 个药用辅料标准，总数扩增到 132 个；该版还首次收载了药用辅料的通则（附录Ⅱ），扩充了药用辅料的药典标准体系。

第三阶段：自 2015 年版《中国药典》起，药用辅料标准与通则类标准合并单独形成了《中国药典》第四部，新增 138 个药用辅料标准，总数扩增到 270 个；并首次收载了 9601 "药用辅料功能性指标研究指导原则"，强化了药用辅料功能性相关指标在标准体系中的地位。该版药典继续扩大药用辅料品种标准的收载，新增 65 个，修订 212 个（有实质修订的 116 个，仅作文字规范的 96 个）药用辅料标准；新增药用辅料指导原则 2 个，修订药用辅料通则和指导原则各 1 个。本版药典的药用辅料标准体系更加完备。

《中国药典》（2020 年版）药用辅料标准由品种正文及其引用的凡例、通用技术要求共同构成。凡例是为正确使用《中国药典》进行质量检验和检定的基本原则。作为《中国药典》四部的总纲和说明，凡例中明确规定"制剂生产使用的药用辅料，应符合相关法律法规、部门规章和规范性文件，以及本版药典通则 0251< 药用辅料 > 的有关要求"，由此确定了通则 0251 的强制执行性。

### （二）国外辅料标准

《英国药典》由英国药品委员会正式出版，为英国制药标准的重要来源，在其发行的同时会发布其姐妹篇《英国药典（兽医）》，在《英国药典》第一卷和第二卷内容项下，记载了药用辅料的相关标准［medicinal and pharmaceutical substances（A–Z）］。

美国药典 / 国家处方集（USP–NF）是关于药典标准的公开出版物。它包含关于药物、剂型、原料药、生物制剂、辅料、医疗器械和膳食补充剂的标准。USP–NF 是两个法定药品标准的合订本：美国药典（USP）和国家处方集（NF）。USP 中提供关于原料药和制剂的质量标准。关于膳食补充剂和成分的质量标准在 USP 中以独立章节予以收载。NF 中提供关于辅料的质量标准。

日本药用制剂辅料在标准制定上形式多样，除《日本药局方》（日本药典）收载部分药用制剂辅料外，尚有专门的法定药用制剂辅料标准《医药品添加物规格》和《医药品添加物事典》（药用制剂辅料手册）。

### 三、药用辅料理化评价

药用辅料标准中的理化评价指标主要有性状、鉴别、检查、含量测定。

1. **性状**　包括外观、溶解度、物理常数如相对密度、馏程、熔点、凝点、旋光度、折光率、黏度、吸收系数、酸值、羟值、碘值、过氧化值、皂化值等。

2. **鉴别**　包括呈色反应、沉淀反应、其他物理特性或化学反应、色谱特征、紫外–可见吸收光谱特征、红外吸收光谱特征、X 射线衍射法、离子反应及其他。

3. **检查**　包括功能性相关指标检查、酸度、碱度、酸碱度或 pH、溶液的澄清度与颜色、无机阴离子、有机杂质与有关物质、干燥失重、水分、炽灼残渣或灰分、金属离子与重金属、硒或砷盐、微生物限度或无菌。

**4. 含量测定**　采用的方法主要有容量分析法、重量分析法、光谱法、色谱法等。

## 四、药用辅料功能性评价

药用辅料是药物制剂的重要组成部分，是保证药物制剂生产和使用的物质基础，决定药物制剂的性能及其安全性、有效性和稳定性。在药物制剂中使用的药用辅料通常具有特定的功能性，归属不同功能类别，而对辅料功能性和制剂性能具有重要影响的物理化学性质，可称为药用辅料的功能性相关指标（functionality-related characteristics，FRCs）。药用辅料的功能性一般取决于其物理化学性质，某些情况下，还可能受副产物或药用辅料中其他附加剂影响。药用辅料需在制剂中发挥其功能性，制剂的处方工艺均可能对药用辅料功能性的发挥产生显著影响。因此，药用辅料功能性相关指标的评价应针对特定制剂及其处方工艺，并通常采用多种研究方法对功能性相关指标进行研究。

### （一）稀释剂

稀释剂也称填充剂，指制剂中用来增加体积或重量的成分。在药物剂型中稀释剂通常占有很大比例，其作用不仅可保证制剂的一定的体积大小，而且可减少主药成分的剂量偏差，改善药物的压缩成型性。

稀释剂可影响制剂的成型性（如粉末流动性、片剂硬度、湿法制粒或干法颗粒成型性、均一性）和制剂性能（如含量均匀度、崩解性、溶出度、制剂外观、硬度、脆碎度、物理化学稳定性）。一些稀释剂（如微晶纤维素）使片剂赋予物料较好的可压性，常被用作干黏合剂。因此，稀释剂的功能性相关指标主要包括：①结晶性；②水分；③粒度和粒度分布；④粒子形态；⑤比表面积；⑥固体密度；⑦堆密度与振实密度；⑧引湿性；⑨溶解度；⑩粉体流动性；⑪压缩性等。

### （二）黏合剂

黏合剂是指一类使无黏性或黏性不足的物料粉末聚集成颗粒，促进压缩成型，具有黏性的固体粉末或溶液。黏合剂可改善颗粒性质，如流动性、强度、抗分离、降低含尘量、压缩性或药物释放等。黏合剂可分为湿黏合剂和干黏合剂。湿黏合剂在制粒溶剂中可完全或部分溶解，例如天然淀粉在一定条件下可溶。被液体润湿后，黏合剂通过改变微粒内部的黏附力生成了湿颗粒（聚集物）。黏合剂可改变颗粒的界面性质、密度、可压性等。在干燥过程中，黏合剂通过形成颗粒桥以提高颗粒强度。

因此，黏合剂的功能性相关指标主要有：①结晶性；②相对分子质量及其分布；③黏度；④水分；⑤粒度和粒度分布；⑥比表面积；⑦固体密度；⑧堆密度与振实密度；⑨溶解度；⑩粉体流动性；⑪表面张力等。

### （三）崩解剂

崩解剂是加入处方中促使制剂迅速崩解成小单元并使药物更快溶解的功能性成分。崩解剂包括天然、合成或化学改造的天然聚合物。当崩解剂接触水分、胃液或肠液时，它们通过吸收液体膨胀溶解或形成凝胶，引起制剂结构的破坏和崩解，增大比表面积，从而促进药物的溶出。

不同崩解剂发挥作用的机制主要有四种：膨胀、变形、毛细管作用和排斥作用。在片剂中使用的崩解剂最好具有两种或两种以上上述机制。崩解剂的功能性取决于多个因素，如化学特性、粒度分布以及粒子形态，此外还受一些重要的片剂因素的影响，如硬度和孔隙率。泡腾崩解剂中的有机酸和碱式碳酸（氢）盐遇水后，可生成并释放大量的二氧化碳气体，使片剂崩解。

综上，崩解剂的功能性相关指标主要有：①水分；②粒度和粒度分布；③粒子形态；④膨胀率或膨胀指数；⑤水吸收速率；⑥粉体流动性；⑦泡腾量等。

### （四）润滑剂

润滑剂是指固体制剂制备中的润滑性辅料，其作用为减小颗粒间、颗粒和固体制剂生产设备金属接触面之间（如压片机冲头和冲模）的摩擦力。润滑剂可以分为界面润滑剂、流体薄膜润滑剂和液体润滑剂。在压片过程中，润滑剂往往具有抗黏着的作用，可降低颗粒与冲头的粘连，以防止压片物料黏着于冲头表面。液体润滑剂可用于减小金属与金属间的摩擦力。

润滑剂的功能性相关指标包括：①结晶性；②熔点或熔程；③水分；④粒度和粒度分布；⑤粒子形态；⑥比表面积；⑦固体密度；⑧堆密度与振实密度；⑨纯度（如硬脂酸盐与棕榈酸盐比率）；⑩粉体流动性等。

### （五）助流剂和（或）抗结块剂

助流剂的主要作用是增加颗粒的流动性，提高粉末流速，提高制剂的均匀度；用于直接压片时，还可防止粉末的分层现象。抗结块剂是可减少粉末聚集结块的物质，也可减少粉末加工过程中和漏斗排空过程中粉体结块和颗粒桥的形成。大多数情况下，助流剂具有抗结块剂的功能，常用的有微粉硅胶和滑石粉。

助流剂和抗结块剂通常是无机物质细粉。通常不溶于水但不疏水。其中有些物质是复杂的水合物，可吸附在较大颗粒的表面，减小颗粒间黏着力和内聚力，使颗粒流动性好，防止结块。

与助流剂和（或）抗结块剂的功能性相关指标包括：①水分；②粒度和粒度分布；③粒子形态；④比表面积；⑤固体密度；⑥堆密度与振实密度；⑦粉体流动性；⑧水吸收速率等。

### （六）包衣剂或增塑剂

包衣剂是对制剂进行包衣的物质的总称，包括包衣成膜材料、增塑剂、遮光剂、色素、打光剂等，包括用于糖衣、薄膜衣、肠溶衣以及缓控释包衣的包衣剂。包衣剂的作用包括掩盖药物异味、改善口感和外观、保护药物不受外界环境影响、调节药物释放（如膜控释和肠溶包衣）等。增塑剂是一种低分子量的物质，当加入另一种材料（通常为高分子聚合物）中时，会使得高分子材料具有柔韧性和弹性，且易于加工。增塑剂主要用于包衣剂中。

包衣剂或增塑剂的功能性相关指标有：①组成、结构和纯度；②相对密度；③熔点或熔程；④折光率；⑤黏度；⑥玻璃化转变温度；⑦脂肪与脂肪油；⑧水分；⑨粒度和粒度分布；⑩溶解度；⑪成膜性；⑫抗拉强度；⑬透气性；⑭表面张力等。

### （七）表面活性剂

表面活性剂是指含有固定的亲水亲油基团，由于其两亲性而倾向于集中在溶液表面、两种不相混溶液体的界面或集中在液体和固体的界面，能降低表面张力或者界面张力的一类化合物。由于界面现象普遍存在于制剂的研制和生产过程中，表面活性剂在多类剂型中均有广泛应用，可作为增溶剂、润湿剂、助悬剂、絮凝和反絮凝剂、起泡剂、消泡剂、抑菌剂、稳定剂（如蛋白稳定剂）等。

表面活性剂的功能性相关指标包括：①组成、结构和纯度；②相对分子质量及其分布；③相对密度；④熔点或熔程；⑤pH；⑥黏度；⑦脂肪与脂肪油；⑧粒度和粒度分布；⑨溶解度；⑩临界胶束浓度；⑪润湿角；⑫表面张力等。

### （八）栓剂基质

常用栓剂基质包括油脂性基质（如可可豆脂、半合成椰油酯、半合成或全合成脂肪酸甘油酯等）和水溶性基质（如甘油明胶、聚乙二醇、泊洛沙姆等）。栓剂应在略低于体温（37℃）下熔化或溶解而释放药物，其释放机制为溶蚀或扩散分配。高熔点脂肪栓剂基质在体温条件下应熔化，而水溶性基质应能够溶解或分散于水性介质中。

栓剂基质的功能性相关指标包括：①栓剂性能；②熔点或熔程；③凝点；④脂肪与脂肪油；⑤溶解度等。

### （九）助悬剂/增稠剂

在药物制剂中，助悬剂/增稠剂有助于稳定分散系统（如混悬剂或乳剂），减少溶质或颗粒运动的速率，或降低液体制剂的流动性。助悬剂/增稠剂稳定分散体系或增稠效应有多种机制。常见的是大分子链或细黏土束缚溶剂导致黏度增加和层流中断。其余包括制剂中的辅料分子或颗粒形成三维结构的凝胶，以及大分子或矿物质吸附于分散颗粒或液滴表面产生的立体作用。每种机制（黏度增加、凝胶形成或立体稳定性）均是辅料流变学特性的表观体现。

因此，助悬剂/增稠剂的功能性相关指标主要有：①相对分子质量及其分布；②黏度；③粒度和粒度分布；④溶解性等。

### （十）软膏基质

软膏基质是黏稠的半固体外用制剂的基质。软膏基质主要作用机制包括：①溶解性或分散性：药物可溶解或分散于软膏基质中；②流变学：易于涂布、在皮肤上可形成薄层，可作为润湿剂和皮肤保护剂；③释放：药物应从基质中释放，必要时可透皮吸收。

软膏基质的功能性相关指标为：①熔点或熔程；②凝点；③黏度；④脂肪与脂肪油；⑤溶解度等。

### （十一）络合剂（螯合剂、包合剂）

络合剂是可与药物形成络合物的物质，形成的络合物可改善药物的物理化学性质，如溶解度和稳定性。络合剂包括螯合剂和包合剂两类。螯合剂是含有两个或两个以上配位体，呈爪型与金属离子发生反应而形成稳定的螯合物的物质，螯合物旨在掩蔽金属离子的催化性能，增加药物的稳定性。螯合剂用于掩蔽溶液中的杂质金属离子，常被用作抗氧增效剂、抗菌增效剂和软水剂。络合剂通常与溶质（如药物分子）形成可溶性络合物，常常作为助溶剂或稳定剂。包合剂是一类特殊的络合物，包合剂（包合物的主分子）是指具有空穴结构，可以和药物（包合剂的客分子）形成包合物的物质，通过将药物包合于空腔结构中发挥作用。

螯合剂（络合剂、包合剂）的功能性相关指标包括：①组成、结构和纯度；②熔点或熔程；③ pH；④重金属；⑤水分；⑥粒度和粒度分布；⑦溶解度等。

### （十二）保湿剂

保湿剂是能在半固体制剂的基质中防止水分蒸发散失而保持其适宜的柔软性的物质。乳膏剂、凝胶剂等半固体制剂中常需使用适量的保湿剂以防止其失水变性。保湿剂的作用机制包括吸湿型保湿和封闭型保湿。

保湿剂的功能性相关指标包括：①组成、结构和纯度；②相对分子质量及其分布；③相对密度；④熔点或熔程；⑤凝点；⑥黏度；⑦脂肪与脂肪油；⑧水吸收速率；⑨保湿能力等。

### （十三）成膜剂

成膜剂是在颗粒或制剂表面交联成膜的聚合物材料。从给药途径上看，膜剂可用于口服、眼用、腔道用、植入、透皮贴剂等多种给药途径。成膜剂都是高分子聚合物，一般分为天然高分子聚合物成膜材料、半合成或合成高分子成膜材料。片剂等包衣所使用的成膜剂详见包衣剂。薄膜形成是由于成膜剂溶液（或分散体）逐渐失去溶剂（或分散介质）而产生的。

成膜剂的功能性相关指标有：①组成、结构和纯度；②黏附力；③相对密度；④熔点或熔程；⑤ pH；⑥黏度；⑦脂肪与脂肪油；⑧干燥失重；⑨眼用制剂中的颗粒物；⑩粒度和粒度分布；⑪粒子形态；⑫固体密度；⑬堆密度与振实密度；⑭溶解度；⑮膜强度；⑯抗张强度；⑰粉体流动性等。

### （十四）冻干保护剂

在冷冻干燥中，通常需在冻干药液中加入某些辅料以提高冻干制品的质量，所加入的辅料统称为冻干保护剂。冻干保护剂可提高冻干产物结构完整性，保证给药前快速复原；防止在冷冻干燥过程中由于吹出而导致的产品损失，以促进有效的干燥，提供物理和化学性质稳定的配方基质等。

冻干保护剂的功能性相关指标包括：①组成、结构和纯度；②结晶性；③相对分子质量及其分布；④熔点或熔程；⑤旋光度；⑥ pH；⑦玻璃化转变温度；⑧溶解度等。

### （十五）吸入粉雾剂载体

吸入粉雾剂载体用于帮助药物活性成分在肺部沉积，同时可作为稀释剂以定量药物。吸入粉雾剂载体材料用于促进药物在肺部沉积，以便在肺部合适位置更好地渗透或吸收。药物载体一般有两种情形：①药物疏松的吸附于载体上，载体和药物在呼吸道上部分离，载体一般不进入呼吸道深处，如乳糖；②药物和载体一并进入肺部深处，释放药物，如富马酸二酮哌酰。此外，吸入粉雾剂载体材料还被用于稀释药物活性成分，有利于药物足量、均匀递送。

干粉吸入剂载体材料的功能性相关指标有：①组成、结构和纯度；②结晶性；③氮；④水分；⑤粒度和粒度分布；⑥粒子形态；⑦比表面积；⑧固体密度；⑨堆密度与振实密度；⑩溶解度；⑪粉体流动性；⑫水吸收速率等。

### （十六）乳化剂

乳化剂是指乳剂处方中能促进分散相分散到不相溶分散介质中，并稳定乳剂的辅料。乳化剂的主要作用有：①降低界面张力；②形成牢固的乳化膜；③分散相液滴的电屏障。

乳化剂的功能性相关指标包括：①组成、结构和纯度；② pH；③黏度；④脂肪与脂肪油；⑤粒度和粒度分布；⑥ HLB 值；⑦表面张力；⑧润湿角等。

### （十七）释放调节剂

释放调节剂是用于调控药物释放以达到长时间释放或控释目的的辅料。释放调节剂与体液接触后可发生多种物理变化，如膨胀、凝胶化、溶解或侵蚀，继而调节药物的释放速度。这些变化可遇水触发，同时也受 pH、渗透压等因素调节，胆汁或肠道中其他内容物亦会对这些变化产生影响。除了物理变化之外，释放调节剂材料可能在酸、碱、酶、水、热等作用下发生降解。其控制药物从递送系统中释放药物的机制可能为以下机制中一种或全部。疏水骨架材料不可溶，此类制剂中通常加入溶解骨架材料的物质，药物可通过可溶性物质溶解后留下的孔隙释放。膜控型释药递送系统的药物释放以扩散为主，包衣膜可调节水化速率。注射用调释制剂包括固体脂质纳米粒和脂质体，其释放机制通常涉及体内过程的复杂相互作用，例如通过网状内皮系统的潜在清除、靶向递送和细胞摄取。

释放调节剂的功能性相关指标包括：①结构、取代基和取代度；②结晶性；③熔点或熔程；④黏度；⑤脂肪与脂肪油；⑥水分；⑦粒度和粒度分布；⑧粒子形态；⑨比表面积；⑩溶解度；⑪粉体流动性；⑫抗张强度等。

### （十八）压敏胶黏剂

压敏胶黏剂是一类对压力敏感的胶黏剂。经皮给药系统（如透皮贴剂）需要使用压敏胶黏剂来维持药物递送系统与皮肤之间的接触。压敏胶黏剂的常见用法有：①作为隔离层插入制剂基质和皮肤表面之间；②作为制剂基质本身的一部分；③应用于药物递送系统的外围。

胶黏作用是一种或多种作用力共同作用的结果，促使不同表面之间产生相互胶黏的趋势。对于局部药物递送系统，胶黏作用涉及的作用力通常包括静电吸附和色散力（如范德华力、氢键）。此外，胶黏作用也可能通过微观上粗糙结构之间的互锁产生机械相互作用。

压敏胶黏剂的功能性相关指标为：①相对分子质量及其分布；②黏度；③玻璃化转化温度；④粒度和粒度分布；⑤膜强度；⑥通透性；⑦抗张强度等。

### （十九）硬化剂

硬化剂是能够增加制剂（如软膏、乳膏）黏度或硬度的一种或多种物质的混合物。一些可作为硬化剂的辅料能够增加软膏（如凡士林）的保湿能力或者作为乳膏中的共乳化剂（如硬脂醇、十六醇）。硬化剂还可用于栓剂，通过改善制剂硬度使之在贮藏和使用过程中不至软化变形。

通常，硬化剂具有高熔点，可提高软膏的熔点或增加乳膏的稠度或强度。硬化剂可分为疏水性硬化剂（如固体脂肪或石蜡）和亲水性硬化剂（如高分子量的聚乙二醇）。

硬化剂的功能性相关指标包括：①相对分子质量及其分布；②熔点或熔程；③凝点；④黏度；⑤脂肪与脂肪油等。

### 五、常用功能性指标检测方法

#### （一）固体密度测定法

密度是药物粉体的一个重要物理特性。对于粉体材料而言，其理论密度并不等同于其实际密度，因为粉末粒子之间是有孔隙的。有的孔洞与粒子表面相连通，粒子内部的孔不与外部相通。因此，在测定和计算粉体的密度时不仅仅取决于测定粒子体积的方法，还与计入粉体体积的孔隙有关。

真密度：物质的真密度是单位体积上的平均质量，不计由于分子堆积排列造成的空隙体积。这是物质的内在性质，与测定方法无关。因此，真密度实际上就是粉体的理论密度。

堆密度：又称为松密度，是待测样品自然地充填规定容器时，单位容积待测样品的质量。测定堆密度时，待测样品的体积包含其样品自身体积及其内部空隙体积。

振实密度：将一定量的粉体装在振动容器中，在规定条件下振动至粉体体积不变时，测得粉体的振实体积，单位振实体积的待测样品的质量即为其振实密度。

真密度测定常用的方法为气体置换法，适用于测定原料药、药用辅料等的颗粒密度。测定原理为气体在密闭容器中遵守质量守恒定律，由测得的压力来确定待测样品（粉体）的体积，再由样品的质量来最终测量样品的密度，其原理图见图4-1。

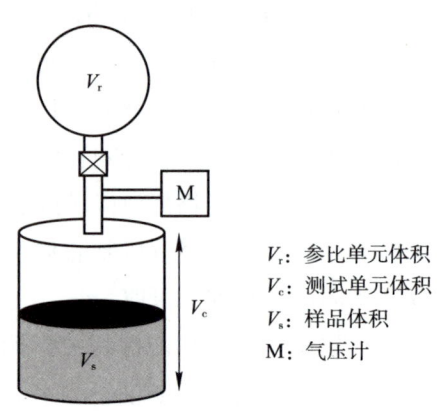

$V_r$：参比单元体积
$V_c$：测试单元体积
$V_s$：样品体积
M：气压计

图4-1 气体置换法真密度仪原理图

取样品适量，装入已精密称定的测试单元，封闭。连通测试单元和参比单元，待系统压力稳定后，记录参比单元压力（$P_r$）；关闭测试单元和参比单元的连通，向测试单元导入适量测试气体，待系统压力稳定后，记录系统初始压力（$P_i$），再次连通测试单元和参比单元，待系统压力稳定后，记录系统最终压力（$P_f$），按式4-2计算样品体积（$V_s$）：

$$V_s = V_c + \frac{V_r}{1 - \left[\dfrac{P_i - P_r}{P_f - P_r}\right]} \qquad （式4-2）$$

上式中，$V_r$为参比单元体积，$cm^3$；$V_c$为测试单元体积，$cm^3$；$V_s$为样品体积，$cm^3$；$P_i$为系统初始压力，kPa；$P_f$为系统最终压力，kPa；$P_r$为参比单元压力，kPa。

若样品质量为$m$，按式4-3计算样品的真密度$\rho$：

$$\rho = \frac{m}{V_s} \qquad （式4-3）$$

上式中，$\rho$为样品真密度，$g/cm^3$；$m$为样品质量，g；$V_s$为样品体积，$cm^3$。

#### （二）堆密度和振实密度测定法

1. **堆密度测定法** 本法用于测定药物或辅料粉体在松散状态下的填充密度。堆密度测定值受样品的制备、处理和贮藏的影响，即与样品处置过程相关。颗粒的排列不同可导致堆密度在一定范围内变化，即便是轻微的排列变化都可能影响堆密度的测定值。

（1）固定质量法：取待测粉末样品约 100 g（必要时，可以通过适当孔径的筛网，使在贮藏中形成的块状物充分分散。过筛操作应轻缓，以避免改变粉末的性质），精密称定，缓慢倾入玻璃刻度量筒，小心刮平杯顶，应避免压紧粉末，以最接近的刻度线，记录表观体积，按式 4-4 计算堆密度：

$$\rho_B = m/V_0 \tag{式4-4}$$

上式中，$\rho_B$ 为固定质量法堆密度，g/mL；$m$ 为待测粉末样品的质量，g；$V_0$ 为待测粉末样品的表观体积，mL。

（2）体积计法：将粉体放入装有漏斗的筛网上，样品自然或依靠外力通过加料漏斗进入挡板箱，沿挡板滑动和反弹，以降低下落冲力。最后流入底部的漏斗状收集器，使粉末聚集并倾入收集器正下方具有特定容积的样品接收杯里。称量样品杯中粉体的质量并按公式 4-5 计算堆密度。测定装置见图 4-2。

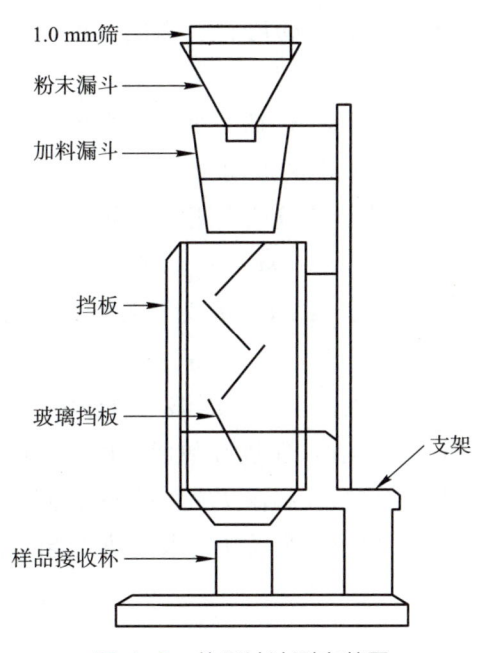

1.0 mm筛
粉末漏斗
加料漏斗
挡板
玻璃挡板
支架
样品接收杯

图 4-2　体积计法测定装置

$$\rho_B = m/V_0 \tag{式4-5}$$

上式中，$\rho_B$ 为体积计法堆密度，g/mL；$m$ 为接收杯内粉末的质量，g；$V_0$ 为接收杯的容积，mL。

（3）固定体积法：测定装置（图 4-3，左图）为一个容积为 100 mL 的圆柱体不锈钢量杯。取过量的待测样品（必要时，应过孔径为 1.0 mm 的筛网，使在贮藏中形成的块状物充分分散），

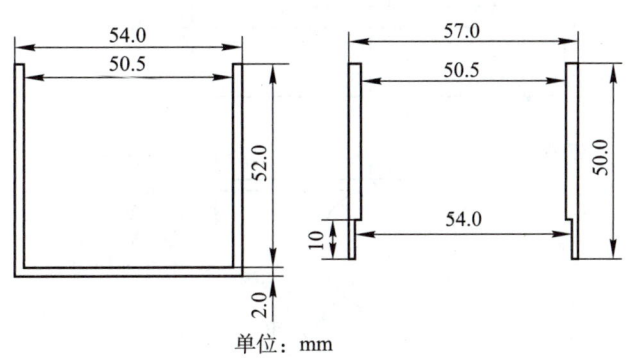

单位：mm

图 4-3　固定体积法参考量器规格（左图为量杯，右图为杯盖）

自由流入已知容积和质量的不锈钢量杯直至溢出。小心刮平杯顶，清除附着在量杯外壁的粉末，精密称定不锈钢量杯和杯内样品的总质量，按式4-6计算堆密度：

$$\rho_B = (m_1 - m_0)/V_0 \qquad\qquad（式4-6）$$

上式中，$\rho_B$为固定体积法堆密度，g/mL；$m_1$为不锈钢量杯和杯内样品的总质量，g；$m_0$为不锈钢量杯的质量，g；$V_0$为不锈钢量杯的容积，mL。

**2. 振实密度测定法** 振实密度是指粉末在振实状态下的填充密度。振实状态是将容器中的粉末样品在某一特定频率下，向下振敲直到体积不再变化时粉体柱的状态。机械振动是通过上提量筒或量杯，并使其在重力作用下自由下落一段固定的距离实现的。振实密度可通过测定固定质量样品的振实体积或测定样品在已知容积量器中振实后的质量求得。

（1）固定质量法：测定装置（图4-4）包括一个刻度量筒和振实装置。将已填充松散状态粉末样品的量筒固定于托架上，振实10次、500次和1 250次，或振实至两次连续记录的体积之差小于2 mL。记录对应的体积。按公式$\rho_F = m/V_F$计算振实密度$\rho_F$（g/mL），式中$V_F$为振实体积，$m$为量筒内样品质量。

（2）固定体积法：测定装置（图4-3）包括一个已知容积为100 mL的圆柱体不锈钢量杯和杯盖。使用加盖量杯，以每分钟50~60次的振动频率，使加盖量杯连续振实200次。小心刮平杯顶，精密称定量杯和粉末总质量。直至连续两次测定的质量差不大于2%。按式4-7计算：

$$\rho_T = (m_t - m_0)/V_0 \qquad\qquad（式4-7）$$

上式中，$\rho_T$为固定体积法振实密度，g/mL；$m_t$为量杯和粉末总质量，g；$m_0$为量杯的质量，g；$V_0$为量杯的容积，mL。

**3. 粉末压缩性** 堆密度和振实密度的差异，能够有效评估粉末粒子间相互作用的相对重要性，对于流动性良好的粉末，堆密度和振实密度在数值上也较为接近。对于流动性较差的粉末，粒子间通常存在较强的相互作用，则堆密度和振实密度的差异也较大。压缩性指数和豪斯纳比率既可作为反映粉末可压缩性的参数，也可作为反映粉末流动性能的参数。

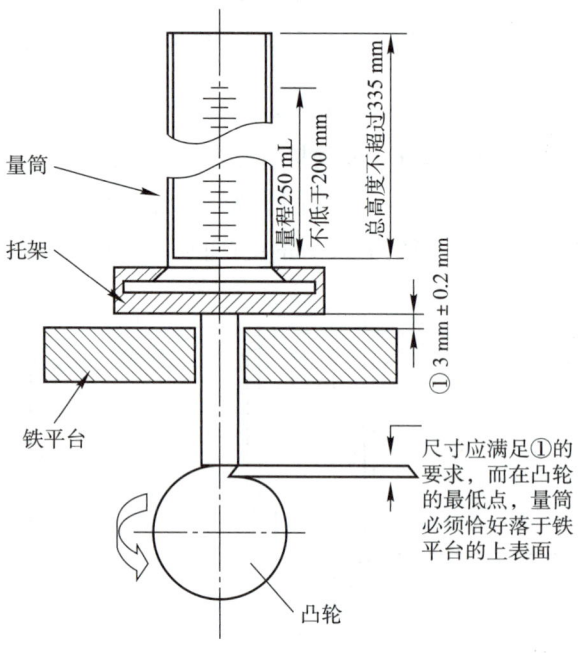

图4-4 固定质量法测定装置

微课 4-1：质构仪在药用辅料中的应用

压缩性指数按式 4-8 计算：

$$f = 100\,(V_0 - V_F)/V_0 \qquad\qquad（式 4-8）$$

上式中，$V_0$ 为松散状态表观体积；$V_F$ 为振实体积。

豪斯纳比率按式 4-9 计算：

$$k = V_0/V_F \qquad\qquad（式 4-9）$$

上式中，$V_0$ 为松散状态表观体积；$V_F$ 为振实体积。

## 六、应用实例

### 示例 4-21　马铃薯淀粉

详见：国家药典委员会 . 中华人民共和国药典：四部 [M]. 2020 年版 . 北京：中国医药科技出版社，2020：610.

### 🔍 思考题

1. 中药制剂的质量控制目前主要存在哪些问题？

2. 丸剂是常见的中药传统剂型，这类制剂常包括哪些辅料？如何对中药丸剂样品进行前处理？

3. 颗粒剂中大多含有糖粉和糊精等辅料，如何除去这些物质的干扰？

4. 请对《中国药典》"启脾丸"质量标准进行研读，分析其供试品制备各步骤的操作理由。

5. 流浸膏、浸膏和糖浆剂质量分析的主要特点是什么？

6. 合剂和口服液的质量分析有何特点？如何对合剂和口服液样品溶液进行进一步的分离和净化？

7. 注射剂分为哪些类型？中药注射剂的质量要求最为严格，相关的技术要求有哪些？

8. 中药注射剂的含量测定原则主要包括哪些内容？

9. 药用辅料质量评价包括化学评价和功能评价，分别包括哪些内容？

10. 相较于化学制剂原料，中药固体制剂原料有哪些特点？对于中药固体制剂片剂，中药制剂原料应该关注哪些物理属性，可用哪些参数来表征？

（沈岚，王志，葛广波）

---

📡 数字资源详见　新形态教材网

🏛 学习目标　　🗂 思政案例　　🎧 微课　　🎬 动画　　🔗 知识链接
📖 推荐阅读　　✖ 自测题　　🌐 参考文献　　🖥 教学课件

# 第五章

## 中药生产过程分析

编者导学

🏛 学习目标

📊 思维导图

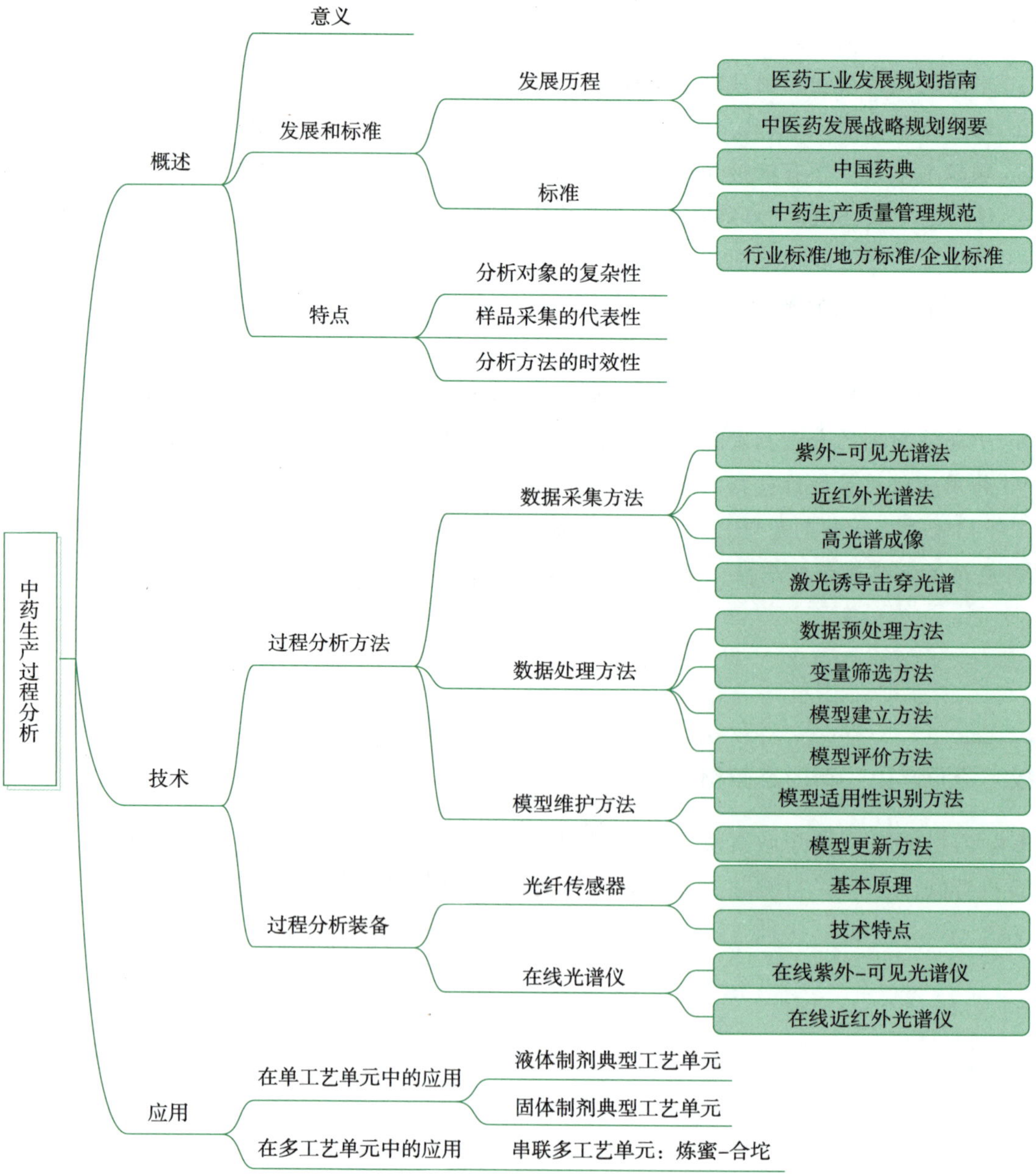

```
                            意义
                                        发展历程 ┬─ 医药工业发展规划指南
              概述 ┬ 发展和标准 ┬              ├─ 中医药发展战略规划纲要
                  │           │   标准      ├─ 中国药典
                  │           └            ├─ 中药生产质量管理规范
                  │                         └─ 行业标准/地方标准/企业标准
                  │                  分析对象的复杂性
                  └ 特点 ┬ 样品采集的代表性
                         └ 分析方法的时效性

                                           ┬─ 紫外-可见光谱法
                              数据采集方法 ├─ 近红外光谱法
                                           ├─ 高光谱成像
                                           └─ 激光诱导击穿光谱
中                              
药         过程分析方法 ┬                  ┬─ 数据预处理方法
生                      │    数据处理方法 ├─ 变量筛选方法
产                      │                  ├─ 模型建立方法
过  技术 ┤              │                  └─ 模型评价方法
程        │              └   模型维护方法 ┬─ 模型适用性识别方法
分        │                                └─ 模型更新方法
析        │                     光纤传感器 ┬─ 基本原理
          └  过程分析装备 ┬                └─ 技术特点
                          └   在线光谱仪 ┬─ 在线紫外-可见光谱仪
                                          └─ 在线近红外光谱仪

          应用 ┬ 在单工艺单元中的应用 ┬─ 液体制剂典型工艺单元
              │                       └─ 固体制剂典型工艺单元
              └ 在多工艺单元中的应用 ── 串联多工艺单元：炼蜜-合坨
```

# 第一节 概 述

## 一、中药生产过程分析的意义

2010 年 10 月 9 日，工业和信息化部、卫生部和国家食品药品监督管理局三部门联合印发了《关于加快医药行业结构调整的指导意见》，其主要任务之一就是调整中药产业技术结构，根据中药特点，以药物效用最大化和安全风险最小化为目标，加快现代技术在中药制造过程中的应用，推广中药提取、分离、纯化、浓缩、干燥、制剂等先进的中药生产过程质量控制技术。中药生产过程质量控制技术成为实现中药生产过程信息化与智能化的有效手段。

中药生产过程分析是中药生产过程质量控制的前提。中药生产过程分析是在中药生产过程中运用过程分析技术，对原料、中间体和过程的关键质量属性加以实时监控，为中药生产过程的优化控制提供科学数据支撑，从而使产品质量能在整个生产过程中得以保障。中药生产过程分析是由中药学、化学、数学、信息学和自动化控制等多学科交叉渗透融合而形成的一个新兴的研究领域。基于"顶层设计"这一系统工程学的理念，中药生产过程质量控制从中药制造全局出发，对中药制造的各个过程单元、要素进行统筹考虑和系统设计，最终实现中药产品质量安全、有效、稳定可控。

近年，化学测量学科的飞速发展，从静态分析到动态分析，从破坏试样到无损分析，从离线分析到在线分析，其关注点是快速分析和实时质量监测。中药生产过程分析立足于对中药生产过程的关键工艺参数和关键质量属性进行实时质量监测，为生产过程的优化控制提供科学的数据支撑。

## 二、中药生产过程分析的发展和标准

### （一）中药生产过程分析的发展历程

中药生产过程分析来源于过程分析化学（process analytical chemistry，PAC），PAC 的目的是为化学过程的监测、控制和优化提供"定量和定性信息"。1984 年，美国国家科学基金会在华盛顿大学建立过程分析化学中心，标志着当代 PAC 的开端，确立了以化学计量学为基础、采用新型在线分析仪器进行过程分析的方法。

要实现中药生产过程分析，离不开过程分析技术（process analytical technology，PAT）的支持。PAT 理念最早源于 1993 年美国分析化学家协会发起的一次论坛。21 世纪初，美国食品药品监督管理局相继提出了 PAT 规划和首次系统讨论 PAT 的制药工业指导原则，PAT 由此正式进入全球制药行业的视野。随着国际人用药品协调理事会发布药品质量的系列指导原则 Q8、Q9、Q10 等文件，"质量源于设计（quality by design，QbD）""实时放行（real time release，RTR）""质量风险管理（quality risk management，QRM）""连续制造（continuous manufacturing，CM）"等理念的提出，进一步强化了 PAT 在药品生产过程中的应用需求。

我国药品的生产和监管紧跟国际制药的这一导向。2016 年，我国多部委联合发布了《医药工业发展规划指南》《智能制造工程实施指南（2016—2020）》等政策性文件，引导我国药品制造和研发将 PAT 作为重点发展任务之一。相应地，国家对于中药领域也专门发布了一系列政策性文件。国务院发布《中医药发展战略规划纲要（2016—2030）》中指出，"推进中药工业数字化、网络化、智能化建设，加速中药生产工艺、流程的标准化、现代化"。国务院办公厅发布《"十四五"中医药发展规划》中明确"研发中成药共性技术环节数字化、网络化生产装备，提高中药生产智能化水平"。国务院办公厅发布《中医药振兴发展重大工程实施方案》提出开展中药品质智能辨识和控制工程化技术装备研究，研发推广中成药制造核心工艺数字化和智能控制等技术装备，对中药生产 PAT 的深入理解和研究是实现这些规划目标的基础与关键。

知识链接 5-1：中药制药业的发展

### （二）中药生产过程分析的相关标准

中药生产过程分析的标准官方文件主要包括以下三类：《中国药典》《药品生产质量管理规范》及中药制剂生产过程分析的地方标准。这些标准涵盖了原料采集、加工处理、提取、中药制剂、质量检测、成品包装和储存的全过程。中药生产过程分析的相关标准以《中国药典》为准则，自上到下构成中药生产过程分析的法规框架，包含从原材料采集到最终产品出库的全过程，确保了中药产品符合质量和安全要求。随着中药行业的不断发展和国际化步伐的加快，这些标准不仅为中药生产过程分析提供了科学、系统的操作指南和质量分析方法，也为中药安全、有效、质量可控提供科学规范。这些标准和规范也在持续更新中，以适应中药生产过程分析的需求。

1.《中国药典》 2020 年版《中国药典》四部收载了近红外分光光度法指导原则（9104），该指导原则从应用范围、仪器装置、测量模式、影响近红外光谱的主要因素、应用近红外分光光度法定性定量分析的基本要求、近红外模型的再验证和近红外模型的传递七个方面对近红外这一过程分析方法进行了规定。2025 年版《中国药典》将 2020 年版《中国药典》中"近红外分光光度法指导原则"变更为"近红外光谱法通则"，对各品种进行近红外光谱项目检验时所应采用的设备、检验程序、检验方法以及限度等作出了规定。该通则在原指导原则的基础上增订以下内容：修订了方法的应用范围、适用性；增加了测量模式，将透反射模式作为第三种测量模式，与透射和反射模式并列，并增加了测样装置的介绍；修订了仪器校验与自检的细则和一般要求，对仪器每项性能参数的校验方法都进行了详细的叙述；通过引用"化学计量学指导原则"，精简了对近红外定性和定量分析具体方法和流程的描述，并且在定性和定量分析两类应用的基础上，独立新增了"限度和趋势分析"这一分析应用类型；新增了应用近红外光谱法的关键技术要求；新增了近红外光谱法在 PAT 中应用的在线检测流程和特定要求。

2.《药品生产质量管理规范》 该规范中的第 12~15 条是药品质量控制和质量风险管理的基本要求，第 217~268 条分别对药品质量的分析检测过程、生产物料和产品的检验放行、产品持续稳定性考察、产品质量变更和产品质量回顾分析等方面作了详细的要求，这些成为药品生产过程质量分析的标准。在此基础上该规范附录五对中药制剂的生产、质量控制、储存等作了要求，旨在最大限度地降低其生产过程中污染、混淆、差错等风险，确保中药制剂质量的稳定可控。在药品生产质量控制相关规范的基础上，该附录的第 33~41 条补充了中药制剂生产过程特有的质量控制规范，例如中药材和中药饮片的质量控制管理规范等，上述生产过程质量控制规范成为中药制剂生产过程分析重要的操作指南。

3. 中药制剂生产过程分析地方标准 各省、自治区、直辖市药品监督管理局和中医药管理部门会制定本地区中药制剂生产过程分析的地方标准。例如江苏省市场监督管理局发布了地方标准 DB32/T 4558—2023《中药提取物提取、浓缩、萃取生产过程在线近红外检测系统》作为规范中药提取类工艺生产过程的重要文件。该标准采用近红外光谱技术作为生产过程在线测量的技术手段，描述了提取、浓缩、萃取等三项中药提取常用工艺的在线检测方法，对软硬件规格要求，近红外模型建立、验证与维护，近红外在线检测装备集成等方面进行了规定。T/CQAP 3002—2021《中药提取智能化生产技术要求》是中医药质量管理协会发布的团体标准。该标准以在线近红外光谱法为提取过程在线检测方法，规定了智能化提取应配备分布式控制系统，制造执行系统，在线近红外预处理和测量系统及各系统功能。T/CIS11001《中药生产过程粉体混合均匀度在线检测 – 近红外光谱法》针对中药产品中片剂、胶囊、颗粒剂、丸剂、散剂等涉及中药原粉、提取物浸膏粉以及相应固体辅料的各种固体剂型，提出了颗粒性固体物料混合均匀度的在线检测方法。由于地方标准众多且持续更新中，在此不过多赘述。

### 三、中药生产过程分析的特点

中药生产过程分析的目的是在中药生产过程中获得定性或定量信息，对中药生产过程中原材料、中间体和最终产品进行有效的在线监测和分析，准确判断生产过程的某一环节是否正常，保证中药产品批次间质量的稳定性和均一性。中药生产过程分析总的要求是应具有快速、简便、重现性好等特点。

#### （一）分析对象的复杂性

中药来源广泛，品种繁多，成分复杂，生产环节多样，生产工艺复杂，决定了中药生产过程分析对象的多样性和复杂性。从中药原材料看，包括植物药、动物药和矿物药，植物药和动物药又分为不同的药用部位。从中药生产过程看，包括药材的种植（养殖）、采收加工、炮制、粉碎、提取分离、纯化、浓缩、干燥、中药制剂中间体和产品、存储和包装等过程，其中待测对象可能是气态、液态和固态等聚集状态，而且是比化学药所含的成分更加多样，更为复杂。

#### （二）样品采集的代表性

由于中药生产过程中物料量大，中药组成不均匀，因此样品采集时必须注意其代表性，真实地反映生产线上中药样品的信息，同时样品自动采集是过程分析的发展趋势。

#### （三）分析方法的时效性

中药生产过程分析的样品采集于生产线，要求在较短时间内迅速获取分析结果，并及时反馈用于监测生产环节，调节中药生产参数，控制生产过程，减小生产风险，从而达到控制生产过程质量的目的。因此，过程分析方法的时效性是第一要求，而准确度则可以根据实际情况在允许限度内适当放宽。因此分析仪器的采样系统和数据采集部件应具备自动取样以及数据自动检测和分析的功能。

中药生产过程分析检测形式主要采用各种在线（on line）分析、原位（in line）分析等实时检测方法。例如物料混合均匀度、混合终点的确定，可选择紫外 – 可见光谱法、近红外光谱法等光谱分析方法；颗粒粒径分布可采用激光衍射法、光谱成像分析方法等；水分测定以及有效成分的含量测定可采用近红外光谱法。为了保证过程分析的时效性，通常采用过程分析仪器（其结构如图 5–1 所示），如在线光谱仪，来及时地获取中药生产过程的物料信息。

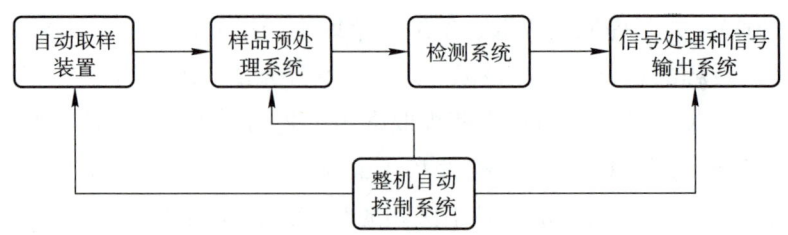

图 5-1　过程分析仪器结构示意图

# 第二节　中药生产过程分析技术

中药生产过程分析是通过在线 PAT，对中药生产过程中各个制剂单元过程进行分析和质量评价，获得有关产品质量属性的可靠信息，从而提高对中药制剂生产过程和过程中各阶段产品的认识，进而保证中药产品的质量。其中，PAT 是中药过程分析的关键，用于 PAT 的检测方法应具备良好的稳定性，能抗生产中的粉尘、温度、震动等因素干扰，同时能快速检测且样品无损，操作简便并易于自动化。PAT 检测方法除了温度传感器、压力传感器、pH 探头等传统检测方法，更多的是采用一些光谱检测的新型分析方法。

针对中药生产过程分析中分析对象的复杂性，样品采集的代表性、分析方法的时效性等特点，中药生产过程分析技术主要涵盖了不同类型分析对象过程数据的采集方法，分析模型的建立与维护方法，以及为了适应中药生产过程分析需求所采用的在线采样装备和分析仪器实时检测装备。

## 一、中药生产过程的分析方法

一个具体的中药过程分析包括过程数据的实时采集、过程分析模型的构建以及模型应用过程中模型的维护三个阶段。在具体的中药过程分析中，针对中药生产过程不同的物料状态会采取不同的数据采集方法，相应的后续会选取合适的多变量统计方法进行分析模型的建立和维护。

### （一）过程数据的采集方法

为了促使中药生产过程数据的实时采集，通常采用在线采样技术和快速实时检测技术来采集过程数据。目前，中药生产过程数据的采集方法有在线紫外 – 可见分光光谱法、红外光谱法、近红外光谱法、拉曼光谱法、太赫兹光谱法、X 射线荧光法、过程色谱法、在线质谱法、流动注射分析法等，其中主要采用光谱的快速检测方法，下面介绍在中药生产过程中应用较多的 4 种光谱检测方法。

**1. 在线紫外 – 可见光谱法**　紫外 – 可见光谱法用于 PAT 分析的测定原理是朗伯 – 比尔定律。用于采集中药生产过程样品数据的在线紫外 – 可见分光光度计，其光源、色散元件、光检测器与普通仪器相同，只是将样品池改为流通池，如图 5-2 所示。若需进行显色反应，则在取样器和分光光度计之间增加一个反应池。采用自动采样器从生产工艺流程中取样，同时进行滤过、稀释、定容等预处理，然后进入反应池，依法加入相应试剂（如显色剂等），反应后进入流通池测定。本法适用于在紫外－可见区有吸收或能与显色剂定量反应（且无其他干扰）的液体样品的测定，常用对照品比较法、吸收系数法、计算分光光度法和比色法进行计算。

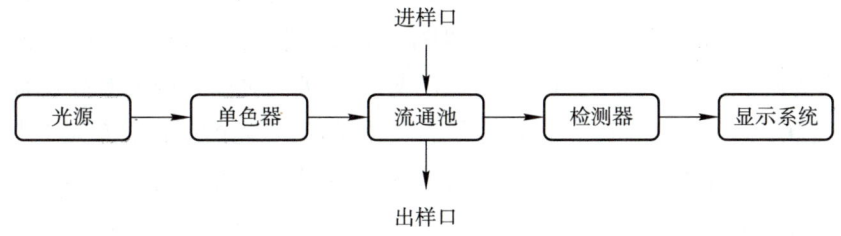

图 5-2　在线紫外－可见分光光度计结构示意图

**2. 在线近红外光谱分析法**　近红外（near-infrared，NIR）光谱分析法是通过测定物质在近红外光谱区（780～2 500 nm）的特征光谱并利用适宜的化学计量学方法提取相关信息后，对被测物质进行定性、定量分析的一种方法。

（1）近红外测量的基本原理：近红外光谱主要由分子中含氢基团（C–H、N–H、O–H和 S–H 等）基频振动的倍频与合频吸收产生，谱区波长范围位于 780～2 500 nm（或波数为12 800～4 000 cm$^{-1}$）。NIR 信号频率近似于可见区，易于获取和处理；信息丰富，但吸收强度较弱，谱峰宽、易重叠，因此必须对所采集的 NIR 数据经验证的数学方法处理后，才能用于定性定量分析。

近红外光谱分析通过对样品性质变化和其对应的近红外光谱变化的直接关联，从而建立两者之间的定性或定量关系，由于描述这些关系需要很多参量，因此又称这种关系为模型。使用建立的模型和未知样品光谱可以预测样品的性质。对一种样品可使用同样的建模方法建立多种性质的校正模型，在未知样品的分析应用中，可在几秒钟内测量一张近红外光谱，从而同时预测多种性质。

获得 NIR 光谱的方式主要有透射（transmittance）式和漫反射（diffuse reflection）式两种。两种光谱测量仪器的光路示意图如 5–3 所示。

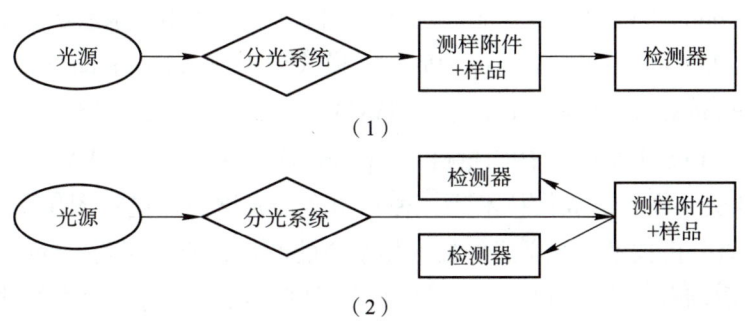

图 5-3　近红外透射式（1）和漫反射式（2）光谱仪的光路示意图

透射光谱主要用于均匀透明的液体样品或透明的固体样品，待测样品置于光源与检测器之间，检测器所检测到的是光源发出的作用光通过样品时与样品分子相互作用后的透射光。若分析光在样品中经过的路程一定，透射光的强度与样品组分浓度遵守朗伯－比尔定律，测量的参数是透光率（$T$）或吸光度（$A$）。

$$T = I/I_0 \text{ 或 } A = -\lg T = \lg(1/T) = \lg(I_0/I)$$　　　　　　　（式5-1）

上式中，$I$ 为透射光强度，$I_0$ 为入射光强度，$A$ 为吸光度，$T$ 为透光率。

漫反射光谱一般用于非透明固体或半固体样品的测定，检测器与光源置于待测样品的同一侧，检测器检测到的分析光是光源发出的作用光投射到颗粒或粉末样品表面或内部后，反射回来方向不确定的漫反射光。测量的参数是反射率（$R$），即从样品反射光的强度（$I$）与参考物或背景表面反射光的强度（$I_r$）的比率，并以 $A_r$ 或 lg（$1/R$）对波长或波数作图而得到漫反射光谱。即 $R = I/I_r$ 或 $A_r = \lg（1/R）= \lg（I_r/I）$ 式中，$I$ 为样品反射光的强度；$I_r$ 为参考物或背景反射光的强度；$A_r$ 为漫反射吸光度。若被测固体物质无限厚时，其漫反射率与样品组分的浓度遵守 Kubelka–Munk 方程，即

$$f(R_\infty) = (1 - R_\infty)^2/R_\infty = A_\infty/S = \varepsilon c/S \qquad （式5-2）$$

上式中，$R_\infty$ 为被测物质无限厚时反射率，$A_\infty$ 为被测物质无限厚时单位厚度介质对光的吸光度，$S$ 为被测介质散射系数，$c$ 为被测组分浓度。如果固体样品的粒径大小及分布、形状保持稳定时，$S$ 被测介质散射系数一定，$(1 - R_\infty)^2/R_\infty$ 与被测组分的浓度成正比，这是漫反射光谱法定量分析的依据。

（2）在线近红外分析系统：在线 NIR 分析系统由硬件、软件和模型三部分组成。硬件包括近红外分光光度计以及取样、样品预处理、测样、防爆等附件装置。近红外分光光度计由光源、分光系统、检测系统、数据处理及评价系统等组成。光源常采用稳定性好、强度高的石英壳卤钨灯；分光系统有滤光片、光栅扫描、傅里叶变换、二极管阵列和声光可调节滤光器（acousto-optic tunable filter，简称 AOTF）等类型；检测器常用材料有硅、硫化铅、砷化铟、铟镓砷、汞镉碲、氘代硫酸三甘肽等，采样装置有流通池、光纤探头、液体透射池、积分球等，使用时可根据测定对象的类型选择合适的检测器和采样系统。

软件包括化学计量学光谱分析软件和仪器自检系统。光谱测量通用软件完成近红外光谱图的获取、存储等常规功能；化学计量学光谱分析软件完成对样品的定性或定量分析，是近红外光谱快速分析的核心。常用的定量分析方法包括多元线性回归（multivariable linear regression，MLR）、主成分回归（principal component regression，PCR）、偏最小二乘法回归（partial least squares regression，PLSR）、人工神经网络（artificial neural networks，ANN）和支持向量机回归（support vector machine regression，SVMR）等。常见的定性分析方法包括相关系数法、K 最近邻法、ANN、主成分分析（principle component analysis，PCA）、模式识别（pattern recognition）、软独立模式分类（soft independent modeling of class analogy，SIMCA）、偏最小二乘判别分析（partial least squares discriminant analysis，PLS-DA）、支持向量机（support vector machine，SVM）等。

**3. 高光谱成像法**　高光谱成像技术是一种利用多个光谱通道进行图像采集、显示、处理和分析的技术，是光谱分析技术与光学成像技术相结合的产物，能够探测目标的二维几何空间以及一维光谱信息，获取高分辨率的连续、窄波段的光谱图像数据。高光谱成像技术起源于 20 世纪 70 年代末的美国，目前已发展成为一个新兴的、非破坏性的、先进的光学技术，具有成像系统多样化、研究对象广泛化和分析方法功能化等特征，存在原位实时检测的潜力，在中药生产过程分析领域具有广阔的应用前景。

（1）高光谱成像的基本原理：光谱分析是以物质与光子作用过程的量子化吸收和发射现象为基础来进行的。物质是由各种原子、分子组成的，其结构和能级排序各不相同，形成了各种各样的能带结构，而不同的能带结构决定了它们特定的吸收和发射的光子能量或光波波长，即表征物质的特征光谱。通过测量特征光谱的形态和强度可以测定样品的组成成分和各个组分的含量。光

谱成像技术是借助于计算机技术将空间成像技术和光谱分析技术有机结合在一起，可以同时获得样品的空间信息和光谱信息的一种分析检测技术。

　　高光谱图像在光谱维度上进行了细致的分割，在光谱维度上不再是传统的黑、白或者 R、G、B 的分割，而是在光谱维度上也有 N 个通道，例如可以把 400～1 000 nm 分割为 300 个通道。因此，通过高光谱设备获取到的是一个数据立方，不仅有二维图像（表现为图 5-4 中 X-Y 轴的二维空间位置）的信息，并且在第三维光谱维度上获得每个图像点的光谱数据，即图 5-4 中第三维的光谱维度 λ 轴，从高光谱图像这个立方数据中不仅可以获得图像上每个点的光谱数据（沿光谱维度 λ 轴展开的数据），还可以获得任一个谱段的影像信息（光谱维度上某个通道上对应的 X-Y 平面）。

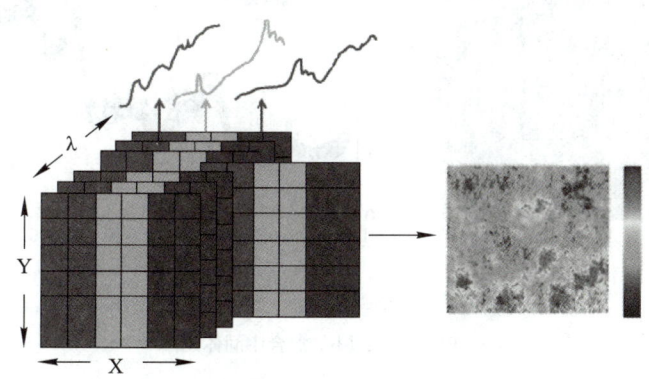

图 5-4　化学成像超立方阵示意图

　　如图 5-4 所示，高光谱图像既可以看成由一系列的像元（pixel）组成，一个像元代表了样品特定空间点在某段波长的吸收光谱，也可以看成由一系列的像平面（image plane）组成，像平面代表了样品所有空间点在某一特定波长处的吸收信息。通过化学计量学技术或者光谱图库，将光谱信息转化为化学信息，将样品中不同化学种类成分的空间分布可视化，并用对比强烈的彩色视图直接清晰地表达化学成分分布，即化学成像（图 5-4 右）。

　　（2）高光谱成像系统的组成：高光谱成像仪主要由光源、分光系统、检测器、成像系统、数据采集和处理系统组成（图 5-5）。由光源发射出的光，被样品表面反射后，经由滤光片或镜头进入到光谱相机里，再经过特定宽度的入射狭缝后被单色器分光，常用的分光系统主要有滤光片、可调谐滤光器（包括声光和液晶可调谐滤光器）和衍射光栅等。目前应用较多的是可调谐滤光器。反射光分光后经出射狭缝被检测器按不同波长记录信号。其中检测器是光谱成像仪的核心部件，有点阵、线阵、面阵三种。计算机系统负责将上述光电信号转换成数字信号，并予以记录和保存。

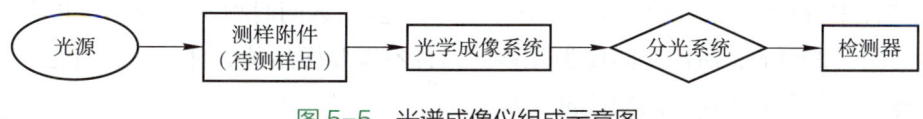

图 5-5　光谱成像仪组成示意图

　　（3）中药生产过程分析中高光谱成像技术的应用：随着 PAT 日益被制药行业所广泛地接受，光谱成像技术由于其快速无损、高通量等特点，在中药制药领域中有着越来越多的应用，从原料药粉的混合均匀性到最终成品的均匀度分布，片剂包衣的可视化、药品溶出过程可视化以及药品真假甄别等，都可采用高光谱成像技术进行科学合理的分析和评价。下面以同仁牛黄清心丸制药混合过程混合均匀度评价研究为例，展示中药丸剂生产过程中高光谱成像技术的应用。

采用高光谱化学成像工作站对同仁牛黄清心丸混合中间体中的人工牛黄、人工麝香、冰片、羚羊角、水牛角浓缩粉等贵细药的空间分布进行表征，研究该丸剂中间体的贵细药混合均匀情况。

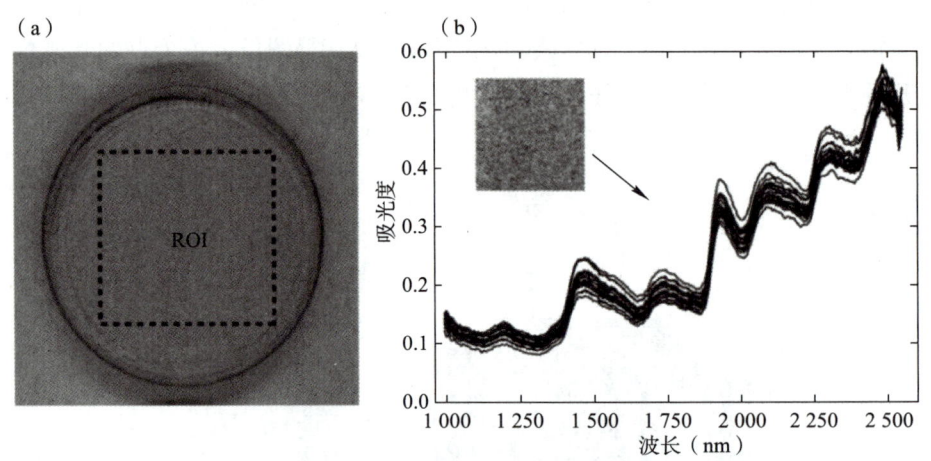

图 5-6　混合中间体高光谱数据
（a）ROI 提取；（b）混合中间体光谱

通过高光谱相机采集的同仁牛黄清心丸混合中间体的高光谱图像如图 5-6 所示。选取 180 pix × 180 pix 区域作为待研究的感兴趣区域（region of interest，ROI），图 5-6（b）为混合中间体的 ROI 第三维对应的原始光谱图，从图中发现了 1 408 ~ 1 576 nm 处的 O-H 或 N-H 伸缩振动吸收峰；1 900 ~ 1 958 nm 处的 O-H 合频振动吸收峰，2 056 ~ 2 151 nm 处的 N-H 合频振动吸收峰，2 262 ~ 2 329 nm 处 C-H 合频振动吸收峰，2 530 ~ 2 547 nm 处 C-N-C 伸缩振动的一级倍频以及 C-H、C-C 和 C-O-C 伸缩振动吸收峰。避开高低波长两端噪声，选择光谱范围为 996 ~ 2 552 nm 的高光谱图像进行后续分析，进一步光谱预处理结合特征识别算法，实现混合中间体中人工牛黄、人工麝香、冰片、羚羊角、水牛角浓缩粉等贵细药空间分布的辨识（图 5-7）。高光谱成像技术在中药贵细药空间分布辨识中具有一定优势，可提供高性能的目标识别，并拒绝假阳性信息，实现中药制药中贵细药混合均匀度的评价，为中药混合过程质量分析和评价提供新方法。

**4. 激光诱导击穿光谱法**　激光诱导击穿光谱（laser-induced breakdown spectroscopy，LIBS）是一种新兴的、快速的微区多元素检测技术，是以激光脉冲作为激发源诱导产生激光等离子体的原子发射光谱。区别于原子吸收光谱、电感耦合等离子体-原子发射光谱、电感耦合等离子体-质谱等传统的元素分析技术，LIBS 具有快速、绿色、多元素同时检测的特点。单个的激光脉冲可以预测样品的元素组成，所需时间仅为几秒钟，且不需要样品预处理，适合直接、原位、在线检测，能实现多种元素的快速检测和评价。

（1）激光诱导击穿光谱分析法的基本原理：一束高能激光脉冲聚焦到样品微区表面，激光与物质相互作用形成了大量处于高能态的原子、离子和自由电子，这些高能态的微观粒子整体上呈近似电中性的等离子体，高能态的电子从激发态跃迁到能量较低的基态向外辐射能量，如图 5-8 所示，发射出待测样品中各元素的特征发射谱。

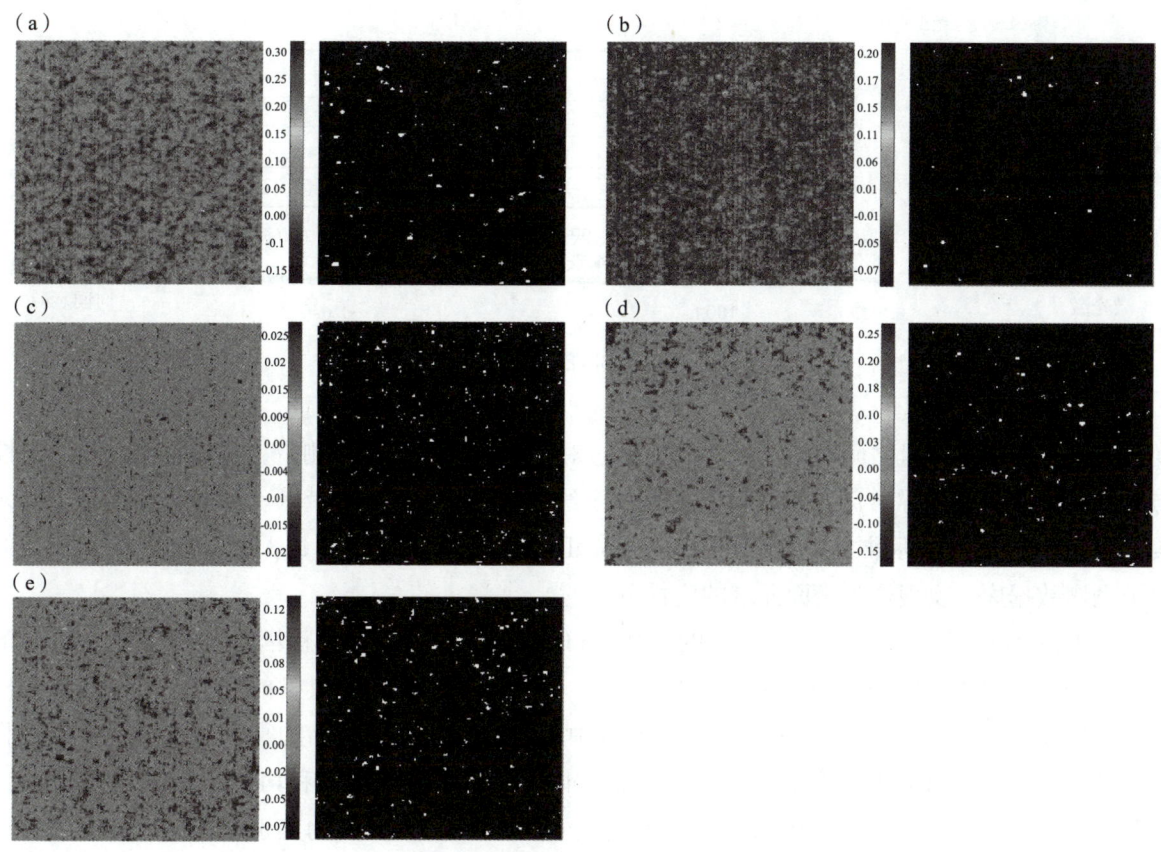

图 5-7　混合中间体贵细药丰度图像及其对应的二值化图像

（a）人工牛黄；（b）人工麝香；（c）冰片；（d）羚羊角；（e）水牛角浓缩粉

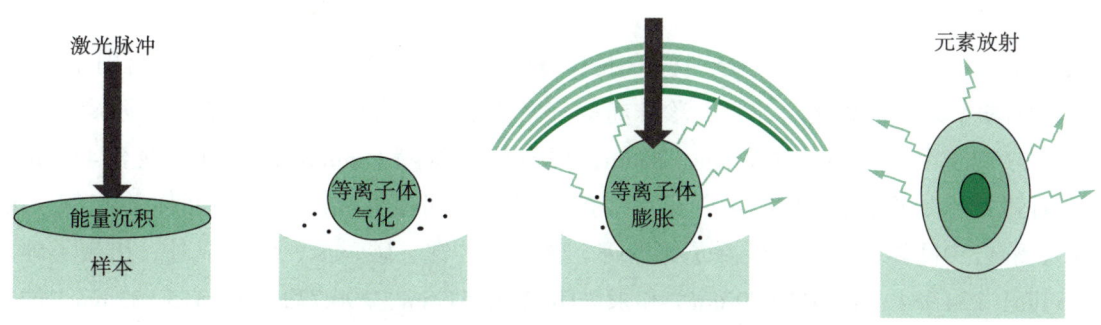

图 5-8　激光诱导等离子体的演化周期图

　　在等离子体中电子去激发的早期，电子在连续区或连续区与分立能级之间跃迁，主要有两种跃迁：自由 - 自由跃迁（free-free transition），称为韧致辐射（bremsstrahlunge mission）；自由 - 束缚跃迁（free-bound transition）又称复合辐射（radiative recombination）。随着时间的推移，如图 5-9 中由早期的纳秒进入微秒时，等离子体中原子轨道上的电子从自由态变化到束缚态，电子跃迁前后均处于束缚态，发生束缚 - 束缚跃迁（bound-bound transition），此时以激发辐射为主，其基本特点是发射离散谱线，所以又称为不连续辐射或线辐射。

　　由于不同元素原子自身结构的不同，其能级也有所不同。在激光激发产生的等离子体冷却过程中，处于激发态的粒子会向基态或者低能级跃迁而辐射光子，这些光子的能量等于粒子激发态与低能级之间的能量差，因此这些发射光子具有特定的波长，与元素一一对应，而且发射谱线强

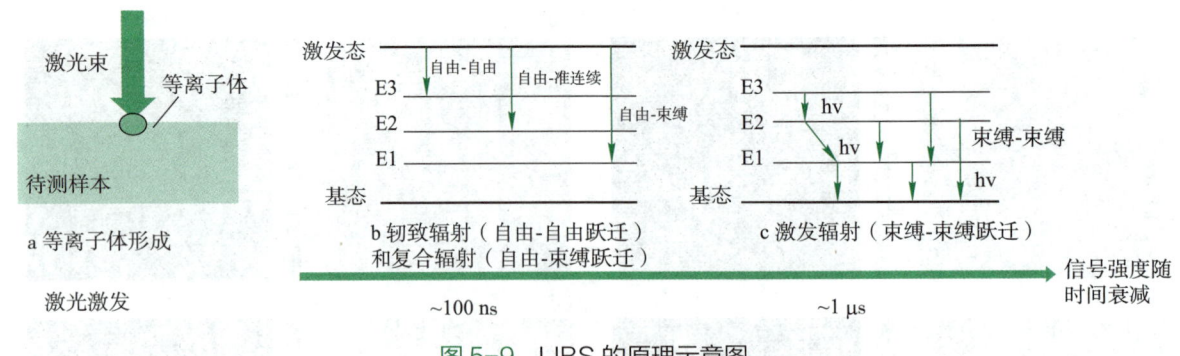

图 5-9 LIBS 的原理示意图

度和其所属元素的含量之间存在线性关系，通过对特征谱线的辨识与测量，实现待测元素的定性与定量分析。激光诱导击穿光谱发射谱线是位于约 200～1 000 nm 谱带区。激光诱导击穿光谱元素标定主要依据美国标准与技术研究院（National Institute of Standards and Technology，NIST）的原子光谱数据库，实现样品表面元素的定性分析。

（2）LIBS 技术在中药生产过程中的应用：LIBS 分析技术有着电感耦合等离子体发射光谱（ICP-OES）或电感耦合等离子体质谱（ICP-MS）等传统分析技术不具备的优点，可同时检测样品表面的有机和无机元素。LIBS 通过提取组分中元素信息，辨别药品的真伪。在中药生产过程中，LIBS 技术可用于固体制剂片内与片间、批次内与批次间包衣厚度和均匀性的现场快速评价。此外，LIBS 技术在中药材真伪鉴别中也有应用，例如中药材天麻真伪鉴别。作为一种先进的过程分析技术，LIBS 技术促进了中药生产过程分析的发展，加快中药智能化生产的进程。

LIBS 技术能够快速表征药品中的元素属性，可用于药品的过程分析。下面以安宫牛黄丸生产过程中混合均匀性评价为例，展示激光诱导击穿光谱分析技术在中药丸剂生产过程分析中的应用。

按照安宫牛黄丸处方比例，分别称取混合好的黄芩、黄连、栀子、郁金药材粉末、牛黄、水牛角浓缩粉、朱砂、雄黄、冰片、珍珠粉等安宫牛黄丸混合中间体药材粉末（除麝香外）进行混合，分别于混合 0 min、1.5 min、2 min，以及后续每隔 1 min 取样，直至混合 43 min，采用微波消解技术处理样品得到 44 个安宫牛黄丸混合中间体样品。混合中间体的 LIBS 光谱见图 5-10。混合中间体的特征谱线除了钙、钾、钠、镁、锂、碳、氢、氧、氮外，出现了砷（As 228.816 nm、234.984 nm、616.979 nm）和汞（Hg 253.651 nm、296.732 nm、313.123 nm）的特征

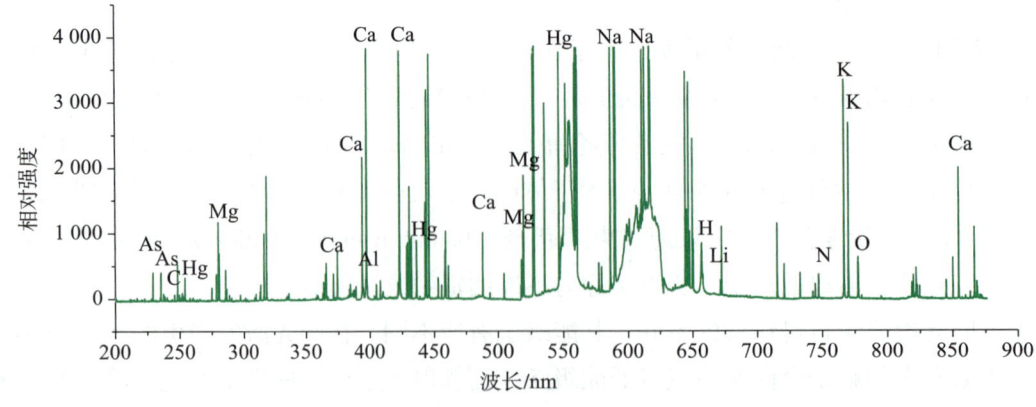

图 5-10 混合 15 min 混合中间体的 LIBS 光谱

谱线。LIBS 图谱中 590 ~ 610 nm 处受到严重的基质效应影响，但并不干扰以上砷、汞元素的特征谱线，这些特征谱线强度在一定意义上代表了各自的含量。

图 5-11 为混合过程中 As 元素的相对信号强度变 化 率（relative intensity changing rate，RICR）和移动窗标准偏差（moving window standard deviation，MWSD）变化趋势图。LIBS 结果分析表明 As 元素混合阶段均可分为 4 个阶段，第一个阶段（A）（0 ~ 27 min）RICR 和 MWSD 值波动剧烈，第二个阶段（B）（28 ~ 32 min）RICR 和 MWSD 值相对平稳，混合达到暂时平稳阶段。随着混合的继续进

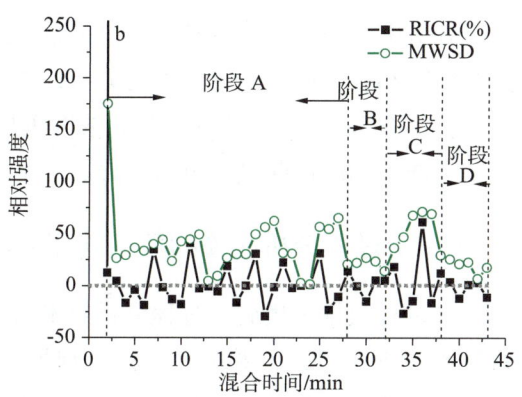

图 5-11 基于 LIBS 技术表征混合过程中 As 元素的 RICR 与 MWSD 变化趋势图

行，第三个阶段（C）（32 ~ 38 min）RICR 和 MWSD 值再次出现明显变化，说明药物粉末中雄黄处于不均匀状态。在混合的最后阶段（D）（38 ~ 43 min），RICR 值和 MWSD 值均趋于 0，表明此时雄黄混合均匀，以上分析结果得到了 ICP-OES 试验结果的证实。最后确定，混合 38 min 为雄黄的混合终点。LIBS 技术在混合终点的判断方面具有快速实时、近似无损的优势。

知识链接 5-2：LIBS 技术的发展和应用

### 5. 其他过程数据采集方法

（1）流动注射分析（flow injection analysis，FIA）：是一种微量液体试样快速自动分析技术，通过将一定体积的液体样品注入流动试剂中，让试样与试剂在连续流动的混合和化学反应过程中完成样品的在线处理与测定的定量分析方法。该方法第一次将待分析试样和试剂转入液体连续流动的微型管道中，试样或试剂消耗通常为 10 ~ 100 μL，减少了试剂消耗，提高了分析效率，实验结果的精密度和重复性好，同时可与多种检测手段，如分光光度计、生化分析仪等联用，在分析领域有较广的应用。在中药生产过程分析中，流动注射分析技术主要应用在中药提取过程，中药液体发酵过程以及中药煎煮等过程的在线监测。

（2）在线质谱法（online mass spectrometry）：质谱技术对于化合物的鉴定、结构分析、混合物的成分分析等方面展现出了良好的分析性能，在线质谱法则是将质谱仪直接或通过适当接口连接到生产过程、实验系统或环境监测点中，实现实时或准实时的样品分析，这种技术允许研究人员连续监控化学反应、生物过程或环境样本中的化学成分变化，而无需对样品进行预处理或分离。目前应用较为成熟的是在线气体质谱分析仪，可对多路气体中组分同时定性定量分析，实时给出各组分浓度。在线气体质谱分析仪可连续长时间运行，秒级分析速度，随时在线标定多路气体中组分的浓度，可对中药生产过程中挥发性组分实现在线分析。随着液相质谱库的建设和质谱数据的进一步完善，在线液相质谱法在中药生产过程分析中将得到更广泛的应用，将会实现生产过程的原料、液体或固体中间体的在线取样和化合物的在线质谱鉴别，以及含量测定。随着在线质谱技术的进步和成熟，预计未来这种技术在中药生产领域将得到进一步的应用。

（3）微流控技术（microfluidics）：是一门集成微型化流体操纵的分析技术，在厘米级的"芯片实验室"上通过微小的通道和腔室对流体进行精确控制和分析。这项技术是集物理、化学、生物学和工程学的多个学科交叉发展起来的新兴技术，能够在极小的空间内实现复杂的实验操作，从而提高分析效率、减少试剂消耗，并增强实验过程的可重复性和可控性。微流控技术因其独特的优势，在生物医学、化学分析、材料科学和环境工程等诸多领域中都得到了应用。在中药生产

过程分析中，微流控分析技术可以进行中药原料的鉴别和质量评价，例如关键化学成分含量、微生物污染和重金属含量等方面的分析；中药提取、浓缩、制粒、干燥等中药生产过程中关键质量属性，如提取液 pH、关键成分的浓度等属性的监测。随着微流控技术的不断进步和优化，其在中药生产中的应用前景将更加广阔。

### （二）过程分析建模的数据处理方法

在过程数据采集后，过程分析技术可以提供大量的体现中药生产过程特征和属性的数据，这些原始数据变量多，并随着生产过程推进而动态变化，形成规模大，复杂的"过程数据海洋"。同时，中药成分复杂，基质效应严重，在线采集的数据含有各种物质质量信号的叠加，以及大量冗余信息，因此必须利用化学计量学等数据处理方法对复杂过程数据进行变量的提取和分析，建立准确、稳健可靠的过程分析模型，用来预测分析对象的目标变量。

过程分析模型的建立，是中药生产过程在线质量监测成功实施的关键。过程分析模型有过程定性模型和过程定量模型，其建立过程如图 5-12 所示，包括样本划分、数据预处理、变量筛选、模型建立和评价等环节。首先是过程数据的获取，根据合适的采样方式以及过程数据的检测方法，按国家标准或行业标准等法定的方法，准确测定样本目标变量的参考值，得到一定量的过程样本的数据。接着对这些样本进行划分，对于样本数量大于 30 的样本集，一般将样本集的三分之二作为校正集，剩下三分之一作为预测（验证）集。其次，对过程数据预处理，消除数据采集过程中噪声的干扰，为了更进一步地增强过程数据与目标变量之间的对应关系，筛选与目标变量相关的特征变量，减弱各种非目标因素对光谱有用信息的干扰，提升定量校正模型的预测能力和稳健性。在变量筛选的基础上，优化建模参数，建立过程定量模型，并对模型的稳健性和预测性能进行评价，常用的评价参数有 $R^2$、RMSECV 和 RMSEP 等。符合预测精度的过程分析模型在应用过程中，其预测性能会受到来自外界环境对光谱数据的影响而改变，导致模型失效。此时通过添加一系列包含新信息的新样本来扩充原模型校正集的变量覆盖范围，从而增强模型的预测性

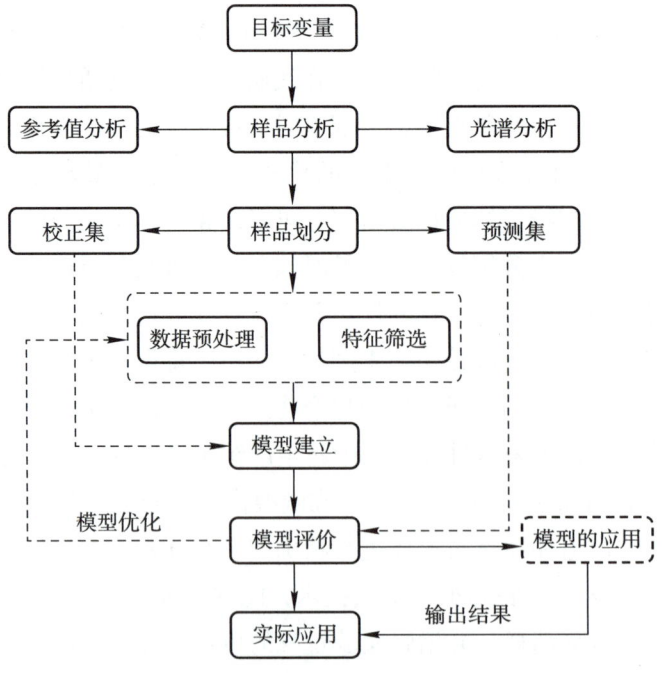

图 5-12　过程定量模型的构建、应用和维护的示意图

能，即对模型更新（model update，MU）。其中，各步工作中常用的化学计量学方法见表 5-1。

表 5-1 过程定量模型的数据处理方法

| 用途 | 数据处理方法 |
| --- | --- |
| 样本集划分 | 随机抽样，双向（duplx）算法，kennard-Stone（K-S）法、基于 x-y 距离结合的样本划分（SPXY）法 |
| 数据预处理 | 平滑、均值中心化、导数、多元散射校正、标准正则变换、小波变换 |
| 变量筛选 | 间隔最小二乘和组合间隔最小二乘、无信息变量消除法、连续投影算法、CARS 变量筛选法、遗传算法 |
| 定量建模 | 多元回归、主成分回归、偏最小二乘回归、支持向量机回归、人工神经网络 |
| 定量模型评价 | 交叉验证（留一法，K- 折法）、蒙特卡罗交叉验证、外部验证、准确性轮廓 |
| 模型维护 | 基于主成分分析 – 马氏距离界外样本识别的模型更新方法、基于 SIC 算法的模型更新策略 |

**1. 数据预处理方法** 在线采集的数据中可能包含噪声或扰动，因此常采用数据预处理方法消除过程数据的噪声，避免干扰或进行信息增强。最适合的预处理方法需要在给定的数据集上进行筛选和比较，选择最优的数据预处理方法。

（1）基线校正（baseline）：消除不需要的光谱背景。经典方法是从所有变量中减去每个光谱的最小值，即减去常偏移量。此外，还能减去一个有斜率的直线。

（2）数据均值中心化和归一化：数据均值中心化（mean centering）每个光谱数据中减去所有样本光谱的平均值，中心化后的数据以平均值为原点，能更好反映光谱的变化信息。数据 max-min 归一化，把量纲不同、范围各异的数据化为（0-1）之间无量纲的数据，使得后续的数据处理更加方便。

（3）导数：求导通常可以增强信号的特征，同时消除基线和其他背景干扰，提高信号分辨率和灵敏度，降低重叠峰的影响，消除由背景颜色和其他因素所导致的光谱漂移。常用一阶导数（1st derivative）和二阶导数（2nd derivative）方法，一阶导数可消除光谱基线常数和偏离，二阶导数在消除光谱基线常数基础上还能消除基线的斜率。

（4）平滑（smoothing）：主要用来消除随机噪声，提高信噪比。常用的平滑方法包括移动平均平滑法和 Savitzky-Golay（SG）卷积平滑法。移动平均平滑法是采用一个移动窗口，计算窗口内各测量值平均值代替窗口中心点值，获得新数据。SG 算法是采用多项式最小二乘拟合窗口数据，SG 采用更宽的窗口和更高阶的多项式平滑可以更好地拟合光谱细节。但是平滑会使吸收峰峰形更宽，常常与微分化处理相结合。

（5）散射校正：可以消除因固体颗粒大小和分布不均匀所造成的光程差异，包括多元散射校正（multiple scatter correction，MSC）和标准正态变量变换（standard normal variate，SNV）。MSC 侧重消除样品粒径不均匀的影响，SNV 侧重消除光程变化的影响，在固体漫反射测量中应用广泛。

**2. 变量筛选方法** 变量筛选的目的是筛选出与目标变量的相关自变量，改善分析模型预测性能。对于变量数目大且共线性强的光谱数据，变量筛选不仅能筛选含有关键信息的特征波长区间，还能减少建模时的光谱变量，简化分析模型，增强模型的稳健性。变量选择优先选择信息量最大的变量，即选择信息丰富且特征性较强的光谱波段。常用的变量选择方法有间隔偏最小二乘法、无信息变量消除法、连续投影算法和 CARS（competitive adaptive reweighting sampling）变量筛选法。

（1）间隔偏最小二乘法：光谱中常用的变量筛选方法是间隔偏最小二乘（interval PLS，iPLS），其基本原理是采用一个固定大小的移动窗口测试所有可能的区间，来选择最佳校正和预测性能的变量区间。组合间隔偏最小二乘（synergy interval PLS，siPLS）是 iPLS 的延伸，通过测试几个移动窗口所有可能的组合，来选择最佳光谱区域。

（2）无信息变量消除法（uninformative variable elimination，UVE）：是基于 PLS 回归系数建立的一种变量筛选方法，其基本思想是将回归系数作为波长重要性的衡量指标。该方法将一定变量数目的随机变量矩阵加入光谱矩阵中，然后通过传统的交互验证建立 PLS 模型，将 PLS 回归系数平均值与标准偏差的比值 $h$ 作为变量重要性的衡量指标，选取有效光谱信息。无信息变量判定方法是通过人为添加一个随机矩阵扩展作为噪声矩阵，将噪声矩阵的最大的 $h_0$ 值作为阈值，$h$ 值小于 $h_0$ 的变量作为无信息变量被剔除。但是，随机噪声得到 $h_0$ 以及每次运行筛选得到变量是不相同的。

（3）连续投影算法（successive projections algorithm，SPA）：是在数据矩阵中应用变量投影操作寻找含有冗余信息最低、共线性最少的特征变量组。其选择原则是新的入选变量中在上一个入选变量的正交自空间上具有最大投影值的变量。该方法能够从大量原始数据矩阵中提取少数变量数据来概括大部分原始数据信息，可以最大限度地避免信息重叠，减少计算量，简化模型结构，提高建模速度。

（4）CARS 变量筛选法：CARS 算法模仿达尔文进化论中"适者生存"原则，将每个变量看成一个个体，对变量实施逐步淘汰的选择过程。利用 PLS 模型回归系数绝对值的大小作为衡量波长重要性的指标，同时引入了指数衰减函数来控制变量的保留率，具有较高的计算效率，适用于高维数据的变量选择。每次通过自适应重加权采样算法筛选 PLS 模型中回归系数绝对值大的变量，去掉权重小的变量，利用交互验证选出模型交互验证方均根误差（RMSECV）值最低的子集，可有效选择出最优变量组合，提高模型的预测性能。

（5）遗传算法（genetic algorithm，GA）：借鉴生物界自然选择和遗传机制，利用选择、交换和突变等算子的操作，随着不断的遗传迭代，使目标函数值较优的变量被保留，较差的变量被淘汰，最终达到最优结果。目前，GA 还与其他波长选择方法结合，例如间隔偏最小二乘方法，选择出多个变量区间的优化组合。

**3. 过程分析定量模型的建模方法**

（1）离群样本的辨识方法：离群样本是指与群体样本具有明显差异的极端非典型样本。试验过程中测量误差、过程漂移、信号瞬时误差，操作人员失误等，均会导致离群样本的产生。中药过程分析中常用的经典多变量模型对离群值较为敏感，因此，如何识别并处理离群样本具有重要意义。离群样本的识别在光谱分析中主要用于两个方面：模型建立过程中离群样本的识别以及后续利用模型预测时需要判断待测样本是否为模型的离群样本。判断离群样本的最简单方法是绘制反映"参考值 - 预测值"相关关系的散点图，严重偏离拟合线或预测值绝对误差（样本的模型预测值和参考值之差）大于 3 倍平均偏差的样本可认为是离群样本。为进一步判断是否为光谱异常或参考值异常，常用马氏距离值，光谱残差值，化学值绝对误差等进行分析，如果某些离群样本具有较强的代表性，在建模中就应予以保留，否则应将该样本移除。离群样本辨识方法在"过程分析模型应用和维护"中进一步介绍。

（2）定量建模方法：定量建模通常是建立多元定量校正模型，是建立分析仪器响应值与待测物质目标变量之间的定量数学关系，即建立一组解释变量 $X$（仪器响应值或这些响应值的函数）与待测物质一个目标变量 $y$ 或几个目标变量 $Y$ 之间的定量关系，即

$$\hat{y} = f(X)　　　　　　　　　　　　　　　　　（式 5-3）$$

上式中，$\hat{y}$ 为目标变量 $y$ 的预测值，$f$ 为 $y$ 关于 $X$ 的函数，可以通过不同定量建模方法实现。在光谱定量分析中常用的定量建模方法包括多元线性回归（MLR）法，主成分回归（PCR）法和偏最小二乘回归（PLSR）法等线性校正方法，以及人工神经网络（ANN）和支持向量机回归（SVMR）等非线性校正方法。其中，PLSR 法在光谱分析中得到广泛的运用。

1）多元线性回归法：多元线性回归法是早期光谱多变量定量分析常用的校正方法，该方法计算简单。$\hat{y} = bX$，计算式中自变量 $X$ 的含义也较清晰，通常来自光谱中筛选的自变量；利用一组 $y$ 值已知的 $m$ 个样本，即 $m$ 个校正集样本，利用最小二乘法拟合出自变量的系数 $b$，因此该方法又称逆最小二乘法。但是当样本数量 $m$ 大于自变量 $X$ 中光谱自变量维数时，上面的自变量的系数 $b$ 是有解的，而中药中一些代表性贵细样本获取的成本高，会出现样本数量 $m$ 小于自变量 $X$ 中自变量维数，出现自变量系数 $b$ 无解的情况（不满秩求逆无解）。因此，对于 MLR，自变量的选择就变得尤为重要，一方面可以凭借专业知识进行选取，例如在目标变量预测建模过程中，避免中药体系中淀粉特征波长 2 270 nm 或水的 O-H 特征波长 1 940 nm 的干扰。另一方面，采用变量筛选方法与 MLR 方法结合，得到一组最佳自变量的 MLR 预测模型。即使如此，当光谱变量之间共线性问题严重时，得到 MLR 模型容易过拟合，表现出该模型对于校正集样本有良好的预测性能，对于验证集样本预测不准确，模型不稳健。

为了克服以上输入自变量多重共线性引起的 MLR 模型的不稳健问题，出现了利用多元统计中的主成分分析法，先对光谱矩阵进行分解，然后选取主成分来进行多元线性回归，得到定量预测模型。

2）主成分回归法：主成分回归法的核心是主成分分析，主成分分析的目的是将原自变量降维，将原变量进行转换，使少数几个新变量 $X_{\text{new}}$ 成为原变量的线性组合，同时，这些新变量要尽可能多地表征原变量的数据特征而不丢失信息，而且经转换得到的新变量是相互正交的，能克服输入变量间严重的共线性问题。$\hat{y} = b_{\text{PCR}} X_{\text{new}}$，利用校正集样本的光谱响应值的线性组合 $X_{\text{new}}$ 和样本目标变量的参考值 $y$，拟合出 $b_{\text{PCR}}$，因此该方法可以看作主成分分析与多元线性回归组合。其中，参与回归的最佳主成分数尤为重要。如果选择的主成分太少，将会丢失原始光谱中较多的有用信息，拟合不充分，校正样本的预测误差大；如果选取的主成分数太多，会将测量噪声过多地纳入进来，出现过拟合现象，所建模型不稳健，预测误差显著增大。有多种选取主成分数的方法，光谱分析中，大多数采用交互验证（cross validation，CV）法来选取，选取预测残差平方和（prediction residual error sum of square，PRESS）最小时的主成分数。

在 PCR 中，对原始光谱数据矩阵 $\boldsymbol{X}$ 分解，消除光谱中无用的噪声信息。但是目标变量矩阵 $y$ 也包含无用信息，需要做同样的分解处理。分解光谱矩阵时没有考虑目标变量矩阵的影响，导致新的主成分变量与目标变量 $y$ 之间关系不直接。基于此思想，提出了偏最小二乘回归（PLSR）的多元回归方法。

3）偏最小二乘回归法：PLSR 同时对 $\boldsymbol{X}$ 和 $\boldsymbol{Y}$ 矩阵进行主成分分解，对光谱矩阵和目标变量矩阵主成分分解过程中，在计算每一个新主成分前，将光谱矩阵的得分与目标变量矩阵的得分进行交换，使得光谱矩阵主成分直接与目标变量关联，这样考虑了光谱矩阵和目标变量矩阵两者之

间相互关系，并将两者以主因子进行多元回归。

瑞典科学家沃德（Svante Wold）提出了改进的核偏最小二乘回归方法可以看成 MLR、典型相关分析和主成分分析三者完美结合，其基本思想是先对光谱矩阵 $X$ 主成分分析后提取第一主成分 $T_1$（$T_1$ 是 $X_1$，…，$X_m$ 的线性组合且尽可能多地提取 $X$ 中的变异信息），同时在目标变量矩阵 $Y$ 中也提取第一主成分 $U_1$，并要求 $T_1$ 与 $U_1$ 相关程度达最大，然后建立 $Y$ 与 $T_1$ 的回归，如果回归方程达到满意预测精度，则算法终止。否则继续对第二主成分的提取，直到能达到满意的精度为止。

MLR、PCR 和 PLSR 三种线性多元校正方法是一脉相承，逐步发展的。PCR 克服了 MLR 不满足求逆和光谱信息不能充分利用的弱点，采用 PCR 对光谱矩阵进行分解，基于前几个得分向量进行多元线性回归，显著提高了模型预测能力。PLSR 则对光谱矩阵和目标变量矩阵同时进行主成分分解，并在分解时考虑了光谱矩阵和目标变量矩阵两者之间相互关系，加强两者对应定量关系，从而保证获得更佳的校正模型，是化学计量学中应用最广泛的一种多元线性校正方法。如果多元线性模型得不到满意的预测精度，需要考虑建立 ANN 或 SVMR 的非线性模型，非线性模型的原理在此不做介绍，可以利用相关的机器学习的论著进行学习。

**4. 过程分析定量模型的评价方法**　建立好的过程分析模型需要通过验证集样本的预测误差来评价模型的预测性能，常用下列的评价参数来表征模型的预测误差。

（1）校正集均方根误差（root mean square error of calibration，RMSEC）和预测集均方根误差（root mean square error of prediction，RMSEP）

$$RMSEC = \sqrt{\frac{\sum_{i=1}^{m}(\hat{y}_i - y_i)^2}{m}} \tag{式 5-4}$$

$$RMSEP = \sqrt{\frac{\sum_{i=1}^{n}(\hat{y}_i - y_i)^2}{n}} \tag{式 5-5}$$

上式 5-4，5-5 中，$y_i$ 为第 $i$ 样本参考方法的测定值，$\hat{y}_i$ 为模型对第 $i$ 样本的预测值，$m$ 为校正集样本数，$n$ 为验证集样本数。

（2）交互验证均方根误差（root mean square error of cross validation，RMSECV）

$$RMSECV = \sqrt{\frac{\sum_{i=1}^{n}(\hat{y}_i - y_i)^2}{n-p}} \tag{式 5-6}$$

式 5-6 中，$n$ 为建立模型用的校正集样本数；$p$ 为模型所采用的因子数。计算时，通常采用留一法（假设样本数据集中有 $n$ 个样本数据，将每个样本单独作为测试集，其余 $n-1$ 个样本作为训练集，这样得到了 $n$ 个模型，用这 $n$ 个模型的预测误差的平均值作为模型的性能指标）对全部校正集做交叉验证计算 RMSECV，此外还有十折交叉验证和五折交叉验证等。

（3）校正集或验证集样本的预测值与参考值的决定系数 $R^2$

$$R^2 = 1 - \frac{\sum_{i=1}^{m}(\hat{y}_i - y_i)^2}{\sum_{i=1}^{m}(\bar{y}_i - y_i)^2} \tag{式 5-7}$$

式 5-7 中，$y_i$ 为第 $i$ 样本参考方法的测定值，$\hat{y}_i$ 为模型对第 $i$ 样本的预测值，$\bar{y}_i$ 为校正集或验证集所有样本参考方法测定值的平均值，$m$ 为校正集或验证集样本数。

若 $R^2$ 越接近 1，则校正模型预测值与参考方法测定值之间的相关性越强。

（4）验证集标准偏差与预测标准差的比值（ratio of standard error of prediction to standard deviation，RPD）

$$RPD = \sqrt{\frac{\sum_{i=1}^{m}(\bar{y}_i - y_i)^2}{\sum_{i=1}^{m}(\hat{y}_i - y_i)^2}} \qquad （式 5-8）$$

上述 $R^2$ 和 RPD 越大，表明模型预测结果与参考值越相符；RMSECV、RMSEP 反映所建模型预测结果的误差大小，RMSECV、RMSEP 的值愈小，则模型预测精度愈高。通常认为 RPD < 2，表明所建模型预测结果不可接受。

此外，还可以从专属性、线性、重复性、精密度、准确度和不确定度等方面绘制准确性轮廓（accuracy profile）对所建定量模型进行方法验证。

### （三）过程分析模型维护的数据处理方法

过程分析模型经过验证后可用于对目标变量的快速测定。此时对未知样本采集光谱时，应按照校正集样本的过程数据采集条件和数据处理方法。在对待测样本进行定量预测前，应对模型的适用性进行判断，如果判定该样本为模型界外样本，说明所建模型不适用于该样本的定量分析。

**1. 模型适用性识别方法**　在过程分析模型构建和后期应用的过程中，有很多情况会产生异常样本（界外样本、离群样本），主要分为测量环境、测量仪器和被测样本自身引起过程数据异常，以及参考方法操作失误或样本混淆引起的参考值异常。预测过程中界外样本的识别主要是用来检验待测样本是否在所建校正模型的覆盖范围内，确保模型预测结果的准确性。

模型界外样本主要有以下三类：浓度界外样本，光谱残差界外样本，最邻近距离界外样本。三类界外样本均有合适的识别方法。

（1）浓度界外样本的识别方法：通常采用主成分分析或偏最小二乘结合马氏距离（Mahalanobis distance，MD）的 PCA-MD 方法来识别浓度界外样本，计算未知样本光谱主成分得分的马氏距离，根据校正过程中确定的马氏距离阈值来判断未知样本是否为超出了校正样本浓度范围的界外样本。

（2）光谱残差界外样本的识别方法：当未知样本含有校正集样本不存在组分时，可采用光谱残差方法进行检验。将建模过程中已确定的主因子对校正集进行重构，得到重构后光谱矩阵，由校正集的光谱残差和光谱的重复性确定光谱残差均方根的阈值。对于未知样本光谱，可通过模型的光谱载荷，计算出其光谱残差均方根，如果大于上述阈值，则说明该样本是光谱残差界外样本。

（3）最邻近距离界外样本的识别方法：如果校正集样本在变量空间中分布不均匀，某待测未知样本尽管马氏距离和光谱残差均方根都小于设定的阈值，但可能会落入一个样本聚集较少的校正空间，此时需要使用最邻近距离检测未知样本是否落入校正空间的空白区，这类样品称为最邻近距离界外样本。

**2. 模型更新方法** 所建立的过程分析模型不是一劳永逸的，仪器或样本一些微小的变动，很多时候通过模型适用性判据很难做出判别，可以定期利用验证样本进行预测结果的对比，模型预测结果与参考值之间偏差不应超过再现性的范围，来判断模型是否需要更新。模型更新时，选择适当的新样本加入训练集中，根据计算过程分析模型的参数重新建模，提高新模型的稳健性。

在进行模型预测时，需要重新进行校正过程中界外样本的识别。当遇到模型界外样本时，如果是待测样本的化学组分发生变化，需要及时将这些样本补充到样本集中，对校正模型进行更新，扩充模型的覆盖范围。如果是非样本化学组成因素引起界外样本，如检测仪器工作异常引起过程数据异常所导致的，需要找出具体原因，加以解决，保证分析条件的一致性。

## 二、中药生产过程的分析装备

### （一）光纤传感器技术

光纤（optical fiber）是一种对光传导能力很强的纤维，由玻璃、石英或高分子材料制成内芯，表面覆盖一折射率比内芯低的包层。当光线以小角度入射到光纤的端面上时，在纤芯和包层的界面上通过全反射在光纤中传输。光纤传感器（fiber optical sensor，FOS）是20世纪80年代发展起来的分析测试技术，利用光导纤维作为传感介质来检测外界环境变化，即利用光导纤维的传光特性的改变来表征待测物质的被测参数，待测物质经光纤传感器识别后，由转换器将其信号转化为与被测参数有关的电信号输出，通过检测器进行显示。光纤传感器技术具有尺寸小、重量轻、可弯曲、传输损耗低、不受电磁干扰、耐腐蚀、可以在高温或其他恶劣环境下工作等特点，适合用于现场检测，已广泛应用于航空航天、汽车制造、土木工程、石油化工、生物医药等领域。

**1. 光纤传感器的基本原理** 光纤传感器主要由光源、光纤与光探测检测器三部分组成，光源发出的光耦合进光纤，经光纤传输进入调制区，在调制区内，外界待测物质的被测参数（物理量）与进入调制区内的光信号进行作用，使其光学性质如光的强度、相位、波长等发生变化，成为被调制的光信号，再经过光纤送入光探测器而获得被测参数，即由光信号变成电信号（图5-13）。

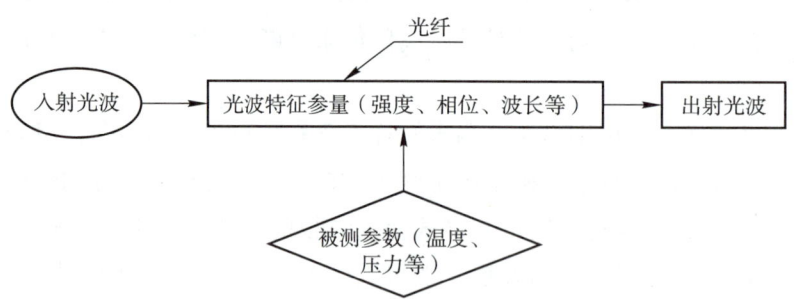

图 5-13 光纤传感器的原理示意图

光纤传感器不仅可以检测物质的折光率等非光谱参数，还能与光谱分析仪结合，与光谱仪共用光源和光探测器等模块。两者结合后可以拓展检测器的应用范围，提高检测的精度和可靠性。光纤与待测物质接触一端常做成探头，用作紫外可见分光光度计、红外光谱仪、近红外光谱仪、拉曼光谱仪等仪器与样品之间的接口，使得仪器能进行在线检测，进而用于过程分析。

**2. 光纤传感器的特点**　光纤传感器有着其独特的技术优势，光纤传感器的优点包括：

（1）灵敏度高，光纤传感器能够检测到非常微小的物理或化学变化，如温度、压力、应变等，这使得它们在需要高精度测量的应用场景中非常有用。

（2）抗电磁干扰能力强，由于光纤传感器使用光而不是电信号进行信号传输，它们在高电磁干扰的环境中仍能正常工作。

（3）传输距离长，光信号可以在光纤中传输很远的距离而不会显著衰减，这使得光纤传感器特别适用于大型结构的健康监测和远程监测。

（4）耐恶劣环境，光纤材料（如石英）能够承受极端的温度、压力、化学腐蚀和辐射环境，适用于恶劣环境下的监测。

（5）尺寸小和质量轻，光纤的直径很小，重量轻，便于集成到各种设备和结构中。

（6）具有较好的分布式测量能力，特定类型的光纤传感器（如分布式光纤传感器）可以在单一的长光纤中进行连续的点对点测量，提供沿光纤路径的温度、应变等参数的分布情况。

（7）多参数同时测量，通过不同类型的光纤传感器设计，可以同时测量多种参数，例如，一个光纤传感系统可以同时测量温度、湿度和压力。

鉴于以上这些优点，光纤传感器在许多领域得到了广泛应用。光纤常用作在线光谱仪的接口（具体参见"在线光谱仪"），使得这些仪器可用于复杂恶劣的中药生产环境中的在线检测，实现对中药制药过程中多种关键参数的实时监控。光纤传感器技术在中药生产过程分析中扮演着重要角色，随着该技术的进步和应用的深入，光纤传感器在中药生产过程分析领域的应用将进一步扩大，为中药的在线监测提供支持。

### （二）在线光谱仪

**1. 在线紫外 – 可见光谱仪**　在线紫外 – 可见光谱仪（UV-Vis）是一种能够实时监测样品中化合物吸光度以及浓度的仪器，因其在线实时采集数据以及数据计算机处理的自动化，使之在中药制药过程中得到应用。在线紫外 – 可见光谱仪主要用于实时监控中药提取过程中有效成分的浓度，确保提取效率；或者快速分析中药制剂过程中间体中指标性成分的含量，帮助制药企业及时评价各个制剂单元，及时调整生产进程，以保障多个制剂单元产出的中药产品的质量。

市面上商品化的在线紫外 – 可见光谱仪的区别在于仪器在线测量时的采样装置不同，主要有两种类型，一类是将仪器的样品流通池嵌入监测流路中，该类型仪器的流动池材质除了能透紫外 – 可见光外，同时要求能适应抗压、耐酸等测试环境，具有较好的耐受性。另一类型是通过光纤来连接测量对象和紫外 – 可见光谱仪，在线紫外 – 可见光谱仪通常配备透射光纤探头和透反射光纤探头来实现实时采样，主要用于在线监测中药液体制剂过程的制剂工艺单元。

**2. 在线近红外光谱仪**　近红外光谱分析方法因仪器成本低，样品无需前处理，测试方便，分析速度快和效率高，适用于在线分析。在中药制剂过程，中药液体制剂过程和中药颗粒剂、片剂等固体制剂过程均可采用在线近红外光谱分析技术来进行过程分析。但是，该方法几乎完全依赖于校正模型，应用前需在线采集代表性样品的光谱以及对应的目标变量数据，建立过程分析模型，需要花费一定量人力和物力。对于近红外在线分析而言，由于液体物料的组成及性质在短时间内变动范围有限，要收集一定数量且目标变量变化范围较宽的代表性在线样品需要一个较长的过程。而且开发一个成功的过程分析模型，通常需要对过程数据进行预处理，变量筛选后进行过程分析建模以及模型评价等数据处理过程。同时，所建立的过程分析模型要求近红外光谱仪器具有长期的稳定性，仪器各项性能指标发生显著改变或更换仪器光学部件，可能会使模型失效，需要定期对模型进行维护和更新。此外，物质一般在近红外区的吸收系数较小，该方法检测限通常在 0.1%，往往不适用于痕量组分分析。

微 课 5-1：在线近红外光谱分析法

市面上商品化的在线近红外光谱仪关键在于在线采样装置不同，在监测流路中嵌入流通池或液体透射池可在线监测液体制剂过程，嵌入积分球在线采集光谱可监测固体制剂过程，配备不同类型的光纤探头可在线监控大多数的固体和液体的制剂过程。对于固体样品测量来说，使用反射光纤探头；对于透明液体样品测量来说，应用透射光纤探头；对于悬浊液样品测量来说，通常配备透反射光纤探头。因此，在线近红外光谱仪根据测样方式不同可分为透射、漫反射以及透反射三种。同时，近红外光谱仪根据分光系统的不同可以分为傅里叶变换型、声光可调滤光器、光栅扫描型以及光栅（二极管阵列）非扫描型四种类型。表 5-2 列举了以上不同类型分光系统的在线近红外光谱仪。

表 5-2　不同类型的在线近红外光谱仪

| 产品名称 | 仪器型号 | 分光系统类型 | 波长范围 | 分辨率 | 波长的重复性 | 测样方式 | 可测样品种类 |
|---|---|---|---|---|---|---|---|
| 多通道傅里叶近红外光谱仪 | FTPA 2000-260 | 傅里叶变换型 | 10 000 ~ 4 000 cm⁻¹ | 1 ~ 128 cm⁻¹ 可调 | 0.002 cm⁻¹ | 透射 | 液体 |
| 傅里叶近红外光谱仪 | Matrix-F | 傅里叶变换型 | 10 000 ~ 4 000 cm⁻¹ | 2 cm⁻¹ | 优于 0.04 cm⁻¹ | 光纤探头 | 各类液体、固体样品 |
| 在线近红外光谱分析系统 | NIRmagic 6800 | 光栅扫描型 | 1 300 ~ 2 600 nm 或 900 ~ 1 700 nm | 8 nm | 优于 0.05 nm | 漫反射或透射 | 固体或液体 |
| Sup NIR-4000 在线近红外光谱分析仪 | Sup NIR-4150；Sup NIR-4692 | 光栅扫描型 | 1 000 ~ 1 800 nm | 10 ~ 11 nm | 优于 0.05 nm | 漫反射透反射 | 固体液体 |
| 小型自由空间式近红外光谱仪 | Luminar 4070 | 声光可调滤光器 | 1 100 ~ 2 300 nm | 2 ~ 10 nm | 0.01 nm | 漫反射或透反射光纤 | 固体或悬浊液体 |
| 在线近红外光谱仪 | DA7300/7400 | 固定光栅二极管阵列 | 950 ~ 1 650 nm | 0.5 ~ 10 nm 可调 | 优于 0.02 nm | 漫反射透反射 | 固体悬浊液体 |

# 第三节 中药生产过程分析技术应用

## 一、中药生产过程分析技术在单工艺单元中的应用

中药生产过程中的分析对象有液体、固体以及半固体等不同状态。中药液体物料主要来自提取、浓缩、醇沉、配液等生产工艺单元，以及口服液、注射剂等中药液体制剂过程；固体物料主要来自粉末原材料、固体中间体、颗粒剂和片剂等固体制剂的生产工艺单元，以及包装材料等。中药生产过程分析应用在以上单工艺单元时，必须根据分析对象物料状态选择合适的光谱检测方法和过程数据的采集方式。

### （一）在中药液体制剂典型工艺单元中的应用

中药液体制剂系指中药药物分散于液体分散介质中制成的液态剂型，中药液体制剂有汤剂、合剂、酒剂、注射剂等。中药液体物料主要来自提取、浓缩、醇沉、配液等生产过程工艺单元，下面以枳壳提取过程近红外在线检测为例，介绍如何从中药制药过程中得到定性或定量的信息，实现生产过程的实时质量控制。

**示例 5-1 枳壳提取过程橙皮苷浓度在线近红外测定方法的建立**

**1. 在线近红外数据采集** 橙皮苷是枳壳中主要活性成分之一，以枳壳提取过程中橙皮苷含量为目标变量，首先采用 HPLC 色谱法对多批次枳壳提取过程中橙皮苷含量进行测定，得到样本目标变量参考值，进一步采用透射的测量模式，在线采集枳壳提取液 600～2 400 nm 的近红外光谱（见图 5-14）。

**2. 近红外数据预处理** 比较原始光谱、一阶导数（1D）、二阶导数（2D）、Savitzky-Golay 平滑法（SG）、多元散射校正（MSC）等光谱预处理方法对模型性能的影响。通过考察潜变量因子数对预测残差平方和（PRESS）的影响来确认 PLSR 模型的潜变量因子数（相当于主成分分析中主成分数），采用内部交叉验证法，选择合适的预处理方法 MSC（表 5-3）。

表 5-3 近红外数据不同预处理方法结果

| 预处理方法 | 模型评价参数 | | | |
| --- | --- | --- | --- | --- |
| | RMSEC | $R^2_{cal}$ | RMSECV | $R^2_{val}$ |
| RAW | 0.006 7 | 0.976 0 | 0.009 6 | 0.953 0 |
| SG9 | 0.007 3 | 0.972 1 | 0.009 6 | 0.953 1 |
| SG11 | 0.007 4 | 0.971 0 | 0.009 6 | 0.952 8 |
| SG11+1D | 0.015 5 | 0.872 4 | 0.027 4 | 0.619 5 |
| SG11+2D | 0.033 9 | 0.392 8 | 0.049 6 | 0.248 7 |
| Normalize | 0.005 9 | 0.981 7 | 0.009 5 | 0.954 1 |
| MSC | 0.005 1 | 0.986 3 | 0.009 1 | 0.958 3 |

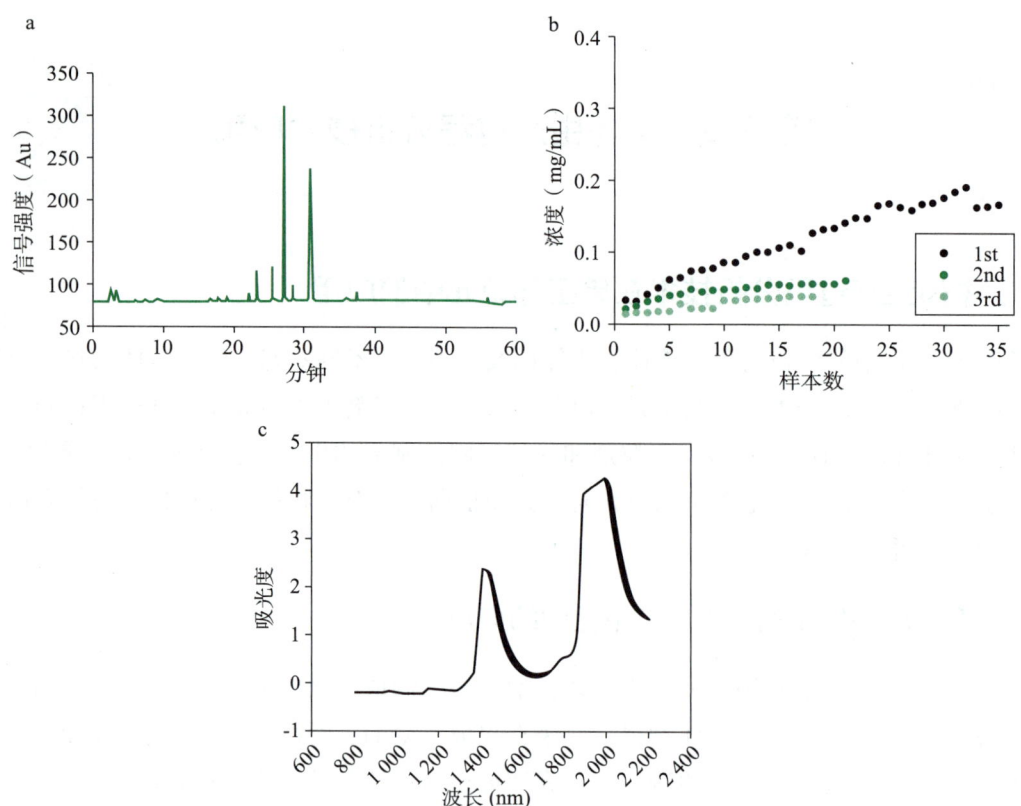

图 5-14 多批次枳壳提取液中橙皮苷含量和近红外光谱数据

（a）枳壳提取液 HPLC 色谱图；（b）同一批枳壳 3 次提取过程各样本中橙皮苷的浓度值；（c）枳壳提取液在线近红外光谱图

### 3. 橙皮苷的近红外模型的建立

（1）光谱波段的选择：建模前对光谱波段进行筛选，可以避免引入过多信息，改善模型性能。应用组合间隔偏最小二乘法 *si*PLS 法，筛选得到橙皮苷最优波段为 870~940 nm，1 430~1 500 nm 和 1 570~1 640 nm。

（2）模型的建立与预测：根据 *si*PLS 波段筛选结果，对样本校正集建立 *si*PLS 模型，采用内部样本验证集对模型预测性能进行验证，枳壳提取液样本中橙皮苷（浓度）预测值与实测值对应结果如图 5-15 所示，建立的模型评价参数如下：橙皮苷校正均方根误差（RMSEC）为 0.006 6、交叉验证均方根误差（RMSECV）为 0.007 9、预测均方根误差（RMSEP）为 0.015 5、校正集决定系数 $R^2$cal 为 0.977 0、预测集决定系数 $R^2$pre 为 0.926 1。所建模型具有良好的预测性能，可实现对提取过程橙皮苷含量进行现场检测。

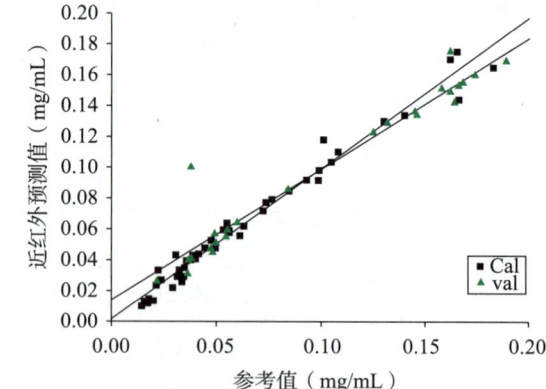

图 5-15 枳壳提取液样本中橙皮苷浓度预测值与实测值相关图

## （二）在中药固体制剂典型工艺单元中的应用

对于中药固体制剂生产过程，原辅料混合、制粒、干燥、压片、包衣等都属于中药固体制剂的典型的工艺单元，均可采用 PAT 对各工艺终点以及各阶段产品组分的浓度或含量进行快速检测。在这些工艺单元中，对于颗粒状、粉末状、糊状或片状的固体样品的在线检测，常采用视窗或探头的方式在线采集样品的漫反射光谱，研究其有效成分的含量、成分分布均匀性、片剂包衣厚度等属性。下面以近红外在线检测牛黄清心丸减压工艺炼蜜过程中水分含量为例，说明近红外光谱在中药传统固体制剂大蜜丸炼蜜这一工艺单元中的应用。

**示例 5-2　牛黄清心丸炼蜜过程中水分含量在线近红外测定方法的建立**

本案例采用旁路外循环系统，创建了炼蜜过程 NIR 光谱的在线测量装备（图 5-16）。

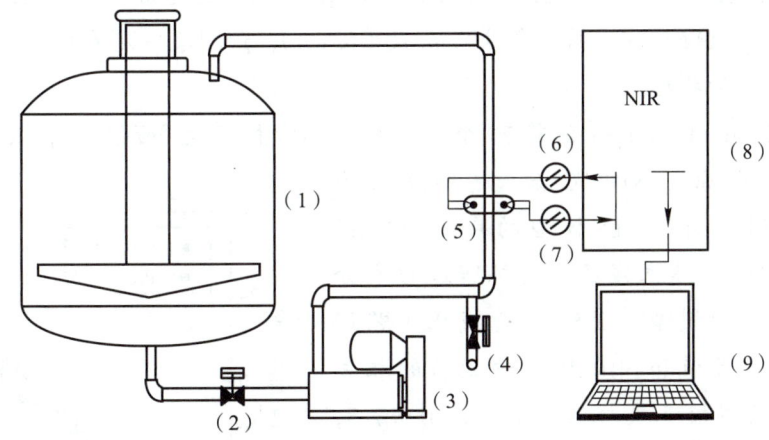

图 5-16　牛黄清心丸炼蜜过程 NIR 光谱在线测量装备结构图

（1）炼蜜罐；（2）阀门；（3）气动隔膜泵；（4）取样口；（5）流通池；（6）入射光纤；（7）出射光纤；
（8）NIR 光谱仪；（9）计算机

**1. 减压工艺炼蜜过程样品收集和光谱测量**　量取蜂蜜 15 L 置于 20 L 炼蜜罐，炼蜜罐温度设置为 50 ~ 60℃，真空度为 0.08 MPa，炼蜜罐达到设定温度后间隔取样，每次取样前需解除真空环境。

炼蜜过程中，首先通过气动隔膜泵，使蜂蜜在旁路外循环系统中循环 20 s，循环结束后采用 XDS rapid liquid analyzer 全息光栅近红外光谱仪测量 NIR 光谱（图 5-17）。光谱测量模式为透射

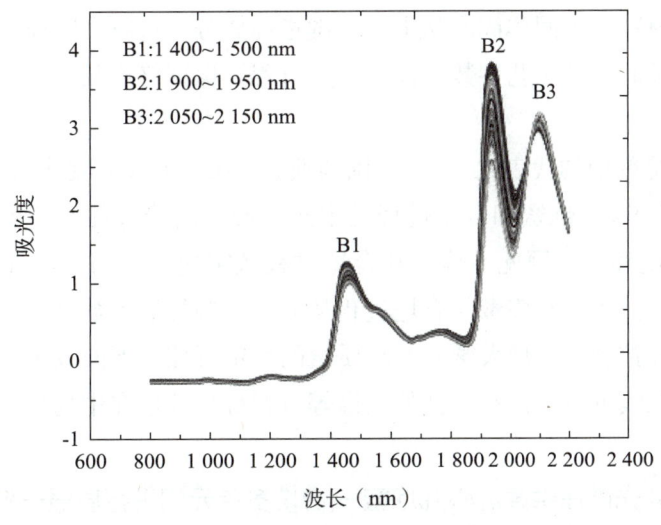

图 5-17　减压工艺炼蜜过程的 NIR 原始光谱图

光纤测量，光程 2 mm，波长范围 800~2 200 nm，扫描次数 32 次，分辨率 0.5 nm。NIR 光谱测量完成后，再通过取样口收集炼蜜过程样品，每个样品 30 mL。

**2. 炼蜜过程样品水分参考值的测定**　按照 SNT0852-2012《进出口蜂蜜检验规程》附录 A 水分测定的规定，采用 2WAJ 单目阿贝折光仪，在 40℃下测定蜂蜜折光指数，计算蜂蜜含水量。40℃下蜂蜜折光指数与水分按照下式进行转换。

$$X = 100 - [78 + 390.7 \times (n - 1.476\,8)] \tag{式 5-9}$$

上式中，$X$ 为蜂蜜水分，单位为 %；$n$ 为蜂蜜在 40℃时的折光指数。

**3. 水分在线近红外模型的建立**　采用 PLS 算法建模，通过留一交叉验证，计算模型的 RMSECV、RMSEC、RMSEP、校正集决定系数（$R^2cal$）、预测集决定系数（$R^2pre$）和 RPD 共同作为模型的性能评价指标。

采用 K-S（Kennard-Stone）法将 79 个炼蜜样品划分校正集和预测集，其中校正集 52 个，预测集 27 个。采用原始 NIR 光谱，建模波段为 800~2 200 nm，通过计算 PLS 模型的 RMSECV 优化潜变量因子数为 4，建立减压工艺炼蜜过程水分的 NIR 光谱在线检测模型。图 5-18 是减压工艺炼蜜过程样品水分参考值和 NIR 模型预测值的相关图。结果显示，模型校正集样品的 $R^2cal = 0.987\,5$，RMSEC = 0.374 0%，RMSECV = 0.451 4%，预测集样品的 $R^2pre = 0.958\,1$，RMSEP = 0.514 5%，RPD = 4.89。此外，校正集样品参考值与预测值的相对误差范围为 0.001%~4.77%，预测值的相对误差范围为 0.50%~5.19%。综上所述，NIR 光谱在线测量装备可用于减压工艺炼蜜过程中水分的在线检测。

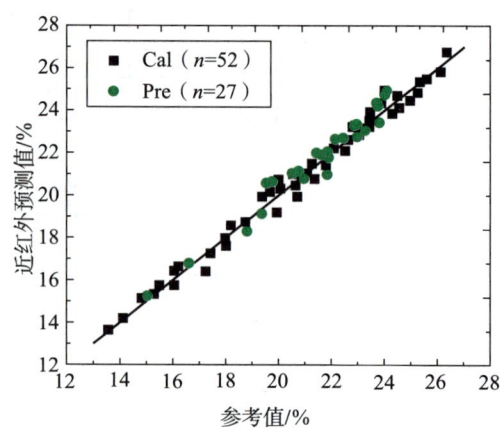

图 5-18　减压工艺炼蜜过程水分参考值与 NIR 模型预测值的相关图

## 二、中药生产过程分析技术在多工艺单元中的应用

中药生产过程是多个工艺单元串联或并联形成的多工艺单元的组合。过程分析技术除了在中药制剂单工艺单元中的应用，也可成为这些多工艺单元的"眼睛"，对生产过程中关键质量参数，例如生产过程中的原材料、中间体或产品中的关键指标成分，进行实时监测，了解它们在生产过程中的变化，有助于及时调整工艺参数，优化生产过程，保证终产品质量的稳定性，提高产品生产效率。

大蜜丸是中药传统剂型的代表之一，《中国药典》（2025 年版）收载大蜜丸 190 种，占 1 616 种成方制剂总数的 11.76%。炼蜜和合坨过程是中药大蜜丸制造过程的特色工艺，也是影响大蜜丸产品质量稳定的关键环节。因此，炼蜜和合坨过程数字化是中药大蜜丸高质量稳定制造的基础。通过应用过程分析技术，对炼蜜 - 合坨过程从人工经验控制到数字化控制，从产品终点的控制到多工艺单元间在线控制，实现大蜜丸产品质量的稳定可控。下面以牛黄清心丸的炼蜜 - 合陀工艺单元为例，说明在线可见光谱和近红外光谱等过程分析技术在中药传统丸剂大蜜丸多工艺单元中的应用。

**示例 5-3　近红外光谱在牛黄清心丸炼蜜 - 合坨多单元间进行质量一致性评价**

炼蜜在大蜜丸产品中含量一般达到 50% 以上，而且炼蜜单元直接影响合坨丸块的成型过程，是大蜜丸质量控制的重要工艺单元。本应用案例通过 NIR 光谱法结合多元统计过程控制（multivariate statistical process control，MSPC）方法，建立牛黄清心丸"炼蜜－合坨"两工艺单元的质量一致性评价模型，快速评价炼蜜－合坨中间体的批次间质量一致性。

**1. 炼蜜单元和合坨单元样本的收集和光谱测量** 5 批牛黄清心丸炼蜜过程的原蜜（批号 A1～A5），30 批牛黄清心丸炼蜜过程的老蜜（批号 B1～B30）、对应的合坨用蜜（批号 C1～C30）及其对应合坨丸块（批号 D1～D30），均来源于牛黄清心丸生产过程的真实样品。

将炼蜜过程的蜂蜜样品置于透反射测量附件中，采用 DS2500 近红外光谱分析仪进行测量，光程为 1 mm，光谱范围 780～2 500 nm，扫描次数 32 次，分辨率 0.5 nm。每个批次样品重复测定 3 次，取平均值，30 批老蜜和对应批次的合坨用蜜 NIR 光谱图见图 5-19，其中 B8 批次老蜜的 NIR 光谱与其他批次差异较大，合坨用蜜 NIR 光谱批次间差异不明显。将合坨丸块样品置于高密度聚乙烯材料的自封袋中，放入漫反射测样附件中压平，采用 DS2500 近红外光谱分析仪进行测量，光谱范围 780～2 500 nm，扫描次数 32 次，分辨率 0.5 nm，每个批次样品重复测定 3 次，取平均值。30 批对应批次的合坨丸块 NIR 光谱图见图 5-22，其中 D15 和 D16 批次合坨丸块的 NIR 光谱与其他批次差异较大。

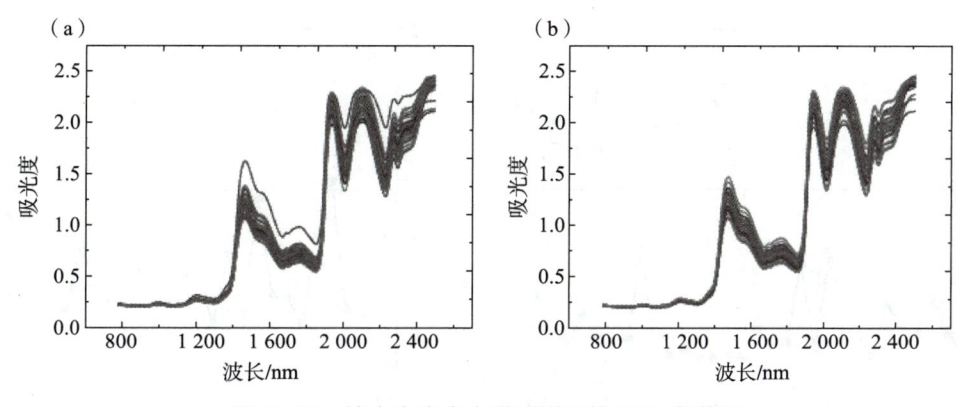

图 5-19 炼蜜生产真实世界样品的 NIR 光谱图
（a）老蜜；（b）合坨用蜜

**2. 近红外光谱的 MSPC 分析** 采用 SNV 光谱预处理方法，进行主成分分析，选取总解释率达到 99% 以上的第一和第二主成分，建立炼蜜过程 30 批次老蜜和对应批次合坨用蜜样品的 NIR 光谱的 MSPC 模型，见图 5-20 和图 5-21。其中，B8 批老蜜的 Hotelling $T^2$ 得分超出 95% 风险控制限，表明其 NIR 光谱的强度与其他批次差异较大，提示炼蜜过程工艺参数出错导致 NIR 采集条件变化而显示出大的光谱差异。另外，B6 批次老蜜和 C3 批次合坨用蜜批次的 SPE 得分超出 95% 风险控制限，其 NIR 光谱的数据结构与其他批次差异较大，提示炼蜜过程制剂原料组分发生变异。

同样地，合坨丸块 NIR 光谱的 MSPC 模型（图 5-23）表现出，D15 批次合坨丸块的 Hotelling $T^2$ 得分超出 95% 风险控制限，提示该批次合坨过程工艺参数出错或光谱采集条件变动。D13 批次合坨丸块的 SPE 得分超出 99% 风险控制限，D18 和 D24 批次合坨丸块的 SPE 得分超出 95% 风险控制限，提示合坨过程制剂原料中组分发生了变异。

上述研究结果表明，炼蜜－合坨两工艺单元中过程样本老蜜、合坨用蜜、合坨丸块的 NIR 光谱测量方法稳定可靠，结合 NIR 光谱和 MSPC 模型，可以进行炼蜜中间体和合坨中间体批次间的一致性评价。

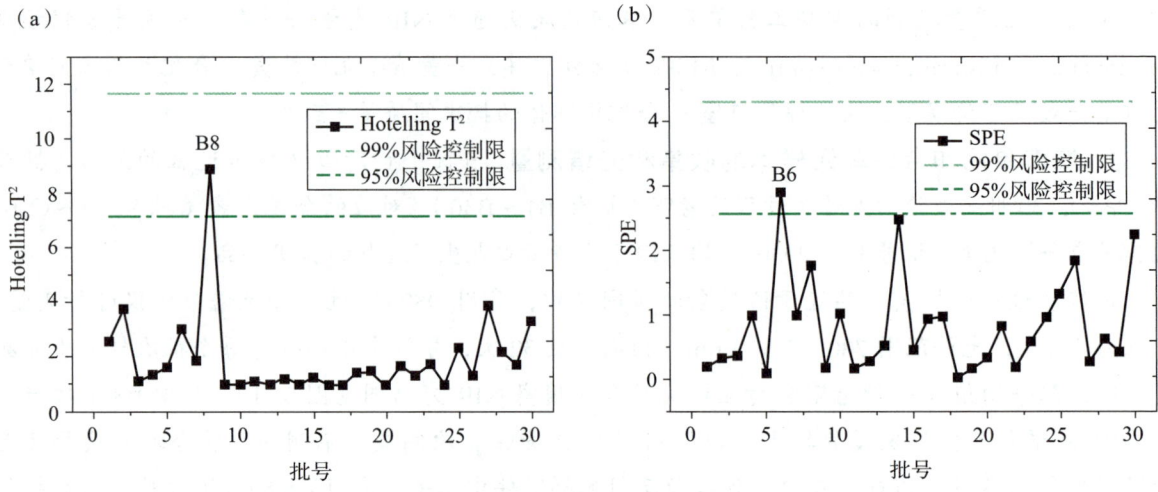

图 5-20　老蜜生产真实世界样品 NIR 光谱的 MSPC 模型

（a）Hotelling T² 控制图；（b）SPE 控制图

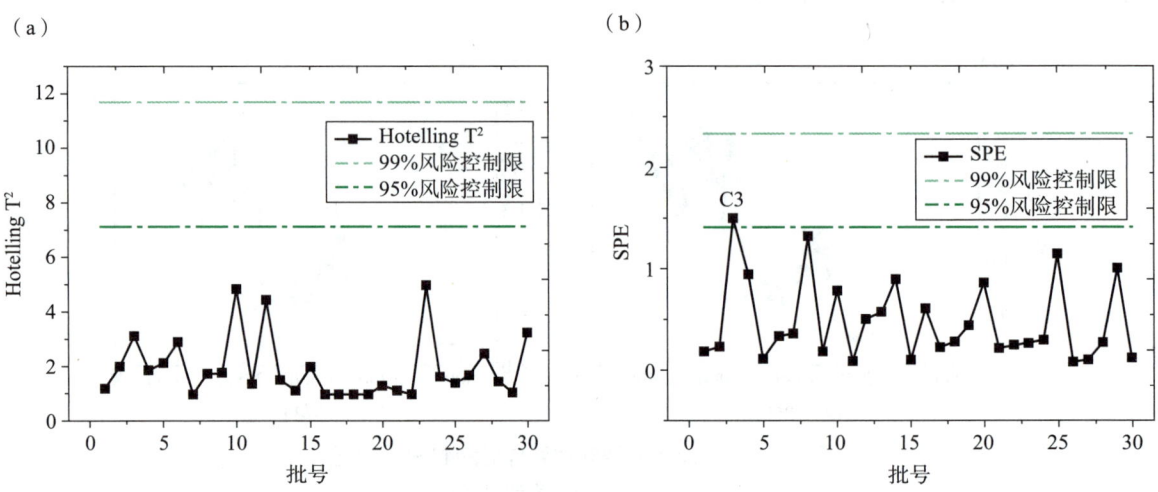

图 5-21　合坨用蜜生产真实世界样品 NIR 光谱的 MSPC 模型

（a）Hotelling T² 控制图；（b）SPE 控制图

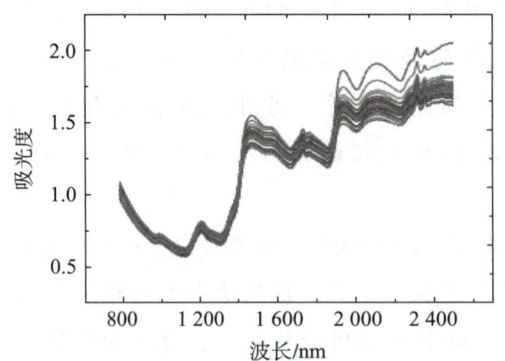

图 5-22　合坨丸块生产真实世界样品的 NIR 光谱图

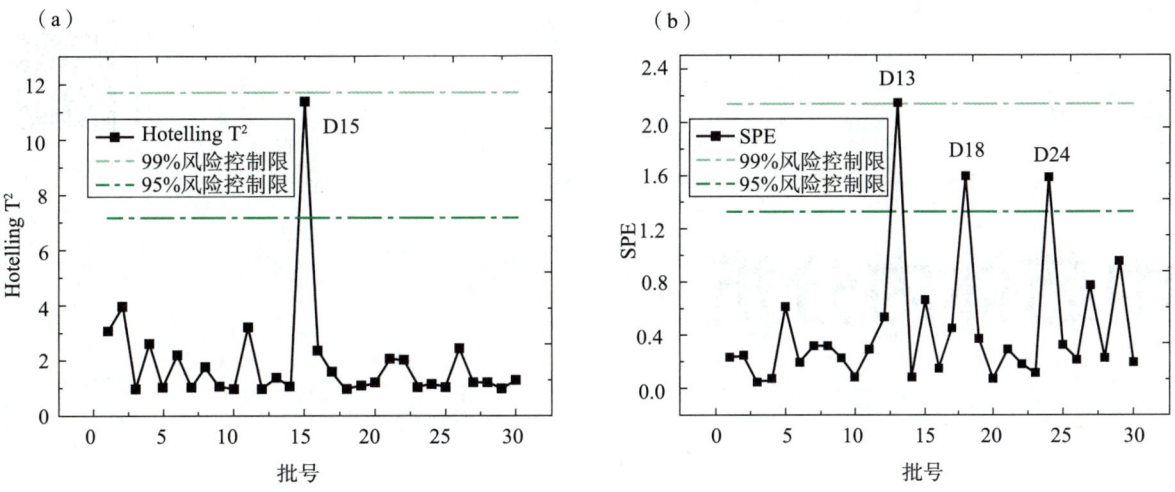

图 5-23 合坨丸块生产真实世界样品 NIR 光谱的 MSPC 模型
（a）Hotelling T² 控制图；（b）SPE 控制图

**知识链接 5-3：** 多单元传递和信息融合为中药大蜜丸制造数字化提供解决方案

## 🔍 思考题

1. 过程分析技术的概念。

2. 中药生产过程分析的意义及特点。

3. 中药生产过程分析在中药智能制造中的地位以及促进中药产品升级中的作用。

4. 中药生产过程分析国内外标准的核心理念是什么？

5. 简述中药生产过程分析的流程。

6. 总结中药生产过程分析中常用的过程数据采集技术的特点。

7. 简述近红外技术进行中药过程分析的原理以及优缺点。

8. 简述中药生产过程分析常用的分析模型建模方法。

9. 你认为中药制剂生产过程中需要监测中间体的哪些属性，来保证中药制剂产品的质量？

10. 中药固体制剂过程和中药液体制剂过程中适合应用中药过程分析技术的典型工艺单元分别有哪些？以上两类典型工艺单元应用的中药过程分析技术的区别主要有哪些？

（吴志生，詹雪艳，戚武振）

📡 **数字资源详见　新形态教材网**

🗺️ 学习目标　　📖 思政案例　　🎧 微课　　🎬 动画　　🔗 知识链接

📖 推荐阅读　　✂️ 自测题　　🌐 参考文献　　🖥️ 教学课件

# 第六章

# 中药体内分析

👤 学习目标

📊 思维导图

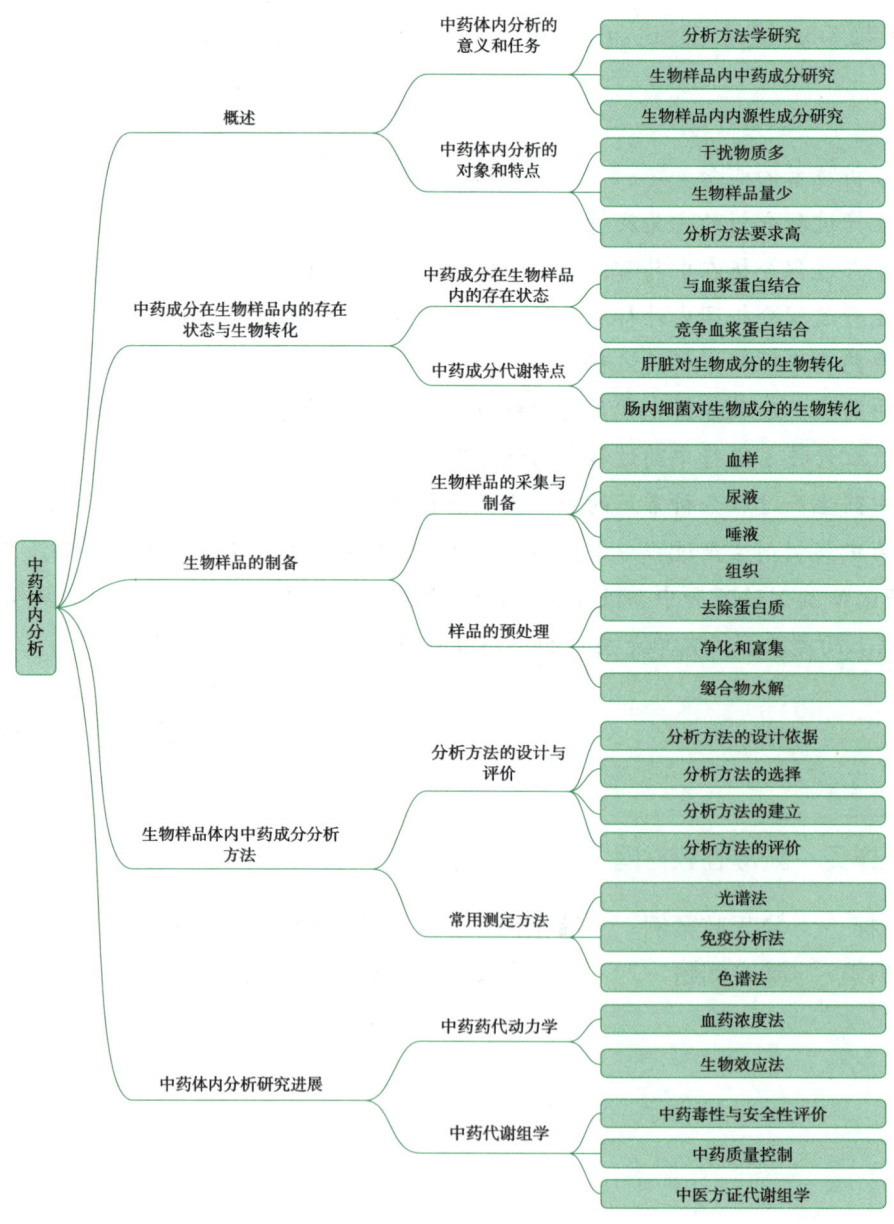

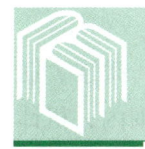

<h2>第一节　概　　述</h2>

<h3>一、中药体内分析的意义和任务</h3>

生物样品内的药物化学成分分析（biopharmaceutical analysis 或 bioanalysis of drugs），又称为体液药物分析、生物药物分析，是随着临床药学、临床药理学的发展和需要建立起来的，是研究生物体内药物成分及其代谢物或内源性物质"质"与"量"变化规律的新兴学科。生物样品内中药成分的分析直接关系到中药的研制、中药方剂配伍规律的探讨、中药质量评价等各阶段工作，在探求科学用药规律，保证临床用药安全、有效、合理等方面具有重要的作用。

<h4>（一）中药体内分析的意义</h4>

中药成分在生物体内的过程一般可分为吸收（absorption）、分布（distribution）、代谢（metabolism）、排泄（excretion），简称药物的 ADME。由于中药成分代谢也可能包括有毒成分的代谢，同时也可能使有效成分转变为毒性物质，因此，一般 ADME 改写成 ADME/Tox，即药物的吸收、分布、代谢和排泄及毒性。

过去很长时间，人们对中药质量的认识和控制主要着重于药物在体外的鉴别、检查和含量测定。现在对中药成分在生物机体内吸收、分布和代谢过程与疗效的关系有了进一步认识，药理作用的强度有时因机体差异所引起的体内药物浓度差别显著不同，即"化学上等价而生物学上不等价"。因此，不仅要研究生物体外的中药质量，还需要研究中药成分在生物体内的代谢行为。中药成分在生物体内的某些代谢产物常具有一定的生理活性，它们在生物体内的变化规律对原型药物的药理及毒理学评价极为重要。

中药体内分析可以通过分析手段了解中药成分在生物样品内的数量与质量变化，获得中药成分在机体内代谢过程的信息及药代动力学各种参数，为中药生产、实验研究、临床应用等方面提供科学数据。

<h4>（二）中药体内分析的任务</h4>

**1. 分析方法学的研究**　进行分析方法学研究，提供合理的最佳分析条件，估计、评定各种方法能达到的灵敏、专属、准确程度，探讨各种分析方法应用于生物样品内中药成分分析中的规律性问题。中药成分的复杂性决定了进入生物样品内代谢产物的复杂性，同时，分析的样品来源于生物体，基质组成亦很复杂，干扰物影响较大，且一般中药成分在基质中的含量低。当在进行生物样品内中药成分研究时，要求分析方法的灵敏度、专属性和可靠性的程度均较高，因此，有效的分析方法是进行生物样品内中药成分分析的关键性问题。

**2. 生物样品内中药成分研究**　中药成分进入生物体内后，有些成分以原型存在，有些成分会发生变化，生成新的代谢物质，这些成分有可能都是效应成分，需要对其进行测定和分析。由于生物样品内成分非常复杂，单凭一种分析方法有时难以完成分析任务，常需结合联用分析技术进行研究，如 LC-MS/MS、GC-MS/MS、LC-NMR 等手段，才能对生物样品中的成分进行定性、定量分析。

**3. 生物样品内内源性物质的测定和研究**　生物样品内的内源性物质，如氨基酸、激素、肌酐、儿茶酚酸、过氧化脂质、尿酸、草酸等，在机体生理条件下均处于一定的浓度范围内，机体在中药成分的作用下，这些物质的体内含量可能发生显著的变化，当超过正常范围时，提示机体发生了病理改变。因此，有必要用代谢组学的方法分析内源性物质的浓度变化，这对药物作用机理的研究、某些疾病的诊断和治疗具有重要的作用。

## 二、中药体内分析的对象与特点

### （一）中药体内分析的对象

凡是生物样品内中药成分到达之处，如体液、器官、组织、排泄物等都是分析的对象，所以生物样品内中药成分分析的样本有血液、尿液、唾液、胆汁、淋巴液、泪液、脊髓液、汗液、乳汁、羊水、粪便、各种器官、组织及呼出的气体等。

中药体内分析的目标，不仅是中药原型成分，也包括代谢产物。因为代谢产物常具有生物活性，弄清它们的种类、结构、数量及分布情况，可了解中药成分在生物体内的变化及消除规律，这对安全用药和正确评价中药质量至关重要。

### （二）中药体内分析的特点

生物样品内中药成分存在于大量的生物介质中，样品中含有内源性干扰杂质，而这些干扰物质随机体状况不同而不同，另外，很多中药化学成分在生物体内经过代谢可产生一种或多种代谢物，母体药物和代谢物又能与生物大分子结合。以上过程都会给中药成分的分析带来困难，与体外药物分析相比，这就要求分析方法具有更高的选择性。此外，生物样品中的药物含量很低，一般血药浓度在 ng/mL ~ μg/mL，且生物样品的采集量有限，因此要求分析方法有较高的灵敏度。综上所述，中药体内分析具有以下特点。

**1. 干扰物质多**　生物样品中含有蛋白质、脂肪、尿素等有机物和 $Na^+$、$K^+$ 等大量杂质，不仅能与生物样品内的内源性物质结合，也能干扰测定，因此，样品一般均需经过分离、净化后才能分析。同时，生物样品中有多种代谢酶，取样后仍可作用于被测物，使被测物不稳定。

**2. 生物样品量少**　供分析的样品量少，多数在特定条件下采集，尤其是在连续测定过程中，不易重新获得；并且样品内含药物浓度低，在分离提取后，在测定前需要浓缩、富集以适应分析方法要求。

**3. 分析方法要求高**　由于生物样品量少、含药物浓度低，故对分析方法的灵敏度及专属性要求较高。为了满足生物样品分析要求，利用先进分离测定技术与仪器设备，对开展分析工作具有决定性作用。

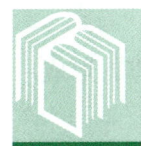

# 第二节　中药成分在生物样品内的存在状态与生物转化

## 一、中药成分在生物样品内的存在状态

药物进入机体后，经过吸收、分布、代谢、排泄等过程，被血液运输到作用部位、靶器官或受体，达到一定浓度才能产生特征性的药理效应。一部分药物在血浆中与生物大分子蛋白质结合，不能自由通过生物膜，但这种结合是可逆的。药物到达受体、组织后又可以与受体及组织处于动态平衡。药物经生物转化后生成的代谢物亦可能具有上述性质，因此生物体内的药物浓度不是始终保持在某一水平，而是在一定范围内不断波动的。

### （一）中药成分与血浆蛋白结合

中药成分进入机体后，经过吸收、分布、代谢、排泄等过程，其中许多成分将生成新的化合物，即代谢物。中药化学成分及其代谢物能与生物大分子不同程度结合，如受体、组织、血浆蛋白等。由于中药成分在体内可与组织蛋白和体液蛋白结合，因此在组织和体液中会含有游离的、结合的药物及其代谢物，分别称游离型和结合型药物。

中药成分与血浆蛋白的结合过程是可逆的、非特异性的。清蛋白（白蛋白）是血浆中的主要蛋白质，占含量的 50%，它在与药物结合中起着重要的作用，常用于药物结合的模型研究；另外还有 $\alpha_1$- 酸性糖蛋白和脂蛋白。有机酸类成分通常与白蛋白结合，有机碱类亲脂性成分多与 $\alpha_1$- 酸性糖蛋白和脂蛋白结合。

### （二）竞争血浆蛋白结合的中药成分间的相互作用

因为药物成分与血浆蛋白的结合是非特异性的，所以理化性质相似的母体成分或其代谢物有可能竞争相同的结合位点，将其他药物置换出来。竞争血浆蛋白结合位点能否使被置换出的药物的游离药物血药浓度显著升高而增强其药理或毒性效应，还需满足被置换出的药物必须具有高蛋白结合率（即 PPBR > 90%），且其亲和力必须低于置换药物的条件。若具有高蛋白结合率的药物被置换出来，使得血中游离药物浓度成倍增加，而这些游离药物会透过细胞膜屏障，产生药理效应，故此置换过程导致的游离药物浓度增加应引起足够的重视。

## 二、中药成分代谢特点

药物代谢，又称为药物的生物转化，是指药物经过体内吸收、分布之后，在药酶作用下经历化学结构变化的过程。药物代谢是机体对药物进行化学处置的一个非常重要的环节。中药成分代谢的主要部位为肝脏和肠道，其他还包括肾、脾、肺、皮肤等器官。

知识链接 6-1：中药"多向代谢"新模式

### （一）基本特点

（1）大部分中药为水煎剂，其中含有大量极性糖苷类化合物，肠内细菌会将其水解成苷元。

很多苷类化合物如芍药苷、环烯醚萜类等，由于苷元具有半缩醛等不稳定结构，导致其结构进行重排，形成与原型药物结构差别较大的代谢物。

（2）肠道中肠内细菌产生的氨、脂肪酸等可以与一些中药成分或其代谢中间体反应，形成一些特殊的转化产物。

（3）与肝脏 P450 酶的单加氧氧化反应不同，中药成分，尤其是黄酮类成分被肠内细菌氧化时表现为骨架的开环反应。

（4）虽然肝脏代谢中还原反应较少，但肠菌对中药成分表现出大量的还原反应，尤其是双键、羰基的还原，脱羟基反应，硝基及亚硝基的还原反应等。

（5）肠菌对中药成分的生物转化反应具有高度选择性，尤其是立体选择性，还可进行一般化学方法难以实现的反应。

（6）很多中药成分在体内要先后经过肠菌、肝脏的生物转化后才形成最终的代谢产物。

## （二）肝脏对中药成分的生物转化

在肝脏中引起中药成分代谢的细胞部位主要是肝微粒体中存在的药物代谢酶，肝细胞的微粒体、线粒体及胞浆中都含有不同的代谢酶，参与药物的生物转化。亲脂性中药成分容易通过细胞膜，不易从肾排泄，易于堆积体内，肝脏通过一系列代谢反应将其转化为水溶性高的化合物使之易于排出体外。药物在以细胞色素 P450 为核心的酶系作用下，分子结构发生改变，极性增加，水溶性增强，药物的活性发生变化，这个过程称为药物代谢的第一相（phase Ⅰ）反应。通过药物代谢的第一相反应，生成的初级代谢产物在二磷酸葡萄糖醛酸基转移酶等催化作用下，经与葡萄糖醛酸、硫酸盐等结合，转化为水溶性更高的化合物，使其易于从尿中排出，这个过程称为药物代谢的第二相（phase Ⅱ）反应，药物经过第二相反应后几乎丧失了活性。

1. **氧化反应**　氧化反应是中药成分在肝脏中最常见、最重要的反应，大部分氧化反应是由肝脏微粒体单加氧酶系细胞色素 P450 催化而发生。

川芎嗪（ligustrazine）是中药川芎中能够扩张血管、增加冠脉血流及脑血流、抑制血小板聚集、降低血小板活性的有效成分。给家兔腹腔注射磷酸川芎嗪后，川芎嗪分子结构中的一个甲基首先被氧化成 2- 羟甲基 -3,5,6- 三甲基吡嗪，后者的 2- 羟甲基继续被氧化生成 3,5,6- 三甲基吡嗪 -2- 甲酸（图 6-1）。五味子醇甲（schisandrin）是五味子中的主要木脂素成分之一，具有明显的中枢安定作用。将五味子醇甲经腹腔给予大鼠，在尿液中可检出 3 个代谢产物（图 6-2）。

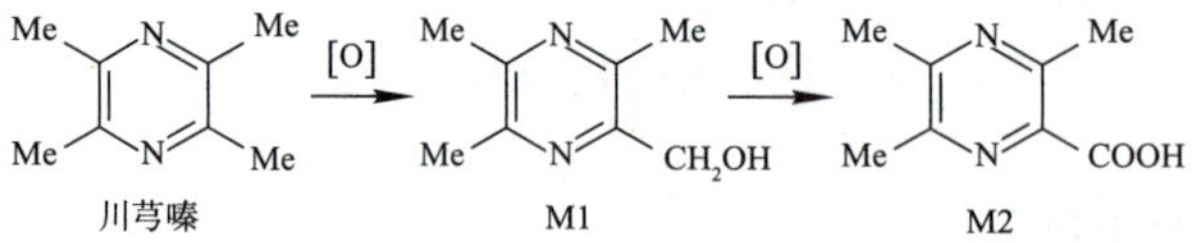

图 6-1　川芎嗪在大鼠体内的生物转化

2. **还原反应**　与氧化代谢反应相比，中药成分在肝脏的还原反应较少，但对于药物的生物转化也有重要的意义。能够进行还原反应的官能团有环氧化物、过氧化物、N- 和 S- 氧化物、羰基（醛、酮）、烯基、二硫化物、C- 卤素等。

3. **水解反应**　酯酶和酰胺酶分布于机体各器官，分别催化水解外源性和内源性的酯类和酰胺类化合物，但一般酰胺类的水解比酯类慢，因此酰胺类药物具有较长的半衰期。如青蒿素（artemisinin）是我国首创的抗疟新药，属于新型倍半萜内酯，人口服青蒿素，可检出 4 个代谢产

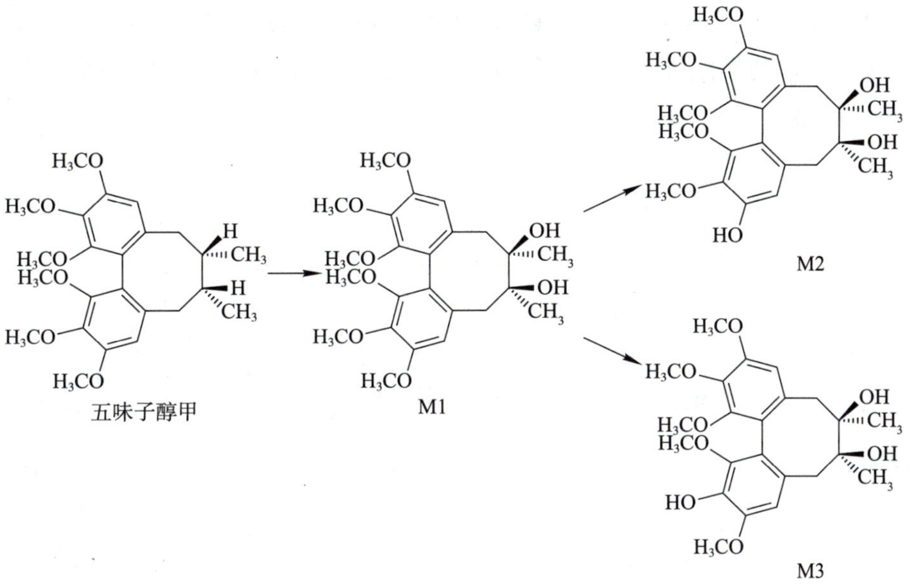

图 6-2 五味子醇甲在大鼠体内的生物转化

物，即氢化青蒿素（M1）、还原氢化青蒿素（M2）、9,10-二羟基氢化青蒿素（M3）、五元环内酯甲酮化合物（M4）（图 6-3）。

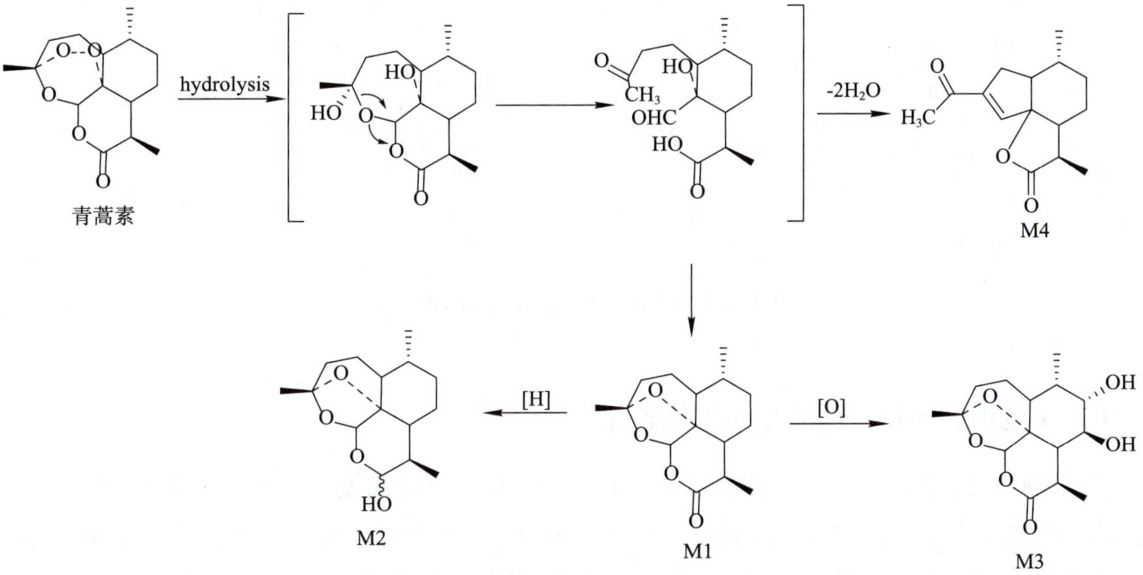

图 6-3 青蒿素在人体内的生物转化

**4. 结合反应**　药物的结合反应是具有羟基、羧基、氨基等官能团的药物与作为生物体成分的糖、硫酸盐、氨基酸等结合；而不具有这些官能团的药物需经氧化、还原、水解等转化产生这些官能团，随后与生物体成分结合，从尿液或胆汁排出体外。

中药中的黄酮类化合物分布广泛，大多具有酚羟基。成苷存在的黄酮苷类成分在口服情况下首先经胃肠道水解，苷元通过肝吸收入血转运至肝脏被氧化代谢或与葡萄糖醛酸结合，在尿中排泄，或经肝肠循环后随粪便排泄或从尿中排泄。

如大鼠口服葛根素（puerarin）后，在尿液中除检测出原型药物外，还检出四种代谢产物，即大豆黄素（M1）、大豆黄素 –4′–O– 硫酸酯（M2）、大豆黄素 –4′,7– 二 –O– 硫酸酯（M3）、大豆黄素 –7–O–β–D– 葡萄糖醛酸（M4）；在胆汁中检出葛根素 –7–O–β–D– 葡萄糖醛酸（M5）和葛根素 –4′–O– 硫酸酯（M6）（图 6-4）。

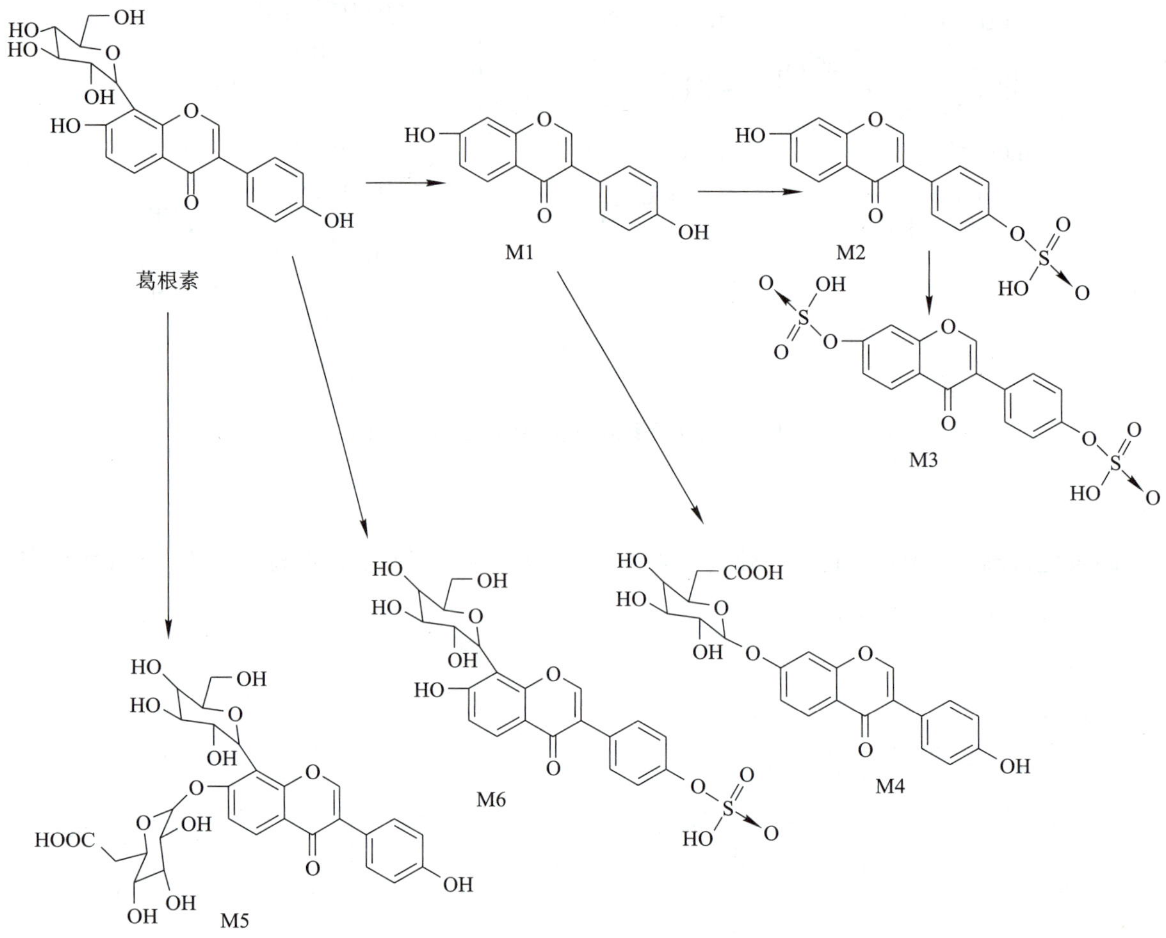

图 6-4　葛根素在大鼠体内的生物转化

### （三）肠内细菌对中药成分的生物转化

肠菌种类多、含酶丰富，可进行多种生物转化反应，具有高度选择性，尤其是立体选择性，还可进行一般化学方法难以实现的反应。肠内细菌对中药成分结构的生物转化以水解为主，其次为还原反应，其他还有氧化、异构化、酯解、聚合、碳苷的水解等反应。

**1. 水解反应**　中药通常都是水煎后服用，水提物中含有大量的苷类，其中大部分为 O– 糖苷。大量的研究结果证明，很多苷类本身生物活性很差，而其代谢物常常才是活性作用实体。肠内进行的主要生物转化反应是水解反应，是由肠菌分泌的 β– 葡萄糖苷酶、β– 鼠李糖苷酶、β– 葡萄糖醛酸苷酶和硫酸酯酶等催化完成的。如环烯醚萜类化合物，当药苦苷（swertiamarin）灌胃给予大鼠后，在血中并没有发现其相应的苷元，而是苷元结构重排后的产物红百金花内酯（M1）及其进一步被还原产物（M2）（图 6-5）。

**2. 还原反应**　肠内细菌也可以进行多种还原反应，如可将大黄酸（rhein）还原为大黄酸蒽酮（M1）（图 6-6）。另外，肠内细菌含有丰富的硝基还原酶和亚硝基还原酶，而肝脏不含有这些酶，如可将马兜铃酸还原为马兜铃内酰胺（M1）（图6-7）。

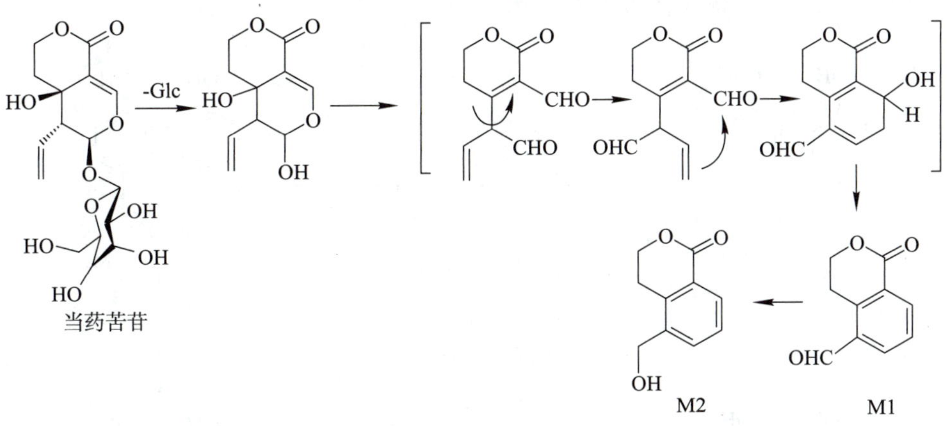

图 6-5　当药苦苷在大鼠体内的生物转化

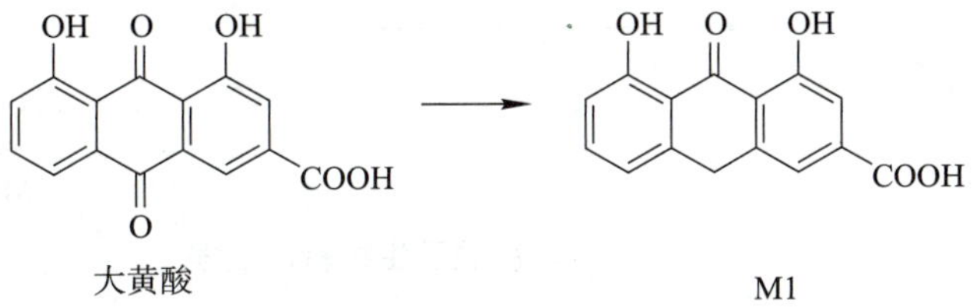

图 6-6　大黄酸的肠菌生物转化

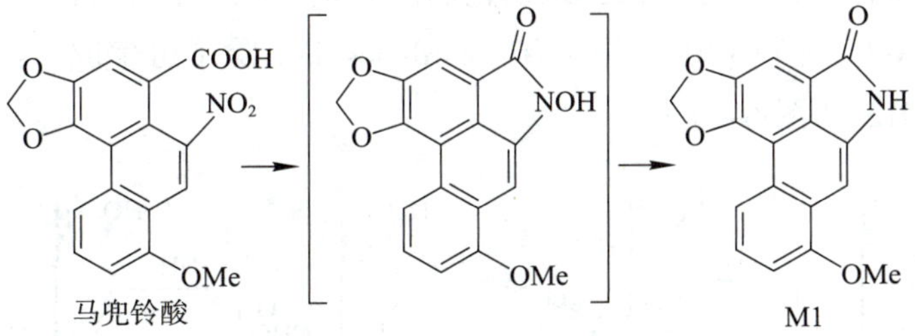

图 6-7　马兜铃酸的肠菌生物转化

**3. 氧化反应**　肠内细菌对中药成分结构的氧化生物转化最典型的例子就是黄酮类化合物，它们由肠内细菌氧化引起骨架开裂，所产生的苯乙酸、苯甲酸等均为氧化生物转化产物。灌胃给予大鼠刺槐素（acacetin）后，在尿中可检出微量的代谢产物芹菜素（M1）和对羟基苯丙酸（M2）及原型药物刺槐素（图6-8）。

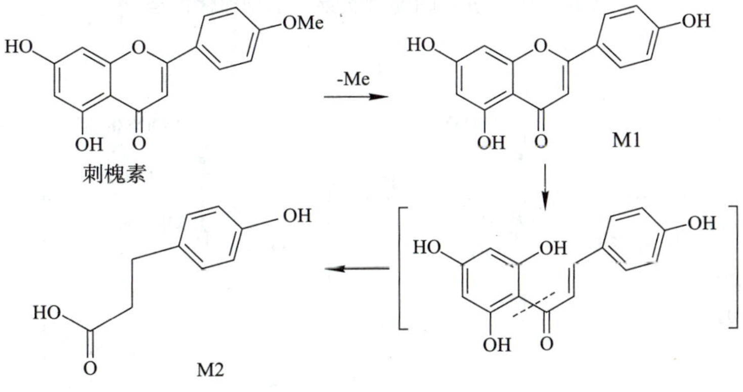

图 6-8　刺槐素在大鼠体内的生物转化

**4. 异构化反应**　某些肠菌能够立体选择转化某些中药化合物，如肠内细菌可使厚朴酚（magnolol）产生一系列异构体（图6-9）。

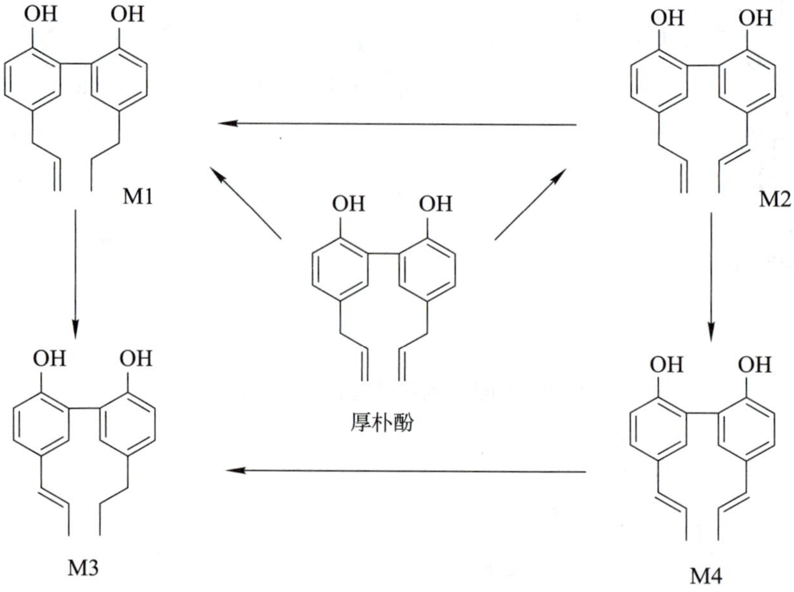

图 6-9　厚朴酚的肠菌生物转化过程

**5. 含氧化合物向含氮化合物的转化**　肠内细菌分解肠内容物时会产生氨气，氨气可与某些含氧化合物的代谢中间体反应，并与之形成含氮化合物。如桃叶珊瑚苷（aucubin）可代谢为珊瑚碱 A（M1）与 B（M2）（图6-10）；栀子苷（gardenoside）除了可生成不稳定的苷元（M1），还可代谢为京尼平碱（M2）（图6-11）。

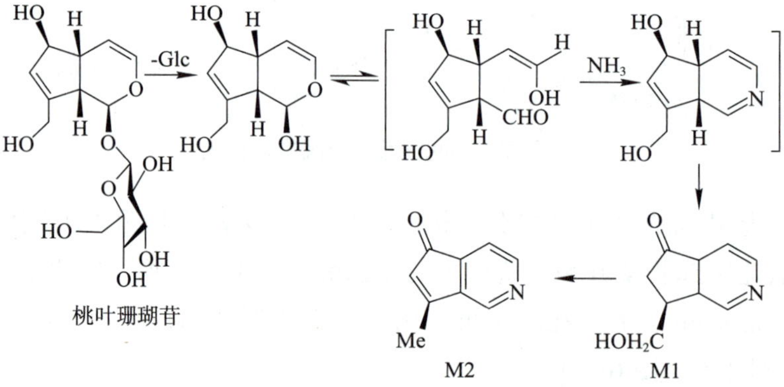

图 6-10　桃叶珊瑚苷的肠菌生物转化过程

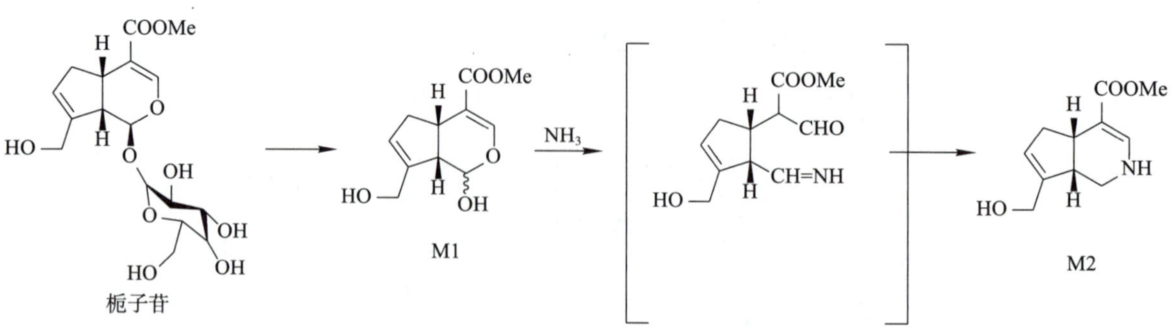

图 6-11　栀子苷的肠菌生物转化过程

**6. 脱酰基化（酯解）作用**　含有酯基的中药成分进入消化道后可能被肠内细菌中含有的酯酶脱酰基，转化产物活性减弱或丧失。如华蟾毒精（cinobufagin）可被人肠内细菌转化为脱乙酰华蟾毒精（M1）（图 6-12）。华蟾毒精对肿瘤细胞的生长有很强的抑制作用，而转化产物无活性。

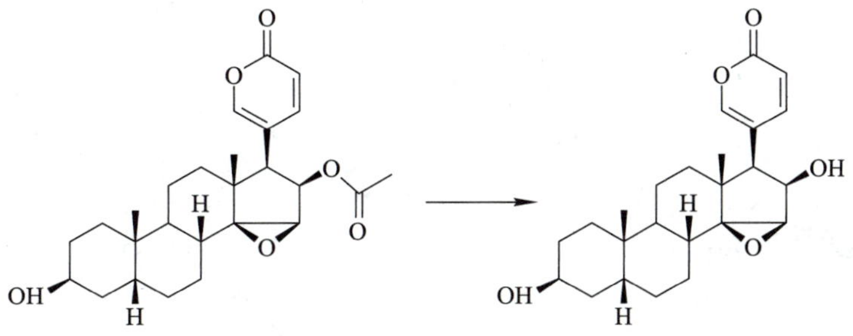

华蟾毒精　　　　　　　　　　　　　　　　　M1

图 6-12　华蟾毒精的肠菌生物转化过程

**7. 酯化作用**　与脱酰基化作用相反，某些肠内细菌能将自身胞壁组成成分脂肪酸与药物结合产生新的酯，如乌头碱（aconitine）的肠内细菌转化（图 6-13）。

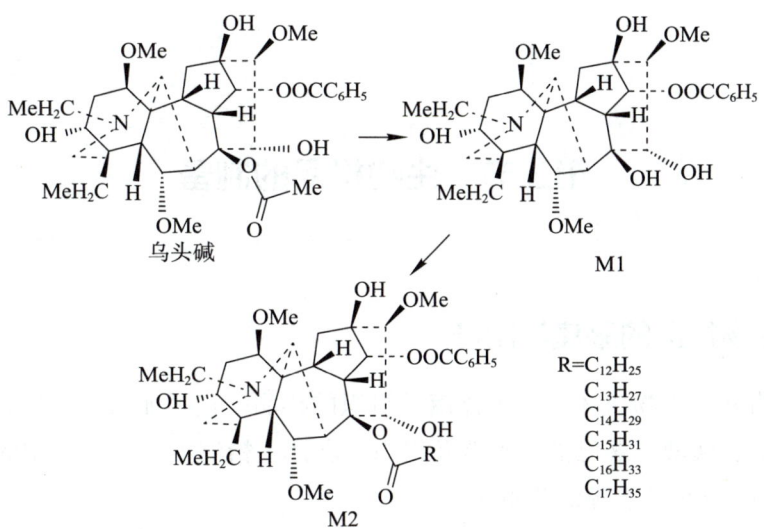

乌头碱

M1

M2

R=C₁₂H₂₅
C₁₃H₂₇
C₁₄H₂₉
C₁₅H₃₁
C₁₆H₃₃
C₁₇H₃₅

图 6-13　乌头碱的肠菌生物转化过程

**8. 碳苷的水解**　碳苷是一类特殊的糖苷，它在体外难以被酸水解，但肠内细菌可以将其水解。如异荭草素（homoorientin）可被人肠内细菌转化为 5 个代谢产物，即木犀草素（M1）、6-C- 葡萄糖圣草酚（M2）、圣草酚（M3）、间苯三酚（M4）和 3,4- 二羟基苯甲酸（M5）（图 6-14）。

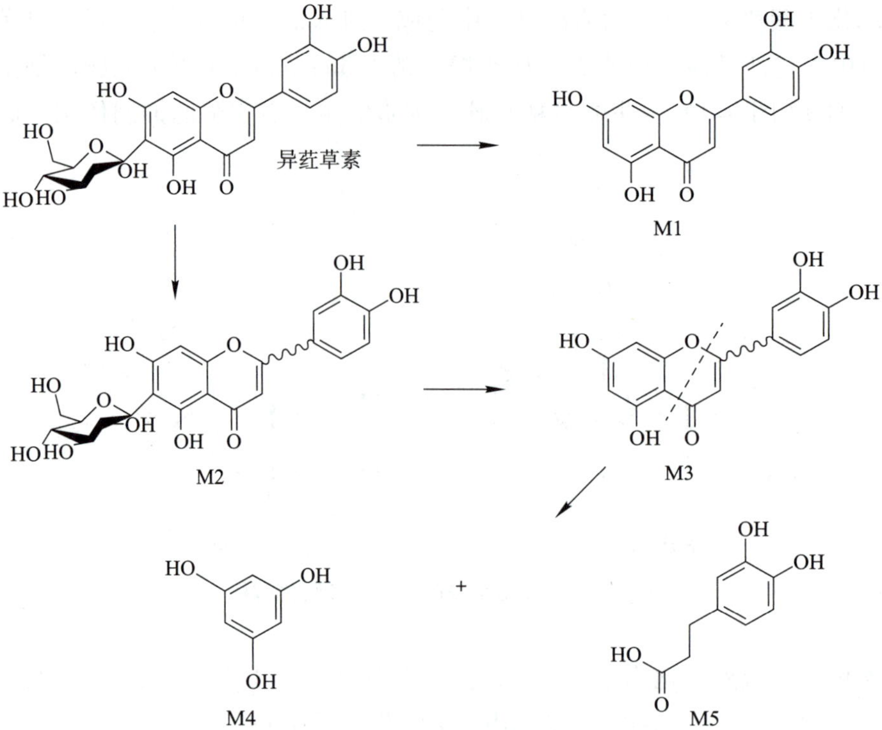


图 6-14　异荭草素的肠菌生物转化过程

# 第三节　生物样品的制备

## 一、常用生物样品的采集与制备

生物样品是指来自生物机体的各种体液及组织的样品，包括血液、尿液、唾液、头发、胆汁、脑脊液、胃液、胰液、淋巴液、脏器及组织、乳汁、精液等，其中常用的生物样品是血液（血清、血浆、全血）、尿液、唾液及胆汁。

### （一）血样

血液样品包括血浆（blood plasma）、血清（blood serum）、全血（whole blood），主要用于血清药物化学、药物动力学、临床治疗药物浓度监测以及代谢组学等研究。血药浓度通常指血浆或血清中的药物浓度，而不是全血药物浓度。药物在体内达到稳态血药浓度时，认为血浆中药物浓度可以反映药物在体内作用部位的状况，故血浆是进行体内药物分析最常用的样品。

**1. 血样的采集**　动物实验时，宜直接从心脏或动脉取血，人体取血时通常采取静脉血。采血量可根据临床或动物实验要求、血中药物浓度和分析方法的灵敏度等，一般每次采血 1 ~ 5 mL，不宜超过实验动物全血量的 1/10。采血的方法通常是用注射器、负压管、毛细管或特殊的微量采血管采集。

**2. 血样的制备**　血清和血浆的化学成分与组织液相似，内含药物可与组织液直接接触并达到平衡；而全血含有血细胞，药物在血细胞内与血浆中的浓度比由于受各种因素影响而变化，如血细胞膜及红细胞中的血红蛋白妨碍药物浓度的测定，故全血不能作为作用部位药物浓度的可靠指标，而血浆或血清是体内药物分析最常用的样本，其中选用最多的是血浆。

（1）血浆的制备：将采集的血液置于含有抗凝剂的试管中，混合后以 2 500 ~ 3 000 r/min 离心 5 ~ 15 min，使之与血细胞分离，淡黄色上清液即为血浆。抗凝剂常用肝素，其他还有 EDTA、枸橼酸盐、氟化钠、草酸盐等，但它们可引起被测成分发生变化或干扰测定，故不常使用。

（2）血清的制备：将采集的静脉血液置于试管中，放置 0.5 ~ 1 h。此过程会激活一系列凝血因子，血中的纤维蛋白原形成纤维蛋白，使血液逐渐凝固。然后用细玻璃棒轻轻剥去凝固在试管壁上的血饼，再以 2 500 ~ 3 000 r/min 离心 5 ~ 10 min，上层的澄清淡黄色液体即为血清。

血清与血浆制备相比，分离更慢些，且制取的量为全血的 20% ~ 40%，而血浆为全血的 50% ~ 60%，因此多数研究者用血浆进行分析测定。血清和血浆的区别主要是血浆中多含有一种纤维蛋白原，而血纤维蛋白几乎不与药物结合，因此，血清与血浆中的药物浓度是相同的。目前，作为血药浓度测定的样品，二者可任意选用，并且检测分析方法亦通用。若是血浆中的抗凝剂干扰了被测药物的检测分析，则需选用血清样品。

### （二）尿液

尿液主要成分是水、含氮化合物（其中大部分是尿素）及盐类。体内药物清除主要是通过尿液排出，以原型（母体药物）或代谢物及缀合物（conjugate）等形式排出。尿液中药物浓度较高，收集量可以很大，收集简单，属于非侵入性采集，目前代谢组学的研究多以尿液为研究样品。

采集的尿液是自然排出的尿液，包括随时尿、晨尿、白天尿及时间尿几种。因尿液浓度变化较大，所以要测定一定时间内尿液中的药物总量，如 8 h、12 h、24 h 内累积量，这就需要同时记录下尿液体积及尿液浓度。常用的容器是涂蜡的一次性纸杯、玻璃杯等，用量筒准确量好体积后贮存。在代谢组学研究中用的是与代谢笼配套的带有刻度的储尿瓶。

健康动物或人的尿液是淡黄色或黄褐色，pH 范围为 4.8 ~ 8.0。放置后会析出盐类，并伴随细菌繁殖和固体成分的崩解，尿液会变浑浊。如采集的尿液不能立即分析测定，需加入防腐剂放置冰箱中储存。

尿液中药物浓度的改变不能直接反映血药浓度，即与血药浓度相关性差；受试者的肾功能正常与否直接影响药物排泄，因而肾功能不良者不宜采集尿液；婴儿的排尿时间难于掌握；尿液不易采集完全且不易保存，也是尿样的缺点。

### （三）唾液

一些药物的唾液药物浓度与血浆游离药物浓度密切相关，因此，可利用测定唾液药物浓度代替血浆药物浓度监测，也可用于药代动力学研究。

样品的采集应尽量在刺激少的安全状态下进行，一般是漱口后 15 min。用插有漏斗的试管接收口腔内自然流出或经舌在门内搅动后流出的混合唾液，采集需 10 min。另外采集混合液也可采用物理（嚼石蜡片、小块聚四氟乙烯、橡胶或纱布球等）或化学（酒石酸、硝酸毛果芸香碱等）等方法刺激，可在短时间内得到大量的唾液。

唾液采集后，应立即测量其除去泡沫部分的体积，放置后分成泡沫部分、透明部分及乳白色沉淀部分三层。之后，以 2 000 ~ 3 000 r/min 离心 10 ~ 15 min，取上清液作为待测样品，供直接测定或冷冻保存。离心不仅可以排除唾液中黏蛋白的影响，也可除去其中的残渣或沉淀物，减少对药物测定的影响。

### （四）组织

在通过动物试验研究药物在体内吸收、分布及药物服用过量引起中毒死亡时，常采用组织为研究对象，提供药物的体内药动学参数或其他信息。常用的脏器组织有心、肝、肺、肾、脑、胃、肌肉等。体内各脏器组织样品在测定前，均需匀浆，制成均匀化的水性基质溶液，然后再用适当方法萃取药物。

1. **沉淀蛋白法**　在组织匀浆中加入甲醇、乙腈、高氯酸、三氯乙酸、钨酸钠 – 硫酸、硫酸锌 – 氢氧化钠等沉淀剂，蛋白质沉淀后取上清液供萃取用。该方法操作最简单，但对有些中药成分的回收率低。

2. **酸水解或碱水解法**　组织匀浆中加入一定量的酸或碱，置水浴中加热，待组织液化后，过滤或离心，取上清液供萃取备用。该方法只适用于在热酸或热碱条件下稳定的少数中药成分。

3. **酶水解法**　组织匀浆中加入一定量 Tris 缓冲液，置水浴上水解一定时间，待组织液化后过滤或离心，取上清液供萃取备用。酶水解法可避免某些中药成分在酸及高温下降解；对与蛋白质结合紧密的药物可显著改善回收率；可用有机溶剂直接提取酶解液，而无乳化现象生成；当采用 HPLC 法检测时，无须再进行过多的净化操作。该方法不适用于在碱性下易水解中药成分的处理。

## 二、样品的预处理

生物样品的预处理是样品分析中极其重要的一个环节，由于生物样品的复杂性，其预处理过程也很难形成固定的模式和程序，需结合实际和实验要求，采取恰当的预处理手段，从而为药物的测定创造良好的条件。

### （一）去除蛋白质

在测定血样或组织匀浆样品时，首先应去除样品中的蛋白质，这是因为去除蛋白质可使结合型药物释放出来以便测定药物的总浓度；可预防提取过程中的蛋白质发泡，减少乳化；还可以保护仪器性能，延长使用寿命。除去蛋白质的方法有多种。

1. **加入与水相混溶的有机溶剂**　加入水溶性有机溶剂可使蛋白质分子内及分子间的氢键发生变化而使蛋白质凝聚，使与蛋白质结合的成分释放出来。常用的有机溶剂有乙腈、甲醇、乙醇、丙醇、丙酮及四氢呋喃等。血清或血浆与亲水性有机溶剂的体积比为 1∶（1 ~ 3）时，超速离心后，就可把 90% 以上的蛋白质除去。使用的有机溶剂种类不同，析出的蛋白质沉淀的形状亦有差别。

操作时，将水溶性溶剂与血清或血浆按一定比例混合，采用超速离心机（10 000 r/min）离心 1 ~ 2 min 即可将析出的蛋白质彻底沉淀。离心时需采用具塞尖头离心管，这样可使沉淀牢牢地黏附在离心管壁上，方便上清液的吸取，所得上清液即可直接进样分析。

2. **加入中性盐**　中性盐可使溶液中的离子浓度发生变化，能将与蛋白质结合的水置换出来，从而使蛋白质脱水沉淀。常用的中性盐有饱和硫酸铵、硫酸钠、镁盐、磷酸盐及枸橼酸盐等。如血清与饱和硫酸铵的比例为 1 : 2 时，超速离心后，即可除去 90% 以上的蛋白质，所得上清液的 pH 为 7.0 ~ 7.7。

**3. 加入强酸**　当溶液的 pH 低于蛋白质的等电点时，蛋白质以阳离子形式存在。加入强酸后，可与蛋白质阳离子形成不溶性盐而沉淀。常用的强酸有 10% 三氯乙酸、6% 高氯酸、硫酸 – 钨酸混合液及 5% 偏磷酸等。血清与强酸的比例为 1 : 0.6 混合，10 000 r/min 离心 1 ~ 2 min 即可除去 90% 以上的蛋白质。

**4. 加入含锌盐及铜盐的沉淀剂**　当溶液的 pH 大于蛋白质的等电点时，蛋白质以阴离子形式存在，金属阳离子可与蛋白质中带负电的羧基形成不溶性盐而沉淀。常用的金属沉淀剂有 CuSO$_4$–Na$_2$WO$_4$、ZnSO$_4$–NaOH 等。如血清与沉淀剂混合的比例为 1 :（1 ~ 3）时，超速离心后，即可除去 90% 以上的蛋白质，所得上清液 pH 为 5.7 ~ 7.5。

**5. 超滤法**　超滤法是以多孔性半透膜（超滤膜）作为分离介质的一种膜分离技术。通过选用不同孔径的不对称性微孔膜，按照截留分子相对分子质量的大小，可分离相对分子质量 300 ~ 1 000 的可溶性生物大分子物质。

超滤法是血中游离药物分析的首选，与其他分离方法相比，超滤法不需要加热和添加化学试剂，条件温和，不稀释试样，也不改变溶液的 pH，能量消耗少，工艺简单，适用于对酸碱不稳定的样品。

**6. 酶水解法**　在测定一些酸不稳定及与蛋白结合牢固的成分时，可用酶解法。最常用的酶是枯草菌溶素。它是一种细菌性碱性蛋白分解酶，不仅可以使组织溶解，还可使待测成分析出。它可在较宽的 pH 范围（7.0 ~ 11.0）内使蛋白质的肽键降解，在 50 ~ 60℃ 具有最大活力。

酶水解法可避免某些待测成分在酸及高温下降解；对与蛋白质结合紧密的待测成分，可显著改善回收率；可用有机溶剂直接提取酶解液，避免乳化现象生成；当采用液相色谱检测分析时，无须再进行过多的净化操作。但是，该方法不适用于在碱性条件下容易水解的成分。

**7. 加热法**　若待测成分对热稳定性较好，则可采用加热的方法使蛋白沉淀，而后离心除去。加热的温度依待测成分的热稳定性而定，通常设为 90℃。该方法操作简便，但只能除去热变性蛋白。

## （二）净化和富集

**1. 液 – 液萃取法**　液 – 液萃取法（liquid–liquid extraction，LLE）是经典的分离纯化方法。应用本法需要考虑所选用有机试剂的特性、有机相和水相的体积及水相的 pH 等。它的优点在于它的选择性，在使用非专属性的光谱法分析时尤为突出。但是，使用液 – 液萃取法有时会发生乳化现象，引起药物的损失，从而导致较低的回收率。通常萃取前在水相中加入适量的 NaCl，可减轻乳化程度。当已发生轻微乳化时，可应用适当的转速离心，使水相和有机相完全分开。若已发生严重乳化时，可置于低温冰箱中使水相快速冻凝，破坏乳化层，再融化后离心。

**2. 固相萃取法**　固相萃取法（solid–phase extraction，SPE）是以液相色谱分离原理为基础建立起来的分离纯化方法。高效液相色谱，特别是反相高效液相色谱的成功应用，使得人们采用装有不同填料的小柱进行生物样品制备的固相萃取技术日益受到重视并逐渐发展起来。

**3. 固相微萃取法**　固相微萃取法（solid–phase micro–extraction，SPME）是在固相萃取的基础上发展起来的一种新型样品预处理方法。它是基于待测成分在萃取涂层与样品之间的吸附或溶解 – 解吸平衡而建立起来的集萃取、浓缩、进样于一体的技术。该方法装置简单、易于操作、选择性好、灵敏度高、重现性好、样品用量少、无需溶剂或极少量溶剂。自该装置上市以来，已发展了多种萃取装置和操作模式，目前已实现了与液相色谱和气相色谱的联用。

### （三）缀合物水解

中药中的待测成分或其代谢物与机体的内源性物质结合生成的产物称为缀合物。内源性物质有葡萄糖醛酸、硫酸、甘氨酸、谷胱甘肽和乙酸等，其中前两种最为重要，其生成的对应缀合物为葡萄糖醛酸苷和硫酸酯。一些含有羟基、羧基、氨基和巯基的待测成分可与葡萄糖醛酸形成葡萄糖醛酸苷缀合物，还有一些含有酚羟基、芳胺及醇类的待测成分与硫酸形成硫酸酯缀合物。尿中待测成分多数呈缀合状态。

由于缀合物的极性较原型药物大，具有亲水性或在生理 pH 下电离的特点，不宜被有机溶剂提取。为了测定尿液中待测成分总量，无论是直接测定或萃取分离之前，都需要进行水解处理，将缀合物中的药物或代谢物游离出来，再用有机溶剂提取。常用的方法有以下几种。

**1. 酸水解** 酸水解通常使用无机酸，如盐酸。酸的用量、浓度、反应时间和温度等条件，依待测成分而异。

该方法简便，快速，但与酶水解相比，其专一性较差，若是待测成分在水解过程中发生分解则不适用。

**2. 酶水解** 对于遇酸及受热不稳定的待测成分，可以采用酶水解法。通常使用的酶是 $\beta$- 葡萄糖醛酸苷酶（$\beta$-glucuronidase）或芳基硫酸酯酶（arylsulfatase），分别水解待测成分的葡萄糖醛酸苷缀合物和硫酸酯缀合物。在实际应用过程中，常使用两者（即葡萄糖醛酸苷酶 – 硫酸酯酶）的混合酶。使用时应按不同酶试剂的要求，将 pH 控制在一定的范围内（4.5 ~ 7.0），37℃厌氧条件下培育 16 min 进行水解。

在尿液中采用酶水解，须事先除去尿中会抑制酶的阳离子。

与酸水解相比较，酶水解较温和，一般不会引起被测物的分解，且专属性强；但是酶水解过程时间稍长，费用大，且酶试剂也可能引入黏液蛋白等杂质，使缀合物产生乳化或造成色谱柱阻塞。

**3. 溶剂解** 缀合物（主要是硫酸酯）往往可随加入的萃取溶剂在萃取过程中发生分解，称为溶剂解。例如，尿中的载体硫酸酯在 pH 为 1 时，加乙酸乙酯提取时会产生溶剂解。

目前对缀合物的分析逐渐趋向于直接测定组合物的含量（如采用 HPLC 和 RIA 法），以获得在体内以缀合物形式存在的量，以及缀合物占所排出药物总量的比率，从而帮助了解药物代谢情况。

## 第四节 生物样品内中药成分分析方法

建立一个精准、可靠的生物样品中的药物分析方法，对于药物在机体内动态变化规律的揭示、药代动力学参数的获得、药物浓度的监测及临床药物的评价具有重要意义。

## 一、分析方法的设计与评价

### （一）分析方法的设计依据

生物样品中中药成分分析方法的设计受多因素的影响，一般而言，生物样品中中药成分的含量浓度是决定分析方法的首要因素。从机体所获得的生物样品中待测成分或其代谢物的浓度均较低（ $10^{-10} \sim 10^{-6}$ g/mL），且样品量常常又很少，难以通过增加取样量提高方法的灵敏度，因而分析及检测方法的选择是提高分析效率的关键。具体选用何种分析方法应根据待测成分的结构、理化性质、仪器条件及文献等因素综合考虑。

1. **文献总结** 在分析方法建立之前，应充分查阅前人的研究成果，总结相关国内外文献，以供借鉴，若尚无文献报道，也可参考同类药物的相关文章。值得注意的是，在体内药物分析中影响分析结果的因素较多，文献报道的方法常常因为分析条件的差异（如仪器、试剂等）而造成分析结果的不同。

2. **待测药物的理化性质及其在体内存在状况** 生物样品的基质比较复杂，因此要从复杂的基质中提取待测成分，需要考虑待测成分或其特定代谢产物的理化性质、药物在生物体内的状况、生物转化途径及代谢物的性质。

中药成分的理化性质包括酸碱性、亲脂性、溶解度、极性、挥发性、紫外荧光光谱特性、稳定性等，这些都与生物样品的制备及分析方法的选择密切相关。强极性或亲水性成分常常难以采用溶剂萃取，常用蛋白沉淀、固相萃取（极性载体）、离子对萃取或衍生化后萃取等技术。此外，还需要考虑中药成分的酸碱稳定性、热稳定性等，应避免使用强酸或强碱性溶剂或高温蒸发操作。

3. **生物样品的类型** 生物样品的类型直接影响生物样品的制备方法及分析方法的选择。例如，若分析血浆中的中药化学成分较易分离，可选用蛋白沉淀或（和）溶剂萃取法；当药物或待测成分与体内大分子蛋白结合牢固不易分离时，可采用酶分解法使蛋白质分解而释放出药物；当测定尿中的药物或内源性代谢物时，常因待测物多以缀合物形式存在而需对生物样品进行酸水解或酶水解，使之游离。

4. **待测中药成分的预期浓度范围** 当待测药物浓度较低，尤其是需要考虑代谢产物的干扰或原型药物与特定代谢产物同时测定时，宜采用萃取 – 浓缩的样品制备方法和高灵敏度、高特异性的分析检测技术。

5. **分析测定的目的及要求** 分析方法的设计应明确测定目的与要求，是用于测定药物成分和药代动力学参数，还是用于临床药物浓度监测。前者要求分析方法具有较宽的线性范围、较高的灵敏度和准确度，以及较高的分离能力（原型药物及代谢物的分离），不必强调方法的简单和快速；后者通常要求分析方法简便、易行，适用于长期、批量样品的测定。另外，若要求同时测定母体药物和代谢物，则应选择具有分离能力或专属的测定方法。

### （二）分析方法的选择

一般而言，生物样品中待测物的预期浓度范围是决定生物样品检测方法的首要因素。从人体或实验动物中获得的生物样品中的待测物或其特定代谢物的浓度大多较低（ $10^{-10} \sim 10^{-6}$ g/mL），同时样品量又常常很少，难以通过增加样品量的方法提高方法灵敏度。因而，需要选择适宜的分析检测技术来建立生物样品的分析方法。

## （三）分析方法的建立

分析方法设定后，进行一系列预实验来选择最佳分析方法及条件，并对分析方法加以验证，以确认该分析方法的适用性。

**1. 以纯品进行测定**　取待测药物或特定活性的代谢产物纯品适量，按照拟定的分析方法（不包括生物样品的预处理部分）进行测定。根据分析结果，确定最适测定浓度、灵敏度、最佳的分析检测条件，如溶液 pH、温度、反应时间等。采用色谱分离方法时，可通过对色谱柱、流动相及其流速、检测波长、柱温、进样量等参数进行调整，从而获得良好的色谱分离条件。通过选择适当的检测器，以获得足够的方法灵敏度。

**2. 空白溶剂实验**　取待测药物的非生物基质溶液（通常为水溶液），按拟定的分析方法进行衍生化反应、分析纯化等样品预处理，并测定空白值的响应信号，如 HPLC 峰面积或峰高。空白值的高低或色谱图反映的信息将影响方法的灵敏度和专属性。空白值的响应值应尽可能小，并能得到有效校正。以色谱法为例，可通过改变反应条件、萃取方法或萃取条件，甚至是检测器的类型，力求降低空白试剂的信号，使其不干扰药物的测定。

**3. 空白生物基质实验**　取空白生物基质（blank biological matrix），如空白血浆，按拟定的分析方法，依"空白溶剂实验"项下操作。主要用来考察生物基质中内源性物质对待测成分的干扰，在测定药物、特定的活性代谢物、内标物质等的"信号窗"内不应出现内源性物质信号。

**4. 模拟生物样品试验**　取空白生物基质加入待测药物制成模拟生物样品，依"空白溶剂实验"项下操作，考察方法的线性范围、精密度、准确度、灵敏度及药物的提取回收率等各项指标，同时进一步检验方法特异性，即生物基质中内源性物质及可能共同使用的其他药物对测定的干扰程度。若采用色谱法进行测定，多数情况下需考虑用内标法定量，则应首先选择合适的内标，考察待测药物、内标物质与内源性代谢物或其他药物的分离情况。

**5. 试样生物样品的测定**　经过"空白生物基质"和"模拟生物样品试验"，所确定的分析方法和条件还不能完全确定是否适合于试样测定。因为药物在体内是个复杂的过程，可能与内源性物质，如蛋白质结合，也可能经过不同代谢通路生成多种代谢产物，而且这些代谢产物还可能进一步生成多种结合物或缀合物，所以设计方法要强调对药物体内过程应有一定的了解。在分析方法确定后，还需进行实际生物样品的测定，考察代谢物对药物、内标物的干扰，从而选择避免干扰并适合样品实际情况的方法，进一步验证方法的可行性。

## （四）分析方法的评价

微 课 6-1：中药体内分析方法的评价

根据现行版中国药典《生物样品定量分析方法验证指导原则》的要求，分析方法的验证步骤首先分为分析方法的验证，其次是生物基质中待测药物稳定性的验证。分析方法验证包括精密度、准确度、灵敏度、专属性等考察。

**1. 特异性**　特异性（specificity）又称为专属性或专一性，系指在生物样品中所含内源性和外源性物质及相应代谢物质同时存在时，所用的方法能准确测定待测物质的能力，通常表示所检测的相应信号应属于待测成分所特有。如果有几个分析物，应保证每个分析物都不被干扰。

考察一个分析方法是否具有特异性，应着重考虑内源性物质、代谢产物等的干扰。通过比较待测药物或其活性代谢产物的对照品（或标准品）、空白生物基质、模拟生物样品的检测信号，如比较 HPLC 图谱中该待测药物或其活性代谢产物色谱峰的保留时间、理论板数和拖尾因子是否一致，以及与内源性物质的分离度，确保内源性物质对分析方法没有干扰。

如果大于 10% 的空白样品显示大的干扰，应另取一组空白样品重试，如果仍有 10% 以上的空白样品仍显示大的干扰，则应改变拟定的方法，以消除干扰。

**2. 标准曲线与线性范围** 标准曲线（standard curve）系指生物样品中所测定药物的浓度与响应值的相关性，通常用回归分析方法获得标准曲线，提供回归方程和相关系数（r）。除免疫分析法等少数分析方法外，标准曲线通常为线性模式。标准曲线的最高与最低浓度的区间为线性范围（linear range），待测药物浓度在线性范围内的模拟生物样品的测定结果应达到试验要求的精密度和准确度。当线性范围较宽时，最好采用加权方法对标准曲线进行计算，以使低浓度点计算得比较准确。

标准曲线的建立必须用至少 6 个浓度的标准模拟生物样品，其线性范围（不包括零点）应能覆盖全部待测生物样品中的药物浓度，不能使用线性范围外推的方法计算未知生物样品中的药物浓度。建立标准曲线所使用的模拟生物样品应使用与待测含药生物样品相同的生物基质制备。

标准曲线的相关系数（r）≥0.99（色谱法）或 r≥0.98（生物学方法）。另外，LOQ 偏离标准浓度应≤20%，其他各点应≤15%。

**3. 准确度** 准确度（accuracy）是指用该方法测得的生物样品中待测药物的浓度与其真实浓度的接近程度。理论上，准确度的测定应使用人或动物给药后的实际生物样品，但实际生物样品的浓度是未知的，故实际上采用模拟生物样品来测定，测得的浓度与加入的理论浓度比较得到。一般采用相对回收率（relative recovery，RR）或相对误差（relative error，RE）来表示。测定结果用随行标准曲线回归方程计算样品浓度，并以测定值的平均值 M 与配制的理论浓度即加入值 A 比较，计算相对回收率或相对误差（式 6-1、式 6-2）。

$$RR = \frac{M}{A} \times 100\% \qquad\qquad （式 6-1）$$

$$RE = RR - 100\% \qquad\qquad （式 6-2）$$

一般选用 3 个浓度的质控样品（quality control），即取空白生物基质（如血浆）数份，按照标准曲线项下方法，考察准确度。低浓度选择在 LOQ 附近，其浓度在 LOQ 的 3 倍以内；高浓度接近于标准曲线的上限；中间选一个浓度。每一浓度至少测定 5 个样品，为获得批间精密度应至少测定 3 个分析批（由待测样品、标准模拟生物样品和质控样品组成的一个完整系列）。一般要求相对回收率在 85%～115%，在 LOQ 附近应在 80%～120%。

**4. 精密度** 精密度（precision）是指每一次测定结果与多次测定的平均值的偏离程度。一般用标准偏差（standard deviation，SD）或相对标准偏差（relative standard deviation，RSD）表示。在中药体内分析中，除要考察批内（within-batch，within-run 或 intra-assay）RSD 外，同时还应考察批间（between-batch，between-run 或 inter-assay）RSD。

（1）批内 RSD：系指在同一分析批内，即同一条标准曲线在相同实验条件下测定结果之间的 RSD。一个分析批同时在一天内完成，所以批内 RSD 又称为"日内 RSD"。

（2）批间 RSD：系指在不同分析批的测定结果之间的 RSD，因不同分析批通常是在不同日期内完成，所以批间 RSD 又称为"日间 RSD"。

精密度表示测定样品中符合准确度和精密度要求的最低药物浓度，要求至少能满足测定 3～5 个半衰期，是样品中的药物浓度或 1/20～1/10 $c_{max}$ 时的药物浓度。其准确度要求在真实浓度的 80%～120%，*RSD* 应小于 20%。应用至少 5 个模拟生物样品测试结果证明。

**5. 定量限与检测限**　定量限（LOQ）是指测定样品中符合准确度和精密度要求的最低药物浓度或量，通常以标准曲线上的最低浓度点表示。也可以信噪比（S/N）= 10 或空白背景相应的标准差乘以 10 作为估计值，再通过试验确定。

检测限（LOD）是指试样中被测物能被检测出的最低浓度或量。一般以信噪比 S/N = 3（或 2）时的相应浓度或注入仪器的量确定。

**6. 稳定性**　稳定性（stability）是贮存条件、药物的化学性质、空白生物样品和容器系统的函数。生物样品的稳定性包括长期贮存、短期贮存、室温、冷冻、冻融条件下的稳定性，另外还包括标准贮备液及样品处理后的溶液中待测成分的稳定性。

（1）长期稳定性：时间应超过收集第一个样品至最后一个样品分析所需的时间。贮存温度一般为 –20℃，也可设为 –70℃。要求高、低浓度至少分别测定 3 次，分别与第一天分析结果进行比较。

（2）短期室温稳定性：根据实际操作在室温中需维持的时间，将样品于室温下放置 4～24 h，在不同时间点取样进行分析，与 0 h 测得的结果进行比较。

（3）冻融稳定性：取高、低浓度样品至少 3 份，于 –20℃贮存 24 h，取出置于室温使其自然融化，之后取样，进行分析。然后再把样品冷冻 12～24 h，如此反复冻融循环 2 次以上，然后比较各自分析结果。

**7. 提取回收率**　提取回收率又称为绝对回收率（absolute recovery），主要是考察生物样品在制备过程中造成的待测成分的损失。在体内药物分析中，对生物样品的制备、提取通常采用一次提取，而常规药物分析一般是多次提取，故待测药物常常不能完全提取，其提取回收率≥70% 时一般被认为具有较好的提取回收率，而 80%～90% 则被认为是一个可接受的限度。

要求考察高、中、低 3 个浓度的质控样品，每一浓度至少 5 个样品，每个样品分析一次。另取等量的相同 3 个浓度的标准溶液，用质控样品的最终配制溶液稀释至与质控样品同体积，同法测定。将质控样品的检测信号与未经处理的响应浓度的标准溶液的检测信号比较，按下式计算提取回收率（式 6–3、式 6–4）。

$$R = \frac{A_T}{A_S} \times 100\% \qquad\qquad （式 6–3）$$

$$R = \frac{R_T}{R_S} \times 100\% \qquad\qquad （式 6–4）$$

上式中，$R$ 为提取回收率；$A_T$ 为质控样品制备处理后的检测信号；$A_S$ 为未经制备处理的相应浓度的标准溶液的检测信号；$R_T$ 为未知空样品经制备处理后的检测信号的响应值；$R_S$ 为未经制备处理的相应浓度的标准溶液的检测信号的响应值。

在药代动力学和生物利用度研究或临床治疗药物检测中，高、中、低 3 个浓度的待测药物的提取回收率均应≥50%；且高、中浓度的 *RSD* 应≤15%，低浓度的 *RSD* 应≤20%。内标法使用的内标物质的提取回收率应≥50%，*RSD*≤15%。

**8. 质量控制**　未知生物样品的测定，应在分析方法确定完成之后进行。在实际生物样品的测定过程中应对分析数据的质量进行必要的监控。质控样品，系指将一定量待测药物加入空白生物基质中配制模拟生物样品，用于分析全程的质量控制，包括分析方法的精密度、准确度、提取回收率及样品稳定性等测定与分析数据的质量控制。一般配成低、中、高 3 个浓度的质控样品。

每个未知样品一般只测定 1 次，必要时（有充分理由证实该测定结果异常时）可重复测定。每个分析批样品测定的同时应建立相应的标准曲线，并随行间隔测定高、中、低至少 3 个浓度的质控样品。QC 样品应由低至高或由高至低的顺序以一定间隔均匀穿插于整个分析批，与生物样品同时测定，根据质控样品的测定结果，评判该分析批的数据是否可被接受。

每一个分析批内，应随机穿插分析至少 6 个 QC 样品，若未知样品数目较多时，应增加各浓度质控样品数，使其数目大于未知样品总数的 5%。质控样品测定结果的偏差一般应小于 20%（ $RSD \leq 20\%$ ），最多允许 1/3 不在同一浓度质控样品结果超限。若质控样品的测定结果不符合上述要求，则该分析批样品测试结果作废。当浓度高于定量上限的样品，应采用相应的空白介质稀释后重新测定；对于浓度低于定量限的样品应以零值计算。

## 二、常用测定方法

### （一）光谱法

光谱法包括比色法、紫外分光光度法、荧光分析法、原子吸收分光光度法。光谱法在生物样品内中药成分分析中是应用较早的分析方法之一。光谱法具有操作简便、快速、对仪器要求不高等优点，但检测灵敏度低、不具有分离功能、选择性差，因此对样品的预处理要求较高。由于代谢物及某些内源性成分的干扰，使本法的应用范围受到限制。目前，仅用于少数药物浓度高、干扰成分少的生物样品的测定。另外，随着近年来色谱法高速发展，使之在研究中得到越来越广泛的应用，光谱法逐渐退出了生物样品内中药成分分析方法的主要地位。

### （二）免疫分析法

免疫分析法（immunoassay，IA）是指以特异性抗原 – 抗体反应为基础的分析方法，包括放射免疫、酶免疫、化学发光免疫、荧光免疫分析等。该法具有灵敏度高、专属性强、操作简便、快速等优点，是临床治疗药物浓度监测和生化检验的常用方法，但需要特定的试剂盒和仪器。

免疫分析法不仅可用于测定蛋白质、酶等大分子物质，而且还广泛用于测定小分子药物。特别是生物样品内中药成分分析中，该方法已经成为一种必不可少的基本监测手段。

### （三）色谱法

色谱法（chromatography）是一种物理或物理化学分离分析方法，其分离原理主要是利用物质在流动相和固定相中的分配系数或吸附能力差异而达到分离。色谱法包括高效液相色谱、气相色谱、薄层色谱、凝胶色谱等。色谱法具有较好的分离分析能力，专属性强，灵敏度高，并能分离结构相似药物和代谢物，使得其在药学研究中被广泛用于解决各种复杂的分离分析问题，在体内药物分析领域占主导地位。目前手性色谱技术、毛细管电泳技术、色谱与光谱联用技术、色谱与免疫联用技术等的建立与快速发展，更为色谱技术在体内中药分析中的应用提供了无限前景。

### （四）质谱法

质谱法（MS）是利用电磁学原理将被测物质分子转化为气态离子并按质荷比（ $m/z$ ）大小进行分离并记录其信息，从而进行物质结构分析的方法。质谱法能最大限度减少样品量与样品制备、降低检测限和分析时间，而且具有较高的灵敏度、多成分同时测定、同时分析不同极性成分等特点。常采用联用技术，包括气相色谱串联质谱法、高效液相色谱－串联质谱法、气相色谱－三重四极杆串联质谱法、超高效液相色谱－四极杆－静电场轨道阱高分辨质谱法等。串联质谱法是中药体内分析最常用的方法，具有简便快捷、灵敏度高、重现性好的特点，同时还具有提高效率、缩短检测周期、降低检测成本等优点。

# 第五节　中药体内分析研究进展

## 一、中药药代动力学

### （一）中药药代动力学概述

中药药代动力学是在中医药理论的指导下，研究中药活性成分、中药单味药和中药复方在体内吸收、分布、代谢和排泄的动态变化规律及其体内量－效关系，并用数学模型加以定量描述的一门学科，简称中药药动学。中药药动学与数学、分析化学、药物动力学、中药学及中药化学等有着密切的关系，其理论和技术在阐明中医药防病治病机制、优化中医临床给药方案和评价中药制剂等方面发挥着重要的作用。

在中医理论的整体观指导下，中药复方药物能体现中药配伍的整体性，发挥其综合性作用，但中药复方是由多种成分组成的复杂体系，有效成分不明确并且难以检测，因此，单一成分的药代动力学参数难以完全反映中药复方药物在体内的作用规律，进行中药复方药代动力学研究，对实现中医药现代化并走向国际市场具有重要意义。

### （二）中药药代动力学分析方法

中药在体内产生药效作用的物质前提是中药成分在给药后能被机体有效利用，即中药活性成分进入体循环，到达作用部位与受体发生作用，故给药后哪些中药成分在体循环血液中出现，是开展药代动力学研究的首要问题。中药药代动力学具体的研究方法包括血药浓度法、生物效应法等。

**1. 血药浓度法**　通过测定中药及复方中一个或几个已知成分在体液中的浓度，使用相关软件计算各种药动学参数（达峰时间 $t_{max}$、峰浓度 $c_{max}$、生物半衰期 $t_{1/2}$、药时曲线下面积 AUC、表观分布容积 $V_d$、清除率等），拟合药－时曲线，确定药动学模型，以此来反映中药及复方中成分的体内行为与规律的方法。

血药浓度法具有灵敏、准确等优点，对于有效成分明确、并能用定量分析方法测定的药物可选用此法。近几年来，高效液相色谱－质谱联用技术，计算机程序拟合药动学模型更多地受到广大科研工作者的重视。

**2. 生物效应法**　以药效或毒效为指标，监测给药后该指标变化的经时过程，间接反映药物的体内过程，本法可用于有效成分不明或无法用化学方法监测的中药。

（1）药理效应法 是由于某些药理指标能定量、可逆地反映药物在体内的动态变化，并通过

量 – 效关系和时 – 效关系转换为时 – 量关系，求出药动学参数。该法以"体存药量"的时间变化来描述药物的体内过程，就大多数药物而言，其药理效应与血药浓度之间呈平行关系，因此，药效法定义中的"体存药量"仍以给药量（mg·kg$^{-1}$）来描述，更接近药物在体内的真实情况，符合中医药的整体观。药理效应法包括效量半衰期法、药效作用期法、效应半衰期法。

（2）**毒理效应法（药物累积法）**采用动物累积死亡率测定药物蓄积的方法与药动学中多点动态检测的原理相结合，以估测药动学参数，实际也是体存量、时间和毒效进行三维转换而测定时 – 量关系。毒理效应法包括急性累计死亡率法、LD$_{50}$补量法，适用于成分复杂以及无法检测血药浓度的中药药动学研究，只要能使动物急性死亡的药物都可采用此法。

**3. 药动学和药效学结合（PK-PD）模型**　血药浓度法精确、严谨，但仅适用于有效成分及检测方法已经确定的药物；生物效应法能较好地反映临床用药的实际情况，但往往难以找到灵敏、易测、可定量的药效指标来反映药物体内过程；基于上述原因，两者结合起来组成 PK-PD 模型，同步进行药动学研究，有利于了解复方中各味药的主要有效成分及成分的化学群与药理效应的关系，并阐明作用原理。

**4. 其他研究方法**　包括证治药动学方法、复方效应成分动力学法和血清药理学法等。

### （三）中药药代动力学研究流程

中药药代动力学是一门新兴的科学，尚需要进行不断探索和研究，才能进一步的完善。随着基础药动学的迅速发展，相关学科研究的不断深入，中药药代动力学模型研究越来越受到重视，中药药代动力学的研究是中医药发展的必然趋势，对促进中医药走向现代化、走向世界具有极为重要的意义（图 6-15）。

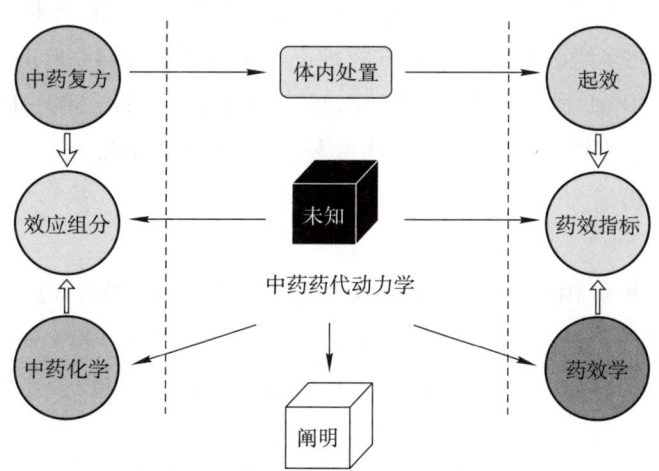

图 6-15　中药药代动力学研究体系

以中药药物代谢动力学为依据，设计一个合理的临床给药方案：①进行体外物质组分析；②进行体内物质组分析；③得出有效物质组成分；④建立药动学和药效学结合（PK-PD）模型，进行药动学研究；⑤根据测得的中药复方有效物质组成分，进行药动学参数计算；⑥如果需要，根据临床反应，修正治疗时间、复方剂量；⑦修正后，重复药动学研究，以新方案指导临床合理用药（图 6-16）。

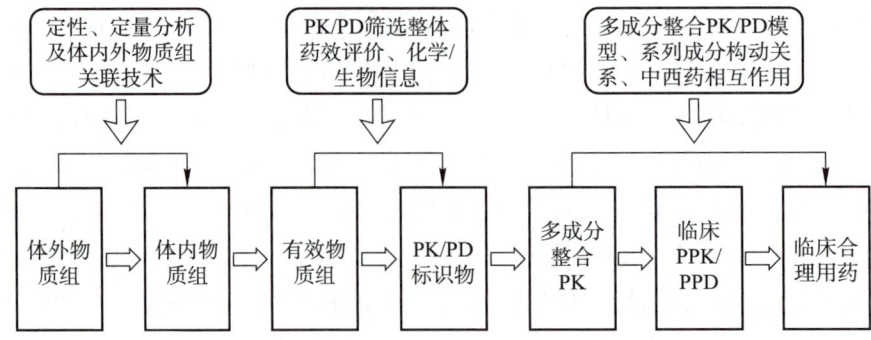

图 6-16 中药药代动力学纵贯式研究

## （四）中药药代动力学应用实例

**【示例 6-1】**

丹芪通脉片（DQTT）是由丹酚酸（SA）和三七皂苷（PNE）的有效组分组成，临床用于治疗冠心病和心绞痛。本实例建立了一种基于 UHPLC-TQ/MS 的快速、可靠、灵敏的大鼠血浆中三七皂苷含量分析方法，并考察丹芪通脉片和三七皂苷在急性心肌缺血（AMI）大鼠和假手术大鼠体内的药代动力学特征，探讨了丹芪通脉片的相互作用机制，为丹芪通脉片的临床给药和体内有效物质的探索提供科学参考。

1. **标准溶液制备**　分别制备三七皂苷 $R_1$、$NR_2$、$Rg_1$、$Rd$、$Rg_2$、$Rb_2$、$Rf$、$Rb_1$、$F_2$、$Rh_1$、$F_1$ 和 $Re$ 的原液，浓度为 20 g/mL；地高辛（内标，IS）原液在甲醇中配制，浓度为 100 g/mL。将适量的 $NR_1$、$Rg_1$、$Re$、$Rb_1$、$Rd$、$Rb_2$ 混合后依次稀释，得到一系列浓度范围为 40~20 000 ng/mL 的多组分标准溶液。取适量 $Rf$、$NR_2$、$Rh_1$、$Rg_2$、$F_1$、$F_2$ 混合，依次稀释，得到浓度范围为 4~2 000 ng/mL 的一系列多组分标准溶液；并将地高辛原液稀释至 4 000 ng/mL 作为工作液。

2. **样品制备**　取 50 μL 血浆样品加入 5 μL IS 工作溶液，加入 500 μL 正丁醇，涡旋 2 min，14 000 rpm 离心 10 min，氮吹，100 μL 50% 甲醇复溶，14 000 r/min 离心 10 min，取 5 μL 上清液进行 UHPLC-TQ/MS 分析。

3. **分析条件**

（1）色谱条件：流动相：水（0.1 mmol/L $NH_4Cl$）（A）-乙腈（B）。梯度洗脱程序为 0~5 min，20%~45% B；5~7 min，45%~90% B；7~7.1 min，90%~100% B；7.1~10 min，100%~100% B；10~13 min，100%~20% B；流速：0.4 mL/min；进样量：5 μL；柱温：35℃；样品室温度：4℃。

（2）质谱条件：采用电喷雾离子源（ESI），负离子模式扫描，碰撞气为氩气（Ar），吹扫气为氮气（$N_2$），毛细管电压 3.5 kV，锥孔电压 15 V，离子源温度 150℃，脱溶剂气温度 350℃，脱溶剂气流速 650 L/h。目标化合物和内标化合物的 MRM 参数见表 6-1。

表 6-1　目标化合物和内标化合物的 MRM 参数

| 成分 | 母离子 | 子离子 | 碎裂电压 /V | 碰撞能量 /V | 保留时间 /min |
| --- | --- | --- | --- | --- | --- |
| $NR_1$ | 967.4 | 967.4 | 241 | 4 | 2.11 |
| $Re$ | 981.4 | 981.4 | 203 | 0 | 2.36 |

| 成分 | 母离子 | 子离子 | 碎裂电压 /V | 碰撞能量 /V | 保留时间 /min |
|---|---|---|---|---|---|
| Rg$_1$ | 835.4 | 835.4 | 218 | 0 | 2.37 |
| 地高辛 | 815.3 | 815.3 | 221 | 0 | 3.68 |
| Rf | 835.4 | 835.4 | 229 | 0 | 3.84 |
| N-R$_2$ | 805.4 | 805.4 | 165 | 0 | 4.11 |
| Rb$_1$ | 1 143.5 | 1 143.5 | 305 | 0 | 4.17 |
| Rg$_2$ | 819.3 | 819.3 | 165 | 0 | 4.32 |
| Rh$_1$ | 673.4 | 673.4 | 125 | 0 | 4.42 |
| Rb$_2$ | 1 113.5 | 1 113.5 | 165 | 0 | 4.54 |
| F$_1$ | 673.4 | 673.4 | 85 | 0 | 4.89 |
| Rd | 981.4 | 981.4 | 250 | 4 | 4.98 |
| F$_2$ | 819.3 | 819.3 | 165 | 0 | 6.19 |

**4. 方法学验证**　用大鼠的混合空白血浆样品考察该方法的特异性，未观察到血浆的内源干扰。线性关系考察和定量限中，三七皂苷 R$_1$、NR$_2$、Rg$_1$、Rd、Rg$_2$、Rb$_2$、Rf、Rb$_1$、F$_2$、Rh$_1$、F$_1$、Re 的大鼠血浆中峰面积比在浓度范围内呈线性关系，相关系数（$r$）> 0.99。三种浓度下 QC 样品中分析物的日内和日间精密度和准确度数据的绝对值均在可接受范围内，表明所建立的方法准确、可靠、可重复性好，可用于血浆样品中这些分析物的定量分析。12 种分析物的提取回收率为 82.84% ~ 112.68%，基质效应为 85.34% ~ 105.80%。内标物的提取回收率为 92.60%，基质效应为 98.41%。该提取方法有效、稳定，对大鼠血浆中的离子无明显抑制或增强作用。稳定性的 RE 绝对值均在 15% 以内，说明经长期冷冻保存、3 次冻融循环、短期放置后，这些分析物在大鼠血浆中稳定性良好。

**5. 大鼠体内药代动力学研究**　将大鼠随机分为两组，假手术组和 AMI 组，假手术大鼠分为 DQTT 组（DQTT-Sham）和 PNE 组（PNE-Sham），AMI 大鼠又分为 DQTT 组（DQTT-AMI）和 PNE 组（PNE-AMI），DQTT-Sham 组和 DQTT-AMI 组灌胃 DQTT 129.6 mg/kg。PNE-Sham 组和 PNE-AMI 组均灌胃 PNE 108 mg/kg。分别于给药前和给药后 5 min、15 min、30 min、1 h、2 h、4 h、6 h、8 h、10 h、24 h、34 h、48 h 眼眶取血，置于肝素化离心管中，离心分离血浆，-80℃保存待测。采用 Kinetica 5.1 软件进行分析各项药代动力学参数，所有数据均以 mean ± $SD$ 表示。

假手术大鼠和 AMI 大鼠口服 PNE 或 DQTT 的药代动力学研究中 12 种三七皂苷主要药代动力学参数见表 6-2。

表 6-2　口服 DQTT 和 PNE 后 12 种成分在正常大鼠和 AMI 大鼠体内的药动学参数（mean ± $SD$, $n=10$）

| 化合物 | 分组 | $c_{max}$/ng·mL$^{-1}$ | $T_{max}$/h | $AUC_{0-t}$/ng·h·mL$^{-1}$ | $T_{1/2}$/h |
|---|---|---|---|---|---|
| NR$_1$ | DQTT-AMI | 979.59 ± 350.73[aa] | 0.14 ± 0.09 | 1 318.67 ± 279.19[a] | 20.74 ± 11.56 |
| | PNE-AMI | 417.87 ± 124.94[*] | 0.11 ± 0.07 | 971.33 ± 232.90[**] | 16.93 ± 5.09 |
| | DQTT-Sham | 1 088.64 ± 412.83 | 0.13 ± 0.08 | 1 562.09 ± 433.78 | 17.67 ± 6.31 |
| | PNE-Sham | 1 503.03 ± 1 008.81 | 0.14 ± 0.08 | 1 780.97 ± 493.60 | 20.97 ± 7.52 |

续表

| 化合物 | 分组 | $c_{max}$/ng·mL$^{-1}$ | $T_{max}$/h | $AUC_{0-t}$/ng·h·mL$^{-1}$ | $T_{1/2}$/h |
|---|---|---|---|---|---|
| Re | DQTT–AMI | 392.68 ± 145.64[a] | 0.11 ± 0.07 | 641.59 ± 163.68[a] | 27.22 ± 13.70 |
| | PNE–AMI | 199.43 ± 62.49 | 0.13 ± 0.08 | 432.63 ± 101.53[*] | 16.60 ± 8.09 |
| | DQTT–Sham | 419.92 ± 222.94 | 0.13 ± 0.08 | 770.52 ± 287.27 | 12.54 ± 7.14[#] |
| | PNE–Sham | 484.76 ± 361.73 | 0.11 ± 0.07 | 656.48 ± 186.98 | 30.26 ± 11.47 |
| Rg$_1$ | DQTT–AMI | 2 891.16 ± 1 580.42[a] | 0.19 ± 0.09 | 3 697.84 ± 1 132.84[a, b] | 17.87 ± 3.71 |
| | PNE–AMI | 1 171.94 ± 367.80[**] | 0.11 ± 0.06 | 1 963.38 ± 413.02[*] | 19.12 ± 4.63 |
| | DQTT–Sham | 2 254.81 ± 1 536.51 | 0.13 ± 0.08 | 2 066.44 ± 266.82 | 27.02 ± 15.10 |
| | PNE–Sham | 3 374.90 ± 1 077.14 | 0.13 ± 0.09 | 2 490.60 ± 409.26 | 21.60 ± 6.64 |
| Rf | DQTT–AMI | 14.08 ± 6.49 | 0.13 ± 0.08 | 43.01 ± 16.61 | 20.17 ± 8.05 |
| | PNE–AMI | 11.99 ± 4.54[*] | 0.11 ± 0.07 | 39.35 ± 17.25 | 17.97 ± 9.50 |
| | DQTT–Sham | 15.78 ± 7.20[#] | 0.11 ± 0.07 | 73.80 ± 33.63[#] | 26.00 ± 12.07 |
| | PNE–Sham | 6.46 ± 3.77 | 0.14 ± 0.09 | 33.63 ± 4.39 | 19.05 ± 5.32 |
| NR$_2$ | DQTT–AMI | 108.36 ± 45.07[aa, b] | 0.17 ± 0.09 | 117.87 ± 41.59[a, b] | 25.87 ± 7.08 |
| | PNE–AMI | 35.37 ± 12.49 | 0.11 ± 0.07 | 58.68 ± 7.72 | 17.94 ± 4.63 |
| | DQTT–Sham | 40.89 ± 14.20 | 0.21 ± 0.15 | 67.45 ± 19.12 | 21.06 ± 2.49 |
| | PNE–Sham | 36.31 ± 18.81 | 0.11 ± 0.07 | 52.31 ± 9.63 | 16.30 ± 6.20 |
| Rb$_1$ | DQTT–AMI | 3 698.93 ± 1 600.64[a] | 0.79 ± 0.33b | 72 206.02 ± 17 734.82[aa, b] | 16.43 ± 2.54 |
| | PNE–AMI | 1 579.65 ± 750.72 | 0.79 ± 0.33 | 38 397.41 ± 8 621.50 | 19.31 ± 4.90 |
| | DQTT–Sham | 2 869.47 ± 987.48 | 0.43 ± 0.12 | 52 482.53 ± 9 156.46 | 19.08 ± 4.10 |
| | PNE–Sham | 2 572.76 ± 1 012.21 | 1.00 ± 0.55 | 52 211.61 ± 12 621.69 | 21.45 ± 5.17 |
| Rg$_2$ | DQTT–AMI | 90.95 ± 28.74[aa, bb] | 0.11 ± 0.07 | 83.10 ± 23.03[a] | 5.80 ± 1.05[bb] |
| | PNE–AMI | 26.86 ± 10.54 | 0.11 ± 0.07 | 48.03 ± 19.62 | 8.07 ± 2.21 |
| | DQTT–Sham | 31.08 ± 6.80 | 0.15 ± 0.09 | 62.75 ± 15.78 | 18.43 ± 7.67 |
| | PNE–Sham | 27.28 ± 13.44 | 0.11 ± 0.07 | 61.04 ± 18.05 | 31.19 ± 5.87 |
| Rh$_1$ | DQTT–AMI | 96.77 ± 19.41[aaa, bb] | 0.12 ± 0.07 | 112.94 ± 19.06[aaa, bb] | 9.39 ± 4.45[a] |
| | PNE–AMI | 26.73 ± 12.93 | 0.14 ± 0.09 | 33.98 ± 7.87 | 25.68 ± 7.86 |
| | DQTT–Sham | 33.72 ± 6.38 | 0.17 ± 0.08 | 60.74 ± 13.26 | 12.47 ± 3.16[#] |
| | PNE–Sham | 33.49 ± 16.03 | 0.11 ± 0.06 | 51.43 ± 18.52 | 20.62 ± 5.33 |
| Rb$_2$ | DQTT–AMI | 76.74 ± 18.55[aa] | 1.00 ± 0.00 | 1 829.64 ± 507.59[aa] | 25.72 ± 6.87 |
| | PNE–AMI | 43.60 ± 29.70 | 1.07 ± 0.67 | 814.80 ± 269.57 | 28.69 ± 7.53[**] |
| | DQTT–Sham | 75.24 ± 28.93 | 1.42 ± 0.73 | 1 678.36 ± 430.76[#] | 29.29 ± 8.84[#] |
| | PNE–Sham | 68.46 ± 29.96 | 1.08 ± 0.49 | 1 173.98 ± 334.10 | 42.13 ± 7.73 |
| F$_1$ | DQTT–AMI | 21.48 ± 8.98[a, b] | 0.08 ± 0.00 | 55.04 ± 11.69[a, bb] | 29.17 ± 8.95[a] |
| | PNE–AMI | 9.73 ± 3.61 | 0.11 ± 0.07 | 28.43 ± 18.37 | 13.74 ± 4.46 |
| | DQTT–Sham | 9.57 ± 4.73 | 0.11 ± 0.07 | 30.71 ± 12.75 | 29.49 ± 9.72 |
| | PNE–Sham | 8.45 ± 5.06 | 0.16 ± 0.08 | 27.15 ± 9.19 | 20.37 ± 6.68 |

续表

| 化合物 | 分组 | $c_{max}$/ng·mL$^{-1}$ | $T_{max}$/h | $AUC_{0-t}$/ng·h·mL$^{-1}$ | $T_{1/2}$/h |
|---|---|---|---|---|---|
| Rd | DQTT–AMI | 682.76 ± 292.14[a] | 0.9 ± 0.22 | 8 949.80 ± 3 320.84[a] | 26.49 ± 14.57 |
| | PNE–AMI | 279.80 ± 146.23 | 1.01 ± 0.74 | 4 357.75 ± 961.90[*] | 22.17 ± 5.25 |
| | DQTT–Sham | 557.29 ± 271.88 | 1.14 ± 0.37 | 6 537.90 ± 2 914.85 | 27.31 ± 8.88 |
| | PNE–Sham | 529.48 ± 360.68 | 1.08 ± 0.49 | 7 141.84 ± 2 410.72 | 23.94 ± 6.14 |
| $F_2$ | DQTT–AMI | 19.50 ± 7.37[aa, b] | 0.42 ± 0.13[aa] | 357.22 ± 121.70[aa, b] | 17.46 ± 1.89 |
| | PNE–AMI | 5.86 ± 1.84[**] | 0.11 ± 0.06[*] | 84.40 ± 15.81[**] | 23.40 ± 6.58 |
| | DQTT–Sham | 8.54 ± 2.68 | 0.43 ± 0.12 | 182.45 ± 53.27 | 14.51 ± 3.20 |
| | PNE–Sham | 10.59 ± 2.31 | 0.58 ± 0.34 | 205.82 ± 45.48 | 23.16 ± 5.21 |

注：[*]$P<0.05$，[**]$P<0.01$：PNE–AMI vs. PNE–Sham；[#]$P<0.05$：DQTT–Sham vs. PNE–Sham；[a]$P<0.05$，[aa]$P<0.01$，[aaa]$P<0.001$：DQTT–AMI vs. PNE–AMI；[b]$P<0.05$，[bb]$P<0.01$：DQTT–AMI vs. DQTT–Sham

假手术大鼠和 AMI 大鼠口服 PNE 和 DQTT 后的平均血浆浓度 – 时间曲线如图 6–17 所示。口服 PNE 后，假手术大鼠 $NR_1$、Re、$Rg_1$、$Rb_1$、$Rg_2$、Rd、$F_2$ 浓度高于 AMI 组，而 AMI 大鼠 Rf、$Rh_1$、$Rb_2$ 大部分时间点浓度更高，$NR_2$ 和 $F_1$ 的平均血浆浓度 – 时间曲线基本一致。AMI 组 $NR_1$ 和 $Rg_1$ 的 $AUC_{0-t}$ 和 $c_{max}$ 值（$P<0.05$）、Re 和 Rd 的 $AUC_{0-t}$ 值（$P<0.05$）、$F_2$ 的 $AUC_{0-t}$、$c_{max}$ 和 $T_{max}$ 值（$P<0.05$）和 $Rb_2$ 的 $T_{1/2}$ 值（$P<0.01$）均显著低于 Sham 组，Rf 的 $c_{max}$ 值（$P<0.05$）显著高于 Sham 组。其他化合物（$Rb_1$、$Rg_2$、$Rh_1$、$NR_2$ 和 $F_1$）在 AMI 组和 Sham 组之间的药代动力学参数无显著差异。

口服 DQTT 后，AMI 大鼠大部分时间点 $NR_2$、$Rg_1$、Rd、$Rg_2$、$Rb_2$、$Rb_1$、$F_2$、$Rh_1$、$F_1$ 浓度较高，假手术大鼠部分时间点 Rf 浓度较高。$NR_1$ 和 Re 的平均血浆浓度 – 时间曲线几乎相同。与假手术组比较，口服 DQTT 后 AMI 大鼠 $Rg_1$ 的 $AUC_{0-t}$（$P<0.05$）、$T_{max}$ 和 $Rb_1$ 的 $AUC_{0-t}$（$P<0.05$）、$F_1$、$Rh_1$、$F_2$ 和 $NR_2$ 的 $AUC_{0-t}$ 和 $c_{max}$（$P<0.05$）以及 $Rg_2$ 的 $c_{max}$ 和 $T_{1/2}$（$P<0.05$）均显著升高。其他化合物（$NR_1$、Rd、$Rb_2$、Rf 和 Re）在 AMI 组和 Sham 组之间的药代动力学参数无显著差异。

口服 PNE 对假手术大鼠和 AMI 大鼠的比较药代动力学研究表明，AMI 大鼠与假手术大鼠相比，$NR_1$、$Rg_1$、Re、Rd 和 $F_2$ 的生物利用度显著降低，其他化合物的生物利用度无显著差异。而口服 DQTT 对假手术大鼠和 AMI 大鼠的比较药代动力学研究显示，与假手术大鼠相比，AMI 大鼠的 $Rg_1$、$Rb_1$、$F_1$、$Rh_1$、$F_2$ 和 $NR_2$ 的生物利用度显著增加，其他化合物的生物利用度无显著差异。

假手术大鼠和 AMI 大鼠口服 DQTT 和 PNE 后的平均血浆浓度 – 时间曲线如图 6–18 所示。假手术大鼠口服 DQTT 和 PNE 后，Rf、$NR_2$、$Rb_2$、$F_1$ 在大多数时间点浓度较高，而口服 PNE 后，$F_2$ 在大多数时间点浓度较高。口服 DQTT 和 PNE 后，假手术大鼠其他化合物 $NR_1$、$Rg_1$、Rd、$Rg_2$、$Rb_1$、$Rh_1$、Re 的曲线无明显差异。与 PNE 组相比，DQTT 组 Rf 的 $AUC_{0-t}$、$c_{max}$ 值（$P<0.05$）和 $Rb_2$ 的 $AUC_{0-t}$ 值（$P<0.05$）显著升高，而 Re、$Rh_1$ 和 $Rb_2$ 的 $T_{1/2}$ 值（$P<0.05$）显著降低。DQTT 组与 PNE 组其他化合物（$NR_1$、$NR_2$、$Rg_1$、Rd、$Rg_2$、$Rb_1$、$F_2$、$F_1$）的药动学参数差异无统计学意义。

AMI 大鼠口服 DQTT 和 PNE 后，所有化合物（$NR_1$、$NR_2$、$Rg_1$、Rd、$Rg_2$、$Rb_2$、Rf、$Rb_1$、

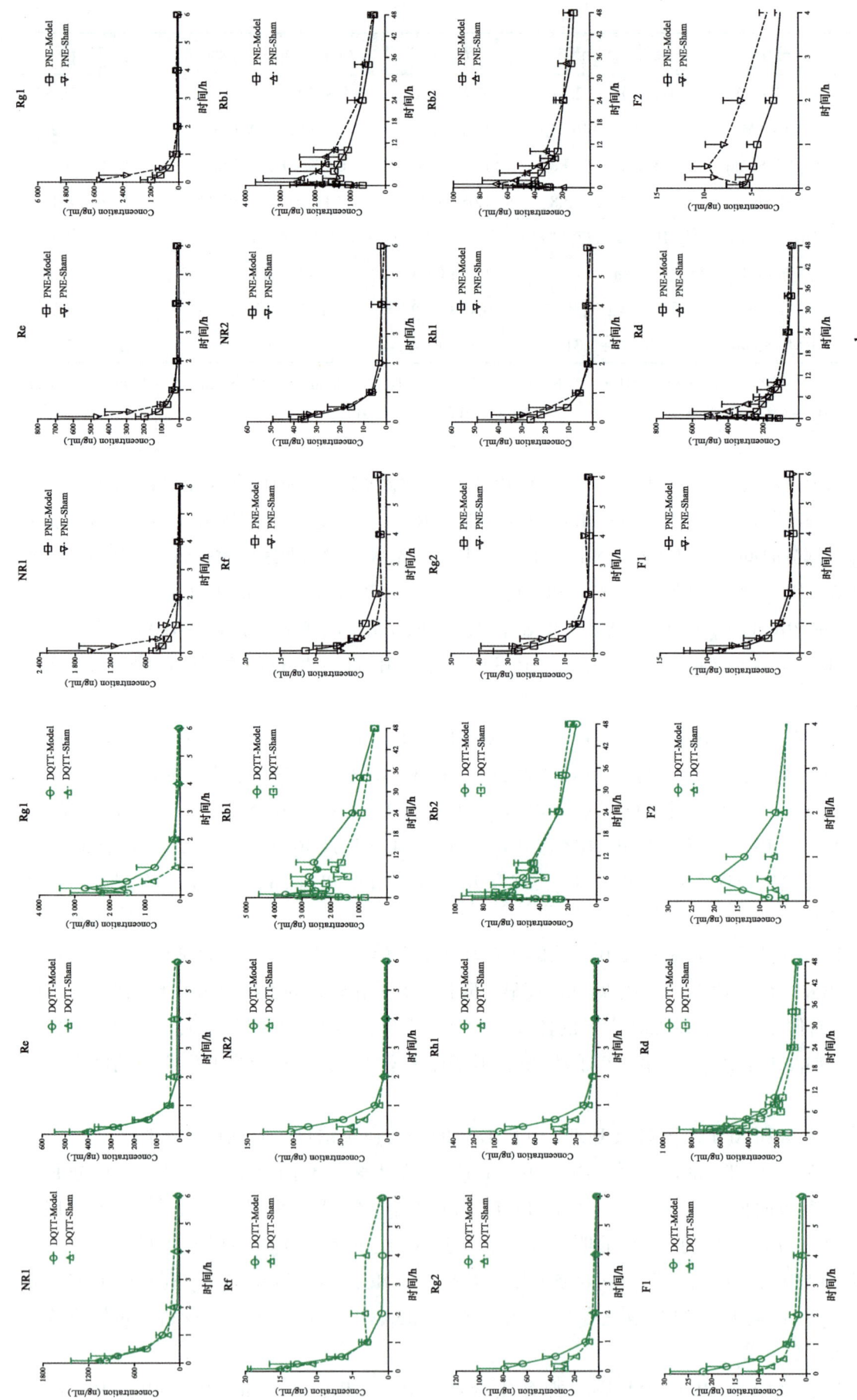

图6-17　假手术大鼠和 AMI 大鼠口服 DQTT（a）和 PNE（b）后12种皂苷的平均血药浓度－时间分布（$n=8$）

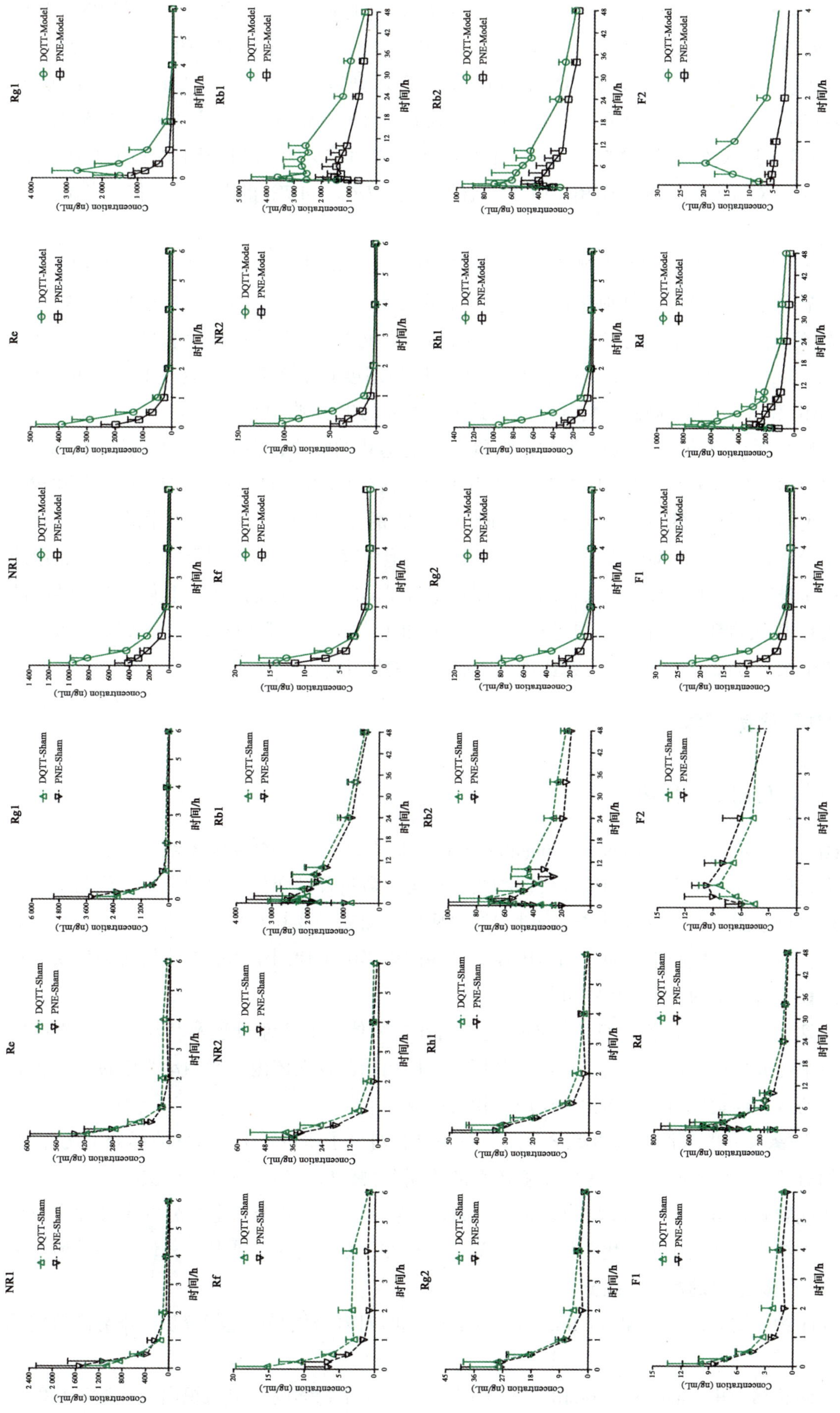

图6-18　假手术大鼠（a）和 AMI 大鼠（b）口服 DQTT 和 PNE 后12种皂苷的平均血药浓度－时间分布（$n=8$）

$F_2$、$Rh_1$、$F_1$ 和 Re）在 AMI 大鼠口服 DQTT 后的大多数时间点浓度均较高。与 PNE 组比较，口服 DQTT 后 $NR_1$、$Rg_1$、Re、$Rb_1$、Rd、$Rg_2$、$Rb_2$、$NR_2$、$Rh_1$ 的 $AUC_{0-t}$ 和 $c_{max}$ 均显著升高（$P < 0.05$）。DQTT 组 $F_1$ 和 $F_2$ 的 $c_{max}$、$AUC_{0-t}$ 和 $T_{1/2}$ 也显著升高（$P < 0.05$）。AMI–DQTT 组血浆 ppd 型人参皂苷（原人参二醇）$Rb_1$、$Rb_2$、Rd 的 $AUC_{0-t}$ 值比 AMI–PNE 组高 $1.9 \sim 2.2$ 倍。对于 ppt 型人参皂苷（原人参三醇）$NR_1$ 和 $Rg_1$，AMI–DQTT 组血浆 $AUC_{0-t}$ 值分别比 AMI–PNE 组高 1.4 倍和 1.9 倍；对 ppt 型人参皂苷 Rf，DQTT 组的 $c_{max}$、$AUC_{0-t}$ 和 $T_{1/2}$ 也有升高，但数值差异不显著。

口服 PNE 和 DQTT 对假手术大鼠的比较药代动力学研究表明，口服 DQTT 后 Rf 和 $Rb_2$ 的生物利用度明显高于口服 PNE，其他化合物的生物利用度无显著差异。口服 PNE 和 DQTT 对 AMI 大鼠的比较药代动力学研究表明，与 PNE 相比，口服 DQTT 后几乎所有化合物（$NR_1$、$NR_2$、$Rg_1$、Rd、$Rg_2$、$Rb_2$、$Rb_1$、$F_2$、$Rh_1$、$F_1$ 和 Re）的生物利用度均显著提高。这些化合物的 $NR_1$、$Rg_1$、$Rb_1$、$Rb_2$ 和 Rd 具有较高的生物利用度，其中以 $Rb_1$ 的生物利用度最高。

上述结果表明，SA 仅能有效促进 AMI 大鼠对三七皂苷的吸收；在假手术大鼠体内，SA 对三七皂苷的药动学行为影响不大。DQTT 是 SA 和 PNE 组成的复方，假手术大鼠和 AMI 大鼠 PNE 和 DQTT 药代动力学行为的改变可能是由于 DQTT 中 SA 的比例较低。药代动力学的改变可能主要由药物转运体和代谢酶的抑制或诱导引起，尤其是细胞色素 P450 和 $p$– 糖蛋白。此外，膜通透性和胆汁排泄是影响三七皂苷及其去糖基化代谢物全身暴露的两个主要因素。皂苷可以被结肠菌群水解，去糖基化的苷元在宿主体内进行 I 相和 / 或 II 相代谢，口服 DQTT 后，SA 可能通过上述一个或两个相关方面改变三七皂苷在体内的吸收和生物转化。

## 二、中药代谢组学

### （一）中药代谢组学概述

**1. 概念**　代谢组学（metabonomics/metabolomics）是研究关于生物体被扰动后（如基因的改变或环境变化后）其代谢产物（内源性代谢物质）种类、数量及其变化规律的科学。代谢组学着重研究的是生物整体、器官或组织的内源性代谢物质的代谢途径及其所受内在或外在因素的影响及随时间变化的规律。代谢组学通过揭示内在和外在因素影响下代谢整体的变化轨迹来反映某种病理生理过程中所发生的一系列生物事件。

中药代谢组学是指应用代谢组学技术研究中药在生物体内的代谢过程及其与生理病理的关系。通过对中药成分在生物体内的变化进行分析，可以揭示药物在体内的代谢动力学过程，进而了解中药的药效、毒副作用、药物相互作用等相关信息。

**2. 研究对象**　一般来说，代谢组学关注的对象是相对分子质量 1 000 以下的小分子化合物。根据研究的对象和目的不同，科学家将生物体系的代谢产物分析分为以下 4 个层次。

（1）代谢物靶标分析（metabolite target analysis）：某一个或某几个特定组分的定性和定量分析，如某一类结构、性质相关的化合物（氨基酸、有机酸、顺二醇类）或某一代谢途径的所有中间产物或多条代谢途径的标志性组分。

（2）代谢物指纹分析（metabolic finger printing）：同时对多个代谢物进行分析，不分离鉴定具体单一组分。

（3）代谢轮廓分析（metabolic profiling）：限定条件下对生物体内特定组织内的代谢产物的快

速定性和半定量分析。

（4）代谢组分析（metabolomics/metabonomics）：对生物体或体内某一特定组织所包含的代谢物的定量分析，并研究该代谢物组在外界干预或病理生理条件下的动态变化规律。

**3. 代谢组学与中医药**

（1）中药毒性与安全性评价：中医药在疾病防治和养生保健领域有效运用的同时，中药毒性和安全性问题也一直备受关注，据统计，大部分由于药物代谢或者毒性方面的原因，导致药物临床失败或上市后被撤回。《神农本草经》中将中药材分为上、中、下三品以此来区分药物毒性大小。但由于中药成分和作用机制的复杂性，很难用传统的安全性评价方法来全面分析药物的毒性。迄今为止，中药毒性和安全性评价仍缺乏标准和客观依据，制约了中医药现代化的发展。代谢物都有其特征谱峰，而代谢变化的指纹图谱可以作为毒物检测的定性依据，提供可靠的保障。代谢组学是一种有效、无创的中药毒性评价方法，是分析和阐明中药毒性作用机制的有力工具，有助于建立科学的现代化中医药临床用药安全评价体系。

（2）中药质量控制：中药材的质量可以大大影响其临床疗效，明确中药药效物质基础和阐明其作用机制，才能做好中药现代化、产业化、国际化发展的内功。此外，由于中药的复杂性，其质量控制的标准化一直是难点。代谢组学利用前沿的分离分析方法和数据处理技术，为精准表征生物体内代谢标记物，预测药效标志物提供了新思路。随着中药代谢组研究的深入，利用代谢组学挖掘中药药效信息，通过代谢过程深入探索物质基础，并致力于制定中药质量控制标准，极大地推动了质量控制标准化的发展。

（3）中医方证代谢组学（chinmedomics）：是将中药血清药物化学和代谢组学有机结合，在解决证候生物标志物的基础上，建立方剂药效生物评价体系，发现并确定中药药效物质基础，进而解决与药效物质基础相关的中药有效性及安全性等质量问题，以及基于临床有效性的中药创新药物发现问题。中药药效物质基础是指中药中含有的能够表达药物临床疗效的化学成分的总称，众多的研究结果提示，中药的药效物质基础是通过具体的临床有效方剂表达的，中药的药效物质基础应该从方剂入手，才能反映中医临床辨证施治原则和方剂配伍中药物成分之间在 ADME 过程中的相互作用，由此在针对证候的前提下及方剂配伍的环境下揭示的某一中药的体内药效物质基础才能反映中医临床疗效，更符合中医药理论。中药与临床之间关系是："中药 – 方剂 – 证候"，方剂是核心。可以说，从常见证候/病入手，以有效方剂为研究对象，进行中药的药效物质基础研究是中医理论及临床实践的必然要求。

**知识链接** 6-2：中医方证代谢组学

## （二）中药代谢组学的研究流程

代谢组学是一门研究生物体内所有代谢物的综合性学科，它通过分析生物体内代谢产物的种类和数量变化，揭示生物体内代谢网络的结构和功能，以及代谢物与生物体内生理生化过程之间的关系。完整的代谢组学研究步骤包括：前期的样品采集与制备、中期的样品分析与鉴定以及后期的数据处理与分析 3 个部分。

**1. 样品采集与制备**　样品的采集与制备是代谢组学研究的初始步骤也是较重要的步骤之一。代谢组学主要研究的是作为各种代谢路径的底物和产物的小分子代谢物，其样品最常用的是尿液、血浆或血清。为将样品转化成适合仪器分析的形态，采集后的样品需首先进行预处理，而且整个预处理过程应尽可能保留和体现样品中完整的代谢物组分信息。

**2. 样品分析与鉴定**　完成样本的采集和预处理后，样品中的代谢产物需通过合适的分析技术进行分析与测定。近年来，各种分离分析手段如色谱、质谱、核磁共振、毛细管电泳、红外光谱等及其联用技术都应用于代谢组学的研究中，其中最常用的分析技术是 NMR 技术和 GC-MS、LC-MS 等各种联用技术。NMR 方法具有无损伤性，无偏向性等特点，但其灵敏度较低；GC-MS 方法具有较高的分辨率和检测灵敏度，并且有标准谱图库可以对照，但对于挥发性较低的代谢产物需要进行衍生化处理，且预处理过程相对烦琐；LC-MS 方法具有良好的客观性、选择性和分辨率，避免了 GC-MS 中衍生化等繁杂的预处理过程，但是 LC-MS 属于有偏向选择性的检测方法。

**3. 数据处理与分析**　代谢组学研究的关键问题在于对数据信息的充分解读，然而代谢组学原始谱图复杂、数据量大，不能用常规数据处理方法，需要进行数据降维和信息挖掘。数据处理分为三大步骤：一是数据的提取即图谱的可视化；二是数据的预处理，包括滤噪、重叠峰解析、峰对齐、峰匹配、标准化和归一化等；三是模式识别，包括非监督（unsupervised）模式和有监督（supervised）模式，前者有主成分分析（PCA）、簇类分析（HCA）和非线性映射（NLM）等，后者包括人工神经网络（ANN）、偏最小二乘 – 判别分析（PLS-DA）、正交最小二乘 – 判别分析（OPLS-DA）等。随后经多变量数据分析识别有显著变化的代谢标志物，并采用 ROC 曲线、支持向量机等方法对标志物进行优化与验证，最后应用 MetPA 等数据库分析标志物所涉及的代谢途径或网络，以阐述生物体对相应刺激的响应分子机制。

### （三）中药代谢组学的应用实例

**【示例 6-2】**

参白方（SBF）是一种由黄芪、人参、苦参、丹参、白茅根、麦冬、桔梗、柴胡、炙甘草等组成的中药配方，具有滋气、活血、化痰、滋阴、清热、养心、安神的功效。根据中医理论以及临床治疗观察，参白方对消除和改善心律失常、心肌损伤等临床症状，以及阻止病毒性心肌炎后遗症的发展具有良好的效果。病毒性心肌炎（VMC）是一种与病毒感染有关的局部或弥漫性心肌炎症病变，它是一种典型的炎症性疾病，发病率高，多见于儿童和青少年，由于其病程长且多变，影响持久，恢复缓慢且困难，在疲劳和外源性因素的影响下容易复发或加重，因此大多数患者会出现后遗症，如不及时治疗则会发展为更严重的扩张型心肌病和心力衰竭。尽管参白方对心肌损伤有良好的治疗作用，但其治疗机制和潜在靶点尚不清楚。

**1. 大鼠心肌损伤模型的制备及样品收集**　采用腹腔注射阿霉素复制心肌损伤大鼠模型，对其进行不同处理之后，收集血清样品进行代谢组学研究。本研究设置分组：对照组（$n = 20$）和模型组（$n = 60$），对照组注射等量生理盐水，模型组大鼠每隔一天腹腔注射阿霉素溶液 1 次，每次 2.5 mg/kg，连续 6 次（阿霉素累计剂量 15 mg/kg）。其余模型组大鼠随机分为 5 组：模型组、卡托普利治疗组（captopril）、参白方高剂量组（SBFH）、参白方中剂量组（SBFM）、参白方低剂量组（SBFL）。

**2. 分析条件**

（1）色谱条件：ACQUITY UPLC™ HSS T3 色谱柱（2.1 mm×100 mm，1.8 μm），流动相选择 0.1% 甲酸乙腈溶液（A）-0.1% 甲酸水溶液（B）梯度洗脱（0～3 min，1%～40%A；3.0～4.5 min，40%～60%A；4.5～9.0 min，60%～80%A；9.0～10.0 min，80%～99%A；10.0～12.0 min，99%A；12.0～13.0 min，99%～1%A），柱温 40℃，进样室温度 4℃，流速 0.4 mL/min，进样量 5 μL。

（2）质谱条件：采用电喷雾离子源（ESI）的 TOF TM5600⁺ MS/MS 系统，正、负离子检测模式，正离子模式下离子喷雾电压 5.5 kV，离子源加热器温度 600℃，簇电压 80 V，帘幕压力 55 psi，碰撞能 35 eV；负离子模式下离子喷雾电压 4.4 kV，离子源加热器温度 600℃，簇电压 80 V，帘幕压力 55 psi，碰撞能 35 eV；亚离子以 100 ms 扫描每次分析中超过 100 cps 的 8 个最强碎片，二级碰撞电压差 15 eV，质量扫描范围 m/z = 50 ~ 1 200。

**3. 潜在代谢生物标志物的筛选与鉴定** 运用代谢组学的方法发现心肌损伤的潜在血液生物标志物，对对照组和模型组大鼠血清样本进行分析，主成分分析（PCA）和正交偏最小二乘判别分析（OPLS-DA），结果表明在离子模式下，对照组与模型组明显分离，表明模型大鼠的内源性代谢网络发生了显著变化（图 6-19）。另外，QC 组位于两组之间，说明本实验采集的数据稳定可靠。与相关数据库匹配后，鉴定出 45 个与心肌损伤相关的潜在内源性生物标志物（表 6-3）。

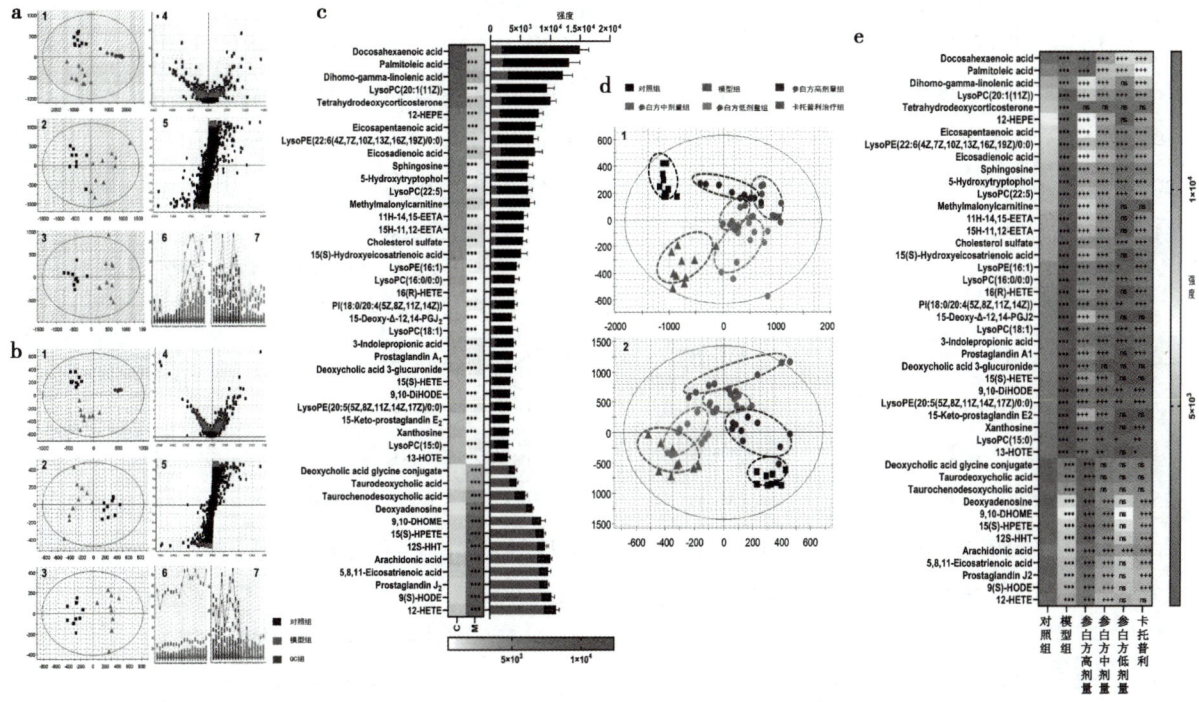

图 6-19　基于多变量数据分析 SBF 对心肌损伤大鼠血液代谢轮廓及生物标记物的影响

表 6-3　心肌损伤大鼠的血液生物标志物信息

| 序号 | 保留时间 | 质荷比 | 误差 | 离子模式 | 分子式 | 代谢物 | 趋势 |
|---|---|---|---|---|---|---|---|
| 1 | 0.67 | 250.0936 | −3.7 | [M−H]⁻ | $C_{10}H_{13}N_5O_3$ | Deoxyadenosine | ↑ |
| 2 | 1.11 | 262.1284 | −0.2 | [M+H]⁺ | $C_{11}H_{19}NO_6$ | Succinylcarnitine | ↓ |
| 3 | 1.42 | 283.0691 | 2.4 | [M−H]⁻ | $C_{10}H_{12}N_4O_6$ | Xanthosine | ↓ |
| 4 | 1.45 | 160.0752 | −2.8 | [M+H− H₂O]⁺ | $C_{10}H_{11}NO_2$ | 5-Hydroxytryptophol | ↓ |
| 5 | 3.64 | 190.0859 | −3.2 | [M+H]⁺ | $C_{11}H_{11}NO_2$ | Indole−3−propionic acid | ↓ |
| 6 | 3.89 | 567.3156 | −3.3 | [M−H]⁻ | $C_{30}H_{48}O_{10}$ | Deoxycholic acid 3−glucuronide | ↓ |
| 7 | 4.37 | 464.2838 | 1.7 | [M+H− 2H₂O]⁺ | $C_{26}H_{45}NO_6S$ | Taurochenodesoxycholic acid | ↑ |
| 8 | 4.5 | 464.2838 | 4.1 | [M+H− 2H₂O]⁺ | $C_{26}H_{45}NO_6S$ | Taurodeoxycholic acid | ↑ |

续表

| 序号 | 保留时间 | 质荷比 | 误差 | 离子模式 | 分子式 | 代谢物 | 趋势 |
|---|---|---|---|---|---|---|---|
| 9 | 4.62 | 448.3059 | −2 | [M−H]⁻ | $C_{26}H_{43}NO_5$ | Deoxycholic acid glycine conjugate | ↑ |
| 10 | 4.73 | 299.2011 | 1.72 | [M+H− H₂O]⁺ | $C_{20}H_{28}O_3$ | 15-Deoxy-d-12，14-PGJ2 | ↓ |
| 11 | 4.92 | 300.2901 | 0.6 | [M+H]⁺ | $C_{18}H_{37}NO_2$ | Sphingosine | ↓ |
| 12 | 5.04 | 301.2165 | 1 | [M+H− 2H₂O]⁺ | $C_{20}H_{32}O_4$ | 15H-11，12-EETA | ↓ |
| 13 | 5.19 | 299.2007 | 0.6 | [M+H− 2H₂O]⁺ | $C_{20}H_{30}O_4$ | Prostaglandin J2 | ↑ |
| 14 | 5.21 | 279.1975 | 3.2 | [M−H]⁻ | $C_{17}H_{28}O_3$ | 12S-HHT | ↑ |
| 15 | 5.32 | 319.2276 | −0.9 | [M−H]⁻ | $C_{20}H_{32}O_3$ | 15（S）-HETE | ↓ |
| 16 | 5.35 | 301.2166 | 1.1 | [M+H− 2H₂O]⁺ | $C_{20}H_{32}O_4$ | 11H-14，15-EETA | ↓ |
| 17 | 5.53 | 335.2234 | 2.1 | [M+FA−H]⁻ | $C_{19}H_{30}O_2$ | Dihydrotestosterone | ↓ |
| 18 | 5.56 | 480.3098 | 0.5 | [M−H]⁻ | $C_{23}H_{48}NO_7P$ | LysoPC（15：0） | ↓ |
| 19 | 5.63 | 315.1972 | 4.8 | [M+H− 2H₂O]⁺ | $C_{20}H_{30}O_5$ | 15-Keto-prostaglandin E2 | ↓ |
| 20 | 5.66 | 540.3296 | −2.1 | [M+FA−H]⁻ | $C_{24}H_{50}NO_7P$ | LysoPC（16：0） | ↓ |
| 21 | 5.67 | 524.2768 | −2.8 | [M−H]⁻ | $C_{27}H_{44}NO_7P$ | LysoPE（22：6（4Z，7Z，10Z，13Z，16Z，19Z）/0：0） | ↓ |
| 22 | 5.71 | 317.2125 | 1 | [M−H]⁻ | $C_{20}H_{30}O_3$ | 12-HEPE | ↓ |
| 23 | 5.72 | 301.2166 | 1 | [M+H− 2H₂O]⁺ | $C_{20}H_{32}O_4$ | 15（S）-HPETE | ↑ |
| 24 | 5.72 | 311.2229 | 0.4 | [M−H]⁻ | $C_{18}H_{32}O_4$ | 9,10-DiHODE | ↓ |
| 25 | 5.87 | 295.2286 | 2.4 | [M−H]⁻ | $C_{18}H_{32}O_3$ | 9（S）-HODE | ↑ |
| 26 | 5.99 | 550.3505 | −1.9 | [M+FA−H]⁻ | $C_{26}H_{52}NO_6P$ | LysoPC（P-18：1（9Z）） | ↓ |
| 27 | 6.06 | 544.2669 | −2.3 | [M+FA−H]⁻ | $C_{25}H_{42}NO_7P$ | LysoPE（20：5（5Z，8Z，11Z，14Z，17Z）/0：0） | ↓ |
| 28 | 6.1 | 465.3041 | −0.6 | [M−H]⁻ | $C_{27}H_{46}O_4S$ | Cholesterol sulfate | ↓ |
| 29 | 6.21 | 313.2386 | 0.7 | [M−H]⁻ | $C_{18}H_{34}O_4$ | 9，10-DHOME | ↑ |
| 30 | 6.24 | 319.2286 | 2.2 | [M−H]⁻ | $C_{20}H_{32}O_3$ | 12-HETE | ↑ |
| 31 | 6.25 | 614.3446 | −3.1 | [M+FA−H]⁻ | $C_{30}H_{52}NO_7P$ | LysoPC（22：5（7Z，10Z，13Z，16Z，19Z）） | ↓ |
| 32 | 6.48 | 436.2825 | −1.8 | [M−H]⁻ | $C_{21}H_{44}NO_6P$ | LysoPE（P-16：0/0：0） | ↓ |
| 33 | 6.49 | 321.2444 | 2.9 | [M−H]⁻ | $C_{20}H_{34}O_3$ | 15（S）-Hydroxyeicosatrienoic acid | ↓ |
| 34 | 7.19 | 277.2175 | 4.5 | [M+H− H₂O]⁺ | $C_{18}H_{30}O_3$ | 13S-HOTE | ↓ |
| 35 | 7.41 | 594.3763 | −2.4 | [M+FA−H]⁻ | $C_{28}H_{56}NO_7P$ | LysoPC（20：1） | ↓ |
| 36 | 7.59 | 317.2486 | 3.2 | [M+H− H₂O]⁺ | $C_{21}H_{34}O_3$ | Tetrahydrodeoxycorticosterone | ↓ |
| 37 | 7.77 | 303.2329 | 2.5 | [M+H]⁺ | $C_{20}H_{30}O_2$ | Eicosapentaenoic acid | ↓ |
| 38 | 8.08 | 303.2328 | 3 | [M+H− H₂O]⁺ | $C_{20}H_{32}O_3$ | 16（R）-HETE | ↓ |
| 39 | 8.33 | 327.2335 | 1.7 | [M−H]⁻ | $C_{22}H_{32}O_2$ | Docosahexaenoic acid | ↓ |
| 40 | 8.45 | 237.2218 | 2.2 | [M+H− H₂O]⁺ | $C_{16}H_{30}O_2$ | Palmitoleic acid | ↓ |

续表

| 序号 | 保留时间 | 质荷比 | 误差 | 离子模式 | 分子式 | 代谢物 | 趋势 |
|---|---|---|---|---|---|---|---|
| 41 | 8.54 | 269.2271 | 2.5 | $[M+H-2H_2O]^+$ | $C_{20}H_{32}O_2$ | Arachidonic acid | ↑ |
| 42 | 9.25 | 307.264 | 2.8 | $[M+H]^+$ | $C_{20}H_{34}O_2$ | Dihomo-gamma-linolenic acid | ↓ |
| 43 | 9.59 | 307.2638 | 2.5 | $[M+H]^+$ | $C_{20}H_{34}O_2$ | 5,8,11-Eicosatrienoic acid | ↑ |
| 44 | 10.15 | 291.2696 | 4.3 | $[M+H-H_2O]^+$ | $C_{20}H_{36}O_2$ | Eicosadienoic acid | ↓ |
| 45 | 13.03 | 885.5487 | 1.3 | $[M-H]^-$ | $C_{47}H_{83}O_{13}P$ | PI（18：0/20：4（5Z，8Z，11Z，14Z）） | ↓ |

注：↑，↓.心肌损伤大鼠组相对于空白组呈上升或降低趋势

**4. 代谢通路分析**　通过 MetaboAnalyst 数据库对 45 种心肌损伤的血液生物标志物进行通路富集分析，确定了心肌损伤相关的代谢途径，包括 AA 代谢、不饱和脂肪酸的生物合成、嘌呤代谢、戊糖和葡萄糖酸盐的相互转化、鞘脂代谢、类固醇激素的生物合成、甘油磷脂代谢、初级胆汁酸的生物合成（图 6-20）。结果表明，SBF 主要影响 AA 代谢和不饱和脂肪酸的生物合成，并参与调节嘌呤代谢、鞘脂代谢、初级胆汁酸生物合成和类固醇激素合成。进一步的富集分析结果揭示了关键蛋白 COX-1、COX-2、CYP 和 15-PGDH 与 SBF 治疗心肌损伤密切相关。

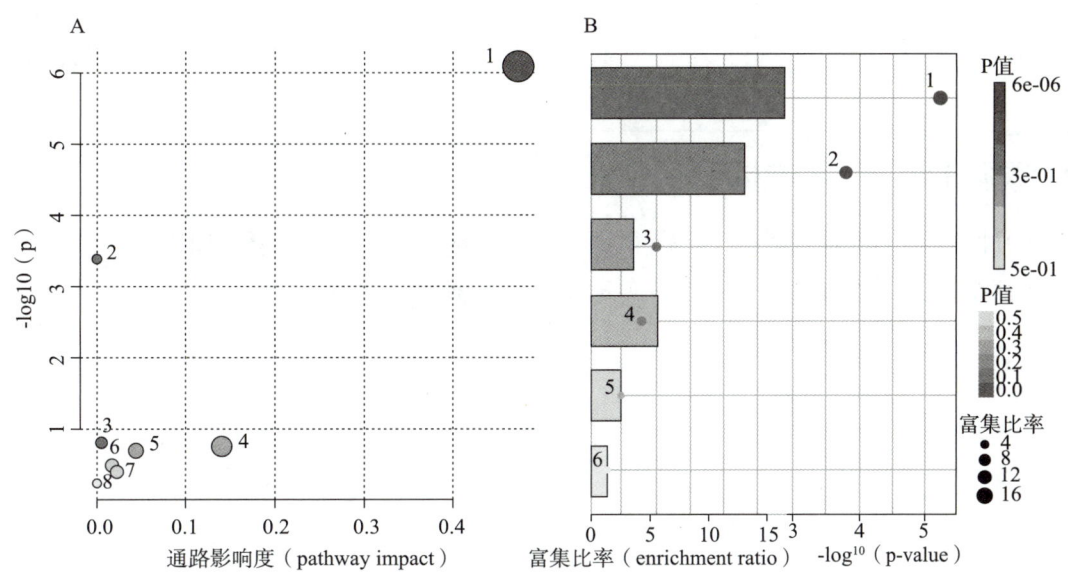

图 6-20　代谢通路图

A. 心肌损伤大鼠血液生物标志物代谢途径分析（1. 花生四烯酸代谢；2. 不饱和脂肪酸的生物合成；3. 嘌呤代谢；4. 戊糖和葡萄糖酸盐的相互转化；5. 鞘脂代谢；6. 甘油磷脂代谢；7. 初级胆汁酸生物合成；8. 类固醇激素的生物合成）；B. SBFH 逆转 44 种血液生物标志物的富集分析（1. 花生四烯酸代谢；2. 不饱和脂肪酸的生物合成；3. 嘌呤代谢；4. 鞘脂代谢；5. 初级胆汁酸生物合成；6. 类固醇激素生物合成）

综上所述，SBF 对心肌损伤的治疗作用涉及多种生物标志物和代谢途径。经阿霉素诱导致使氧化应激发生，进而导致心肌细胞 ROS 和促炎因子增加，激活了 NF-κB 和 NLRP3 信号通路导致随后的心肌细胞损伤和凋亡持续发展。SBF 的治疗作用是通过调节代谢物和炎症途径来实现的，具体表现为调节抗炎和促炎介质，减少氧化应激，改善线粒体功能和维持心肌细胞完整性等。

## 🔍 思考题

1. 进行中药体内分析研究的意义是什么？中药及其复方的体内分析研究比单体药物的体内研究难度更高，主要体现在哪些方面？

2. 药物代谢作为特殊条件下的有机化学反应，有何特点？

3. 中药化学成分在肠内菌群的作用下会发生哪些生物转化？

4. 中药活性成分的肝脏代谢可分为几相反应，分别包括哪些反应类型？

5. 药物代谢的结合反应有何重要意义？包括哪些反应类型？

6. 中药体内分析常见的样品有哪些？这些样品与我们常见的药材、制剂样品有什么不同？

7. 体内分析常用的分离，纯化和富集方法有哪些？

8. 采用体内分析研究中药药代动力学的关键是建立一个合适的体内定量检测方法，该法应该满足哪些要求？

9. 生物样品分析的方法学考察和普通的分析方法学考察的异同是什么？

10. 如何考察生物样品分析方法验证中的选择性？

11. 如何考察生物样品分析的基质效应？有何意义？

12. 中药复方药代动力学研究面临的主要挑战有哪些？

13. 你认为中药代谢组学研究的主要意义何在？该研究的一般流程是什么？

（李遇伯，王玉明）

---

🌐 **数字资源详见　新形态教材网**

| | | | | |
|---|---|---|---|---|
| 🔬 学习目标 | 📇 思政案例 | 🎧 微课 | 🎬 动画 | 🔗 知识链接 |
| 📖 推荐阅读 | ✖ 自测题 | 🌐 参考文献 | 🖥 教学课件 | |

第七章

# 中药质量标准制定

🗺 学习目标

📊 思维导图

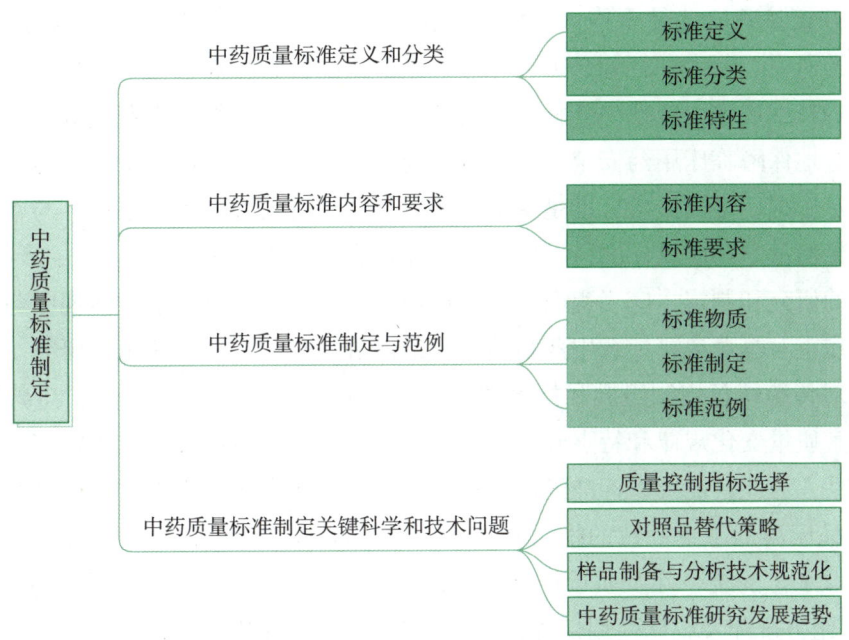

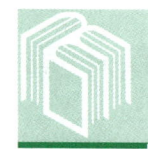 第一节　中药质量标准定义和分类

标准是经济活动和社会发展的技术支撑，是国家基础性制度的重要方面。标准化在推进国家治理体系和治理能力现代化中发挥着基础性、引领性作用。因此，健全中药标准体系，强化中药标准管理，进一步完善国家药品标准形成机制，不断优化以《中国药典》为核心的国家药品标准体系以及制定国际认可的中药标准是国家战略、行业发展和产业提升必然要求。

## 一、中药质量标准的定义

药品标准是衡量药品安全、有效和质量可控的标尺，是指根据药物自身的理化与生物学特性，按照来源、处方、制法和运输、贮藏等条件所制定的，用以评估药品质量在有效期内是否达到药用要求，并衡量其质量是否均一、稳定的技术规定。中药是在中医药理论指导下使用的药品，中药标准的研究、制定和管理必须充分考虑到中药的自身特点，其标准是对中药质量要求和检验方法所作的技术规定，包括中药材、中药饮片、中药配方颗粒、中药提取物、中成药等药品标准，为了更好地保障临床用药安全有效，是中药生产、经营、使用、检验和监督管理部门必须共同遵循的法定依据。中药质量标准是保证中药安全性和有效性的重要手段，与中药安全性和有效性的关联度是衡量中药质量标准科学性、先进性和实用价值的重要依据。

中药标准的研究和制定，应当遵循中医药理论，尊重传统经验鉴别，体现中药特色。①中药材标准，应当注重对本草典籍记载中药材传统质量评价经验和方法的传承和研究。②中药饮片标准，应当注重对传统特色炮制经验和技术的传承和研究。具有"减毒增效""生熟异治"等特点的，应当遵循其质量变化规律和特点开展研究。③中药配方颗粒标准，应当能够承载中药饮片的安全性、有效性，为此，需要以标准汤剂为桥接，衡量单味中药配方颗粒是否具有与其相对应的单味中药饮片临床汤剂基本一致的物质基准。标准汤剂中的"标准"主要涵盖了投料中药饮片的道地性、提取工艺的统一性及质量控制的严谨性。④中药制剂标准，应当注重结合功能主治、"君臣佐使"等组方规律及临床使用情况，科学合理设置质量控制项目。

制定药品标准，必须坚持质量第一，充分体现"安全有效、技术先进、经济合理"的原则，充分体现生产企业的生产水平和技术水平，保证在有效期内药品的安全、有效、稳定、均一。凡正式批准生产的药品（包括中药材、中药饮片、中药配方颗粒、中药提取物、中药制剂等）、辅料和基质都必须制定标准。

## 二、中药质量标准的分类

我国的药品标准体系主要分为国家药品标准、药品注册标准和省级中药标准。不具有国家药品标准或省级药品监督管理部门制定标准的中药产品不得上市销售。

**1. 国家药品标准**　国务院药品监督管理部门颁布的《中国药典》和药品标准为国家药品标准。《中国药典》增补本与其对应的现行版《中国药典》具有同等效力。局（部）颁药品标准，即由原卫生部颁布的药品标准、原国家食品药品监督管理总局和国家药监局颁布的药品标准也属国家药品标准。

**2. 药品注册标准**　药品注册标准是经药品注册申请人提出，由国务院药品监督管理部门药品审评中心（后简称药品审评中心）核定，国务院药品监督管理部门在批准药品上市许可、补充申请时发给药品上市许可持有人的经核准的质量标准。中国食品药品检定研究院（后简称中检院）和各省级药品检验机构负责药品注册标准复核，对申请人申报药品标准中设定项目的科学性、检验方法的可行性、质量控制指标的合理性等进行实验室评估，并提出复核意见。药品审评中心负责药品注册标准的技术审评和标准核定，并结合药品注册申报资料和药品检验机构的复核意见，对药品注册标准的科学性、合理性等进行评价。

**3. 省级中药标准**　又称地方标准，是省、自治区、直辖市人民政府药品监督管理部门制定的国家药品标准没有规定的中药材标准、中药饮片炮制规范和中药配方颗粒标准。国家药品标准已收载的品种及规格涉及的省级中药标准，自国家药品标准实施后自行废止。省级中药标准禁止收载以下品种：①无本地区临床习用历史的药材、中药饮片；②已有国家药品标准的药材、中药饮片、中药配方颗粒；③国内新发现的药材；④药材新的药用部位；⑤从国外进口、引种或者引进养殖的非我国传统习用的动物、植物、矿物等产品；⑥经基因修饰等生物技术处理的动植物产品；⑦其他不适宜收载入省级中药标准的品种。

此外，中药质量标准还有如行业标准、团体标准和企业标准等。行业标准是对没有国家标准而又需要在全国行业范围内统一的技术要求所制定的标准。团体标准是依法成立的社会团体为满足市场和创新需要，协调相关市场主体共同制定的标准。企业标准是企业针对自身特定药品制定，旨在指导企业内生产过程和质量控制的标准。行业标准、团体标准和企业标准不得与有关国家标准相抵触，不能低于现行法定标准。有关行业标准之间应保持协调、统一，不得重复。

## 三、中药质量标准的特性

药品应具有安全性、有效性、稳定性与可控性。药品质量标准在保证药品的这些性质的同时，其本身又具有以下特性。

**1. 权威性**　药品标准具有法律效力，药品生产企业必须严格按照既定标准进行生产和检验，不得任意变更生产工艺及原料、辅料。

**2. 科学性**　中药质量标准的制定应坚持中医学理论及中医思维，坚持中医特色和优势，制定符合中医药自身规律，反映中医药特点的标准。中药制剂应在处方确定后与制剂工艺、临床前药理试验及临床研究同步进行。还必须注意样品的代表性，应设对照试验和重复性试验，并有足够数量的实验次数，积累大量的实验数据。其质量控制指标选择、方法的确定与限度的制定均应有充分的科学依据。

**3. 进展性**　质量标准只是对该药品认识过程的阶段性总结。即使是国家药品标准也难免有不够完善的地方。随着生产技术水平的提高和分析手段的进步，应对药品质量标准不断进行修订和完善，以适应药学科学发展和药品质量控制的需要。

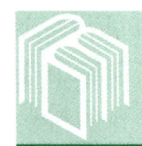

# 第二节　中药质量标准内容和要求

## 一、中药质量标准的内容

中药质量标准研究应符合《中国药典》"中药质量标准研究制定技术要求"，标准内容因其研究对象不同有所差别。

### （一）中药材（饮片）

中药材标准的研究和制定，应当采用适宜方法鉴别中药材的真伪，注重传承传统质量评价经验，鼓励对道地药材的质量特征进行系统评价和研究。对于传统认为具有毒性的中药材，或经现代毒理学证明具有毒性的中药材，应当加强安全风险评估，针对毒性成分制定科学合理的质量控制标准。

中药饮片标准（含国家中药饮片炮制规范、省级药品监督管理部门制定的中药饮片炮制规范）的研究制定应当依据炮制作用原理，针对不同炮制工艺的质量属性变化、炮制辅料、炮制终点的判定及炮制设备对饮片质量的影响等情况，制定科学合理的质量控制标准。对具有"生熟异治"特点的中药饮片品种，应当建立区别于对应生品的专属性质量控制方法，科学合理设置质量控制标准。对具有"减毒增效"特点的中药饮片，应当关注炮制过程对中药饮片成分的影响，对炮制"减毒增效"机理进行研究，在中药饮片标准中制定针对性的质量控制标准。中药材和饮片的质量标准内容主要包括以下几方面。

1. **名称**　包括中文名和汉语拼音名，药材和单列饮片名称还包括拉丁名，名称应符合国家药品监督管理部门的有关规定。药材品种正文中未列饮片和炮制项的，饮片名称与药材名相同，该正文同为药材和饮片标准。炮制品的名称应与药材名称相呼应。

中药饮片通用名称，通常以在中药材名称前冠以炮制方法如法半夏、炙甘草或后缀以炮制后的形态如地榆炭等的方式命名。净制、切制的生用饮片，除中医临床已约定俗成的品种外，按原中药材命名。特殊管理的毒性药材在名称前一般应当加"生"字；鲜品饮片在名称前应当加"鲜"字。对采用冷冻干燥等非传统技术加工的中药饮片，应当开展生物学特性、物质基础、质量稳定性等方面的研究和评估，通用名称中一般不得含有非传统加工方法相关用语。

2. **来源**　药材原植（动）物的科名、植（动）物名、拉丁学名、药用部位（矿物药注明类、族、矿石名或岩石名、主要成分）及采收季节和产地加工等，均属药材的来源范畴。药用部位一般系指已除去非药用部分的商品药材。采收（采挖等）和产地加工系对药用部位而言。

单列饮片标准的来源项一般描述为"本品为×××的炮制加工品"，并以［炮制］项收载相应的炮制工艺，其余同药材和饮片标准。

3. **性状**　中药材标准的性状项通常为感官指标，包括形状、大小、颜色、表面、质地、断面以及气味等主要特征。研究制定过程中应当综合考虑品种特点、历史沿革、产地差异以及生产加工情况等，进行综合考量和判定。对于多基原的中药材，若各基原间的性状无明显区别，一般可合并描述；若性状有明显区别，则应当分别描述；若性状有区别但不明显，则应当首先对主要的基原进行全面描述，然后再对其他基原分别描述并进行比较说明。

对炮制后中药饮片性状特征应当呈现差异性的性状指标的描述，注意与炮制工艺要求的协调对应。

**4. 鉴别**　鉴别检验一般应采用专属性强、灵敏度高、重现性好、快速和操作便捷的方法。包括经验鉴别、显微鉴别（组织切片、粉末或表面制片、显微化学）、一般理化鉴别、色谱或光谱鉴别、分子生物学鉴别等。显微鉴别中的横切面、表面观及粉末鉴别，均指经过一定方法制备后在显微镜下观察的特征。化学反应鉴别法一般适用于矿物类药以及有类似结构特征的大类化学成分的鉴别。色谱鉴别包括薄层色谱法、气相色谱法和高效液相色谱法等，应设对照品或对照药材。薄层色谱法可采用比移值和显色特征等进行鉴别，对特征斑点的个数、比移值、斑点颜色、紫外吸收/荧光特征等与标准物质的一致性予以详细描述；气相色谱法和高效液相色谱法可采用保留时间等色谱特征进行鉴别。

**5. 检查**　包括杂质、水分、总灰分、酸不溶性灰分、重金属、砷盐、农药残留量、有关的毒性成分及其他必要的检查项目。

**6. 浸出物**　浸出物可用作控制提取物总量一致性的指标，根据用药习惯、药材质地及已知的化学成分类别等选定适宜的溶剂如水、乙醇等，测定其浸出物量以控制质量。浸出物检测方法中应注明溶剂的种类及用量、测定方法及温度参数等，浸出物量的限（幅）度指标应根据实测数据制定，并以药材的干燥品计算。

**7. 含量测定**　质量控制指标的选择是中药含量测定的前提。理想的中药质量控制指标应与其安全性与有效性密切关联，且质量指标也应随中药临床治疗目的不同而异。如三七具有止血活血功效，活血功效常用于心脑血管疾病的治疗，皂苷类成分是现行《中国药典》质量控制指标，而三七中的止血成分则是一种水溶性非蛋白氨基酸—三七素。三七素可增加血小板数量，从而使血小板大量聚集，起到止血作用。因此，三七用于止血，其质量控制指标应为三七素而非皂苷。为此，在制定《美国药典》三七质量标准时增加了三七素为质量控制指标，以满足临床止血应用的三七质量控制要求。对于功效成分不清楚的中药，也可选择其特征成分作为质量控制指标，以提高方法的特异性。

**知识链接 7-1：美国药典－草药集 三七标准（部分）**

建立成分含量测定项目时，应做到操作步骤叙述准确，术语和计量单位规范。含量限（幅）度根据实测数据制定。当含量测定有困难时，可建立图谱测定或生物测定等其他方法。有关质量标准的书写格式，应参照现行《中国药典》。

**8. 炮制**　中药饮片标准中的炮制项是对饮片炮制工艺的规范性要求，包括饮片原料、炮制设备、技术要点、炮制程度、辅料用量等，应当针对不同炮制方法明确关键工序，关注炮制规程的质量控制、炮制终点、炮制火力、炮制设备对饮片质量的影响和炮制品的质量要求。

**9. 性味与归经**　一般是按中医理论和经验对该饮片性能的概括。其中对"有大毒""有毒""有小毒"的表述，系沿用历代本草的记载，此项内容作为临床用药的警示性参考。

**10. 功能与主治**　一般是按中医药理论和临床用药经验所作的概括性描述，天然药物以适应证形式表述。此项内容作为临床用药的指导。

**11. 用法与用量**　除另有规定外，用法系指水煎内服。用量系指成人一日常用剂量，必要时可遵医嘱。

**12. 注意**　系指主要的禁忌和不良反应。属中医一般常规禁忌者从略。

**13. 贮藏** 贮藏项目表述的内容系对药品贮藏与保管的基本要求。药品的稳定性不仅与其自身的性质有关，还受到许多外界因素的影响，应通过对直接接触中药的包装材料和贮藏条件进行系统考察，根据稳定性影响因素和药品稳定性考察的试验结果，确定贮藏条件和有效期限。

### （二）中药配方颗粒

中药配方颗粒是由单味中药饮片经水加热提取、分离、浓缩、干燥、制粒而成的颗粒，在中医药理论指导下，按照中医临床处方调配后，供患者冲服使用。中药配方颗粒具备汤剂的基本属性，并应符合颗粒剂通则有关要求。中药配方颗粒的制备，除成型工艺外，应与传统汤剂基本一致，即以水为溶媒加热提取，采用物理方法进行固液分离、浓缩、干燥、颗粒成型等工艺生产。

为了有效控制中药配方颗粒生产各环节的质量，应分别建立中药材、中药饮片、中间体和成品的标准，实现全过程质量控制。标准研究应符合《中国药典》"中药质量标准研究制定技术要求"和国家药监局《中药配方颗粒质量控制与标准制定技术要求》中的有关规定。

根据中药配方颗粒的特点，加强专属性鉴别和多成分、整体质量控制。应建立与药效相关的活性成分或指标成分的含量测定项，并采用特征图谱或指纹图谱等方法进行整体质量评价，必要时可建立生物活性测定方法。

标准研究中，应进行原料、中间体、成品与"标准汤剂"的比对研究，以明确关键质量属性，并说明生产全过程量质传递和各项指标设定的合理性。中药材、中药饮片的标准应参照《国家药品标准工作手册》中相关技术要求制定，其中薄层色谱鉴别、含量测定、特征图谱或指纹图谱等项目设置应与中药配方颗粒质量标准具有相关性。对于来源复杂的原料药材，必要时采用DNA分子鉴别技术进行物种真伪鉴别。中间体标准参照中药配方颗粒的标准制定。

中药配方颗粒的标准内容主要包括：名称、来源、制法、性状、鉴别、检查、浸出物、特征图谱或指纹图谱、含量测定、规格、贮藏等。应提供相应的中药配方颗粒标准与起草说明。标准正文应按《中国药典》"中药质量标准正文各论编写细则"的要求编写；标准起草说明应按《中国药典》"中药质量标准起草说明编写细则"的要求编写。

**1. 名称** 包括中文名和汉语拼音。命名以中药饮片名加"配方颗粒"构成，中药饮片名称按照《中国药典》命名。对于不同基原品种或临床习用需区分特定产地的品种，在×××配方颗粒名称中加括号标注其植物的中文名，如"黄芪（蒙古黄芪）配方颗粒"或"黄芪（膜荚黄芪）配方颗粒"；"党参（潞党参）配方颗粒"。

**2. 来源** 本品为×××经炮制并按标准汤剂的主要质量指标加工制成的配方颗粒。例如，"本品为唇形科植物黄芩 *Scutellaria baicalensis* Georgi 的干燥根经炮制并按标准汤剂的主要质量指标加工制成的配方颗粒"。来源如为多基原中药材，应固定一个基原，不同基原的中药材不可相互混用。

**3. 制法** 根据"生产工艺要求"项下记载的制备工艺进行简要描述，包括投料量、制备过程、主要参数、出膏率范围、辅料及其用量范围、制成量等。

**4. 性状** 包括颜色、形态、气味等特征。

**5. 鉴别** 根据中药配方颗粒各品种及其原料的性质可采用理化鉴别、色谱鉴别等方法，建立的方法应符合重现性、专属性和耐用性的验证要求。

理化鉴别应根据所含成分的化学性质选择适宜的专属性方法。色谱鉴别，包括薄层色谱法、高效液相色谱法、气相色谱法，具有直观、承载信息量大、专属性强等特点，可作为中药配方颗粒鉴别的主要方法。

**6. 检查**　中药配方颗粒应符合现行版《中国药典》制剂通则颗粒剂项下的有关规定，另应根据原料中可能存在的有毒有害物质、生产过程中可能造成的污染、剂型要求、贮藏条件等建立检查项目。检查项目应能真实反映中药配方颗粒质量，并保证安全与有效。所有中药配方颗粒都应进行有毒有害物质的检查研究。以栽培中药材为原料生产的中药配方颗粒，农药残留检查可根据可能使用农药的种类进行研究；以易于霉变的中药材（如种子类、果实类中药材等）为原料生产的中药配方颗粒，应进行真菌毒素的检查研究。根据研究结果制定合理限度，列入标准正文。

**7. 浸出物**　应根据该品种所含主要成分类别，选择适宜的溶剂进行测定，根据测定结果制定合理限度。由于中药配方颗粒均以水为溶剂进行提取，同时其辅料多为水溶性辅料，因此，浸出物检查所用的溶剂一般选择乙醇或适宜的溶剂，并考察辅料的影响。

**8. 特征图谱或指纹图谱**　由于中药配方颗粒已经不具备中药饮片性状鉴别的特征，应建立以对照药材为随行对照的特征图谱或指纹图谱。特征图谱可采用色谱峰保留时间、峰面积比值等进行结果评价。指纹图谱可采用中药指纹图谱相似度评价软件对供试品图谱的整体信息（包括其色谱峰的峰数、峰位及峰高或峰面积的比值等）进行分析，得到相似度值进行结果评价。主要成分在特征或指纹图谱中应尽可能得到指认。

应重点考察主要工艺过程中图谱的变化。在对中药材产地、采收期、基原调查基础上建立作为初始原料的中药材特征图谱或指纹图谱。中药材、中药饮片、中间体、中药配方颗粒特征图谱或指纹图谱应具相关性，并具有明确的量质传递规律。

中药配方颗粒特征图谱或指纹图谱的测定一般采用色谱法，如采用高效液相色谱法，根据中药配方颗粒品种多批次、检验量大的特点，亦可考虑采用超高效液相色谱法。

**9. 含量测定**　应选择与功能主治及活性相关的专属性成分作为含量测定的指标，并尽可能建立多成分含量测定方法。应选择样品中原型成分作为测定指标，避免选择水解、降解等产物或无专属性的指标成分及微量成分作为指标。对于被测成分含量低于 0.01% 者，可增加有效组分的含量测定，如总黄酮、总生物碱、总皂苷等。

中药配方颗粒含量测定应选择具有专属性的方法，否则应采用其他方法进行补充，以达到整体的专属性。选用的分析方法必须按照现行版《中国药典》"分析方法验证指导原则"的要求进行验证。应根据实验数据制定限度范围，一般规定上下限，以"本品每 1 g 含 ××× 应为 ××× mg ~ ××× mg"表示。

由于中药配方颗粒的品种多、批次多、检验数据量大，在选择测定方法时，可考虑采用超高效液相色谱方法。高效液相色谱方法与超高效液相色谱方法转换应进行必要的方法学验证。包括分离度、峰纯度和重现性。如果转换前后待测成分色谱峰顺序及个数不一致、检测结果明显不一致，或涉及不合格情况，应放弃方法转换。选择超高效液相色谱方法时，标准正文项下可规定色谱柱规格，但色谱柱品牌和生产厂家一般不作规定。

**10. 规格**　根据制法项下投料量和制成量计算规格，以"每 1 g 配方颗粒相当于饮片 ×× g"来表示。如规格不是整数，一般保留不多于两位的小数。

## （三）植物油脂和提取物

植物油脂和提取物系指从植物、动物中制得的挥发油、油脂、粗提物、有效部位和有效成分。其中，提取物包括以水或醇为溶剂经提取制成的流浸膏、浸膏或干浸膏、含有一类或数类有效成分的有效部位和含量达到 90% 以上的单一有效成分。

　　《中国药典》（2025 年版）共收载植物油脂和提取物 47 种，包括植、动物挥发油如广藿香油，油脂如茶油，有效部位如三七总皂苷和有效成分如穿心莲内酯。粗提物如山楂叶提取物、甘草流浸膏、甘草浸膏等。

　　中药提取物的标准内容与配方颗粒相似，但油脂类性状或检查内容还包括溶解度及物理常数如相对密度、馏程、熔点、凝点、比旋度、折光率、黏度、吸收系数、酸值、皂化值和碘值等，其测定结果不仅对药品具有鉴别意义，也可反映药品的纯度，是评价药品质量的主要指标之一。

### （四）中药制剂 / 新药

　　**1. 质量标准制定的前提**　中药制剂 / 新药质量标准的制定必须具备下述三个条件。

　　（1）处方固定：中药制剂处方药味与分量是制定质量标准的依据，直接影响到评价指标的选定和限度的制定。不论是成方还是临床验方，均必须在制定质量标准之前提供真实、准确的处方，然后才能开始质量标准的研究和实验设计。

　　（2）原料稳定：中药制剂质量标准制定之前，必须制定原料药材与辅料的质量标准。原料质量不稳定直接影响制剂质量和临床疗效。药材质量标准制定时必须明确规定品种、药用部分、产地、采收、加工、炮制及贮藏条件等。应特别注意药材的真伪及地区习用品种的鉴别与应用。传统成方必须使用《中国药典》规定品种，其中单一来源的品种必须规定其学名及药用部分，多来源中药应规定具体使用的品种；临床经验方必须按临床使用的实际品种，鉴定其来源，冠以正确的名称和学名及药用部分。为了保证质量和临床疗效的稳定，还必须规定药材的产地，最好从道地产地购进合格的药材。规定炮制的药味亦必须制定炮制品质量标准。在临床研究与中试阶段以及后期生产，均应严格按药材质量标准的规定投料。

　　（3）工艺确定：新药的研制在处方确定后，可结合临床给药途径与要求，确定剂型，然后进行生产工艺条件试验，优选出最佳工艺条件，至少应适合中试生产规模。待条件具备、制备工艺稳定后，才能进行质量标准的实验设计。尽管处方相同，如工艺不同，亦可造成所含成分不同，直接影响到鉴定、检查及含量测定等项目的建立和限度的规定。

　　**2. 质量标准的主要内容**　中药制剂 / 新药质量标准的内容一般包括：药品名称、处方、制法、性状、鉴别、检查、浸出物、指纹 / 特征图谱、含量测定、功能与主治、用法与用量、注意、规格、贮藏等。以下就中药新药质量标准中部分项目的主要研究内容及一般要求进行简要说明：

　　（1）药品名称：包括药品正名与汉语拼音名，名称应符合国家药品监督管理部门的有关规定。

　　（2）处方：包括组方饮片和提取物等药味的名称与用量，复方制剂的处方药味排序一般应按君、臣、佐、使的顺序排列。固体药味的用量单位为克（g），液体药味的用量单位为克（g）或毫升（mL）。处方中各药味量一般以 1 000 个制剂单位（片、粒、g、mL 等）的制成量折算；除特殊情况外，各药味量的数值一般采用整数位。

　　处方药味的名称应使用国家药品标准或药品注册标准中的名称，避免使用别名或异名，详细要求参照《中国药典》的有关规范。如含有无国家药品标准且不具有药品注册标准的中药饮片、提取物，应单独建立该药味的质量标准，并附于制剂标准中，提取物的质量标准应包括其制备工艺。

　　（3）制法：为生产工艺的简要描述，一般包含前处理、提取、纯化、浓缩、干燥和成型等工艺过程及主要工艺参数。制法描述的格式和用语可参照《中国药典》和《国家药品标准工作手册》的格式和用语进行规范，要求用词准确、语言简练、逻辑严谨，避免使用易产生误解或歧义的语句。

（4）性状：在一定程度上反映药品的质量特性，应按制剂本身或内容物的实际状态描述其外观、形态、嗅、味、溶解度及物理常数等。通常描述外观颜色的色差范围不宜过宽。复合色的描述应为辅色在前，主色在后，如黄棕色，以棕色为主。性状项的其他内容要求应参照《中国药典》凡例。

（5）鉴别：鉴别的常用方法有显微鉴别法、化学反应法、色谱法、光谱法和生物学方法等。鉴别检验一般应采用专属性强、灵敏度高、重现性好、快速和操作便捷的方法，鼓励研究建立一次试验同时鉴别多个药味的方法。

制剂中若有直接入药的生药粉，一般应建立显微鉴别方法；若制剂中含有多种直接入药的生药粉，在显微鉴别方法中应分别描述各药味的专属性特征。化学反应鉴别法一般适用于制剂中含有矿物类药味以及有类似结构特征的大类化学成分的鉴别。色谱法主要包括薄层色谱法（TLC/HPTLC）、气相色谱法（GC）和高效液相色谱法（HPLC/UPLC）等。TLC法可采用比移值和显色特征等进行鉴别，对特征斑点的个数、比移值、斑点颜色、紫外吸收/荧光特征等与标准物质的一致性予以详细描述；HPLC法、GC法可采用保留时间等色谱特征进行鉴别。若处方中含有动物来源的药味并且在制剂中仅其蛋白质、多肽等生物大分子成分具备识别特征，应研究建立相应的特异性检验检测方法。

（6）检查：检查项下规定的项目要求系指药品或在加工、生产和贮藏过程中可能含有并需要控制的物质或其限度指标，包括安全性、有效性、均一性与纯度等方面要求。

（7）浸出物：浸出物检查可用作控制提取物总量一致性的指标。浸出物的检测方法可根据制剂所含主要成分的理化性质选择适宜的溶剂（不限于一种），基于不同的溶剂可将浸出物分为水溶性浸出物、醇溶性浸出物、乙酸乙酯浸出物及醚浸出物等。应系统研究考察各种影响因素对浸出物检测的影响，如辅料的影响等。浸出物的检测方法中应注明溶剂的种类及用量、测定方法及温度参数等，并规定合理的浸出物限度范围。

（8）指纹/特征图谱：中药新药制剂（提取的天然单一成分制剂除外）一般应进行指纹/特征图谱研究并建立相应的标准。内容一般包括建立分析方法、色谱峰的指认、建立对照图谱、数据分析与评价等过程。

（9）含量测定

1）含量测定指标的选择：制剂的处方组成不同，其含量测定指标选择也不相同。提取的天然单一成分制剂选择该成分进行含量测定。组成基本明确的提取物制剂应建立一个或多个主要指标成分的含量测定方法，应研究建立大类成分的含量测定方法。

2）含量测定方法：包括容量（滴定）法、色谱法、光谱法等，其中色谱方法包括GC法和HPLC/UPLC法等，挥发性成分可优先考虑GC法或GC-MS法，非挥发性成分可优先考虑HPLC/UPLC法。矿物类药物的无机成分可采用容量法、原子吸收光谱法（AAS）、电感耦合等离子体原子发射光谱法（ICP-AES）、电感耦合等离子体质谱法（ICP-MS）等方法进行含量测定。含量测定所采用的方法应通过方法学验证。

3）含量范围：提取的天然单一成分及其制剂一般应规定主成分的含量范围；应根据其含量情况和制剂的要求，规定单位制剂中该成分相当于标示量的百分比范围。提取物质量标准中应规定所含大类成分及主要指标成分的含量范围，大类成分及主要指标成分可以是一种或数种成分；制剂应根据提取物的含量情况和制剂的要求，规定大类成分和主要指标成分的含量范围。复方制剂鼓励建立多个含量测定指标，并对各含量测定指标规定含量范围。处方若含有可能既为有效成分又为有毒成分的药味，应对其进行含量测定并规定含量范围。

（10）生物活性测定：一般包括生物效价测定法和生物活性限值测定法。由于现有的常规物理化学方法在控制药品质量方面具有一定的局限性，鼓励探索开展生物活性测定研究，建立生物活性测定方法以作为常规物理化学方法的替代或补充。采用生物活性测定方法应符合药理学研究的随机、对照、重复的基本原则，建立的方法应具备简单、精确、可行、可控的特点，并有明确的判断标准。试验系统的选择与实验原理和制定指标密切相关，应选择背景资料清楚、影响因素少、检测指标灵敏和性价比高的试验系统。表征药物的生物活性强度的含量（效价）测定方法，应按生物活性测定方法的要求进行验证。不同药物的生物活性测定方法的详细要求，可参照相关指导原则。

（11）规格：制剂规格表述应参照原国家食品药品监督管理总局发布的《中成药规格表述技术指导原则》的相关要求。

（12）贮藏：贮藏项目表述的内容系对药品贮藏与保管的基本要求。药品的稳定性不仅与其自身的性质有关，还受到许多外界因素的干扰。应通过对直接接触药材（饮片）、提取物、制剂的包装材料和贮藏条件进行系统考察，根据稳定性影响因素和药品稳定性考察的试验结果，确定贮藏条件。

### （五）质量标准起草说明

质量标准起草说明是质量标准制定的详尽技术资料。对质量标准中各项均应作逐项说明。名称、处方、制法、功能与主治、用法与用量等，在起草说明中可以简要概述，但不可从略。而有关检定该药真伪、优劣的各项，如鉴别、检查、含量测定等，均应详细予以说明。

对鉴别及含量测定项目中，各药味欲测定成分的选择依据、方法及原理，实验条件的选择、方法学考察的资料，以及数据、空白试验中杂质干扰及排除情况等均需详尽阐述，并附有相关图谱，如最大吸收波长选择图、标准曲线图，色谱图（包括空白试验色谱图），薄层色谱应附彩色照片，以显示色谱的真实性。

阐明确定检查的内容及其含量限度制定的意义和依据。

新药申报生产或标准试行期满转为国家标准前，至少应有10批该产品的上述各项测定数据。

值得强调的是，还应说明其它曾经做过的试验，包括还不成熟、尚待完善而暂未收载或因失败而不能收载于正文的检定方法及其理由，并提供详尽的实验资料，以便有关部门审查其设计是否合理，以确定其为主观原因还是客观原因，并作为判定是否需要作进一步实验的依据。

起草说明的书写格式，应按质量标准项目依次予以说明；但与研究报告不同，不能以综述性报告代替。

## 二、中药质量标准的要求

**1. 质量标准应反映中药特点**　质量标准应以中医理论为指导，临床应用为导向，反映中药特点，并与药物的安全性、有效性相关联。鼓励采用多种形式开展中药活性成分的探索性研究，对处方中所有药味均应建立相应的鉴别方法；通常应选择所含有效（活性）成分、毒性成分和其他指标特征明显的化学成分等作为检测指标。建立质量标准应对检验项目及其标准设置的科学性及合理性、检验方法的适用性和可行性进行评估。在质量标准研究过程中，鼓励探索临床试验及非临床研究结果与试验样品中各指标成分的相关性，开展与中药安全性、有效性相关的质量研究，为质量标准中各项指标确定的合理性提供充分的依据。

**2. 质量标准应体现关联性**　中药饮片或提取物、中间产物、制剂等质量标准构成了中药制剂的质量标准体系，完善的质量标准体系是药品质量可追溯的基础；反映了中药制剂生产过程中，定量或质量可控的药用物质从饮片或提取物、中间产物到制剂的传递过程，这种量质传递过程符合中药制剂的质量控制特点，也体现了中药制剂质量标准与工艺设计、质量研究、稳定性研究等的关系。

**3. 质量标准应反映制剂特点**　质量标准应结合制剂的处方组成、有效成分或指标成分、辅料以及剂型的特点开展针对性研究。不同药物制剂的药用物质基础各不相同，其质量标准的各项检测指标、方法及相关要求等也应分别体现各自不同的特点。中药质量控制方法选择应因药制宜，鼓励多种方法融合。中药复方制剂所含成分与其处方、工艺密切相关，应在其质量标准中建立多种指标的检验检测项目。质量标准各项指标限度及其范围应根据临床试验用样品等的研究数据来确定。

**4. 质量标准应科学、规范、可行**　中药质量标准应符合《中国药典》凡例、制剂通则和各检验检测方法等的要求。质量标准研究应参照《国家药品标准工作手册》的规范，按照《中国药典》中的《药品质量标准分析方法验证指导原则》的要求进行系统研究和验证，以证明分析方法的合理性、可行性。质量标准研究用样品应具有代表性，各检验检测方法应简便、可行。应根据检验检测的需要，合理地选择标准物质，鼓励选择对照提取物用于多指标成分的含量测定方法的研究。新增的标准物质应按照《药品标准物质研究技术指导原则》的要求，进行结构确证、纯度分析等标定相关研究，并按《药品标准物质原料申报备案办法》的要求送中国食品药品检定研究院对标准物质进行备案。

**5. 质量标准应具有先进性**　质量标准采用的方法应具有科学性、先进性和实用性，并符合简便、灵敏、准确和可靠的要求。现代科学技术的发展为中药的质量标准研究提供了更多的新技术、新方法。若现代科学技术发展的成果符合中药质量标准研究及检验检测实际需要，鼓励在质量标准中合理利用有关的新技术、新方法，以利于更好地反映中药的内在质量。对于提高和完善质量标准的研究，若有采用新方法替换标准中的原方法的情况，则应开展二者的对比研究，合理确定相关指标的质量控制要求。

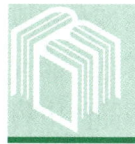

## 第三节　中药质量标准制定和范例

### 一、中药标准物质

中药质量标准制定离不开标准物质。国家药品标准物质系指供国家法定药品标准中药品的物理、化学及生物学等测试用，具有确定的特性或量值，用于校准设备、评价测量方法、给供试药品赋值或鉴别用的物质。国家药品标准物质与国家药品标准一起构成完整的国家药品标准体系。

国家药品标准物质是国家药品标准的物质基础，它是用来检查药品质量的一种特殊的专用量具；是测量药品质量的基准；也是校正测试仪器与方法的物质标准；在药品检验中，它是确定药品真伪优劣的对照，是控制药品质量必不可少的工具；在保证文本标准的有效实施、保障产品质量、促进科技创新和支撑医药产业健康发展等方面发挥了重要作用。

中药检测所用的标准物质包括化学对照品、对照提取物和对照药材。

**1. 中药化学对照品**　系指经严格标定的含有明确结构和性质的化合物单体或混合物，主要从中药材、动植物原料或天然产物中提取精制得到，也有部分是合成或半合成产物。根据其用途，中药化学对照品可分为以下几种。

（1）鉴别用对照品：主要用于中药材、饮片、提取物及中药制剂的鉴别项目，多采用薄层色谱、高效液相色谱、气相色谱等方法，提供使用方法和注意事项等，一般不标识量值。

（2）检查用对照品：用于中药材、饮片、提取物及中药制剂中杂质限量检查，区分药材品种以及毒性成分的限量检查等。

（3）含量测定用对照品：用于中药材、饮片、提取物及中药制剂等含量测定项目，涉及的分析方法有高效液相色谱法、气相色谱法、薄层色谱扫描法、分光光度法、比色法等，标示量值、使用方法及注意事项等。

在中药质量控制中，采用化学对照品可增加检验方法的灵敏度，使其更具有专属性、准确性和科学性。但中药化学对照品存在分离难度大、部分单体不稳定、供应价格相对较高，且中药成分复杂，单一成分检测不能有效评价其质量。

**2. 中药对照提取物**　系指中药材、饮片或天然产物经特定提取工艺制备的含有多种有效成分或指标性成分的混合物，主要用于中药材、饮片、提取物及中药制剂的鉴别或含量测定。根据用途，对照提取物可分为以下两种。

（1）定性用提取物：主要用于中药材、饮片、提取物或中药制剂的薄层色谱、高效液相色谱及气相色谱鉴别，或含量测定时色谱峰的定位，不标示含量。

（2）定量用提取物：已标示多成分含量，通过量值传递可直接用于中药材、饮片、提取物或中药制剂的含量测定。

根据中检院 2022 年 11 月 14 日发布的国家药品标准物质及质控类产品在售品种目录，可用于定量的对照提取物有三七总皂苷、功劳木对照提取物、银杏叶总内酯对照提取物、乌头双酯型生物碱对照提取物和马钱子总生物碱对照提取物。

**3. 中药对照药材**　系指基原明确、药用部位准确的原生药材粉末，一般未经炮制或化学提取，具有明确的组织结构，主要用于中药材、饮片、提取物及中药制剂的薄层鉴别。对照药材是我国首创和特色的标准物质形式，对中药材和中药制剂检验的规范性、专属性和重现性具有其他标准物质不可替代的重要作用。对照药材在薄层鉴别中比单体化学对照品可提供更多信息，能有效弥补后者使用时出现的检验信息不足，尤其适用于主成分不明确或缺乏单体化学对照品的中药鉴别。当制剂处方中有两种或多种药材含相同成分时，利用对照药材作对照比单独使用化学对照品进行鉴别专属性更强。

对照药材价廉易得，供试液制备可视制剂制法灵活变化，同时保留了药材中的原成分，信息量大，但使用过程较为烦琐，且无法用于定量。

对照提取物用于中药鉴别及含量测定时，色谱峰定位准确度高、专属性好，同时减少单体对照品的使用，降低了检验成本，并且可以实现多指标整体质量控制，但对照提取物的制备工艺复杂,受到中药材原料等因素的影响,批间重现性较差,且容易受潮吸湿,使得各成分量值的准确性受到影响,因此对其制备、保存和使用前处理方法要求很高。

除了以上三种外,近年来还提出了一种新的中药标准物质形式—中药对照制剂,虽然目前还处于起步和摸索阶段,但其在中药制剂的质量评价和控制方面显示出广泛应用前景。

作为国家药品标准物质,中药标准物质由中检院负责标定和管理。目前,中检院可发放中药化学对照品700余种,对照药材850余种,对照提取物20余种。这三类中药标准物质在中药标准制定中均有应用,主要用于鉴别、检查和含量测定等项目。

国家药品标准物质共分为五类:①标准品:系指含有单一成分或混合组分,用于生物检定、抗生素或生化药品中效价、毒性或含量测定的国家药品标准物质。其生物学活性以国际单位(IU)、单位(U)或以重量单位(g,mg,μg)表示。②对照品:系指含有单一成分、组合成分或混合组分,用于化学药品、抗生素、部分生化药品、药用辅料、中药材(含饮片)、提取物、中成药、生物制品(理化测定)等检验及仪器校准用的国家药品标准物质。③对照提取物:系指经特定提取工艺制备的含有多种主要有效成分或指标性成分,用于中药材(含饮片)、提取物、中成药等鉴别或含量测定用的国家药品标准物质。④对照药材:系指基原明确、药用部位准确的优质中药材经适当处理后,用于中药材(含饮片)、提取物、中成药等鉴别用的国家药品标准物质。⑤参考品:系指用于定性鉴定微生物(或其产物)或定量检测某些制品生物效价和生物活性的国家药品标准物质,其效价以特定活性单位表示;或指由生物试剂、生物材料或特异性抗血清制备的用于疾病诊断的参考物质。

## 二、中药质量标准制定

中药包括中药材、中药饮片、中药配方颗粒、中药提取物、中成药等的药品质量标准制定,应当遵循中医药理论,尊重传统经验鉴别,体现中药特色。中药材标准,应当注重对本草典籍记载中药材传统质量评价经验和方法的传承和研究。中药饮片标准,应当注重对传统特色炮制经验和技术的传承和研究。具有"减毒增效""生熟异治"等特点的,应当遵循其质量变化规律和特点开展研究。中成药标准,应当注重结合功能主治、"君臣佐使"等组方规律及临床使用情况,科学合理设置质量控制项目。

中药质量标准制定,应遵循:①科学严谨、实用规范原则,在继承传统经验和技术的基础上,加强基础研究,采用现代科学技术研究制定中药标准,兼顾标准的适用性和经济合理性。②与临床安全性、有效性相关联原则,坚持以临床为导向,科学设置中药标准中的质量控制方法、项目和指标,建立与中药临床使用安全性和有效性相关联的质量控制体系。③整体质量控制原则,坚持整体评价质量,以实现中药质量的稳定可控为目标,根据关键质量属性及产品特点,建立反映中药整体质量的控制方法和指标。④安全性原则,关注中药质量安全风险,合理设置必要的检查项目和限量要求。⑤绿色低碳原则,倡导绿色低碳的标准发展理念,在中药标准研究制定工作中注重减少使用有毒试剂,降低对环境的影响和危害,保护检验人员的身体健康。

中药标准的起草单位应当保证标准研究用样品基原准确、具有代表性。中药材和中药饮片标准研究用样品,应当充分考虑药材基原、产地、野生品和栽培品、种植养殖方式、生长年限、采收期、产地加工、炮制、生产企业、贮藏等关键质量影响因素,对样品基原进行鉴定,合理评估样品的批次及数量,确保样品的代表性符合要求。研究制定新的中药材标准,还应当收集药材基原相关原植物、动物、矿物的标本，在采集标本过程中需要注重收集生态环境、存储方式以及原植物、动物、矿物的有关资料及反映相关标本采收和制作流程等的图像资料。研究制定中成药标准、中药配方颗粒标准、中药提取物标准时，应当尽可能收集所有在产企业的样品。

中药标准中检测指标的选择，除遵循前述原则和要求外，还应当综合考虑其专属性、质量相关性、稳定性、生物活性、含量、炮制或生产工艺特点，以及所使用标准物质的代表性、稳定性、可获得性等因素。中药标准中检测成分的含量限度，应当综合考虑检测成分转移率等情况，根据多批次代表性样品的实测数据制定。检测成分属毒性成分的，应当依据中医药理论和临床传统使用方法，结合毒理学研究结果及中医临床常用剂量，确定合理的限度范围。

中药标准体例与内容撰写应当符合《中国药典》现行版有关通用技术要求和撰写格式要求，文字术语应当准确、严谨、简洁、规范，避免产生误解和歧义。

## 三、中药质量标准范例

### （一）高良姜药材的质量标准

高良姜（galangal）又称良姜，为姜科植物高良姜 *Alpinia officinarum* Hance 的干燥根茎，也是东南亚与广东菜肴常用之香料植物。高良姜药用历史悠久，历代本草均有记载，始载于《名医别录》，历版《中国药典》均有收载，为"十大广药"之一。在广东省重点领域研发计划"岭南中医药现代化"重点专项的国际标准研究过程中，针对现行药典高良姜质量标准情况，提出高良姜标准提升计划。

**1. 高良姜质量标准**　本品为姜科植物高良姜 *Alpinia officinarum* Hance 的干燥根茎。夏末秋初采挖，除去须根和残留的鳞片，洗净，切段，晒干。

（1）性状：本品呈圆柱形，多弯曲，有分枝，长 5～9 cm，直径 1～1.5 cm。表面棕红色至暗褐色，有细密的纵皱纹及灰棕色的波状环节。节间长 0.2～1 cm，一面有圆形的根痕。质坚韧，不易折断，断面灰棕色或红棕色，纤维性，中柱约占 1/3。气香，味辛辣。

（2）鉴别

1）本品横切面：表皮细胞外壁增厚，有的含红棕色非晶形物。皮层中叶迹维管束较多，外韧型。内皮层明显。中柱外韧型维管束甚多，束鞘纤维成环，木化。皮层及中柱薄壁组织中散有多数分泌细胞，内含黄色或红棕色树脂状物；薄壁细胞充满淀粉粒。

2）取本品粉末 1 g，置具塞锥形瓶中，加甲醇 10 mL，超声处理（功率 250 W，频率 40 kHz）10 min，摇匀，滤过，取续滤液，作为供试品溶液。另取高良姜对照药材 1 g，同法制成对照药材溶液。照薄层色谱法（通则 0502）试验，吸取上述两种溶液各 2 μL，点于同一硅胶 G 薄层板上，以正己烷－乙酸乙酯－冰乙酸（6∶1∶1）为展开剂，展开（相对湿度小于 65%），取出，晾干。喷以 10% 硫酸乙醇溶液，在 105℃加热至斑点显色清晰，置紫外灯（365 nm）下检视。供试品色谱中，在与对照药材色谱相应的位置上，显相同颜色的斑点。

3）取本品粉末 1 g，置具塞锥形瓶中，加甲醇 10 mL，超声处理（功率 250 W，频率 40 kHz）10 min，滤过，取续滤液，作为供试品溶液。另取高良姜对照药材 1 g，同法制成对照药材溶液。照薄层色谱法（通则 0502）试验，吸取上述两种溶液各 2 μL，点于同一硅胶 G 薄层板上，以正己烷－乙酸乙酯－冰乙酸（6∶1∶1）为展开剂，展开，取出，晾干。喷以 0.04% DPPH 溶液，在 40℃加热至斑点显色清晰，置日光下检视。供试品色谱中，在与对照药材色谱相应的位置上，显相同颜色的斑点。

（3）检查

1）水分：不得超过 16.0%（通则 0832 第四法）。

2）总灰分：不得超过 4.0%（通则 2302）。

（4）含量测定：以高效液相色谱法（通则 0512）测定。

1）色谱条件与系统适用性试验：以十八烷基硅烷键合硅胶为填充剂；以甲醇 –0.05% 甲酸溶液（54∶46）为流动相；二苯基庚烷 A 检测波长为 210 nm，高良姜素检测波长为 266 nm；柱温为 30℃。理论板数按二苯基庚烷 A、高良姜素峰计算应不低于 8 000。

2）对照品溶液的制备：取二苯基庚烷 A 对照品和高良姜素对照品适量，精密称定，加甲醇制成每 1 mL 各含 0.1 mg 的混合溶液，即得。

3）供试品溶液的制备：取本品粉末（过四号筛）约 0.2 g，精密称定，置具塞锥形瓶中，精密加入甲醇 20 mL，密塞，称定重量，超声处理（功率 250 W，频率 40 kHz）20 min，放冷，再称定重量，用甲醇补足减失的重量，摇匀，滤过，取续滤液，即得。

4）测定法：分别精密吸取对照品溶液与供试品溶液各 5 μL，注入液相色谱仪，测定，即得。本品按干燥品计算，含二苯基庚烷 A（$C_{20}H_{24}O_4$）不得少于 0.85%，含高良姜素（$C_{15}H_{10}O_5$）不得少于 0.70%。

### 附：饮片的质量标准

【炮制】除去杂质，洗净，润透，切薄片，晒干。

【性状】本品呈类圆形或不规则形的薄片。外表皮棕红色至暗棕色，有的可见环节和须根痕。切面灰棕色至红棕色，外周色较淡，具多数散在的筋脉小点，中心圆形，约占 1/3。气香，味辛辣。

【检查】水分同药材，不得超过 13.0%。

【鉴别】（除横切面外）

【检查】（总灰分）

【含量测定】同药材。

【性味与归经】辛，热。归脾、胃经。

【功能与主治】温胃止呕，散寒止痛。用于脘腹冷痛，胃寒呕吐，嗳气吞酸。

【用法与用量】3~6 g。

【贮藏】置阴凉干燥处。

**2. 高良姜质量标准起草说明** 高良姜性辛、热，归脾、胃经，具有温胃止呕，散寒止痛的功效，同时具有较强的抗氧化、抗溃疡、抗菌、抗肿瘤、抗炎镇痛、抗凝血、止呕止泻、降血糖等药理作用，临床上常用于治疗脘腹冷痛，胃寒呕吐，嗳气吞酸等。

高良姜化学成分主要是黄酮类、二苯基庚烷类及挥发油类等，其中黄酮类及二苯基庚烷类成分具有广泛的生物活性包括抗氧化，抗肿瘤等。高良姜中黄酮类成分中含量较高的化合物有高良姜素，山柰素等，其中高良姜素是现行《中国药典》中高良姜药材的质量标志物。另外，二苯基庚烷类成分是高良姜中特征化学成分之一，且二苯基庚烷 A 在高良姜药材中含量较高。因此，选择高良姜素及二苯基庚烷 A 作为质量控制指标可更好评价高良姜质量。

现行《中国药典》高良姜药材质量标准鉴别项（2）为挥发油薄层鉴别，但干品高良姜中挥发油成分含量较低，并且挥发油水蒸气蒸馏法提取过程耗时，复杂，且薄层色谱展开剂含毒性较强的甲苯，故建议对薄层色谱鉴别做适当修改，即以甲醇提取物作薄层鉴别项，以全面反映高良姜化学特点并改用毒性较低的展开溶剂。同时，对薄层展开结果增加生物自显影方法，了解其成分抗氧化作用特点。

（1）样品：高良姜药材样品 30 批，经鉴定为高良姜（*Alpinia officinarum* Hance）的干燥根茎。商品高良姜样品分别购自广东、广西、云南、江苏、安徽、江西、河北、山东、吉林、四川等地。

（2）薄层鉴别

1）提取溶剂考察：根据文献，选择正己烷、乙酸乙酯和甲醇三种溶剂分别提取高良姜样品，考察二苯基庚烷、山柰素和高良姜素提取效率，结果显示乙酸乙酯和甲醇都具有良好的提取效率，结合现行《中国药典》高良姜含量测定方法，最终选择甲醇作为提取溶剂。

2）展开条件优化：根据文献，照薄层色谱法（通则 0502）试验，吸取供试品溶液 2 μL，点于 G60 硅胶板上，不同比例正己烷 – 乙酸乙酯 – 冰乙酸作为展开剂，展开溶剂比例为 6∶1∶1 时，结果满意。相对湿度（65%，72%，88%）对结果影响不明显，为便于控制，选择相对湿度为 65%（图 7–1）。

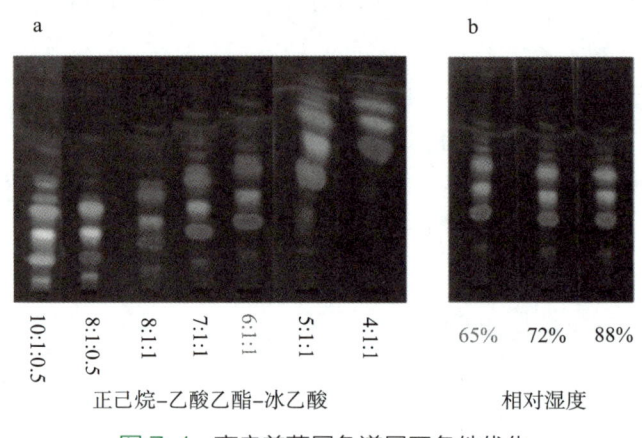

图 7–1　高良姜薄层色谱展开条件优化

3）显色剂选择：依法点样及展开后的薄层板，喷以 10% 硫酸乙醇溶液，在 105℃ 加热，置紫外灯（365 nm）下检视，可以清晰观察到供试品溶液中有黄、蓝和绿三个明显的斑点（由下而上）。以 0.04% DPPH 溶液作为显色剂，40℃ 加热，日光下可清晰观察到三个相应的主要斑点，提示此三斑点化合物具有较强的抗氧化作用（图 7–2）。

4）抗氧化成分鉴定：将薄层板上 0.04% DPPH 溶液显色的三个相应斑点刮出，甲醇溶解，超声，富集，用 ESI–Q–TOF–MS/MS 进行鉴定，同时与对照品测定结果比对，三个斑点分别是二苯基庚烷 A（黄）、山柰素（蓝）和高良姜素（绿），见图 7–2。

5）薄层色谱鉴别：取十批高良姜样品，依法制备供试品溶液及对照品溶液，吸取供试品溶液及对照品

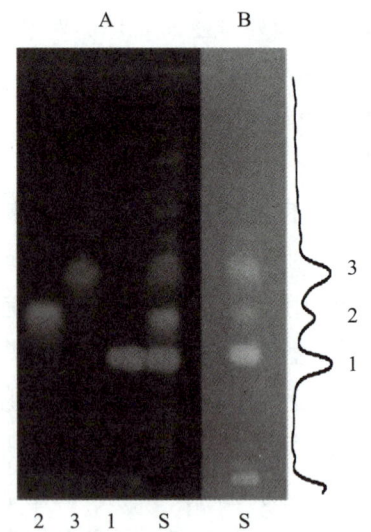

图 7–2　高良姜薄层（A）10% 硫酸乙醇溶液和（B）0.04% DPPH 溶液显色色谱图

1. 二苯基庚烷 A；2. 山柰素；3. 高良姜素

溶液各 2 μL，利用自动点样仪点样于同一硅胶 G60 高效硅胶薄层板上（点样：硅胶薄层板规格 10 cm×20 cm，点样速度 150 nL/s，条带宽 8 mm，条带间距离为 5 mm，距底边 8 mm），正己烷 – 乙酸乙酯 – 冰乙酸（6∶1∶1）作为展开剂，相对湿度 65%，预饱和 10 min 后展开，取出，晾干，喷以 10% 硫酸乙醇溶液，105℃加热显色，置紫外灯（365 nm）下检视。同法制备另一块展开薄层板，喷以 0.04% DPPH 溶液作为显色剂，40℃加热显色，置日光下检视。

薄层色谱检测结果（图 7–3）显示，两种显色剂均可使高良姜供试品溶液中二苯基庚烷 A，山奈素和高良姜素显色，斑点清晰，分离度良好，与对照药材色谱相应的位置斑点颜色相同。

10% 硫酸乙醇溶液显色

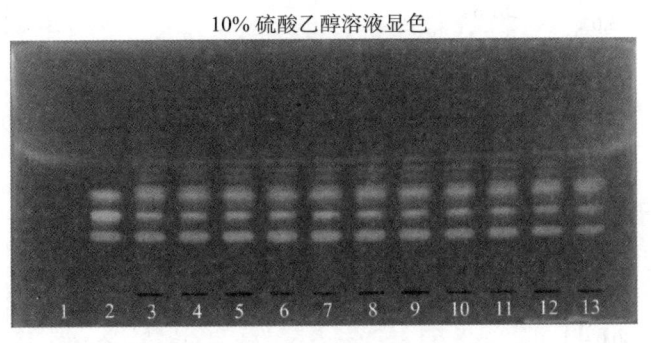

0.04% DPPH溶液显色

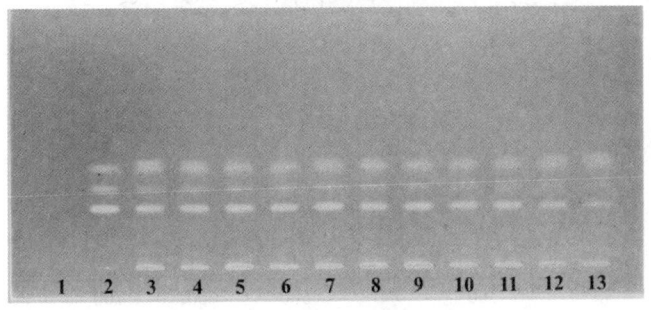

图 7–3 高良姜药材薄层色谱图

1. 空白（100% 甲醇）；2. 混合对照品（条带自下而上，二苯基庚烷 A，山奈素和高良姜素）；

3. 对照药材；4～13. 高良姜样品（GLJ001–GLJ010）

（3）含量测定：高良姜中二苯基庚烷 A 及高良姜素含量测定采用高效液相色谱法同时测定。

1）检测器选择：紫外检测器具有灵敏度高、线性范围宽、选择性良好，且对环境温度、流动相组成变化和流速波动不太敏感，既可用于等度洗脱，也可用于梯度洗脱等优点，且高良姜素在紫外 265.78 nm 波长有最大吸收，但二苯基庚烷 A 无明显紫外特征吸收（图 7–4），故检测波长分别选择 UV 266 nm 和 210 nm，或电雾式检测器（也可选择蒸发光散射检测器）。电雾式检测器检测信号电流与样品中分析物的质量成正比，可用于无紫外特征吸收或者弱吸收的物质，但电雾式检测器目前尚未普及，故提供两种检测方法供选择。

2）色谱条件与系统适用性试验：略。

3）样品提取方法优化：根据文献和现行《中国药典》高良姜标准内容，考察了超声提取、热回流提取和加压溶剂提取三种提取方式对高良姜药材的提取效率，最终选择仪器操作简单、提取效率高的超声提取法。提取时间（5 min，10 min，20 min，30 min，60 min）考察结果显示：二苯基庚烷 A 在 5～60 min 提取时间内，提取效率变化不大，而高良姜素在提取 20 min 时才达到很好的提取效果，故提取时间选择为 20 min。此外，提取料液比考察结果显示：二苯基庚烷

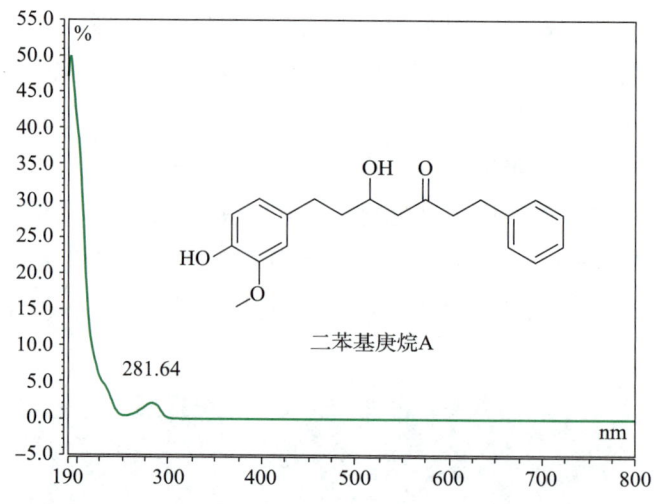

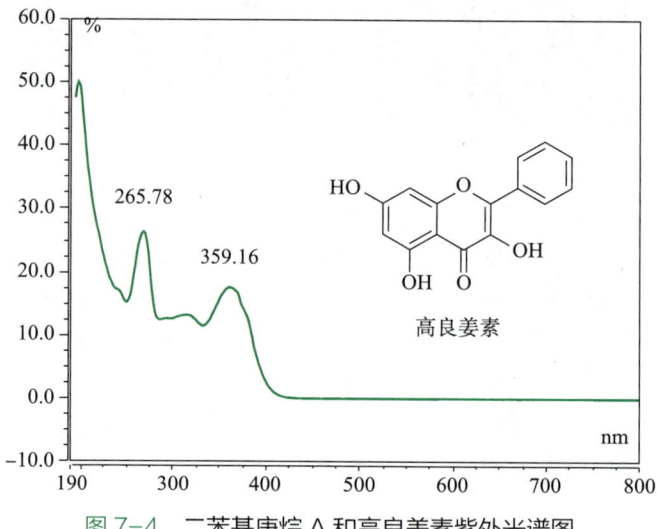

图 7-4　二苯基庚烷 A 和高良姜素紫外光谱图

A 在料液比 1∶30~1∶250 内，提取效率变化不大，而高良姜素料液比 1∶100 时，提取效率可达到最佳，故料液比选为 1∶100。与《中国药典》收载的高良姜含量测定的热回流提取法相比，超声提取方法简单、快速，但提取效率相当。

4）方法学考察：分别对 HPLC-DAD 和 HPLC-CAD 两种方法测定高良姜素和二苯基庚烷 A 含量进行包括线性关系、精密度、重复性、稳定性、回收率、检测限（LOD）和定量限（LOQ）考察，结果符合规定。

方法耐用性考察包括色谱柱、柱温、流动相、流速和水相中甲酸浓度。按含量测定色谱条件以及改变色谱条件后［色谱柱：不同填料的同型 $C_{18}$ 色谱柱；柱温：±10%（±3℃）；流动相比例：±1%（绝对值）；流速：±5%；水相中甲酸浓度：±20% 之间］进样分析，测定高良姜药材中二苯基庚烷 A 及高良姜素浓度以及相对标准偏差，计算分离度。结果：二苯基庚烷 A 和高良姜素含量 RSD < 2.0%，色谱柱温度 27℃时，二苯基庚烷 A 分离度低于 1.50；但当色谱柱温度在 28℃~33℃，分离度均大于 1.50，说明高良姜中二苯基庚烷 A 和高良姜素含量测定的 HPLC 方法具有较好耐用性。

5）样品含量测定及限度确定：30 批高良姜样品，依法测定，高良姜样品中二苯基庚烷 A 及高良姜素含量测定结果及限度计算见表 7-1。

表 7-1　30 批高良姜药材样品中高良姜素和二苯基庚烷 A 含量及限度计算

| 编号 | 批次 | 水分 /% | 二苯基庚烷 A | | | 高良姜素 | | |
|---|---|---|---|---|---|---|---|---|
| | | | CAD 含量 /(mg/g) | UV210 nm 含量 /(mg/g) | 相对平均偏差 /% | CAD 含量 /(mg/g) | UV266 nm 含量 /(mg/g) | 相对平均偏差 /% |
| 1 | GLJ-001 | 4.29 | 9.14 | 9.25 | 0.60 | 9.39 | 9.47 | 0.42 |
| 2 | GLJ-002 | 5.92 | 10.78 | 10.69 | 0.42 | 8.98 | 9.04 | 0.33 |
| 3 | GLJ-003 | 4.58 | 12.40 | 12.58 | 0.72 | 9.71 | 9.90 | 0.97 |
| 4 | GLJ-004 | 5.55 | 10.77 | 10.81 | 0.19 | 7.98 | 8.12 | 0.87 |
| 5 | GLJ-005 | 5.78 | 14.01 | 14.00 | 0.04 | 9.95 | 10.21 | 1.29 |
| 6 | GLJ-006 | 5.00 | 13.02 | 13.19 | 0.65 | 9.96 | 10.08 | 0.60 |
| 7 | GLJ-007 | 4.64 | 13.58 | 13.78 | 0.73 | 9.96 | 10.20 | 1.19 |
| 8 | GLJ-008 | 4.47 | 10.01 | 9.89 | 0.60 | 7.69 | 7.81 | 0.77 |
| 9 | GLJ-009 | 4.19 | 9.98 | 9.96 | 0.10 | 7.75 | 7.93 | 1.15 |
| 10 | GLJ-010 | 5.23 | 6.70 | 6.65 | 0.37 | 7.55 | 7.47 | 0.53 |
| 11 | GLJ-011 | 5.54 | 4.28 | 4.28 | 0.00 | 7.41 | 7.31 | 0.68 |
| 12 | GLJ-012 | 5.18 | 11.90 | 11.60 | 1.28 | 8.65 | 8.73 | 0.46 |
| 13 | GLJ-013 | 3.67 | 9.45 | 9.39 | 0.32 | 8.08 | 8.14 | 0.37 |
| 14 | GLJ-014 | 3.54 | 14.03 | 14.12 | 0.32 | 12.22 | 12.34 | 0.49 |
| 15 | GLJ-015 | 5.04 | 10.99 | 10.98 | 0.05 | 8.67 | 8.69 | 0.12 |
| 16 | GLJ-016 | 3.62 | 13.51 | 13.73 | 0.81 | 10.42 | 10.62 | 0.95 |
| 17 | GLJ-017 | 5.50 | 9.97 | 9.94 | 0.15 | 9.47 | 9.49 | 0.11 |
| 18 | GLJ-018 | 3.99 | 9.77 | 9.69 | 0.41 | 8.52 | 8.50 | 0.12 |
| 19 | GLJ-019 | 5.67 | 10.27 | 10.26 | 0.05 | 7.98 | 8.13 | 0.93 |
| 20 | GLJ-020 | 5.44 | 13.22 | 13.18 | 0.15 | 9.80 | 9.85 | 0.25 |

续表

| 编号 | 批次 | 水分/% | 二苯基庚烷 A | | | 高良姜素 | | |
|---|---|---|---|---|---|---|---|---|
| | | | CAD 含量/(mg/g) | UV210 nm 含量/(mg/g) | 相对平均偏差/% | CAD 含量/(mg/g) | UV266 nm 含量/(mg/g) | 相对平均偏差/% |
| 21 | GLJ-021 | 3.62 | 9.11 | 8.85 | 1.45 | 7.57 | 7.74 | 1.11 |
| 22 | GLJ-022 | 4.66 | 11.68 | 11.62 | 0.26 | 9.35 | 9.47 | 0.64 |
| 23 | GLJ-023 | 3.15 | 13.13 | 13.19 | 0.23 | 10.01 | 10.11 | 0.50 |
| 24 | GLJ-024 | 4.31 | 13.23 | 13.31 | 0.30 | 8.05 | 8.25 | 1.23 |
| 25 | GLJ-025 | 4.63 | 9.90 | 9.73 | 0.87 | 8.96 | 9.09 | 0.72 |
| 26 | GLJ-026 | 4.24 | 11.84 | 11.73 | 0.47 | 8.35 | 8.39 | 0.24 |
| 27 | GLJ-027 | 4.20 | 11.14 | 10.78 | 1.64 | 8.72 | 8.60 | 0.69 |
| 28 | GLJ-028 | 5.78 | 11.79 | 11.58 | 0.90 | 8.86 | 8.86 | 0.00 |
| 29 | GLJ-029 | 4.32 | 3.55 | 3.52 | 0.42 | 3.10 | 2.96 | 2.31 |
| 30 | GLJ-030 | 4.48 | 10.46 | 10.26 | 0.97 | 7.84 | 7.86 | 0.13 |
| 中国药典限度规定方法计算 | | | | | | | | |
| | 平均值 | | 10.79 | 10.75 | 0.19 | 8.70 | 8.78 | 0.46 |
| | SD | | 2.51 | 2.54 | | 1.48 | 1.54 | |
| | 95% 置信区间 | | 9.88~11.70 | 9.83~11.67 | | 8.16~9.24 | 8.22~9.34 | |
| | 平均值±20% 平均值区间 | | 8.63~12.95 | 8.60~12.90 | | 6.96~10.44 | 7.02~10.54 | |
| | 建议限度（%） | | 0.85 | 0.85 | | 0.70 | 0.70 | |
| | 通过率（%） | | 90.00 | 90.00 | | 96.67 | 96.67 | |
| 香港中药材标准限度规定方法计算 | | | | | | | | |
| | 平均值 | | 11.04 | 11.00 | 0.18 | 8.89 | 8.98 | 0.50 |
| | SD | | 2.19 | 2.24 | | 1.10 | 1.13 | |
| | RSD/% | | 19.83 | 20.33 | | 12.32 | 12.58 | |
| | 最小值 | | 4.28 | 4.28 | | 7.41 | 7.31 | |

续表

| 编号 | 批次 | 水分/% | 二苯基庚烷 A | | | 高良姜素 | | |
|---|---|---|---|---|---|---|---|---|
| | | | CAD 含量/(mg/g) | UV210 nm 含量/(mg/g) | 相对平均偏差/% | CAD 含量/(mg/g) | UV266 nm 含量/(mg/g) | 相对平均偏差/% |
| | 最大值 | | 14.03 | 14.12 | | 12.22 | 12.34 | |
| | 逸出值 | | 1 | 1 | | 1 | 1 | |
| | 样本数 | | 30 | 30 | | 30 | 30 | |
| | t | | 1.954 | 1.954 | | 1.573 | 1.573 | |
| | 相对不确定度 | | 0.128 4 | 0.128 4 | | 0.129 | 0.129 | |
| | 不确定度 | | 1.417 1 | 1.412 5 | | 1.146 9 | 1.158 3 | |
| | 计算限度（不少于） | | 0.88% | 0.88% | | 0.74% | 0.75% | |
| | 参考值 | | | | | 7.00 | | |
| | 建议限度（不少于） | | 0.85% | 0.85% | | 0.70% | 0.70% | |
| | 通过率（%） | | 93.10 | 93.10 | | 100.00 | 100.00 | |

注：#1, 表格测定数据均为两次测量的平均值；#2,《中国药典》含量限度计算方法：限度值＝平均值－20% 平均值

含量测定结果显示：两种检测器测定的同批次样品中二苯基庚烷 A 含量相对平均偏差小于 1.61%，高良姜素含量相对平均偏差小于 2.33%，提示两种检测器含量测定结果基本相同，均可用于高良姜中二苯基庚烷 A 和高良姜素含量测定。

含量限度计算，分别采用《中国药典》及中国香港中药材标准含量限度计算方法，所得二苯基庚烷 A 及高良姜素含量限度相近。因此，建议高良姜中二苯基庚烷 A 和高良姜素的含量分别不得低于 0.85% 和 0.70%［与现行版《中国药典》中的高良姜素含量限度一致］。

中国香港中药材标准含量限度计算方法如下：

$$x + t_{\alpha, n-1}\left(\frac{s}{\sqrt{n}}\right) + \mathrm{MU} \tag{式 7-1}$$

上式中，$x$ 为平均值；$\alpha$ 为置信水平；$t$ 为分布值；$s$ 为标准偏差；$n$ 为样品数；$n-1$ 为自由度；$MU$ 为不确定度。

逸出值（Outlier）计算：

结合 $Q$ test（95% 置信区间），根据公式 7-2 进行计算：

$$Q_{\mathrm{calculated}} = \frac{\left|X_{可疑} - X_{相邻}\right|}{X_{最大} - X_{最小}} \tag{式 7-2}$$

根据 $Q$ 检验法，如果 $Q_{\mathrm{calculated}} > Q_{\mathrm{table}}$，该批次样品含量值属于逸出值，限度计算过程中去除该批次含量数值。

6）标准提升建议：对《中国药典》（2020 年版）高良姜质量标准修订建议：一是以甲醇提取物代替原标准中鉴别项（2）挥发油，采用低毒展开溶剂代替原标准中鉴别项（2）的毒性甲苯展开系统，分别采用 10% 硫酸乙醇溶液及 0.04% DPPH 溶液显色以分别表征高良姜化学特征和抗氧化活性；二是以超声提取代替原标准含量测定中加热回流提取，采取 HPLC-DAD 或 HPLC-CAD 测定高良姜中二苯基庚烷 A 和高良姜素含量，并确定含量限度分别不得低于 0.85% 和 0.70%。

**知识链接 7-2：** 欧洲药典 – 钩藤标准

### （二）桑枝总生物碱提取物

桑枝总生物碱及其片剂，由中国医学科学院药物研究所刘玉玲教授团队领衔研发，2020 年 3 月获国家药品监督管理局批准上市，按 2020 年注册分类为"中药 1.2 类"。

桑枝总生物碱是桑科植物桑 *Morus alba* L. 的新鲜茎枝为原料，经提取、分离、富集、精制得到的有效部位提取物，总生物碱占比 60% 左右，主要由 1- 脱氧野尻霉素（1-DNJ）、荞麦碱（fagomine，FA）和 1,4- 二脱氧 -1,4- 亚氨基 -D- 阿拉伯糖醇（DAB）及其糖苷组成，其中，1-DNJ、FA、DAB 三个单体在总生物碱中的占比在 90% 以上。

提取物中，非生物碱组分占比约 40% 左右，主要为氨基酸、多糖、无机盐等。

生物碱组分和非生物碱组分的含量总和达提取物的 90% 以上。

**1. 桑枝总生物碱提取物质量标准**

（1）处方：鲜桑枝

（2）制法：略。

（3）性状：本品为棕黄色至棕褐色粉末或块状物，易吸潮。

（4）鉴别

取本品适量，加水制成每 1 mL 中约含桑枝总生物碱 1 mg 的溶液，滤过，取续滤液 5 mL，加碘试液 5 滴，不发生沉淀。再加稀盐酸 3 滴，放置，生成红棕色沉淀。沉淀应在稍过量的氢氧化钠试液中溶解。

取本品，照［含量测定］项下方法试验，供试品色谱图中，应呈现与 1- 脱氧野尻霉素对照品色谱峰保留时间一致的色谱峰。

（5）检查

1）干燥失重：取本品，在 80℃减压干燥至恒重，减失重量不得过 10.0%（通则 0831）。

2）酸不溶性灰分：不得超过 2.0%（通则 2302）。

3）树脂残留：正己烷、甲基环己烷、二乙烯苯、甲苯和苯　取本品约 1.25 g，精密称定，置于 25 mL 量瓶中，加入 60% *N*,*N*- 二甲基甲酰胺水溶液 15 mL，振摇超声约 1 min 使分散，再超声 10 min，加 60% *N*,*N*- 二甲基甲酰胺水溶液稀释至刻度，摇匀，作为供试品溶液。另取正己烷、甲基环己烷、二乙烯苯、甲苯和苯对照品适量，精密称定，加 *N*,*N*- 二甲基甲酰胺制成每 1 mL 中含正己烷、甲基环己烷、二乙烯苯、甲苯各 2 mg 及含苯 200 μg 的混合溶液。精密量取混合溶液 1 mL，置于 100 mL 量瓶中，加 60% *N*,*N*- 二甲基甲酰胺水溶液稀释至刻度，摇匀，作为对照品储备液。取本品约 1.25 g，精密称定，置于 25 mL 量瓶中，加入 60% *N*,*N*- 二甲基甲酰胺水溶液 15 mL，振摇超声约 1 min 使分散，再超声 10 min，加入对照品储备液 1.25 mL，用 60% *N*,*N*- 二甲基甲酰胺水溶液稀释至刻度，摇匀，作为对照品溶液。精密量取供试品溶液与对照品溶液各 10 mL，分别置于 20 mL 顶空瓶中，密封瓶口。照残留溶剂测定法（通则 0861 第二法）测定，以 6% 氰丙基苯基 –94% 二甲基聚硅氧烷（或极性相近）为固定相的毛细管柱（DB–624，柱长为 30 m，内径为 0.32 mm，膜厚度为 1.8 μm）；柱温为程序升温，初始温度为 40℃，保持 10 min，再以每分钟 6℃的速率升温至 200℃，保持 5 min；用氢火焰离子化检测器（FID）检测，检测器温度为 240℃，进样口温度为 220℃；载气为氮气，流速为每分钟 1.0 mL。顶空进样，顶空瓶平衡温度为 85℃，平衡时间为 30 min；分流比为 10：1。理论板数分别按正己烷峰、甲基环己烷峰、二乙烯苯峰、甲苯峰、苯峰计算均应不低于 5 000。分别精密吸取对照品溶液与供试品溶液的顶空气体各 1 mL，注入气相色谱仪，记录色谱图，按标准溶液加入法以峰面积计算，正己烷、甲基环己烷、二乙烯苯、甲苯均不得过 0.002%，苯不得过 0.000 2%。

二甲苯和苯乙烯　取本品约 1.25 g，精密称定，置于 25 mL 量瓶中，加 50% *N*,*N*- 二甲基甲酰胺水溶液 15 mL，振摇超声约 1 min 使分散，再超声 10 min，加 50% *N*,*N*- 二甲基甲酰胺水溶液稀释至刻度，摇匀，作为供试品溶液。另取二甲苯和苯乙烯对照品适量，精密称定，加 50% *N*,*N*- 二甲基甲酰胺水溶液稀释成每 1 mL 中含二甲苯和苯乙烯各 20 μg 的溶液，作为对照品储备液。取本品约 1.25 g，精密称定，置于 25 mL 量瓶中，加入 50% *N*,*N*- 二甲基甲酰胺水溶液 15 mL，振摇超声约 1 min 使分散，再超声 10 min，加入对照品储备液 1.25 mL，用 50% *N*,*N*- 二甲基甲酰胺水溶液稀释至刻度，摇匀，作为对照品溶液。精密量取供试品溶液与对照品溶液各 10 mL，分别置于 20 mL 顶空瓶中，密封瓶口。照残留溶剂测定法（通则 0861 第二法）测定，以聚乙二醇为固定相的毛细管柱（DB–WAX，柱长为 30 m，内径为 0.32 mm，膜厚度为 0.25 μm）；柱温为程序升温，初始温度为 30℃，保持 15 min，以每分钟 8℃的速率升温至 150℃，保持 7 min，再以每分钟 40℃的速率升温至 230℃，保持 2 min；用氢火焰离子化检测器（FID）检测，检测器温度为 240℃，进样口温度为 220℃；载气为氮气，流速为每分钟 0.5 mL。顶空进样，顶空瓶平衡温度为 85℃，平衡时间为 30 min；分流比为 1：1。理论板数分别按二甲苯峰、苯乙烯峰计算均应不低于 5 000。分别精密吸取对照品溶液与供试品溶液的顶空气体各 1 mL，注入气相色谱仪，记录色谱图，按标准溶液加入法以峰面积计算，二甲苯和苯乙烯均不得过0.002%。

4）重金属：取本品1.0 g，依法检查（通则0821第二法），含重金属不得过10 mg/kg。

5）微生物限度：取本品10 g，用pH 7.0无菌氯化钠–蛋白胨缓冲液制成1∶10的供试液。取1∶10供试液适量，用pH 7.0无菌氯化钠–蛋白胨缓冲液制成1∶20的供试液。取1∶20的供试液，依法检查（通则1105平皿法–倾注法），每1 g供试品中，需氧菌总数不得过$10^3$ cfu。取1∶10的供试液，依法检查（通则1105平皿法–倾注法），每1 g供试品中，霉菌和酵母菌总数不得过$10^2$ cfu。取1∶10的供试液10 mL，接种至100 mL胰酪大豆胨液体培养基中，依法检查（通则1106），每1 g供试品中，不得检出大肠埃希菌。

（6）含量测定：按照高效液相色谱法（通则0512）测定。

1）色谱条件与系统适用性试验：以十八烷基硅烷键合硅胶为填充剂；以乙腈为流动相A，以柠檬酸盐缓冲液（取柠檬酸三钠22.1 g，加水800 mL使溶解，用磷酸调节pH至4.2±0.2，再加水稀释至1 000 mL，混匀）为流动相B，按下表中的规定进行梯度洗脱；柱温32±2℃；流速为每分钟1.5 mL；检测波长为264 nm。理论板数按1–脱氧野尻霉素峰计算应不低于5 000。

表7-2　梯度洗脱程序

| 时间/min | 流动相A/% | 流动相B/% |
|---|---|---|
| 0~22 | 25→52.5 | 75→47.5 |
| 22~22.01 | 52.5→62.5 | 47.5→37.5 |
| 22.01~38 | 62.5 | 37.5 |
| 38~38.01 | 62.5→25 | 37.5→75 |
| 38.01~43 | 25 | 75 |

2）对照品溶液的制备：取1–脱氧野尻霉素对照品适量，精密称定，加水制成每1 mL含0.1 mg的溶液，作为对照品溶液。另取精氨酸对照品适量，加水制成每1 mL含0.02 mg的溶液，作为定位用对照溶液。

3）供试品溶液的制备：取本品适量，研细，取约100 mg，精密称定，置50 mL量瓶中，加水约40 mL，超声处理（功率500 W，频率40 kHz）20 min，放冷至室温，加水稀释至刻度，摇匀，滤过，精密量取续滤液1 mL，置10 mL量瓶中，加水稀释至刻度，摇匀，即得。

4）测定法：分别精密量取对照品溶液、定位用对照溶液和供试品溶液各1 mL，置具塞试管中，精密加入200 mmol/L碳酸氢钠溶液1 mL，摇匀，再精密加入5 mmol/L 9–氯甲酸芴甲酯（FMOC–Cl）丙酮溶液（临用前配制）2 mL，摇匀，置30℃水浴加热30 min，立即精密加入0.1%乙酸溶液4 mL，强力振摇，滤过。分别精密吸取上述三种续滤液各10 μL，注入液相色谱仪，在供试品色谱图中，记录与对照品主峰保留时间一致的色谱峰，按外标法以峰面积计算，即得供试品中1–脱氧野尻霉素的含量；记录与1–脱氧野尻霉素相对保留时间为0.5~1.4之间的色谱峰（扣除精氨酸色谱峰），按外标法以峰面积之和计算，即得供试品中桑枝总生物碱的含量（以1–脱氧野尻霉素计）。

本品按干燥品计，含桑枝总生物碱以1–脱氧野尻霉素（$C_6H_{13}NO_4$）计为50.0%~75.0%，含1–脱氧野尻霉素（$C_6H_{13}NO_4$）不得少于25.0%。

（7）贮藏：密封。

（8）制剂：桑枝总生物碱片。

**2. 桑枝总生物碱提取物质量标准的起草说明**

（1）名称：按"药材名称＋主要成分＋提取物"进行命名。

（2）性状：根据临床研究期间制备的 10 余批中试样品，外观均为棕黄色至棕褐色粉末或块状物，样品易吸潮。

（3）鉴别：参照临床质量标准方法，分别对样品的颜色反应和 HPLC 保留时间进行了考察。

1）颜色反应：本品活性成分为一组亲水性的多羟基生物碱及其苷类，利用生物碱的酸性水溶液可与生物碱沉淀试剂作用的原理，对供试品颜色反应进行了考察，结果表明，各批供试品均呈正反应，因此，可作为桑枝总生物碱的定性鉴别实验。

2）HPLC 保留时间：参考临床前研究资料中桑枝总生物碱的质量标准草案，采用 HPLC 保留时间法作为鉴别方法。取 Ⅰ、Ⅱ、Ⅲ 期临床样品以及工艺验证和申报注册不同阶段的桑枝总生物碱样品，进行 HPLC 测定，含量测定项下记录的色谱图中，供试品检出一组活性成分色谱峰，其中含量最高的色谱峰的保留时间与 1- 脱氧野尻霉素对照品的保留时间一致，因此，HPLC 色谱法可用于定性鉴别。

（4）检查：按《中国药典》通则对水分（干燥失重）、酸不溶性灰分、微生物及重金属进行限量（或限度）检查。

根据总生物碱制备工艺，建立了气相色谱方法用于 7 种溶剂的树脂残留测定，临床前研究样品、临床试验用样品以及工艺验证的多批次样品的跟踪检测结果表明，苯均未超过 2 mg/kg，正己烷、甲基环己烷、甲苯、二乙烯苯、二甲苯和苯乙烯均未超过 20 mg/kg。故将树脂残留订入质量标准，苯不得过 0.000 2%，正己烷、甲基环己烷、二乙烯苯、甲苯、二甲苯和苯乙烯均不得过 0.002%。

（5）含量测定：由于桑枝中所含的生物碱结构为多羟基生物碱及其糖苷，极性大且无特征紫外吸收，受提取物中多糖、氨基酸、黄酮和无机盐等多种成分的干扰，非衍生化的方法专属性较差，难以对一组生物碱成分进行准确定量。柱前衍生化 HPLC-UV 法专属性强，灵敏度高，以 1- 脱氧野尻霉素为对照，建立桑枝总生物碱的定量方法。

分析方法的验证内容包括系统适用性、线性范围、专属性、稳定性、精密度、准确度和耐用性等，结果均符合规定。

样品含量测定：分别精密量取对照品溶液、定位用对照溶液和供试品溶液各 1 mL，置具塞试管中，精密加入 200 mmol/L 碳酸氢钠溶液 1 mL，摇匀，再精密加入 5 mmol/L 9- 氯甲酸芴甲酯（FMOC-Cl）丙酮溶液（临用前配制）2 mL，摇匀，置 30℃ 水浴加热 30 min，立即精密加入 0.1% 乙酸溶液 4 mL，强力振摇，滤过。分别精密吸取上述三种续滤液各 10 μL，注入液相色谱仪，在供试品色谱图（图 7-5）中，记录与对照品主峰保留时间一致的色谱峰，按外标法以峰面积计算，即得供试品中 1- 脱氧野尻霉素的含量；记录与 1- 脱氧野尻霉素相对保留时间为 0.5 ~ 1.4 的色谱峰（扣除精氨酸色谱峰），按外标法以峰面积之和计算，即得供试品中桑枝总生物碱的含量（以 1- 脱氧野尻霉素计）。

桑枝总生物碱提取物中，1- 脱氧野尻霉素（1-DNJ）含量最高且活性最强，因此，以 1- 脱氧野尻霉素作为含量测定的对照品。

流动相 pH 选择：在含量测定方法学的耐用性考察中，对 3 个不同流动相 pH（4.00、4.30、4.60）进行了供试品含量测定，结果表明 RSD 均小于 1%。据此，将流动相的 pH 由确定为"4.2 ± 0.2"。

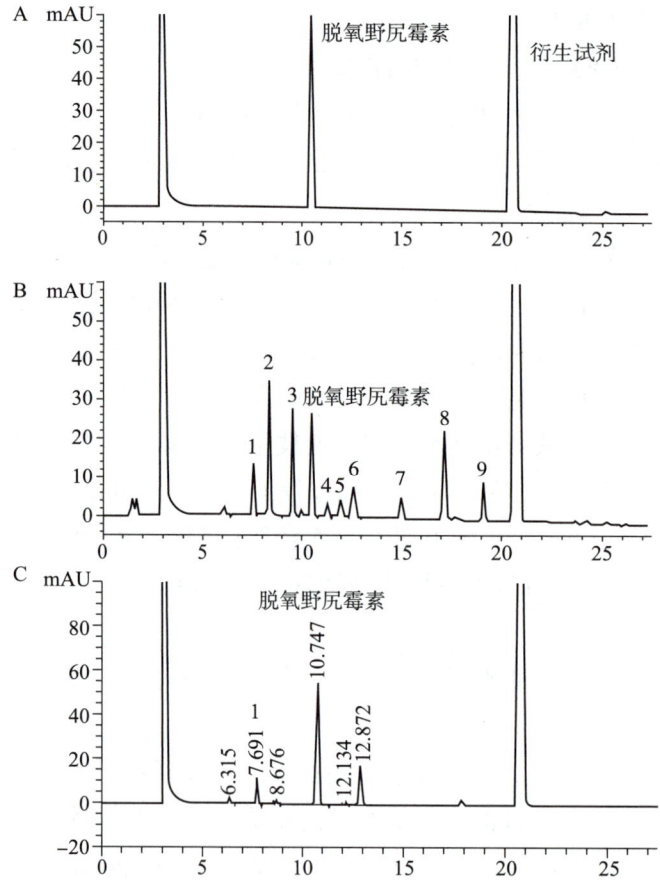

图 7-5　桑枝总生物碱提取物柱前衍生化 –HPLC 色谱图

A. 脱氧野尻霉素对照品色谱图；B. 氨基酸与生物碱混合组分提取物的色谱图；C. 桑枝总生物碱提取物色谱图

1. 精氨酸（Arg）；2. 天冬酰胺（Asn）；3. 天冬氨酸（Asp）；4. 苏氨酸（Thr）；5. 甲脒氢碘酸盐（FAi）；

6. 1,4– 二脱氧 –1,4– 亚氨基 –D– 阿拉伯糖醇（DAB）；7. 丙氨酸（Ala）；8. 脯氨酸（Pro）；9. γ– 氨基丁酸（GAGB）

色谱峰积分时间和扣除方法：采用柱前衍生化 –HPLC 法对供试品进行含量测定，供试品可检出一组色谱峰，出峰时间在对照品相对保留时间的 0.57 ～ 1.2。据此，确定总生物碱含量计算的积分时间范围为对照品相对保留时间的 0.5 ～ 1.4，具体计算方法修订如下：

在供试品色谱图中，记录与对照品主峰保留时间一致的色谱峰，按外标法以峰面积计算，即得供试品中 1– 脱氧野尻霉素的含量；记录与 1– 脱氧野尻霉素相对保留时间为 0.5 ～ 1.4 的色谱峰的峰面积之和，扣除相对保留时间 0.71 ～ 0.74 的精氨酸色谱峰，按外标法计算，即得供试品中总生物碱的含量（以 1– 脱氧野尻霉素计）。

根据多批样品的测定结果，分别制定总生物碱含量限度以及 1– 脱氧野尻霉素单一成分含量限度，提取物中，总生物碱含量应控制在 50.0% ～ 75%（1– 脱氧野尻霉素计），1– 脱氧野尻霉素单一成分含量应不得低于 25.0%。

### （三）黄连配方颗粒

此处介绍的黄连配方颗粒质量标准是由中国药科大学李萍教授团队起草，收载于美国药典 –草药集（USP–HMC）。

**1. 黄连配方颗粒质量标准**　本品为毛茛科植物黄连 *Coptis chinensis* Franch. 的干燥根茎经

水煮提取、过滤、浓缩、制粒、包装等一系列加工工序制成的配方颗粒。起始植物原料与最终产品的比例在 8∶1 至 4∶1 之间。以干燥品计，本品含小檗碱（$C_{20}H_{18}NO_4$）不少于 15.0%，含总生物碱［非洲防己碱（$C_{20}H_{20}NO_4$）、药根碱（$C_{20}H_{20}NO_4$）、表小檗碱（$C_{20}H_{18}NO_4$）、黄连碱（$C_{19}H_{14}NO_4$）、巴马汀（$C_{21}H_{22}NO_4$）和小檗碱（$C_{20}H_{18}NO_4$）之和］不少于 25.0%。

标志成分：生物碱，主要包括非洲防己碱、药根碱、表小檗碱、黄连碱、巴马汀、小檗碱。

（1）鉴别

1）薄层色谱法

标准溶液 A：25 μg/mL 的 USP 盐酸黄连碱 RS 和 50 μg/mL 的 USP 盐酸小檗碱 RS 的甲醇溶液。超声溶解；标准溶液 B：1 mg/mL USP 黄连干燥提取物 RS 的甲醇溶液。超声处理 30 min，离心，并使用上清液。

样品溶液：1 mg/mL 黄连配方颗粒的甲醇溶液。超声处理 30 min，离心，并使用上清液。

色谱系统：见植物基原鉴别 <203>，薄层色谱法。

进样体积：5 μL，1 mm 条带；展开溶剂：二甲苯 – 乙酸乙酯 – 异丙醇 – 甲醇 – 水（20∶10∶5∶5∶1）。

分析：样品：标准溶液 A，标准溶液 B 及样品溶液。将样品以条带形式点于薄层板上，空气中干燥。置在没有滤纸的展开剂（前槽）和 25 mL 32% 氨水（后槽）饱和 20 min 的展开缸中展开，取出，干燥，置长波紫外光下观察。

系统适应性：标准溶液 A，从色谱图的底部到顶部，显示出小檗碱的绿色条带和黄连碱的黄色条带；标准溶液 B，从色谱图的底部到顶部的第一个 1/4 部分，非洲防己碱和药根碱显两条邻近、微弱深绿色条带；两个绿色条带，其中一个 $R_f$ 和颜色对应标准溶液 A 中为小檗碱（上），另一条带为巴马汀（下）；两条黄色条带，一条 $R_f$ 和颜色与标准溶液 A 中的黄连碱相对应，另一条（在小檗碱和黄连碱之间）为表小檗碱。

接受标准：样品溶液，从色谱图的底部到顶部，在第一个 1/4 部分，显示出两条邻近、微弱深绿色条带，$R_f$ 和颜色分别为对应标准溶液 B 中非洲防己碱和药根碱；两个绿色条带，一个 $R_f$ 和颜色对应标准溶液 A 和标准溶液 B 中小檗碱（上），另一条带 $R_f$ 和颜色对应标准溶液 B 中巴马汀（下）；两条黄色条带，一条对应标准溶液 A 和标准溶液 B 中的黄连碱，另一在小檗碱和黄连碱之间条带，其 $R_f$ 和颜色与标准溶液 B 中表小檗碱一致。黄连中表小檗碱和黄连碱条带强度相近（可以区分三角叶黄连 Coptis deltoidea C. Y. Cheng & P. K. Hsiao 和云南黄连 Coptis teeta Wall.，三角叶黄连中表小檗碱条带较黄连碱弱，云南黄连中表小檗碱条带更弱）。

2）HPLC 法

分析：按照含量测定项下方法。

接受标准：样品溶液中最强色谱峰和第二强色谱峰的保留时间分别与标准溶液 A 和标准溶液 B 中的小檗碱和黄连碱保留时间一致；样品溶液在小檗碱和黄连碱两峰之间较黄连碱低的色谱峰为巴马汀；黄连碱前面的三个相邻小峰分别对应标准溶液 B 中的非洲防己碱、药根碱和表小檗碱，三个小峰中，表小檗碱峰最大，可与三角叶黄连（药根碱最大，非洲防己碱和表小檗碱相近）和云南黄连（药根碱最大，但表小檗碱很小或检测不到）区别；色谱图中，非洲防己碱和小檗碱之间没有其他峰比非洲防己更大。

（2）含量测定

流动相：含 25.24 g/L 庚烷磺酸钠的 0.05 mol/L 磷酸二氢钾水溶液和乙腈的混合溶液

（64 : 36），用磷酸调节溶液 pH 至 4.0。

溶剂 1：甲醇 – 水（7 : 3）；溶剂 2：1% 盐酸甲醇溶液。

标准溶液 A：0.10 mg/mL USP 盐酸小檗碱 RS 和 0.05 mg/mL USP 盐酸黄连碱 RS 的甲醇溶液；标准溶液 B：取约 25 mg USP 黄连干燥提取物 RS 于 50 mL 量瓶中，加入 35 mL 溶剂 2，超声 30 min，冷却至室温，加水至刻度，混匀。

样品溶液：取相当于约 80 mg 黄连药材的黄连配方颗粒，精密称定，置 50 mL 量瓶中，加入 35 mL 溶剂 2，超声 30 min，冷却至室温，加水至刻度，混匀，进样前过 0.45 μm 或更小孔径的滤膜过滤，供分析。

色谱条件：检测波长：345 nm；色谱柱：4.6 mm×250 mm；5.0 μm，L1 型填充柱；柱温：室温；流速：0.5 mL/min；进样量：10 μL。

系统适用性要求：分离度：标准溶液 B 中非洲防己碱和药根碱，药根碱和表小檗碱均分别不小于 1.3；拖尾因子：标准溶液 A 中黄连碱和小檗碱均分别不大于 1.5；相对标准偏差：标准溶液 A 重复进样，黄连碱和小檗碱均不超过 2.0%。

色谱相似性：标准溶液 B 色谱图与所使用的 USP 黄连干燥提取物 RS 提供的参照色谱图相似。

分析：样品：标准溶液 A、标准溶液 B 和供试品溶液

利用标准溶液 A、标准溶液 B 和所使用的 USP 黄连干燥提取物 RS 提供的参照色谱图，鉴别供试品溶液中与非洲防己碱、药根碱、表小檗碱、黄连碱、巴马汀和小檗碱相对应的色谱峰。

以 USP 盐酸小檗碱 RS 中小檗碱为参照分别计算黄连配方颗粒中小檗碱、药根碱、非洲防己碱和巴马汀含量；以 USP 盐酸黄连碱 RS 中黄连碱为参照分别计算黄连碱和表小檗碱含量。计算公式见式 7-3。

$$含量\% = (r_U/r_S) \times c_s \times (V/W) \times 100 \qquad\text{（式 7-3）}$$

上式中，$r_U$ 为供试品溶液中相关分析物的峰面积，$r_S$ 为标准溶液 A 中小檗碱或黄连碱的峰面积，$c_s$ 为标准溶液 A 中 USP 小檗碱 RS 的小檗碱或 USP 盐酸黄连碱 RS 的黄连碱浓度（mg/mL），$V$ 为供试品溶液的体积（mL），$W$ 为制备供试品溶液时所用黄连配方颗粒的重量（mg），总季铵型原小檗碱类生物碱的含量为小檗碱、巴马汀、黄连碱、表小檗碱、药根碱和非洲防己碱的含量总和。

可接受标准：以干燥品计，总季铵型原小檗碱类生物碱含量 25.0% ~ 45.0%，小檗碱含量 14.0% ~ 25.0%。

**2. 黄连配方颗粒质量标准的起草说明**

（1）名称：本标准是为黄连配方颗粒制定的美国药典草药集标准，英文名取其药材名称 + 药用部位 + 制备方法 + 产品形式命名为 *Coptis chinensis* Rhizome Aqueous Dry Extract Granules。

（2）制法：略。

（3）样品收集：分别收集 A 公司饮片和传统汤剂各 15 批次，A、B、C 和 D 公司配方颗粒各 15、3、1 和 1 批次。

（4）饮片与传统汤剂质量相关性评价

应用标准建立的 HPTLC、HPLC 指纹图谱和 6 种季铵型原小檗碱类生物碱 HPLC 定量结果表明，15 批黄连饮片化学一致性较高。

应用标准建立的 HPTLC、HPLC 指纹图谱和 6 种季铵型原小檗碱类生物碱 HPLC 定量结果表

明，15 批黄连传统汤剂化学一致性较高。

TLC 结果显示，黄连饮片和传统汤剂 TLC 斑点一致，相似性好；15 批传统汤剂色谱图与饮片生成的对照色谱图相似度指数均大于 0.95，显示传统汤剂与饮片化学相关程度较高。

（5）汤剂提取率和转移率

A 公司提供了 15 批传统汤剂的提取比例。汤剂的转移率计算公式如下：

转移率 % = 传统汤剂中六种黄连生物碱的含量 / 饮片中六种黄连生物碱的含量 ×100

（式 7-4）

结果显示，15 批传统汤剂的提取率在 15.84% ～ 19.18%，平均为 17.90%。所有样本均符合"平均值 ±3SD"的标准，即 15.05% ～ 20.74%。此外，小檗碱转移率范围为 50.92% ～ 71.02%，六种黄连生物碱的总转移率在 49.88% ～ 70.60%，饮片中 6 种黄连生物碱向传统汤剂的转移率符合"平均值 ±3SD"。证明传统汤剂的提取率和转移率均符合标准，传统汤剂与饮片在化学上具有相关性。

（6）传统汤剂与配方颗粒的质量一致性评价

1）应用标准建立的 HPTLC 和 HPLC 指纹图谱分析，20 批黄连配方颗粒化学一致性较高；6 种季铵型原小檗碱类生物碱 HPLC 定量结果表明，除 1 个配方颗粒外，其余 19 批配方颗粒中 6 种黄连生物碱含量均在"平均值 ±3SD"可接受范围内，各批次配方颗粒化学成分基本一致。

2）生物碱转移率 % = 配方颗粒中六种黄连生物碱的含量 / 传统汤剂中六种黄连生物碱的含量 ×100

（式 7-5）

结果：小檗碱的转移率范围为 36.72% ～ 109.24%，六种黄连生物碱的总转移率在 34.65% ～ 107.67%。传统汤剂中 6 种黄连生物碱向配方颗粒的转移率符合"平均值 ±3SD"。证明传统汤剂和配方颗粒在化学上是相关的。

3）TLC 结果显示，传统汤剂和配方颗粒之间的化学一致性好；20 批配方颗粒色谱图与传统汤剂生成的对照色谱图相似度指数均大于 0.95，显示配方颗粒与传统汤剂化学一致性程度较高。

4）HPLC 法测定了 15 批传统汤剂和 20 批配方颗粒中 6 种黄连生物碱的含量。将 100 g 原料药（饮片）中黄连生物碱的相对含量（以 % 表示）换算为传统汤剂或颗粒中的绝对含量（以 g 表示）进行平行比较。

鉴于颗粒剂的制备过程会产生比传统汤剂更大的化学波动，化学一致性范围暂定扩大为"平均值 ±4SD"。具体而言，计算传统汤剂中分析物含量的平均值和标准差，并将其代入"平均值 ±4SD"以生成一致性范围。对制剂颗粒样品进行分析，判断所得含量是否在预设范围内。结果：20 批次配方颗粒中有 15 批次符合"平均值 ±4SD"标准。因此，该 15 批次配方颗粒样品的化学性质与传统汤剂一致。

5）植物化学和药理研究表明，黄连的活性成分是生物碱。在中医临床实践中，黄连常用于治疗细菌性痢疾、糖尿病等。现代药理研究表明，黄连具有显著的抑菌活性，尤其是对金黄色葡萄球菌的抑制作用。同时，黄连提取物及其主要成分小檗碱、表小檗碱等被认为具有显著的 α- 葡萄糖苷酶抑制作用。因此，选择抑菌和抑制 α- 葡萄糖苷酶的生物活性来评价生物一致性。结果与化学成分一致性相似，20 批黄连配方颗粒中有 15 批在抑菌、降糖生物活性方面与传统汤剂一致。

（7）配方颗粒质量分析结果

1）TLC 鉴别结果：如图 7-6。

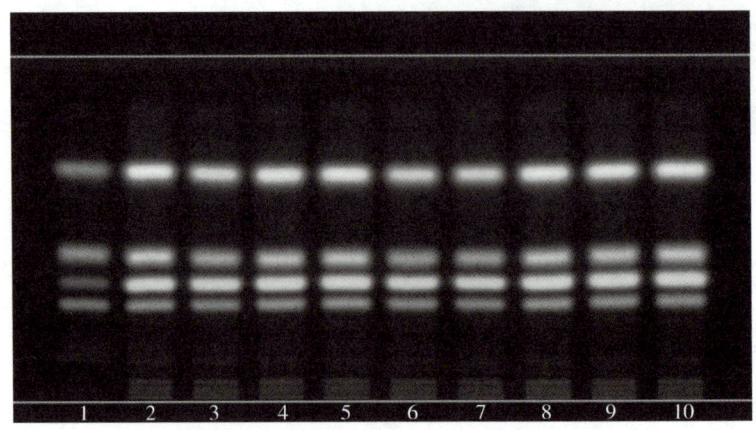

图 7-6　黄连配方颗粒部分样品 TLC 图

1. 标准溶液 A；2. 标准溶液 B；3 ~ 10. 样品

2）HPLC 指纹图谱

分析结果如图 7-7。

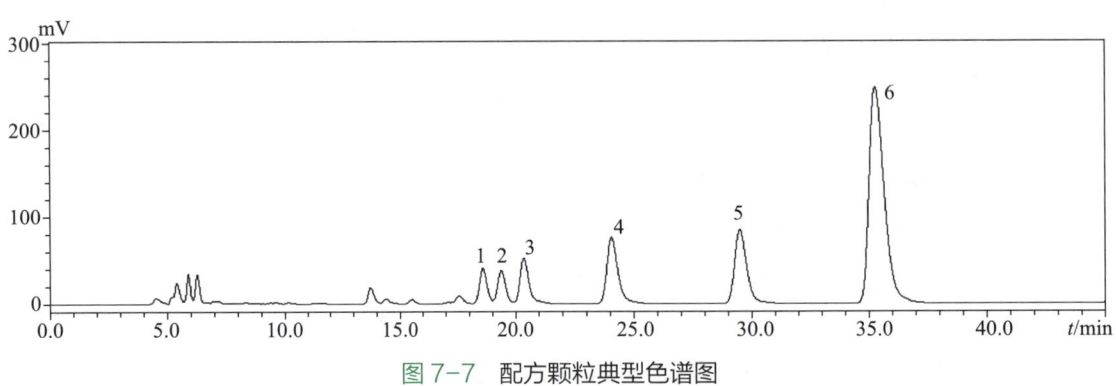

图 7-7　配方颗粒典型色谱图

1. 非洲防己碱；2. 药根碱；3. 表小檗碱；4. 黄连碱；5. 巴马汀；6. 小檗碱

3）含量测定：综合 20 批次配方颗粒 6 种生物碱含量测定结果，制定含量可接受标准。考虑到配方颗粒可接受标准的适用性，提出了总生物碱含量。由此确定可接收标准：以干燥品计，总季铵型原小檗碱类生物碱［非洲防己碱（$C_{20}H_{20}NO_4$）、药根碱（$C_{20}H_{20}NO_4$）、表小檗碱（$C_{20}H_{18}NO_4$）、黄连碱（$C_{19}H_{14}NO_4$）、巴马汀（$C_{21}H_{22}NO_4$）和小檗碱（$C_{20}H_{18}NO_4$）］之和含量 25.0% ~ 45.0%，小檗碱含量 14.0% ~ 25.0%。

注：小檗碱、药根碱、非洲防己碱和巴马汀的相对校正因子相似，因此所有这些生物碱含量均可按小檗碱进行计算。表小檗碱和黄连碱的相对校正因子相似，因此这两种生物碱含量可按黄连碱进行计算。

### （四）银翘清热片

银翘清热片是在临床经验方基础上研制的中药创新药，也是按 2020 年注册分类首个获批上市的 1.1 类中药新药，用于外感风热型普通感冒的治疗。

**1. 银翘清热片质量标准**

（1）处方：金银花 200 g，葛根 150 g，连翘 200 g，知母 150 g，牛蒡子 120 g，薄荷 120 g，

板蓝根 120 g，升麻 100 g，蝉蜕 60 g。

（2）制法：略。

（3）性状：本品为薄膜衣片，除去薄膜衣后显黄棕色至深棕色；气香，味苦。

（4）鉴别

1）取本品 10 片，研细，加水 40 mL，超声处理 30 min，滤过，滤液用乙酸乙酯振摇提取 3 次，每次 20 mL，合并乙酸乙酯液，蒸干，残渣加甲醇 2 mL 使溶解，作为供试品溶液。另取金银花对照药材 2 g，加水 20 mL，超声处理 30 min，滤过，滤液用乙酸乙酯振摇提取 3 次，每次 10 mL，合并乙酸乙酯液，蒸干，残渣加甲醇 1 mL 使溶解，作为对照药材溶液。照薄层色谱法（通则 0502）试验，吸取对照药材溶液 10 μL、供试品溶液 2 μL，分别点于同一硅胶 G 薄层板上，以乙酸丁酯－甲酸－水（5∶1∶1）的上层溶液为展开剂，预平衡 30 min，展开，取出，晾干，喷以三氯化铁试液，日光下检视。供试品色谱中，在与对照药材色谱相应的位置上，显相同颜色的斑点。

2）取本品 6 片，研细，加热水 5 mL 使分散，加于已处理好的聚酰胺柱（聚酰胺 5 g，14～30 目，柱内径 15 mm），用水 50 mL 洗脱，弃去水洗液，再用 40% 乙醇 30 mL 洗脱，收集 40% 乙醇洗脱液，蒸干，残渣加乙醇 2 mL 使溶解，作为供试品溶液。另取葛根素对照品，加甲醇制成每 1 mL 含 0.8 mg 的溶液，作为对照品溶液。照薄层色谱法（通则 0502）试验，吸取上述两种溶液各 3 μL，分别点于同一硅胶 G 薄层板上，以三氯甲烷－甲醇－水（28∶10∶1）为展开剂，展开，取出，晾干，置紫外灯（365 nm）下检视。供试品色谱中，在与对照品色谱相应的位置上，显相同颜色的荧光斑点。

3）取本品 10 片，研细，加乙酸乙酯 25 mL，超声处理 30 min，滤过，滤液蒸干，残渣加甲醇 1 mL 使溶解，作为供试品溶液。另取连翘对照药材 0.5 g，加水 25 mL，超声处理 30 min，滤过，滤液用石油醚（30～60℃）洗涤 2 次，每次 20 mL，弃去石油醚液，水液用乙酸乙酯振摇提取 2 次，每次 25 mL，合并乙酸乙酯液，挥干溶剂，残渣加 1 mL 甲醇使溶解，作为对照药材溶液。照薄层色谱法（通则 0502）试验，吸取对照药材溶液 5～10 μL、供试品溶液 10～20 μL，分别点于同一硅胶 G 薄层板上，以三氯甲烷－甲醇（6∶1）为展开剂，展开，取出，晾干，喷以乙醇制硫酸试液，105℃加热至斑点显色清晰，日光下检视。供试品色谱中，在与对照药材色谱相应的位置上，显相同颜色的斑点。

4）取本品 6 片，研细，分别加水、三氯甲烷、盐酸各 30 mL、30 mL、1 mL，加热回流 1 h，放冷，分取三氯甲烷层，回收溶剂至干，残渣加乙酸乙酯 1 mL 使溶解，作为供试品溶液。另取牛蒡子对照药材 0.5 g，同法制成对照药材溶液。照薄层色谱法（通则 0502）试验，分别吸取上述两种溶液各 5 μL，分别点于同一硅胶 G 薄层板上，以环己烷－乙酸乙酯－冰乙酸（4∶5∶1）为展开剂，展开，取出，晾干，喷以 9% 三氯化铁乙醇溶液，105℃加热至斑点显色清晰，日光下检视。供试品色谱中，在与对照药材色谱相应的位置上，显相同颜色的斑点。

5）取本品 10 片，研细，加无水乙醇 30 mL，超声提取 30 min，滤过，滤液蒸干，残渣加甲醇 2 mL 使溶解，作为供试品溶液。另取异阿魏酸对照品，加乙醇制成每 1 mL 含 0.5 mg 的溶液，作为对照品溶液。照薄层色谱法（通则 0502）试验（试验环境相对湿度不高于 60%），吸取上述两种溶液各 1 μL，分别点于同一硅胶 G 薄层板上，以三氯甲烷－乙酸乙酯－甲酸（5∶4∶1）为展开剂，展开，取出，晾干，置紫外灯（365 nm）下检视。供试品色谱中，在与对照品色谱相应的位置上，显相同颜色的荧光斑点。

6）取本品 5 片，研细，加水 25 mL，超声处理 30 min，离心，取上清液用水饱和正丁醇振摇提取 2 次，每次 25 mL，合并正丁醇液，用氨试液洗涤 2 次，每次 25 mL，弃去氨试液，正丁醇液蒸干，残渣加甲醇 5 mL 使溶解，作为供试品溶液。另取知母对照药材 0.5 g，同法制成对照药材溶液。再取知母皂苷 B Ⅱ 对照品，加甲醇制成每 1 mL 含 1 mg 的溶液，作为对照品溶液。照薄层色谱法（通则 0502）试验，分别吸取上述三种溶液各 3 μL，分别点于同一硅胶 G 薄层板上，以正丁醇 – 冰乙酸 – 水（4∶1∶5）的上层溶液为展开剂，展开，取出，晾干，喷以 5% 香草醛乙醇制硫酸试液，在 105℃ 加热至斑点显色清晰，日光下检视。供试品色谱中，在与对照药材色谱和对照品色谱相应的位置上，显相同颜色的斑点。

（5）检查：应符合片剂项下有关的各项规定（通则 0101）。

（6）含量测定

1）葛根：照高效液相色谱法（通则 0512）测定。

色谱条件与系统适应性试验：以十八烷基硅烷键合硅胶为填充剂，以甲醇 – 水（25∶75）为流动相；检测波长为 250 nm。理论板数按葛根素峰计算应不低于 2 500。

对照品溶液的制备：取葛根素对照品适量，精密称定，加 25% 甲醇制成每 1 mL 含 30 μg 的溶液，即得。

供试品溶液的制备：取本品 20 片，精密称定，研细，取约 0.2 g，精密称定，置具塞锥形瓶中，精密加入 25% 甲醇 25 mL，密塞，称定重量，超声处理（40 kHz，250 W）20 min，放冷，再称定重量，用 25% 甲醇补足减失的重量，摇匀，滤过，取续滤液，即得。

测定法：分别精密吸取对照品溶液与供试品溶液各 10 μL，注入液相色谱仪，测定，即得。

本品每片含葛根以葛根素（$C_{21}H_{20}O_9$）计，应为 2.1 ~ 4.2 mg。

2）金银花、牛蒡子：照高效液相色谱法（通则 0512）测定。

色谱条件与系统适应性试验：以十八烷基硅烷键合硅胶为填充剂；以乙腈 –0.1% 磷酸溶液（10∶90）为流动相；检测波长为 327 nm。理论板数按绿原酸峰计算应不低于 5 000。

对照品溶液的制备：取绿原酸对照品适量，精密称定，置棕色量瓶中，加 50% 甲醇制成每 1 mL 含 40 μg 的溶液，即得。

供试品溶液的制备：取本品 20 片，精密称定，研细，取约 0.2 g，精密称定，置具塞锥形瓶中，精密加入 50% 甲醇 25 mL，密塞，称定重量，超声处理（40 kHz，250 W）30 min，放冷，再称定重量，用 50% 甲醇补足减失的重量，摇匀，滤过，取续滤液，即得。

测定法：分别精密吸取对照品溶液与供试品溶液各 10 μL，注入液相色谱仪，测定，即得。

本品每片含金银花与牛蒡子以绿原酸（$C_{16}H_{18}O_9$）计，应为 0.90 ~ 1.60 mg。

3）连翘、牛蒡子：照高效液相色谱法（通则 0512）测定。

色谱条件与系统适应性试验：以十八烷基硅烷键合硅胶为填充剂；乙腈 – 水（26∶74）为流动相；检测波长为 228 nm。理论板数按连翘苷峰计算应不低于 5 000。

对照品溶液的制备：取连翘苷对照品、牛蒡苷对照品适量，精密称定，分别加甲醇制成每 1 mL 含连翘苷 10 μg，含牛蒡苷 150 μg 的混合溶液，即得。

供试品溶液的制备：取本品 20 片，精密称定，研细，取约 1 g，精密称定，置具塞锥形瓶中，精密加入甲醇 50 mL，密塞，称定重量，超声处理（40 kHz，250 W）20 min，放冷，再称定重量，用甲醇补足减失的重量，摇匀，滤过，取续滤液，即得。

测定法：分别精密吸取对照品溶液与供试品溶液各 10 μL，注入液相色谱仪，测定，即得。

本品每片含连翘以连翘苷（$C_{27}H_{34}O_{11}$）计，应为 0.16 ~ 0.30 mg。每片含牛蒡子以牛蒡苷（$C_{27}H_{34}O_{11}$）计，应为 2.6 ~ 4.8 mg。

（7）功能与主治：辛凉解表，清热解毒。用于外感风热型普通感冒，症见发热、咽痛、恶风、鼻塞、流涕、头痛、全身酸痛、汗出、咳嗽、口干，舌红，脉数等。

（8）用法与用量：口服。一日 3 次，一次 4 片。

（9）规格：每片重 0.36 g（相当于饮片 1.22 g）。

（10）贮藏：密封。

**2. 银翘清热片质量标准起草说明**　本品质量标准研究主要分为两个阶段。申请临床研究时，针对君药金银花、葛根；臣药连翘；佐药牛蒡子、升麻建立了专属的薄层鉴别，并对君药葛根建立了专属成分葛根素的含量测定，用于控制临床研究用药品的质量。临床研究期间，结合处方工艺路线及处方药味的君臣佐使，对质量标准进行了更加深入的研究，增加君药金银花中指标成分绿原酸的含量测定，增加了连翘、薄荷水提工艺路线中成药连翘中连翘苷的含量测定，增加了佐药牛蒡子中牛蒡苷的含量测定；增加知母薄层鉴别。

质量标准实现不同工艺路线均进行了含量测定控制，君药均进行了含量测定控制，臣药、佐药均有药味进行了含量测定控制。

（1）名称：以金银花、连翘为代表，取该方祛风清热，发表解肌的方意，整合酷热伏燥隐喻病因和剂型特点命名为银翘清热片。

（2）处方：银翘清热片处方是由中国工程院院士王永炎教授在温病学派的代表人物、清末名医沈汉卿的《温热经解》中的著名方剂银翘败毒汤基础上加减化裁而来，考虑临床常用祛风清热方透表解肌之力不强，以至于方药起效较慢，易大寒之石膏为知母，取知母性苦微咸，清肺肾蕴热并可"坚阴"卫气出下焦而实上焦司开合的作用，为本方创新之处；同时去原方中特别针对温疹的马勃（清热止血）和僵蚕（祛风止痒），加入轻清宣透的薄荷和解表升浮的升麻，加强透表解肌之力。全方既具有祛风清热，发表解肌，又具有清泻肺热，利咽止痛，泻火解毒，止咳化痰的功效，治疗外感风热型普通感冒效专力强。

（3）性状：根据本品多批次制剂的实际性状，制定本品性状，本品为薄膜衣片，除去薄膜衣后显黄棕色至深棕色；气香，味苦。

（4）鉴别

1）金银花的薄层色谱鉴别（图 7-8）：金银花中含有机酸、环烯醚萜类及少量的挥发油和黄酮类等成分，薄层鉴别主要针对中等极性化合物进行开发，采用乙酸乙酯为溶剂，三氯化铁试液为显色剂，经专属性考察及不同温度、湿度，不同点样量，不同厂家薄层板耐用性考察，结果专属性良好，耐用性佳，列入质量标准。

2）葛根的薄层色谱鉴别（图 7-9）：葛根主要含碳水化合物、黄酮类物质等，薄层鉴别以黄酮类化合物葛根素为对照物质展开试验考察，经专属性考察及不同温度、湿度，不同点样量，不同厂家薄层板耐用性考察，结果专属性及耐用性良好，列入质量标准。

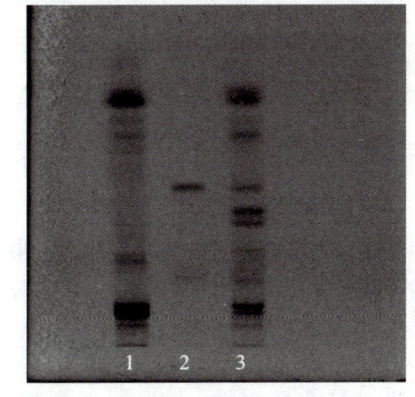

图 7-8　银翘清热片金银花鉴别 TLC 图
1. 缺金银花阴性制剂；2. 金银花对照药材；3. 银翘清热片

3）连翘的薄层色谱鉴别（图7-10）：连翘中的化学成分主要有挥发油类、苯乙醇苷类、木脂素类和三萜类物质，还含有少量的黄酮和酚酸类物质。薄层鉴别采用连翘对照药材为参照，对照药材以石油醚除去小极性成分的化合物后，以乙酸乙酯为提取溶剂，以乙醇制硫酸试液为显色剂，对连翘中的中等极性化合物进行鉴别研究，经系统的方法学考察，结果专属性及耐用性良好，列入质量标准。

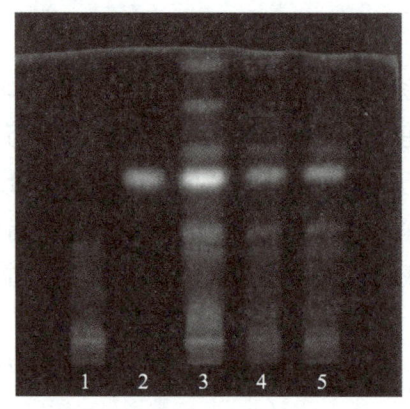

图 7-9  银翘清热片葛根鉴别 TLC 图

1. 缺葛根阴性制剂；2. 葛根素对照品；3～5. 银翘清热片

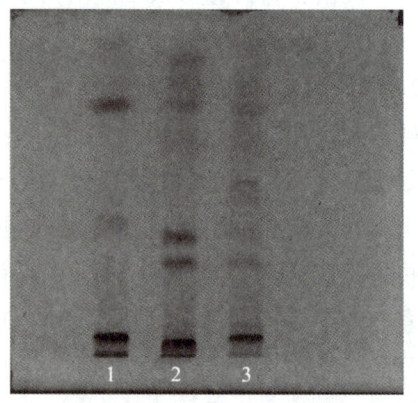

图 7-10  银翘清热片连翘鉴别 TLC 图

1. 缺连翘阴性制剂；2. 连翘对照药材；3. 银翘清热片

4）牛蒡子的薄层色谱鉴别（图7-11）：牛蒡子中含有大量木脂素类成分，代表性成分有牛蒡苷和牛蒡苷元。以牛蒡子对照药材为参照，供试品经过酸水解及三氯甲烷回流提取，针对苷元进行鉴别研究，经系统的方法学考察，结果专属性及耐用性良好，列入质量标准。

5）升麻的薄层色谱鉴别（图7-12）：升麻主要化学成分有环波罗蜜烷型三萜及其衍生物，阿魏酸、异阿魏酸等咖啡酸衍生物和色酮类化合物等，酚酸类化合物（阿魏酸、异阿魏酸等）具有抗炎、解热、镇痛、镇静抗氧化等作用。查阅文献，以异阿魏酸对照品、升麻对照药材为对照，对鉴别进行研究。经系统的方法学考察，以异阿魏酸对照品为参照，结果专属性及耐用性良好，列入质量标准。

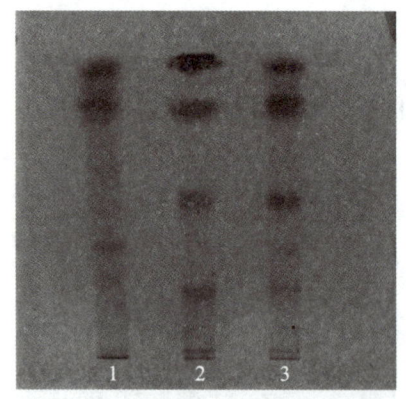

图 7-11  银翘清热片牛蒡子鉴别 TLC 图

1. 缺牛蒡子阴性制剂；2. 牛蒡子对照药材；3. 银翘清热片

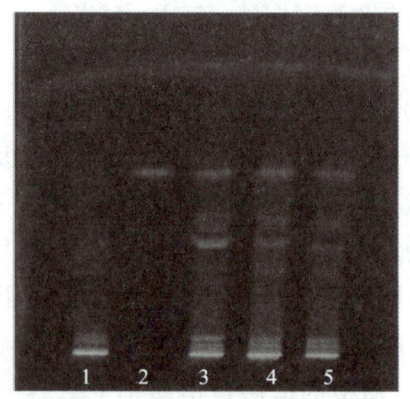

图 7-12  银翘清热片升麻鉴别 TLC 图

1. 缺升麻阴性制剂；2. 异阿魏酸对照品；3～5. 银翘清热片

6）知母的薄层色谱鉴别（图7-13）：知母根茎主要以皂苷类成分为主，针对皂苷类成分开展制备供试品方法考察，并以5%香草醛乙醇制硫酸试液为显色剂，以知母皂苷 B II 为主的皂苷类成分进行鉴别研究，经专属性考察及不同温度、湿度，不同点样量，不同厂家薄层板耐用性考察，结果专属性良好，耐用性佳，列入质量标准。

7）板蓝根的薄层色谱鉴别：板蓝根作为本品的佐药之一，具有清热解毒，凉血利咽的功能。以精氨酸对照品、板蓝根对照药材为对照物质，进行考察。结果显示方法专属性不佳，故暂未列入质量标准。

（5）检查：申报临床前，对临床前研究的 5 批次样品进行了重金属及砷盐的检查，结果均符合要求。临床研究期间，采用 ICP-MS 对项目研究期间的十七批次样品进行了重金属及有害元素的分析，结果均远低于限度要求，本品药材选择及工艺生产过程能够保障重金属及有害元素的限量，故未将重金属及有害元素检查项纳入质量标准。其他检查项，按《中国药典》四部通则片剂项下有关的各项规定进行检查。

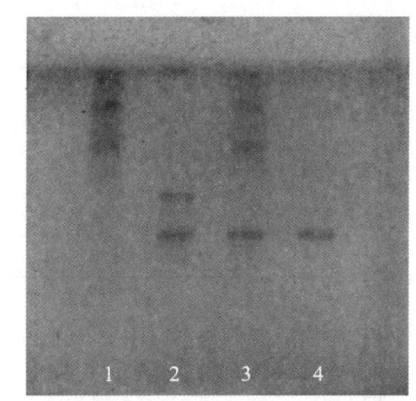

图 7-13　银翘清热片知母鉴别 TLC 图
1. 缺知母阴性制剂；2. 知母对照药材；
3. 银翘清热片；4. 知母皂苷 B II 对照品

（6）含量测定：本品具有辛凉解表，清热解毒的作用，用于风热型普通感冒，症见发热头痛，全身酸痛，鼻塞，流涕，咳嗽，咳痰，咽喉发痒，口干而渴，咽喉红肿疼痛，舌红，脉数等。方中金银花、葛根为君药，金银花中绿原酸、葛根中葛根素分别为《中国药典》中的质量控制指标，具有抗菌、抗病毒、抗炎等作用，且水提工艺转移率适中，故对葛根（以葛根素计）进行了含量测定，方中金银花及牛蒡子均含有绿原酸，但主要来源于金银花，故绿原酸的质量控制对金银花仍然具有较高的控制价值，故进行了绿原酸含量测定控制。

连翘为本方臣药，其中连翘苷为《中国药典》中药味的质量控制指标，其具有清热解毒、抗菌、抗病毒、抗炎等作用报道，且本方工艺中连翘、薄荷为一条提取工艺路线，为全面控制质

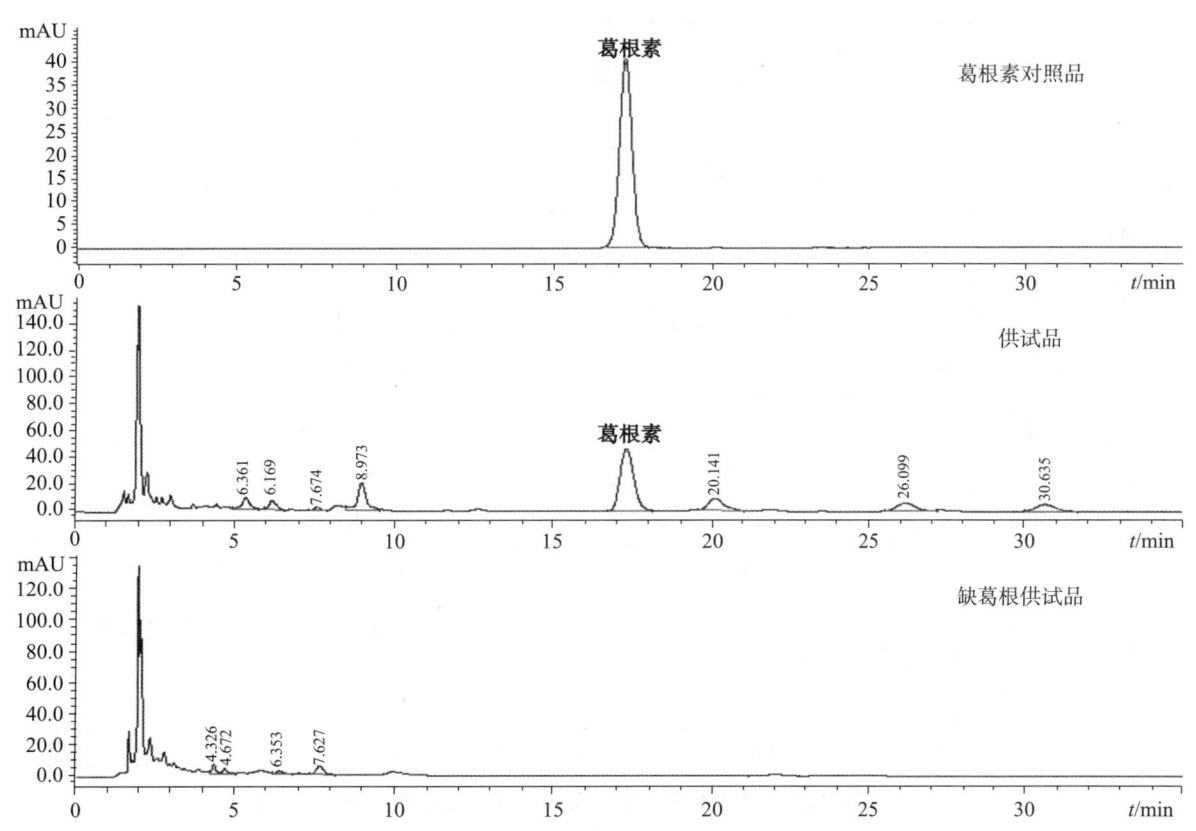

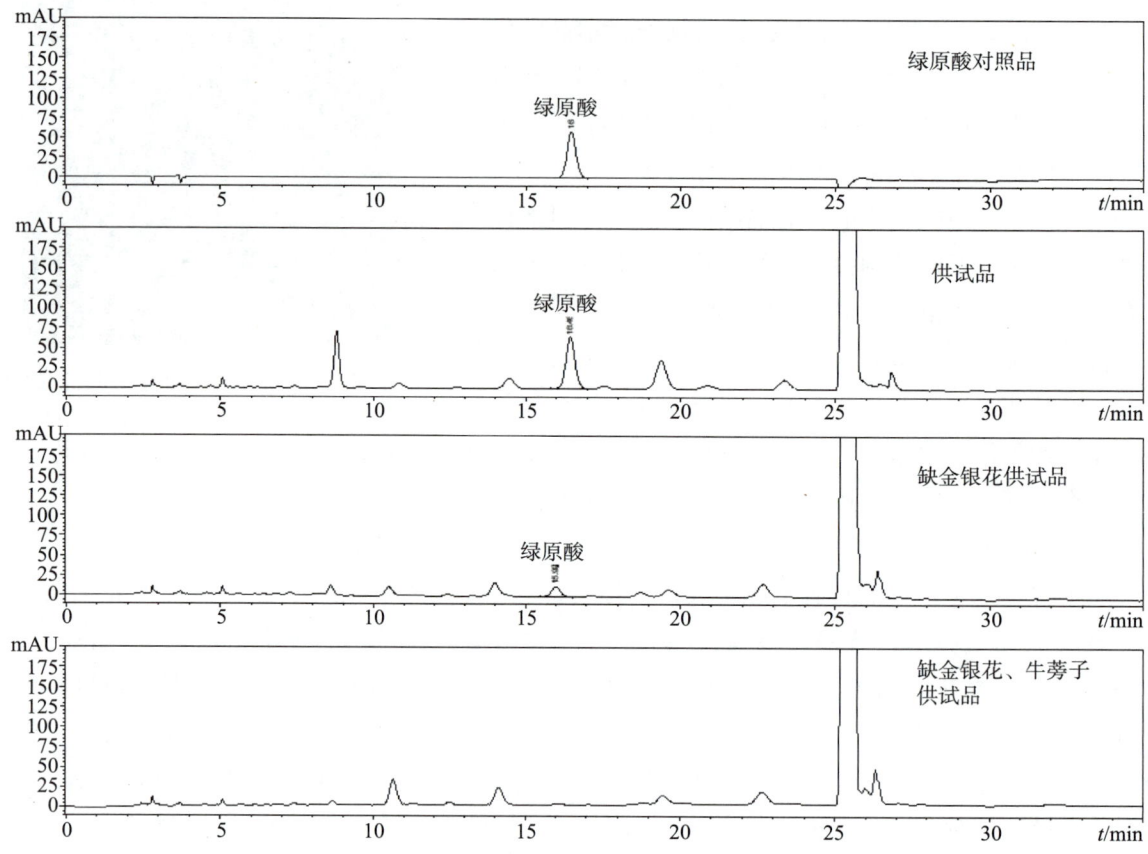

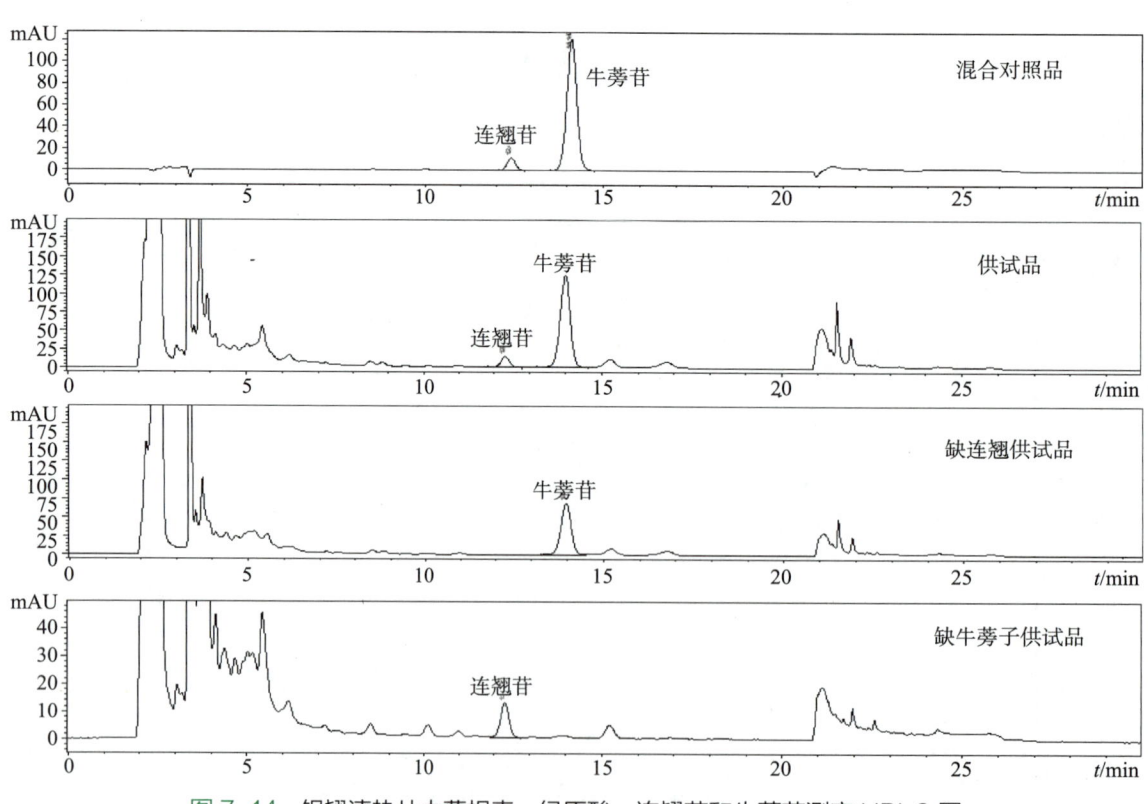

图 7-14 银翘清热片中葛根素、绿原酸、连翘苷和牛蒡苷测定 HPLC 图

量，让每条工艺路线能够有定量指标进行控制，建立连翘（以连翘苷计）的含量测定。牛蒡子为方中佐药，其中牛蒡苷为《中国药典》中药味的质量控制指标，其在药材中含量较高（不得少于5.0%），且在本方工艺路线中转移率适中，在制剂中含量相对较高，故建立牛蒡子（以牛蒡苷计）含量测定（图7-14）。所建立的方法均通过方法学考察，结果表明，方法简便、专属性强，线性、精密度、重复性及回收率等均符合要求。

本品获批临床后，共计生产17批样品，申报生产时，在保证所有批次均合格的前提下，结合多批次各指标含量离散程度及Ⅱ期、Ⅲ期临床批次含量，确定各指标含量范围（见表7-3）。葛根素、绿原酸、连翘苷、牛蒡苷Ⅱ期、Ⅲ期临床批次含量分别为平均值 ±24%、±3%、±11%、±12%，多批次样品最高值与最低值分别为平均值的 ±31%、±36%、±46%、±31%，综合考虑最终制定的含量上下限分别为平均值的 ±50%、±50%、±50%、±35%，故制定限度为：本品每片含葛根以葛根素（$C_{21}H_{20}O_9$）计，应为 1.5 ～ 4.5 mg；本品每片含绿原酸（$C_{16}H_{18}O_9$），应为 0.90 ～ 2.70 mg；本品每片含连翘以连翘苷（$C_{27}H_{34}O_{11}$）计，应为 0.13 ～ 0.39 mg；每片含牛蒡子以牛蒡苷（$C_{27}H_{34}O_{11}$）计，应为 2.4 ～ 4.8 mg。

表 7-3　17 批银翘清热片含量测定结果

| | 样品批号 | 葛根素 /（mg/片） | 绿原酸 /（mg/片） | 连翘苷 /（mg/片） | 牛蒡苷 /（mg/片） |
|---|---|---|---|---|---|
| 工艺复核批次 | 101001 | 3.3 | 1.86 | 0.20 | 2.8 |
| | 101101 | 2.8 | 1.60 | 0.17 | 2.6 |
| | 101102 | 2.8 | 1.55 | 0.16 | 2.6 |
| 稳定性批次 | 110301 | 3.2 | 1.30 | 0.34 | 3.2 |
| | 110302 | 3.1 | 1.23 | 0.33 | 3.1 |
| | 110303 | 3.3 | 1.33 | 0.36 | 3.4 |
| Ⅱ期临床批次 | 110501 | 3.4 | 1.53 | 0.21 | 3.8 |
| 生产放大批次 | 120601 | 2.0 | 1.31 | 0.19 | 3.2 |
| | 120602 | 2.3 | 1.29 | 0.18 | 2.8 |
| | 120603 | 2.2 | 1.32 | 0.20 | 3.0 |
| Ⅲ期临床批次 | 120701 | 2.1 | 1.44 | 0.17 | 3.0 |
| 生产放大批次 | 140401 | 2.4 | 1.27 | 0.33 | 3.1 |
| | 140402 | 2.5 | 1.25 | 0.31 | 3.2 |
| | 140403 | 2.5 | 1.28 | 0.32 | 3.2 |
| 工艺验证批次 | 200501 | 3.8 | 1.20 | 0.20 | 4.0 |
| | 200502 | 3.8 | 1.13 | 0.24 | 4.2 |
| | 200503 | 3.8 | 1.38 | 0.27 | 4.3 |
| 申报限度 | | 1.5 ～ 4.5 | 0.90 ～ 2.70 | 0.13 ～ 0.39 | 2.4 ～ 4.8 |
| 获批限度 | | 2.1 ～ 4.2 | 0.90 ～ 1.60 | 0.16 ～ 0.30 | 2.6 ～ 4.8 |

申报后，经与国家药品监督管理局药品审评中心多次沟通，为保障样品的一致性及有效性，并重点根据临床研究批次样品各指标成分的含量，将各指标含量上下定位为平均值的 ±30%，确定本品限度值，限度值为：本品每片含葛根以葛根素（$C_{21}H_{20}O_9$）计，应为 2.1 ～ 4.2 mg；本

品每片含绿原酸（$C_{16}H_{18}O_9$），应为 0.90 ~ 1.60 mg；每片含连翘以连翘苷（$C_{27}H_{34}O_{11}$）计，应为 0.16 ~ 0.30 mg。每片含牛蒡子以牛蒡苷（$C_{27}H_{34}O_{11}$）计，应为 2.6 ~ 4.8 mg（见表 7-3）。

（7）功能与主治：根据临床研究结果规范制定辛凉解表，清热解毒。用于外感风热型普通感冒，症见发热、咽痛、恶风、鼻塞、流涕、头痛、全身酸痛、汗出、咳嗽、口干，舌红，脉数等。

（8）用法与用量：根据临床研究结果规范制定。口服。一日 3 次，一次 4 片。

（9）规格：根据制剂研究结果制定。每片重 0.36 g（相当于饮片 1.22 g）。

（10）贮藏：根据制剂稳定性研究结果制定。密封。

**3. 质量标准上市后提升计划**　针对本品工艺特点，后续持续进行标准提升研究，对挥发油中成分进行含量测定方法研究，视情况列入质量标准，继续进行板蓝根、薄荷、蝉蜕的鉴别方法开发。

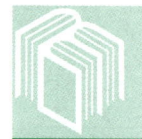

# 第四节　中药质量标准关键科学和技术问题

中药质量控制研究和标准制定应从三个方面体现：①质量控制指标的选择与优化；②对照品缺乏的解决策略；③样品制备与分析技术规范化。长期以来，中药质量控制与标准制定多关注技术，未能充分从安全有效角度认识标准的科学问题。众所周知，中药质量控制的策略和思路与化学药不同，如何科学合理地制定中药质量标准必须首先解决中药质量控制研究的关键科学问题，主要体现在质量控制指标（quality marker）选择和对照品（reference compound）替代策略等方面。

## 一、质量控制指标选择

### （一）质量控制指标应与中药安全性与有效性密切关联

中药由调节机体功能的共同成分和具有特定生物活性的功效成分组成，因此，中药的质量控制指标应包括具有整体调节功能的共同成分和具有特定生物活性的功效成分，以使质量控制指标既能充分体现中药特点，又能符合现代医药学的要求。以往的中药研究主要关注有效成分，忽略了其相关成分对中药功效的影响。实际上，中药的一些非活性成分可能对药物功效成分的发挥起着至关重要的作用。例如，小檗属植物中存在细菌多药耐药外排泵抑制剂 5′- 甲氧基大风子素（5′-methoxyhydnocarpin，MHC），其本身并无抗菌活性，但可显著增强小檗碱抗菌作用，标准制定中，两者均应作为质量控制指标，才能充分发挥中药的作用和特色。实质上，中药提取物如同一个化学药物制剂配方，不同的是西药制剂配方中的活性成分明确，各种辅料的作用清楚，增效剂、吸收促进剂、增（助）溶剂、稳定剂、着色剂等一一对应；而中药提取物则常常活性成分不清，协同活性成分作用的相关成分不明，限制了中药科学性的表征。因此，现代中药研究应在揭示中药作用核心物质基础（活性成分）的同时，着力弄清影响活性成分作用的关键相关成分，唯此，才能在整体（多成分相互作用）水平揭示中药的科学内涵，保证用药的有效性。

早在 2008 年，我国学者在专著《基于药理活性的中药质量控制》（Pharmacological Activity

Based Quality Control of Chinese Herbs）中明确提出中药质量控制指标应与中药安全性和有效性密切相关，并系统构建了基于色谱分离在线活性检测、生物特异性萃取和比较化学结合比较药/毒理学（谱–效关系）等方法筛选中药活性成分。还有学者将高效液相色谱、细胞生物学和受体药理学相结合，在国内率先建立了固定化细胞膜亲和色谱技术，开发了 2D 细胞膜色谱–配体/受体作用分析装备，实现了生物体内配体–受体特异性结合现象在体外的仿生模拟，为认识靶向药物作用规律、发现新的药物先导物提供了有效分析手段。"中药等效成分群"则建立了基于化学成分缺失/捕获–谱效集成表征新方法，以期从中药和复方的众多成分中发现能基本代表药效的等效成分群。在"中药血清药理学"和"中药血清药物化学"基础上，研究者进一步融合代谢组学技术提出"方证代谢组学"研究体内药效物质及质量标志物。网络药理学更是以药物、靶点以及疾病之间的相互作用关系网为基础，通过网络分析手段，从整体水平出发研究中药的基本特征，观察药物对疾病网络的影响以及药物之间的相互作用关系，进而对中药有效成分、作用靶标和药效作用机制进行系统化探索。

刘昌孝院士等根据中药传统理论、遣药组方、成药制备、剂型和用法等复杂性，提出中药质量标志物（Q-marker）概念，明确了质量标志物的基本条件：①存在于中药材和中药产品中固有的次生代谢物，或加工制备过程中形成的化学物质；②来源某药材（饮片）特有的而不是来源于其他药材的化学物质；③有明确的化学结构和生物活性；④可以进行定性鉴别和定量测定的物质；⑤按中医配伍组成的方剂"君"药首选原则，兼顾"臣""佐""使"药的代表性物质。基于有效、特有、传递与溯源、可测和处方配伍"五要素"的质量标志物，既反映了与有效性（和安全性）的关联关系，又体现中药成分的专属性、差异性特征，特别是基于方–证对应的配伍环境，使质量研究回归到中医药理论，体现针对疾病的中药有效性表达方式及其物质基础的客观实质。自 2016 年提出后，得到全国业内人士的广泛支持和积极参与，极大地推动了中药质量标志物研究，丰富了质量标志物的研究方法和实验证据。

### （二）质量控制指标应随中药临床治疗目的不同而异

临床上，同一中药可用于各种各样组方，进而用于不同的临床治疗目的。此外，同一中药往往具有多方面药理作用。因此，同一味中药在不同临床应用时，其活性成分不同，用于标准的质量控制指标亦应各异。为提高产品质量，保证药品的安全有效，生产企业应基于质量源于设计的理念，在原料药选择时，除需满足《中国药典》标准要求外，还应根据自身产品的临床应用和功效成分特点，选择质量控制指标，针对性地建立企业标准，提高产品质量控制水平。

### （三）多糖是中药质量控制共性指标

长期以来，基于里宾斯基法则（Lipinski's rule），中药质量控制关注的质量控制指标基本是小分子。随着科学发展，大分子生物药已占近 40 年世界创新药约五分之一，其相对分子质量小则数千，大可数万、数十万，甚至上百万，也就是说，现代药物早已从小分子化合物扩展到大分子聚合物。

汤剂是中药临床主要传统给药方式，其中含有丰富的大分子化合物如多糖等，具有多方面的药理作用。虽然多糖口服给药起效的作用机制尚不清楚，但大量文献支持多糖口服可多途径发挥作用。遗憾的是，在中药现代发展中，多糖等大分子化合物常被作为杂质成分而去除，20 世纪 50 年代形成的现代中药工业生产工艺—水提醇沉法至今仍是中药现代制剂生产的经典工艺，造成中药传统水汤剂的临床主要应用形式与现代有机溶剂提取的小分子质量控制标准脱节，严重影响中药质量控制的科学性和合理性，水汤剂成分如糖类的定性定量分析是经典名方和配方颗粒质量控制的关键和瓶颈，也是未来中药标准制定值得关注的方向。

中药多糖的质量控制包括定性分析和定量检测两方面内容，由于多糖的复杂性，建立简便快速、准确性好、特异性高的定性定量方法多年来一直是中药多糖质量控制的关键与瓶颈。经典的多糖鉴别方法包括分离纯化、纯度鉴定，以及一系列化学结构特征表征（包括相对分子质量、组成糖、糖苷键类型以及连接顺序、溶液链构象、立体形状、流变行为和热稳定性分析等），尽管该方法定性鉴别多糖准确可靠，但操作繁杂、难度大、耗时长，无法用于中药多糖的日常质量控制研究。此外，基于部分酸水解产物色谱特征的多糖定性分析和完全酸水解的多糖定量测定，虽被广泛应用，但特异性和准确性差。有鉴于此，我国学者于 2008 年提出了用于多糖定性分析和定量检测的糖谱法，该方法通过系列定位酶切技术联用各种色谱、质谱分析，结合多糖活性评价，可实现基于活性结构特征的多糖定性、定量分析。

## 二、对照品替代策略

中药属于多成分的复杂体系，在制定其质量标准时多提倡选择多成分作为控制指标。但由于中药所含化学成分理化性质迥异，多数成分存在含量低、对照品难制备的问题。构建多成分质量控制方法必须先解决中药对照品缺乏的问题。因此，开发对照品替代策略一直是中药质量标准研究的热点问题之一。在过去二十年，我国学者先后提出多种对照品替代策略，这里将选三种不同的对照品替代策略进行介绍。

### （一）类似物直接参照定量（2004 年）

气相色谱 - 质谱法联用（GC-MS）是中药挥发油分析的经典方法，一般都是根据检索 MS 数据库进行色谱峰定性和根据所有峰面积之和计算各色谱峰相对含量，无法对同一中药不同产地不同批次的挥发性成分进行质量评价。采用类似物参照直接定量分析策略，成功解决了因挥发性成分对照品匮乏无法进行中药挥发油质量评价的难题。为提高定量准确性，有学者利用中药有效成分间存在的内在函数比例关系，在内标法的基础上引入相对校正因子（relative correction factor，RCF），提出了一测多评法，获得了广泛的认可，被越来越多地用于中药材、饮片、提取物及中药制剂等的多指标成分分析。《中国药典》（2010 年版）首次收录一测多评法，并用于黄连药材及饮片中生物碱类成分的含量测定。一般地，一测多评法首先要选出 1 个易制备、价格低廉、性质稳定的待测物为内参物，进行色谱条件优化及方法学验证，换算出内参物与各待测成分间的 RCF，将其应用于定量测定中。在定量测定时，内参物的浓度按常规方法进行测定，其他待测物的峰位根据相对保留时间、紫外光谱相似度来确定，最后通过 RCF 结合内参物浓度，计算得到待测成分浓度，从而计算出其含量，实现多种成分的定性与定量分析。该法有助于解决部分对照品不易获得、多个标准物质同时使用带来的价格昂贵等问题，具有经济、便捷、准确、环保等特点，适合中药作用特点，具有良好的应用。

### （二）数字对照品或虚拟对照品（2007 年）

中药化学对照品缺乏是中药质量标准提高的瓶颈之一。虽然突击式的科研攻关项目可以一定程度上解决中药化学对照品分离纯化的技术问题，但无法保证长期稳定地弥补对照品的消耗，不能从根本上解决中药化学对照品不足的问题。鉴于中药化学对照品制备和贮存中存在的诸多技术障碍，以提供实体纯化合物为目标的中药化学对照品发展策略具有投入高、周期长、可行性低的缺陷，难以在短期内有突破性进展。特别地，挥发油成分分离难度大、稳定性差，使得中药挥发油成分化学对照品尤其缺乏，极大地限制了含挥发油中药质量标准的提高。实际上，GC-MS 是分析挥发油的常用方法，其最大优点是可以在缺乏对照品的情况下，利用 EI-MS 信息，通过与标准质谱库（如 NIST-MS Library 等）比对进行化合物定性。此数字化质谱库可有效解决中药实体化学对照品需重复制备和难于贮存的问题。但商用 MS Library 中收集的中药挥发油成分尤其是中药特征成分的 MS 数据极少，不能解决中药 GC-MS 分析的对照品缺乏问题。因此，建立中药特征挥发性成分 EI-MS 数据库即数字化中药挥发性化学对照品库是解决含挥发油类中药质量控制用对照品匮乏的有效途径。

### （三）标准提取物定性类似物参照直接定量（2013 年）

"一测多评法"或"一标多测法"的主要挑战是色谱峰识别。采用标准提取物中各色谱峰定性，就可以克服这个问题。因此，标准提取物定性与单一类似物直接参照定量相结合，可有效解决中药质量控制的定性和定量问题。采用自身对照定量和用三七皂苷 $R_1$ 作为对照品测定三七中 4 个人参皂苷 $Rg_1$、Re、$Rb_1$ 和 Rd 含量结果表明，2 种方法测得的结果非常接近，最大误差不超过 10%。然而，尽管三七主要产于云南文山，地域和环境对其成分含量影响已很小，但统计分析显示：人参皂苷 $Rg_1$、Re、$Rb_1$ 和 Rd 含量在其平均值 80% ~ 120% 范围外的样品数比例分别为 26.1%（$n = 153$）、37.7%（$n = 114$）、33.3%（$n = 153$）和 47.1%（$n = 140$），远远高于三七皂苷 $R_1$ 直接对照定量分析的误差，5 个皂苷成分的美国药典校正系数仅在 0.99 ~ 1.01。提示采用类似物直接参照定量即可满足中药质量评价控制要求，尤其是对于对照品难于获得的成分如多糖，类似物如葡聚糖替代对照或采用基于多糖折光指数增量（$dn/dc$ 值）而不需对照品的多糖定量方法即可得到很好的准确度。

综上所述，中药标准的质量控制指标应该同时考虑活性成分和影响活性成分作用的相关成分，特别是相关成分，更能体现出中药作用特点。糖类特别是多糖是中药汤剂的主要成分之一，具有广泛药理作用，应作为中药质量控制重要指标，且同一中药，其质量控制指标应该随着临床使用目的的不同而有所区别。标准对照提取物使用方便、价廉易得，是中药对照品发展的一个重要方向，而真正能体现中药特点的中药汤剂质量控制，如经典名方和配方颗粒，现有质量控制策略和方法并未能充分体现水汤剂成分，需要加强研究，基于水汤剂质量控制方法和技术，尤其是分析策略需要大力发展。

## 三、样品制备与分析技术规范化

中药质量标准研究的关键环节包括样品制备和样品分析。因此，中药样品制备与分析技术规范化研究对于中药质量标准的制定至关重要。有统计显示，在分析全过程中，样品制备耗时占全部时间的 60% ~ 70%，所产生的误差占结果总误差的 40% ~ 50%。传统的样品制备方法主要有水煎煮、热回流、水蒸汽蒸馏、索氏提取和超声提取等。为了提高样品提取效率，减少提取时间和溶剂消耗，并提高分析结果的准确性和重现性，微波辅助提取、加压溶剂提取和超临界提取等现代样品制备技术已被引入中药质量标准研究。由于中药成分的复杂性和多样性，色谱光谱联用技术是最常用的中药分析技术，其中尤以 HPLC 应用最为广泛。近些年，气相色谱串联质谱技术和液相色谱串联质谱技术在中药质量标准制定中的应用逐步增多，如《中国药典》收录的胶类药材鉴定和农药残留测定方法采用的就是色谱质谱联用技术。因此，新型的样品制备技术与高灵敏、高通量分析技术的规范化应用是中药质量标准研究的重要内容之一。

### 四、中药质量标准研究发展趋势

健全中药标准体系，强化中药标准管理，进一步完善国家药品标准形成机制，不断优化以《中国药典》为核心的国家药品标准体系，是《"十四五"中医药发展规划》的重要内容。多年来，我国中药标准建设成绩显著，但也存在不少问题：①标准滞后，部分中药质量标准完善提高不及时，已无法满足现代中药行业发展的要求；②缺乏整体质量评价方法，部分中药品种仅利用单一指标成分进行定性和定量分析，不能切实、全面地反映其整体质量；③偏离中医药理论和临床实践的支撑，现行中药质量标准中，制定的质量控制指标往往与临床安全性和有效性相关性不强，缺乏与临床相关联的质量评价方法；④工艺可控性差，现行中药质量标准中，体现中药饮片炮制加工或制剂生产工艺的规范性和稳定性的指标较少；⑤质量控制指标专属性不够。

要构建符合中药特点和发展趋势的中药质量标准体系，助力中药质量提升和标准科学制定，未来中医药标准化重点工作主要包括：①充分考虑中医药发展的现状和需求，遵循中医药特点，加强顶层设计，构建系统、完善的中医药标准体系。近年来，国家相继出台了《中医药标准管理办法》《中药注册管理专门规定》《中药标准管理专门规定》《中药饮片质量标准通则》《中药新药质量标准研究技术指导原则（试行）》《中药配方颗粒质量控制与标准制定技术要求》等，为中药质量标准制定提供指导；②坚持守正创新，坚持中医学理论及中医思维，发挥中医特色和优势，遵循中医药自身发展规律，制定符合中医药自身规律，反映中医药特点的标准，并积极引导高质量科技成果向标准转化，将有价值的科研成果及时应用于标准，指导临床或服务市场；③根据质量源于设计理念和全过程质量控制要求科学制定中药标准，逐步建立基于形性指标、化学指标、生物指标的综合质量指标体系，中药材及饮片的质量标准和规范体系，中药生产全过程的质量追溯、监控和风险评估体系以及基于危害分析与关键控制点的中药全生命周期质量管理体系。

总之，中药质量标准的制定应坚持中医特色和优势，遵循中医药自身发展规律，运用现代科学技术加强中药物质基础和作用机制研究，使制定的中药质量标准能够"以患者为中心、以临床价值为导向"，最终助力中医药的传承创新与发展。

### 🔍 思考题

1. 如何理解中药质量标准的权威性，科学性和进展性？

2. 中药质量标准制定的前提是什么？

3. 中药材或饮片质量标准研究的基本原则是什么？如何制定出符合中药特点的质量标准？

4. 什么是中药配方颗粒？其基本要求有哪些？

5. 中药新药如何分类？新药质量标准应该根据新药研发的不同阶段分别制定相应的质量标准，请大家总结一下分为哪几个阶段及各阶段有何要求？

6. 什么是中药标准物质？其基本属性有哪些？

7. 请简述中药化学对照品的定义及其用途和特点？了解中药对照品发展策略与趋势。

8. 中药对照药材的基本要求是什么？

9. 中药对照提取物有哪些特点？

（李绍平，赵静）

---

🌐 **数字资源详见　新形态教材网**

⛳学习目标　🈺思政案例　🎧微课　📺动画　🔗知识链接

📖推荐阅读　✂自测题　🌍参考文献　🖥教学课件

# 参考文献

［1］国家药典委员会.中华人民共和国药典[M].2025年版.北京：中国医药科技出版社，2025.

［2］国家药典委员会.中华人民共和国药典[M].2020年版.北京：中国医药科技出版社，2020.

［3］国家药品监督管理局.中国中药监管政策法规与技术指引[M].2020年版.北京：中国医药科技出版社，2023.

［4］刘丽芳.中药分析学[M].3版.北京：中国医药科技出版社，2019.

［5］刘斌，刘丽芳.中药制剂分析[M].北京：人民卫生出版社，2019.

［6］吴志生，乔延江.中药制造信息学[M].北京：科学出版社，2024.

［7］吴志生，乔延江.中药制造测量学[M].北京：科学出版社，2022.

［8］张丽，尹华.中药分析学[M].3版.北京：中国医药科技出版社，2023.

［9］王喜军，陈随清.生药学[M].3版.北京：中国中医药出版社，2023.

［10］季一兵.仪器分析[M].北京：高等教育出版社，2020.

［11］吕玉光，高晓燕.仪器分析[M].2版.北京：中国医药科技出版社，2021.

［12］肖小河，王伽伯，刘昌孝.中药质量生物评价[M].北京：人民卫生出版社，2017.

［13］乔延江，张彤.中药分析学专论[M].北京：人民卫生出版社，2017.

［14］国家药典委员会.中国药典分析检测技术指南[M].北京：中国医药科技出版社，2017.

［15］褚小立.现代光谱分析中的化学计量学方法[M].北京：化学工业出版社，2022.

［16］梁生旺，张彤.中药分析学[M].北京：中国中医药出版社，2021.